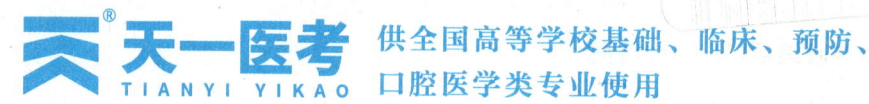

天一医考 供全国高等学校基础、临床、预防、口腔医学类专业使用

外科学
精讲精练

主　编　王国俊
副主编　苏卫国　黄文海　刘　胜
编　委（以姓氏笔画为序）
　　　　王平丽　河南省医学高等专科学校
　　　　王国俊　郑州大学第一附属医院
　　　　占　辉　河南科技大学第一附属医院
　　　　刘　胜　新乡医学院第一附属医院
　　　　苏卫国　郑州大学第一附属医院
　　　　陈　卓　复旦大学附属金山医院
　　　　房祥杰　新乡医学院第一附属医院
　　　　高正杰　新乡医学院第一附属医院
　　　　陶义鹏　新乡医学院第一附属医院
　　　　黄文海　复旦大学附属金山医院
　　　　黄安中　复旦大学附属金山医院
　　　　董彦杞　南方医科大学

世界图书出版公司
西安　北京　广州　上海

图书在版编目(CIP)数据

外科学精讲精练/王国俊主编. —西安:世界图书出版西安有限公司,2019.9(2020.10 重印)
ISBN 978-7-5192-5892-4

Ⅰ.①外… Ⅱ.①王… Ⅲ.①外科学-研究生-入学考试-自学参考资料 Ⅳ.①R6

中国版本图书馆 CIP 数据核字(2019)第 222355 号

书 名	外科学精讲精练
	WAIKEXUE JINGJIANG JINGLIAN
主 编	王国俊
责任编辑	吴彦莉
装帧设计	天 一
出版发行	世界图书出版西安有限公司
地 址	西安市高新区锦业路1号
邮 编	710065
电 话	029-87214941 029-87233647(市场营销部)
	029-87234767(总编室)
网 址	http://www.wpcxa.com
邮 箱	xast@wpcxa.com
经 销	新华书店
印 刷	河南承创印务有限公司
开 本	787mm×1092mm 1/16
印 张	30.5
字 数	808 千字
版 次	2019 年 9 月第 1 版
印 次	2020 年 10 月第 2 次印刷
国际书号	ISBN 978-7-5192-5892-4
定 价	78.00 元

(版权所有 翻印必究)
(如有印装错误,请与出版社联系)

出版说明

为适应医学教育发展、培养现代化医师的新要求,根据中华人民共和国教育部和原卫生部颁布的《中国本科医学教育标准》,同时结合多本国家级规划教材等较权威的教科书,我们邀请了国内有丰富教学经验和深厚学术造诣的专家,编写了本套丛书。

与其他配套辅助教材相比,本丛书具有以下特点:

1. **内容设置科学**　紧扣教学大纲,明确学习要点,帮助读者掌握重点、难点,使读者深入了解其内在联系及如何在考试和今后的临床科研工作中正确地应用。具体体现在:

（1）系统性:全书逻辑缜密,环环相扣,系统编排,方便读者的使用,加深其对教材的理解和认识。

（2）广泛性:严格依据《中国本科医学教育标准》,提炼出学习要点,力求全面满足读者自学和考试复习的需要。

（3）新颖性:同步章节精选习题、模拟试卷、重点院校硕士研究生入学考试试题3个模块紧凑组合,便于读者进一步学习。

2. **题型编排合理**　以研究生入学考试、本科生专业考试的题型为标准,设计了选择题(包括A型题、B型题、X型题)、填空题、名词解释、简答题、论述题、病例分析题等,使读者在解题的过程中了解各学科的特点和命题规律,加深对知识点的理解,提高解题的准确性,强化应试能力和技巧。

3. **强化实用性**　为便于读者自学,对部分题目给出了"解析",分析做题过程中的常见问题,帮助读者了解如何选、怎样选、考哪些概念、解题的小技巧等,培养其分析能力,建立正确的思维方法,提高解决实际问题的能力。

4. **重视信息性**　为了开拓读者的视野,我们认真遴选了近些年国内一些重点院校的硕士研究生入学考试试题,希望对广大读者有所帮助。未来的应试更重视能力的考核,所以没有给出所谓的"标准答案",目的是不想束缚读者的思路,而是让读者开动脑筋查阅文献,跟踪前沿发展态势,提升自身的竞争优势。

本丛书不仅适用于本科在校生和复习参加硕士研究生入学考试的应届毕业生或往届毕业生,也适用于具同等学力人员复习参加硕士研究生入学考试。由于时间仓促,不足之处在所难免,请各位专家批评指正。

目 录

第1章 绪论 ……………………… 001
　学习要点 / 001
　应试考题 / 001
　参考答案 / 002

第2章 无菌术 …………………… 003
　学习要点 / 003
　应试考题 / 003
　参考答案 / 005

**第3章 水、电解质代谢紊乱和酸碱
　　　　平衡失调** …………………… 007
　学习要点 / 007
　应试考题 / 007
　参考答案 / 011

第4章 输血 ……………………… 016
　学习要点 / 016
　应试考题 / 016
　参考答案 / 019

第5章 外科休克 ………………… 022
　学习要点 / 022
　应试考题 / 022
　参考答案 / 027

第6章 麻醉 ……………………… 031
　学习要点 / 031
　应试考题 / 031
　参考答案 / 036

第7章 疼痛治疗 ………………… 041
　学习要点 / 041
　应试考题 / 041
　参考答案 / 043

第8章 重症监测治疗与复苏 …… 045
　学习要点 / 045
　应试考题 / 045
　参考答案 / 048

第9章 围手术期处理 …………… 052
　学习要点 / 052
　应试考题 / 052
　参考答案 / 055

**第10章 外科患者的代谢及营养
　　　　　治疗** …………………… 058
　学习要点 / 058
　应试考题 / 058
　参考答案 / 060

第 11 章　外科感染 ·············· 064
学习要点 / 064
应试考题 / 064
参考答案 / 068

第 12 章　创伤 ·············· 072
学习要点 / 072
应试考题 / 072
参考答案 / 075

第 13 章　烧伤、冻伤、蛇咬伤、犬咬伤、虫蜇伤 ·············· 078
学习要点 / 078
应试考题 / 078
参考答案 / 081

第 14 章　肿瘤 ·············· 085
学习要点 / 085
应试考题 / 085
参考答案 / 088

第 15 章　器官、组织和细胞移植 ·············· 092
学习要点 / 092
应试考题 / 092
参考答案 / 094

第 16 章　外科微创技术 ·············· 097
学习要点 / 097
应试考题 / 097
参考答案 / 098

第 17 章　颅内压增高和脑疝 ·············· 100
学习要点 / 100
应试考题 / 100
参考答案 / 104

第 18 章　颅脑损伤 ·············· 108
学习要点 / 108
应试考题 / 108
参考答案 / 112

第 19 章　颅内和椎管内肿瘤 ·············· 117
学习要点 / 117
应试考题 / 117
参考答案 / 120

第 20 章　颅内和椎管内血管性疾病 ·············· 123
学习要点 / 123
应试考题 / 123
参考答案 / 127

第 21 章　颅脑和脊髓先天畸形 ·············· 131
学习要点 / 131
应试考题 / 131
参考答案 / 134

第 22 章　颈部疾病 ·············· 137
学习要点 / 137
应试考题 / 137
参考答案 / 141

第 23 章　乳房疾病 ·············· 146
学习要点 / 146
应试考题 / 146
参考答案 / 153

第 24 章　胸部损伤 ·············· 158
学习要点 / 158
应试考题 / 158
参考答案 / 162

第25章　胸壁、胸膜疾病 …………… 167
学习要点 / 167
应试考题 / 167
参考答案 / 170

第26章　肺疾病 …………………… 173
学习要点 / 173
应试考题 / 173
参考答案 / 178

第27章　食管疾病 ………………… 182
学习要点 / 182
应试考题 / 182
参考答案 / 185

第28章　原发性纵隔肿瘤 ………… 188
学习要点 / 188
应试考题 / 188
参考答案 / 189

第29章　心脏疾病 ………………… 191
学习要点 / 191
应试考题 / 191
参考答案 / 193

第30章　胸主动脉疾病 …………… 195
学习要点 / 195
应试考题 / 195
参考答案 / 196

第31章　腹外疝 …………………… 198
学习要点 / 198
应试考题 / 198
参考答案 / 202

第32章　腹部损伤 ………………… 208
学习要点 / 208
应试考题 / 208
参考答案 / 212

第33章　急性化脓性腹膜炎 ……… 218
学习要点 / 218
应试考题 / 218
参考答案 / 221

第34章　胃十二指肠疾病 ………… 224
学习要点 / 224
应试考题 / 224
参考答案 / 228

第35章　小肠疾病 ………………… 231
学习要点 / 231
应试考题 / 231
参考答案 / 235

第36章　阑尾疾病 ………………… 239
学习要点 / 239
应试考题 / 239
参考答案 / 243

第37章　结、直肠与肛管疾病 …… 247
学习要点 / 247
应试考题 / 247
参考答案 / 251

第38章　肝疾病 …………………… 255
学习要点 / 255
应试考题 / 255
参考答案 / 257

第39章　门静脉高压症 …………… 260
学习要点 / 260

应试考题 / 260
参考答案 / 263

第 40 章 胆道疾病 ………… 266
学习要点 / 266
应试考题 / 266
参考答案 / 270

第 41 章 胰腺疾病 ………… 273
学习要点 / 273
应试考题 / 273
参考答案 / 276

第 42 章 脾疾病 ………… 280
学习要点 / 280
应试考题 / 280
参考答案 / 281

第 43 章 消化道大出血的诊断与外科处理原则 ………… 283
学习要点 / 283
应试考题 / 283
参考答案 / 285

第 44 章 急腹症的诊断与鉴别诊断 ………… 287
学习要点 / 287
应试考题 / 287
参考答案 / 290

第 45 章 周围血管与淋巴管疾病 ………… 292
学习要点 / 292
应试考题 / 292
参考答案 / 296

第 46 章 泌尿、男生殖系统外科检查和诊断 ………… 300
学习要点 / 300
应试考题 / 300
参考答案 / 302

第 47 章 泌尿、男生殖系统先天性畸形 ………… 304
学习要点 / 304
应试考题 / 304
参考答案 / 305

第 48 章 泌尿系统外伤 ………… 307
学习要点 / 307
应试考题 / 307
参考答案 / 309

第 49 章 泌尿、男生殖系统感染 ………… 311
学习要点 / 311
应试考题 / 311
参考答案 / 313

第 50 章 泌尿、男生殖系统结核 ………… 316
学习要点 / 316
应试考题 / 316
参考答案 / 319

第 51 章 尿路梗阻 ………… 321
学习要点 / 321
应试考题 / 321
参考答案 / 323

第 52 章 尿路结石 ………… 326
学习要点 / 326

应试考题 / 326
参考答案 / 328

第 53 章 泌尿、男生殖系统肿瘤 …………………… 331
学习要点 / 331
应试考题 / 331
参考答案 / 333

第 54 章 泌尿、男生殖系统的其他疾病 …………… 336
学习要点 / 336
应试考题 / 336
参考答案 / 338

第 55 章 肾上腺疾病的外科治疗 …………………… 341
学习要点 / 341
应试考题 / 341
参考答案 / 342

第 56 章 男性性功能障碍、不育和节育 …………… 344
学习要点 / 344
应试考题 / 344
参考答案 / 345

第 57 章 运动系统畸形 ………… 346
学习要点 / 346
应试考题 / 346
参考答案 / 348

第 58 章 骨折概论 …………… 351
学习要点 / 351
应试考题 / 351
参考答案 / 355

第 59 章 上肢骨、关节损伤 ……… 360
学习要点 / 360
应试考题 / 360
参考答案 / 365

第 60 章 手外伤及断肢（指）再植 …………………… 370
学习要点 / 370
应试考题 / 370
参考答案 / 373

第 61 章 下肢骨、关节损伤 ……… 377
学习要点 / 377
应试考题 / 377
参考答案 / 382

第 62 章 脊柱、脊髓损伤 ………… 386
学习要点 / 386
应试考题 / 386
参考答案 / 388

第 63 章 骨盆、髋臼骨折 ………… 391
学习要点 / 391
应试考题 / 391
参考答案 / 393

第 64 章 周围神经损伤 ………… 395
学习要点 / 395
应试考题 / 395
参考答案 / 398

第 65 章 运动系统慢性损伤 …… 401
学习要点 / 401
应试考题 / 401
参考答案 / 405

第66章 股骨头坏死 ……… 409
　　学习要点／409
　　应试考题／409
　　参考答案／410

第67章 颈、腰椎退行性疾病 …… 412
　　学习要点／412
　　应试考题／412
　　参考答案／415

第68章 骨与关节化脓性感染 … 419
　　学习要点／419
　　应试考题／419
　　参考答案／421

第69章 骨与关节结核 ………… 425
　　学习要点／425
　　应试考题／425
　　参考答案／429

第70章 非化脓性关节炎 ……… 432
　　学习要点／432
　　应试考题／432
　　参考答案／434

第71章 骨肿瘤 ………………… 436
　　学习要点／436
　　应试考题／436
　　参考答案／440

附录

全真模拟试题（一）／444
全真模拟试题（二）／452
往年部分高校硕士研究生入学考试试题选登／459

第1章 绪 论

【学/习/要/点】

一、掌握

外科学(Surgery)的学习方法。

二、熟悉

外科学的范围和我国在外科方面的成就。

【应/试/考/题】

一、选择题

【A/型/题】

1. 外科学与内科学的区别是 （ ）
   A. 相对的
   B. 完全不同的
   C. 偶尔相同的
   D. 仅区别于手术大小
   E. 仅区别于手术严重程度

2. 下列符合20世纪60年代我国专家提出的"两减一保"理念的是 （ ）
   A. 减轻患者痛苦,减少患者数量,保证医疗质量
   B. 减轻患者痛苦,减少患者经济负担,保证患者康复
   C. 减轻患者痛苦,减少患者经济负担,保证医疗质量
   D. 减轻医生负担,减少患者经济负担,保证医疗质量
   E. 减轻医生负担,减少患者数量,保证医疗质量

【X/型/题】

3. 从19世纪40年代起,现代外科学发展至今先后解决了 （ ）
   A. 手术疼痛
   B. 伤口感染
   C. 止血
   D. 输血
   E. 牵引复位技术

4. 学习外科学必须重视三基训练,三基训练的内容是 （ ）
   A. 基本知识
   B. 基础设施
   C. 基本技能
   D. 基本的思想道德品质
   E. 基本理论

二、名词解释

现代外科学

三、填空题

1. 按病因分类,外科疾病可分为_____、_____、_____、_____、_____、_____和_____。
2. 现代外科学始于19世纪40年代,逐步开展了以下几项工作。①麻醉:1846年美国Morton首先使用了乙醚麻醉,随后德国Schleich开展了局部麻醉等,解决了_____。②无菌术:1846年匈牙利医师首先应用漂白粉消毒,随后英国医师用石炭酸溶液灭菌,德国医师对伤口进行清创处理等,建立了无菌术;并于1929年应用了抗菌药物,控制了_____。③止血和输血:1872—1873年,英国和德国分别应用了止血带和止血钳,逐步解决了_____的问题;1901年起美国和德国又分别发现了血型,建立血库,使输血简便易行。

四、简答题

1. 简述外科学的范畴。
2. 简述20世纪50年代后,现代外科学的主要进展。

五、论述题

试述怎样学习外科学。

【参 / 考 / 答 / 案】

一、选择题

【A型题】
1. A　　2. C

【X型题】
3. ABCD　　4. ACE

1. A【解析】内科学与外科学的概念并非绝对而是相对的,随着微创和内镜技术在内、外科的广泛使用,使内、外科有了许多交叉融合,有些疾病很难界定是属于内科还是外科。
2. C【解析】20世纪60年代我国专家提出"两减一保"理念,即减轻患者痛苦、减少患者经济负担和保证医疗质量。

二、名词解释

现代外科学:是研究外科疾病的诊断、预防和治疗的知识与技能,以及疾病的发生、发展规律的科学。此外必然要涉及实验外科及自然科学基础。

三、填空题

1. 损伤　感染　肿瘤　畸形　内分泌功能失调　寄生虫病　其他
2. 手术疼痛　伤口感染　手术出血

四、简答题

1. 简述外科学的范畴。

答　按照病因将外科疾病分为损伤、感染、肿瘤、畸形、内分泌功能失调、寄生虫病和其他,外科学不仅包括上述疾病的诊断、预防及治疗的知识与技能,而且还包括研究这些疾病的发生发展规律。

2. 简述20世纪50年代后,现代外科学的主要进展。

答　20世纪50年代后我国现代外科学的主要进展:①低温麻醉;②体外循环;③显微外科;④微创外科;⑤影像和介入治疗,如计算机断层成像(CT)、磁共振成像(MRI)、正电子发射断层显像(PET)等。

五、论述题

试述怎样学习外科学。

答　灵活、胆大、细心、耐心,强调树立良好的医德规范。①坚持为人民服务的方向:要有良好的医德医风;注意与患者之间的交流,做好人文关怀;熟练掌握手术技术而不唯手术论。②贯彻理论与实践相结合:认真学习理论知识;亲自参加实践;认真总结经验。③重视三基训练:基本知识、基本技能、基础理论。

(董彦杞)

第 2 章 无 菌 术

【学/习/要/点】

一、掌握

1. 无菌术的基本概念。
2. 手术人员和患者手术区域的术前准备。
3. 手术区的消毒和铺无菌巾的基本要求。
4. 无菌操作的原则。

二、熟悉

1. 灭菌和消毒的基本概念与区别。
2. 常用的消毒和灭菌方法及其使用方法与选择。
3. 手术室的管理。

【应/试/考/题】

一、选择题

【A/型/题】

1. 理论上讲,灭菌是指 （ ）
   A. 杀灭病原微生物和其他有害微生物
   B. 杀灭所有微生物
   C. 杀灭一切活的微生物,不包括芽孢
   D. 杀灭一切活的微生物,包括芽孢
   E. 杀灭芽孢
2. 临床上,用煮沸法杀灭带有芽孢的细菌所需时间为 （ ）
   A. 10 分钟　　　B. 20 分钟
   C. 60 分钟　　　D. 12 小时
   E. 24 小时
3. 预真空式高压蒸气灭菌对器械和敷料进行灭菌时,需要满足的条件是（ ）
   A. 温度 121℃,压力 102.9kPa,持续 20 分钟
   B. 温度 121℃,压力 102.9kPa,持续 30 分钟
   C. 温度 132~134℃,压力 102.9kPa,持续 20 分钟
   D. 温度 121℃,压力 205.8kPa,持续 4 分钟
   E. 温度 132~134℃,压力 205.8kPa,持续 4 分钟
4. 临床上必须按照灭菌要求处理的物品是 （ ）
   A. 与手术区域接触的手术器械
   B. 手术室的空气
   C. 手术人员的手臂
   D. 手术患者的皮肤
   E. 手术患者的切口

5. 已经经过高压蒸气灭菌的用品可保留 ( )
   A. 5 日　　　　B. 7 日
   C. 10 日　　　 D. 14 日
   E. 21 日
6. 手术人员穿好无菌手术衣和戴好无菌手套之后,"无菌地带"为 ( )
   A. 肩部以下,腰部以上的身后区,双侧手臂
   B. 肩部以上,腰部以下的身前区,双侧手臂
   C. 肩部以下,腰部以上的身前区,双侧手臂
   D. 肩部以下,腰部以下的身前区和身后区,上肢
   E. 上肢、胸及腹的前面
7. 下列对乙型肝炎病毒阳性患者所用手术器械的术后处理的叙述,正确的是( )
   A. 2% 戊二醛水溶液浸泡 1 小时
   B. 1:1000 新洁尔灭溶液浸泡 2 小时
   C. 0.2% 过氧乙酸溶液浸泡 30 分钟
   D. 2000mg/L 的次氯酸钠溶液浸泡 1 小时
   E. 1:1000 新洁尔灭溶液浸泡 2 小时,煮沸 20 分钟
8. 横结肠造口术后患者施行瘘口关闭术,手术区皮肤消毒涂擦消毒剂的顺序是 ( )
   A. 由手术区的一侧涂向另一侧
   B. 由手术区中心部向四周涂擦
   C. 由手术区的上方涂向下方
   D. 由手术区外周涂向瘘口周围
   E. 无须按一定的顺序
9. 术前,对于已确定的手术切口,其周围的皮肤消毒范围为 ( )
   A. 10cm　　　　B. 15cm
   C. 20cm　　　　D. 25cm
   E. 30cm
10. 胃肠道手术切开前要用纱布垫加以保护,此做法的主要目的是 ( )
    A. 防止水分蒸发过多
    B. 防止术后急性胃扩张
    C. 防止术后腹胀

D. 避免胃肠道受污染
E. 防止和减少污染

【B 型题】

(11 ~ 13 题共用备选答案)
A. 药液浸泡法
B. 煮沸法
C. 电离辐射法
D. 高压蒸气灭菌法
E. 干热灭菌法
11. 临床上最常用的灭菌方法是 ( )
12. 内镜的常用灭菌方法是 ( )
13. 一次性注射器常用的灭菌方法是( )
(14 ~ 16 题共用备选答案)
A. 每小时一次　　B. 每日一次
C. 每周一次　　　D. 每月一次
E. 每年一次
14. 对于参加手术者洗手后的手细菌培养应 ( )
15. 手术间的彻底清扫应 ( )
16. 手术室的工作区域的清洁消毒应( )

【X 型题】

17. 下列关于无菌原则的叙述,正确的是 ( )
    A. 手术者如需通过别人的背部传递手术器械,应该尽可能快速传递,保证不接触他人背部
    B. 术者前臂一旦触及有菌物后,应立即更换无菌手套
    C. 术者手臂消毒后,在手术过程中不一定始终是无菌的
    D. 切开空腔脏器前用纱布保护周围组织
    E. 胸腹腔手术在关闭切口之前应检查胸腹腔,核对器材、敷料,以免异物遗留在胸腹腔,造成严重后果
18. 手臂消毒法能清除 ( )
    A. 皮肤毛囊内的细菌

B. 皮肤皮脂腺内的细菌
C. 皮肤汗腺内的细菌
D. 皮肤表面的暂居细菌
E. 皮肤表面的少量常居细菌

19. 下列关于患者手术区准备的叙述,正确的是 （　　）
A. 大单的头端应盖过麻醉架,两侧和足端应垂下超过手术台边 30cm
B. 感染部位手术,消毒顺序应为从手术区外周向感染处涂擦消毒液
C. 铺巾顺序为先铺操作者对面或铺相对不洁区,最后铺靠近操作者的一侧
D. 手术巾放置不准确时只能由手术区向外移动不应向内移动
E. 碘酒、酒精涂擦手术区皮肤包括手术切口周围 15cm

二、名词解释
1. 无菌术
2. disinfection
3. sterilization

三、填空题
1. 手术器械及物品的消毒及灭菌方法大体上包括物理法、化学法及电离辐射法。物理灭菌法包括_____、_____和_____;化学灭菌法包括_____、_____、_____。
2. 高压蒸气灭菌时灭菌包裹体积的上限为_____。
3. 灭菌和消毒要达到无菌要求,都必须能杀灭_____和_____。

四、简答题
1. 简述高压蒸气灭菌法的适用范围及注意事项。
2. 简述患者手术区消毒的注意事项。

五、论述题
试述手术过程中的无菌原则。

【参考答案】

一、选择题

【A型题】
1. D　2. C　3. E　4. A　5. D
6. C　7. D　8. D　9. B　10. E

【B型题】
11. D　12. A　13. C　14. D　15. C
16. B

【X型题】
17. CDE　18. DE　19. ABCDE

2. C【解析】煮沸法灭菌要求为 100℃、持续 60 分钟,10~20 分钟只能杀灭一般细菌,不能杀灭带有芽孢的细菌。
4. A【解析】手术室的空气、手术人员的手臂、手术患者的皮肤均需经过消毒,消灭有害微生物,而与手术区域接触的器械,如手术刀、剪等手术器械需严格灭菌处理,杀灭所有微生物。
7. D【解析】乙型病毒性肝炎阳性、铜绿假单胞菌感染及开放性肺结核患者所用的手术器械,术后应使用 2000mg/L 有效氯溶液浸泡 1 小时,然后再进行清洗、高压蒸气灭菌。
8. D【解析】涂擦消毒时,应由手术区中心向四周涂擦,感染部位手术、肛门区手术则应由手术区外周向感染处、会阴肛门区涂擦。
10. E【解析】切开空腔器官之前,要先用纱布垫保护周围组织,防止和减少污染。
11~13. DAC【解析】①高压蒸气灭菌法是临床上应用最普遍的灭菌法,主

要用于耐高温物品的消毒,如敷料、消毒衣巾、金属器械等的灭菌;②内镜不耐高温,故不能用高温消毒的方法,如高压蒸气灭菌法、干热灭菌法等,可使用化学气体灭菌法、药液浸泡灭菌法;③一次性注射器属于无菌医疗耗材,应使用电离辐射法。

17. CDE【解析】手术者的背部属于有菌区,所以任何情况下,都不能从背后传递器材或物品。手术中术者前臂一旦触及有菌物后,应带无菌袖套,局部用无菌敷料遮盖或更换无菌手术衣,而不是更换无菌手套。切开空腔脏器前用纱布保护周围组织,以减少污染。手术开始前要清点器械、敷料,胸腹腔手术在关闭切口之前应检查胸腹腔,核对器材、敷料,以免异物遗留在胸腹腔,造成严重后果。

18. DE【解析】手臂消毒法能清除皮肤表面几乎所有的暂居细菌和少量常居细菌。皮肤毛囊内的细菌、皮肤皮脂腺内的细菌、皮肤汗腺内的细菌均不属于皮肤表面细菌。

二、名词解释

1. 无菌术:运用灭菌和消毒的方法,制定严格的操作规则及管理制度以保证外科手术和各种诊疗操作不受外源性感染的措施,包括灭菌、消毒及一系列操作原则和管理制度。

2. 消毒(disinfection):指杀灭病原微生物和其他有害微生物,但并不要求清除或杀灭所有微生物。

3. 灭菌(sterilization):指杀灭一切活的微生物(包括芽孢)。

三、填空题

1. 高压蒸气灭菌法 煮沸法 干热灭菌法 化学气体灭菌法 药液浸泡法
2. 40cm×30cm×30cm
3. 所有病原微生物 其他有害微生物

四、简答题

1. 简述高压蒸气灭菌法的适用范围及注意事项。

答 (1)高压蒸气灭菌法适用于手术器械、布类敷料及消毒衣巾等的灭菌。
(2)注意事项:使用过程有严格的规定。①灭菌包裹的上限为40cm×30cm×30cm;②包扎不宜过紧,不可用绳扎;③灭菌室内不可排得过于密集,以免妨碍蒸气透入,达不到灭菌效果;④达到灭菌要求时,特殊包内卡由无色变为黑色,包外指示带即出现黑色条纹;⑤已灭菌物品应注意有效期,通常为2周。

2. 简述患者手术区消毒的注意事项。

答 ①患者手术区消毒范围应包括手术切口周围15cm。②若伤口为非感染性伤口,涂擦消毒液时应由手术中心部向外周涂擦;若伤口为感染伤口或肛门区手术,则由手术区外周涂向感染伤口或污染区。

五、论述题

试述手术过程中的无菌原则。

答 ①手术人员一经"洗手",手臂即不准再接触未经消毒的物品;②不可在手术人员的背后传递器械及手术用品;③手术过程中若手套破损或接触到有菌地方,应更换无菌手套;④手术过程中人员调换位置应注意不能接触手术人员的有菌区域;⑤手术前后均需核对器械,防止器械遗留于患者体内;⑥切口边缘应以无菌大纱布垫或手术巾遮盖,并用巾钳或缝线固定,仅显露手术区;⑦做皮肤切口及缝合皮肤前,需用70%乙醇再涂擦消毒一次;⑧进行需切开胸腔、腹腔等空腔脏器的手术前,要垫纱布保护周围组织,以减少污染;⑨参观手术人员不可太靠近手术人员或站得太高,也不能随意走动,减少污染的机会。

(苏卫国)

第3章 水、电解质代谢紊乱和酸碱平衡失调

【学/习/要/点】

一、掌握

1. 水和钠代谢紊乱的分类,各类型脱水的病因、临床表现、诊断及治疗。
2. 血钾异常的临床表现、诊断及防治方法。
3. 代谢性酸中毒和代谢性碱中毒的临床表现、诊断及治疗。

二、熟悉

1. 水、电解质代谢紊乱和酸碱平衡失调的防治原则及方法。
2. 体液主要成分及其分布,体液平衡及渗透压的调节,酸碱平衡调节维持。
3. 水肿和水中毒的病因、临床表现及治疗。

【应/试/考/题】

一、选择题

【A 型题】

1. 成人体液占体重的百分比是　　（　）
   A. 20%　　　　B. 60%
   C. 15%　　　　D. 5%
   E. 40%
2. 患者,男,45岁。体重70kg。细胞外液量为　　　　　　　　　　　（　）
   A. 7000ml　　　B. 10 500ml
   C. 12 000ml　　D. 14 000ml
   E. 15 000ml
3. 正常血浆渗透压为　　　　　（　）
   A. 290~310mOsm/L
   B. 280~310mOsm/L
   C. 290~400mOsm/L
   D. 60~100mOsm/L
   E. 100~200mOsm/L
4. 下列哪项常导致低渗性脱水　（　）
   A. 应用大量噻嗪类利尿药、依他尼酸或速尿
   B. 尿崩症
   C. 大量出汗
   D. 水摄入量不足
   E. 急性化脓性腹膜炎
5. 当患者出现血容量不足的症状时,说明在短期内体液丧失已达到体重的（　）
   A. 3%　　　　B. 5%
   C. 7%　　　　D. 10%
   E. 15%

6. 细胞外液的主要阳离子是 （　　）
   A. K$^+$　　　　　　B. Na$^+$
   C. Ca^{2+}　　　　　D. Fe^{2+}
   E. Mg^{2+}

7. 高钾血症早期出现的征象是 （　　）
   A. 肢体瘫痪
   B. 腹胀
   C. 心室颤动
   D. 心电图T波高而尖
   E. 四肢躯干出现麻木

8. 下列关于高钾血症常见病因的叙述，不正确的是 （　　）
   A. 输入钾盐过多、过快
   B. 大量输入库存血
   C. 大量组织破坏使细胞内钾外移
   D. 代谢性碱中毒
   E. 肾衰竭致少尿或无尿

9. 患者，男，35岁。5小时前重物砸伤双大腿，急诊查血钾6.1mmol/L，心率50次/分。应首先考虑静脉注射的药物是 （　　）
   A. 10%葡萄糖溶液400ml+10U胰岛素
   B. 10%葡萄糖溶液20ml
   C. 利尿剂
   D. 5%碳酸氢钠溶液250ml
   E. 平衡盐溶液100ml

10. 下列心电图改变，对确诊低钾血症有意义的是 （　　）
    A. T波低平　　　　B. T波倒置
    C. ST段降低　　　D. QT间期延长
    E. 出现U波

11. 束臂加压试验（Trousseau征）及面神经叩击征（Chvostek征）阳性及腱反射亢进是以下哪项电解质异常的特征性表现 （　　）
    A. 低钠血症　　　B. 低钙血症
    C. 低氯血症　　　D. 低钾血症
    E. 高钙血症

12. 下列关于脱水的叙述，不正确的是 （　　）
    A. 高渗性脱水，失水＞失钠
    B. 高渗性脱水，细胞内失水＜细胞外失水
    C. 低渗性脱水，细胞外液失水＞细胞内液失水
    D. 低渗性脱水，组织间液失水＞血浆失水
    E. 单纯性的等渗性脱水临床上较少见

13. 高钾血症引起心律失常时首要的措施是立即注射 （　　）
    A. 5%碳酸氢钠
    B. 10%葡萄糖酸钙
    C. 50%葡萄糖加胰岛素
    D. 11.2%乳酸钠
    E. 生理盐水

14. 患者，男，38岁，体重60kg。被困井下7日获救，口渴、躁狂，体重下降，血清钠155mmol/L。应初步诊断为（　　）
    A. 等渗性脱水　　B. 轻度缺水
    C. 重度缺水　　　D. 中度缺水
    E. 低渗性脱水

15. 幽门梗阻患者，血钾3mmol/L、血钠130mmol/L、血氯70mmol/L。应诊断为 （　　）
    A. 低钾、高钠、低氯、碱中毒
    B. 低钾、低钠、低氯、酸中毒
    C. 低钾、低钠、高氯、碱中毒
    D. 低钾、低钠、低氯、碱中毒
    E. 低钾、高钠、高氯、酸中毒

16. 静脉补钾时，滴注速度一般每小时不宜超过 （　　）
    A. 10mmol　　　　B. 20mmol
    C. 30mmol　　　　D. 40mmol
    E. 50mmol

17. 高钾血症的明确诊断依据是 （　　）
    A. 心电图变化
    B. 出现软瘫
    C. 血清钾浓度高于5.5mmol/L
    D. 尿钾排出增多
    E. 存在引起血清钾增高的疾病

18. 下列关于代谢性碱中毒的叙述，不正确的是 （　　）
   A. 主要由于体内 HCO_3^- 增多所致
   B. 多由于幽门梗阻合并持续呕吐所致
   C. 常出现手足搐搦体征
   D. pH 及 HCO_3^- 升高
   E. 严重病例应大量给予等渗盐水

19. 临床上最常见的酸碱平衡失调类型是 （　　）
   A. 呼吸性酸中毒
   B. 代谢性酸中毒
   C. 呼吸性碱中毒
   D. 代谢性碱中毒
   E. 呼吸性酸中毒合并代谢性碱中毒

20. 代谢性酸中毒时，典型的呼吸变化是 （　　）
   A. 深而慢　　　B. 浅而快
   C. 深而快　　　D. 浅而慢
   E. 不规则

21. 呼吸性酸中毒最先应解决的问题是 （　　）
   A. 肺部感染，使用大量抗生素
   B. 进行人工呼吸
   C. 应用呼吸中枢兴奋剂
   D. 解除呼吸道梗阻，改善通气功能
   E. 给予碱性液体

22. 休克患者若需补钾，每小时的尿量必须超过 （　　）
   A. 10ml　　　B. 20ml
   C. 30ml　　　D. 40ml
   E. 50ml

23. 下列关于体液和酸碱平衡的叙述，正确的是 （　　）
   A. 细胞外液占体重的 30%
   B. 正常人血浆 pH 不是中性
   C. 重度缺水指缺水量达到体重的 5%
   D. 重度缺钠时血钠浓度为 130mmol/L 以下
   E. 高渗性脱水需用高渗盐水治疗

24. 高磷血症常伴有 （　　）
   A. 继发性高钠血症
   B. 继发性高钙血症
   C. 继发性低钙血症
   D. 继发性高钾血症
   E. 继发性高镁血症

25. 患者因慢性肾功能不全入院。血生化检查：K^+ 6.2mmol/L, Na^+ 138mmol/L, Ca^{2+} 2.1mmol/L, CO_2CP 25mmol/L；心电图示 T 波高尖。下列处理不正确的是 （　　）
   A. 静脉滴注葡萄糖和胰岛素
   B. 用氨苯蝶啶快速利尿
   C. 静脉注射葡萄糖酸钙
   D. 停用含钾药物
   E. 静脉滴注碳酸氢钠溶液

26. 水中毒可用下列哪项以促进水分排出 （　　）
   A. 低渗盐水
   B. 强心剂
   C. 高渗盐水
   D. 大量补充血容量
   E. 利尿剂

27. 代谢性碱中毒常伴发 （　　）
   A. 低钾血症　　　B. 低钙血症
   C. 低磷血症　　　D. 低镁血症
   E. 低钠血症

28. 代谢性酸中毒在没有发展到循环衰竭程度时，首选治疗是 （　　）
   A. 给予碳酸氢钠溶液
   B. 给予乳酸钠溶液
   C. 给予枸橼酸钾溶液
   D. 给予三羟甲基氨基甲烷溶液
   E. 病因治疗

29. 患者，女，55岁。反复呕吐5日，血钠118mmol/L，脉搏120次/分，血压70/50mmHg。估计该患者每公斤体重氯化钠的缺失量为 （　　）
   A. 0.5g　　　B. 0.7g
   C. 0.8g　　　D. 1.0g
   E. 1.2g

30. 下列关于代谢性酸中毒的叙述,正确的是 （ ）
    A. 主要由于体内 HCO_3^- 增高所致
    B. 由于大量呕吐胃内容物所致
    C. 由于大量利尿所致
    D. 体内 HCO_3^- 减少所致
    E. 体内钾缺乏所致
31. 急性腹膜炎休克伴代谢性酸中毒患者注射 5% $NaHCO_3$ 溶液的作用为（ ）
    A. 纠正酸中毒
    B. 提高细胞外液渗透压
    C. 增加血容量
    D. 对抗 K^+ 作用
    E. 以上都是

【B 型 题】

(32~33 题共用备选答案)
    A. 以血液浓缩为主
    B. 只有组织间减少
    C. 血浆、组织间液、细胞内液都减少,以血浆减少为主
    D. 血浆、组织间液、细胞内液都减少,以细胞内液减少为主
    E. 血浆、组织间液、细胞内液都减少,以组织间液减少为主
32. 低渗性脱水引起体液容量的变化为 （ ）
33. 高渗性脱水引起体液容量的变化为 （ ）

(34~35 题共用备选答案)
    A. 呼吸性碱中毒
    B. 代谢性酸中毒
    C. 呼吸性酸中毒
    D. 代谢性碱中毒
    E. 呼吸性酸中毒合并代谢性碱中毒
34. 幽门梗阻患者可发生 （ ）
35. 重度肺气肿患者可发生 （ ）

(36~37 题共用备选答案)
    A. 血清钾浓度 3.0mmol/L
    B. 血清钾浓度 4.0mmol/L
    C. 血清钾浓度 4.5mmol/L
    D. 血清钾浓度 5.0mmol/L
    E. 血清钾浓度 6.0mmol/L
36. 可诊断为高钾血症的是 （ ）
37. 可诊断为低钾血症的是 （ ）

(38~39 题共用备选答案)
    A. 5% 碳酸氢钠
    B. 25% 葡萄糖溶液加胰岛素
    C. 5% 碳酸氢钠或 10% 葡萄糖溶液加胰岛素
    D. 阳离子交换树脂
    E. 平衡盐溶液 100ml
38. 纠正代谢性酸中毒可用 （ ）
39. 促进血清钾进入细胞内治疗高钾血症可用 （ ）

【X 型 题】

40. 机体酸碱平衡的调节主要依赖于 （ ）
    A. 肝脏的代谢
    B. 体液的缓冲系统
    C. 肺的呼吸
    D. 肾的排泄
    E. 组织细胞的调节
41. 等渗性脱水和低渗性脱水共有的临床表现为 （ ）
    A. 血压下降,脉搏细速
    B. 肌肉抽痛
    C. 软弱无力
    D. 恶心、呕吐
    E. 口渴明显
42. 可导致心搏骤停的电解质紊乱主要是 （ ）
    A. 高钠血症   B. 高钾血症
    C. 高镁血症   D. 低钾血症
    E. 低镁血症
43. 血气分析的正常平均值是 （ ）
    A. pH 7.4
    B. 二氧化碳分压（$PaCO_2$）40mmHg
    C. 碱剩余（BE）0mmol/L
    D. 碱剩余（BE）2.5mmol/L
    E. 实际碳酸氢盐（AB）24mmol/L

44. 代谢性酸中毒时,机体不出现的病理生理变化是（ ）
   A. 血液中 HCO_3^- 浓度降低,H_2CO_3 相对增多,因此 $PaCO_2$ 增高
   B. 呼吸加深加快是代谢性酸中毒的主要临床表现
   C. 代谢性酸中毒时,患者血中 pH 浓度均应低于 7.35
   D. 血液中 H^+ 浓度升高,而 K^+ 则进入细胞内,导致低钾血症
   E. 肾脏泌 H^+ 和 NH_4^+ 增加,回吸收 HCO_3^- 增多,但代偿较慢

二、名词解释
1. edema
2. isotonic dehydration
3. metabolic acidosis
4. water intoxication

三、填空题
1. 细胞内液中最主要的阳离子是_____,主要的阴离子是_____和_____。细胞外液中最主要的阳离子是_____,主要的阴离子是_____、_____、_____和_____。
2. 正常的血清镁浓度为_____;正常血清含钙的浓度为_____。
3. 临床上,高钾血症患者最严重的并发症为_____。
4. 细胞外液丧失量超过体重的_____,可出现休克的症状。
5. 肾脏调节酸碱平衡是通过_____和_____。

四、简答题
1. 简述低钾血症补钾时的注意事项。
2. 简述低钾血症常见的病因。
3. 简述高钾血症的治疗原则。
4. 简述等渗性脱水的治疗原则。

五、论述题
1. 试述代谢性酸中毒的病因、临床表现、诊断要点和治疗原则。
2. 试述水、电解质代谢紊乱和酸碱平衡失调的防治原则。

六、病例分析题
患者,男,40 岁。因绞窄性肠梗阻而行小肠切除术。术后 4 日仍未排气。患者感恶心、呕吐和腹胀,但无阵发性腹痛,查体：精神萎靡,乏力,T 38℃,P 105 次/分,BP 120/80mmHg,全腹膨隆,无肠型和腹部肿块,轻度压痛,肠鸣音消失。膝腱反射消失。血钠 142mmol/L,动脉血 pH 7.32,血钾 2.9mmol/L,立位腹部平片示小肠多个小的气液平面。
请分析如何诊断？应当如何治疗？

【参考答案】

一、选择题

【A 型题】
1. B 2. D 3. B 4. A 5. B
6. B 7. D 8. D 9. B 10. E
11. B 12. B 13. B 14. C 15. D
16. B 17. C 18. E 19. B 20. C
21. D 22. D 23. B 24. C 25. B
26. E 27. A 28. E 29. B 30. D
31. E

【B 型题】
32. E 33. D 34. D 35. C 36. E
37. A 38. A 39. C

【X型题】
40. BCDE　　41. ACD　　42. BC
43. ABCE　　44. ACD

2. D【解析】成人体液总量占体重的60%左右,其中细胞内液占体重的40%左右,细胞外液占体重的20%左右。70kg体重的人细胞外液量约为14kg,相当于14 000ml。

4. A【解析】长期连续使用呋塞米、噻嗪类等排钠利尿剂,可致低渗性脱水,因在利尿同时排出大量钠盐,使失钠多于失水所致。尿崩症是经肾排出大量低渗性液体,导致失水大于失钠,因此尿崩症可引起高渗性脱水;汗液含0.25%的氯化钠,为低渗液,故大量出汗可导致高渗性脱水;水分摄入不足常致高渗性脱水;等渗性脱水常由等渗性液体短时期内丢失过多所致,如消化液急性丧失、大量放腹腔积液等。

5. B【解析】在短期,人体体液丧失至少达到体重的5%(丧失细胞外液25%)时,才出现血容量不足的症状,如脉搏细速、肢端湿冷、血压不稳定或下降等。

6. B【解析】细胞外液中最主要的阳离子是Na^+,其次为K^+、Ca^{2+}、Mg^{2+}等。细胞内液中主要的阳离子是K^+,其次为Na^+、Ca^{2+}、Mg^{2+}等。

8. D【解析】代谢性碱中毒时,细胞内外离子交换加快,细胞内H^+逸出,细胞外K^+进入细胞内,此时产生低钾血症,而不是高钾血症。

9. B【解析】患者血钾高,心律失常,应首选10%葡萄糖酸钙溶液10~20ml稀释后缓慢静脉注射,用于拮抗钾离子对心肌细胞的毒性作用,对抗心律失常,起效快。A项、C项、D项也可用于高钾血症的治疗,但起效较慢,无法立即对抗钾离子的心肌毒性作用。

11. B【解析】低钙血症时神经肌肉兴奋性增高,主要表现为束臂加压试验(Trousseau征)及面神经叩击征(Ch-vostek征)阳性。

12. B【解析】高渗性脱水细胞外液呈高渗状态,细胞内液移向细胞外间隙,细胞内外液都减少,但细胞内失水>细胞外失水,其他选项均正确。

14. C【解析】①患者有口渴,血钠>150mmol/L(血钠正常值为135~150mmol/L),应诊断为高渗性脱水,而不是等渗性脱水或低渗性脱水;②根据缺水程度不同,将高渗性脱水分轻、中、重三度。患者有神经精神症状(躁狂),应诊断为重度缺水。

15. D【解析】幽门梗阻的患者反复呕吐可丢失大量的胃酸,造成低钾低氯性代谢性碱中毒,血钾正常值为3.5~5.5mmol/L,血钠正常值为135~150mmol/L,血氯正常值为95~105mmol/L。故该患者为低钾、低钠、低氯、碱中毒。

16. B【解析】静脉补钾时应严格控制其浓度和速度,含钾量不宜超过40mmol/L(相当于氯化钾3g),溶液应缓慢滴注,输入钾量应控制在20mmol/h以下。如果含钾溶液输入过快,血钾浓度可能在短时间内骤然增高,可有致命危险。

18. E【解析】代谢性碱中毒应积极治疗原发病,对于胃液丧失所致的代谢性碱中毒,可输注葡萄糖盐水或等渗盐水,以恢复细胞外液量,同时可纠正低氯性碱中毒。对于严重的碱中毒,可给予稀盐酸溶液,以迅速中和细胞外液的HCO_3^-。

20. C【解析】代谢性酸中毒最明显的表现是呼吸加深加快,典型者称Kussmaul呼吸。

21. D【解析】呼吸性酸中毒患者多有呼吸功能障碍病史,此类患者一旦怀疑有呼吸性酸中毒,应迅速通畅呼吸道。

23. B【解析】成年人细胞外液约占体重的20%;正常人体血浆的酸碱度用动脉

血的 pH 表示,其值为 7.35~7.45。高渗性脱水分为三度:轻度缺水者缺水量为体重的 2%~4%,中度缺水者缺水量为体重的 4%~6%,重度缺水者出现躁狂、幻觉、错乱、抽搐、昏迷甚至死亡。低渗性脱水分为三度:轻度缺钠者血钠浓度在 135mmol/L 以下,中度缺钠者血钠浓度在 130mmol/L 以下,重度缺钠者血钠浓度在 120mmol/L 以下。高渗性脱水应控制钠盐的摄入,因此严禁用高渗盐水治疗。

25. B【解析】①患者慢性肾功能不全,血钾高于正常值,心电图示 T 波高尖,应诊断为高钾血症,高钾血症不宜使用保钾利尿剂氨苯蝶啶;②静脉滴注 5% 碳酸氢钠溶液可使血容量增加,稀释血清 K^+,还可促使 K^+ 移入细胞内而降低血钾浓度;③患者血钙 <2.25mmol/L,应诊断为低钙血症,静脉注射葡萄糖酸钙溶液既可纠正低钙血症,又可拮抗 K^+ 对心肌的毒性作用;④高钾血症者应立即停用含钾药物;⑤静脉滴注葡萄糖溶液和胰岛素,可使 K^+ 转移至细胞内,从而暂时降低血钾浓度。

26. E【解析】轻度水中毒的患者只需要限制水的摄入,待机体排出多余水分即可自行恢复;严重者则需用利尿剂以促进水排出。

27. A【解析】低钾血症、碱中毒,出现反常性酸性尿;高钾血症、酸中毒,出现反常性碱性尿。故代谢性碱中毒常伴有低钾血症。

28. E【解析】代谢性酸中毒最重要的治疗措施是针对原发病的治疗。因机体对酸碱平衡失调具有较强的调节能力,可通过肺通气排出更多 CO_2,又可通过肾排出 H^+,保留 Na^+ 及 HCO_3^-,故一旦去除导致酸碱失衡的病因,酸碱失衡可自行恢复正常。对于血浆 HCO_3^- <10mmol/L 的重症代谢性酸中毒,可使用碳酸氢钠溶液纠酸。枸橼酸钾为碱性钾盐,主要用于补钾,口服刺激性较氯化钾小。

29. B【解析】患者因反复呕吐导致缺水缺钠,血清钠为 118mmol/L,因此属于低渗性脱水。且属于重度缺钠。每公斤体重钠缺失量计算公式:(血钠正常值 - 血钠测得值)×0.6(女性为 0.5)=(142-118)×0.5=12mmol/L。由于 17mmol Na^+ 相当于 1g 氯化钠,因此该患者每公斤体重氯化钠的缺失量 =12/17=0.7g。

32~33. ED【解析】①低渗性脱水:失钠多于失水,血清 Na^+ <135mmol/L,细胞外液渗透压降低,抑制抗利尿激素分泌,水重吸收减少,尿量增多。结果细胞外液更加减少,为补偿血容量,组织间液进入血液循环,因此低渗性脱水的容量变化是血浆、组织间液、细胞内液都减少,但以组织间液减少为主。②高渗性脱水:失水多于失钠,血清 Na^+ >150mmol/L,由于细胞外液渗透压高于正常,引起细胞内液流向细胞外,因此高渗性脱水的容量变化是血浆、组织间液、细胞内液都减少,但以细胞内液减少为主。

34~35. DC【解析】幽门梗阻患者反复呕吐,大量胃酸丢失,可导致代谢性碱中毒;重度肺气肿患者常伴有换气功能障碍,可引起 CO_2 潴留,导致高碳酸血症,造成呼吸性酸中毒。

40. BCDE【解析】人体体液适宜的酸碱度是维持正常代谢和生理功能的必要条件,体液的缓冲系统、肺的呼吸、肾的排泄和组织细胞的调节是维持人体调节自身酸碱平衡重要的方式。肺通过深大的呼吸将血液中的 H_2CO_3 以 CO_2 形式排出,调节较缓慢,以调节挥发酸为主；肾通过对尿中 H^+ 和 HCO_3^- 的分泌和重吸收来调节酸碱平衡，主要对长期酸碱平衡进行调节；血液中存在多种缓冲系统，以 HCO_3^- 最为重要，可以缓冲体液的小幅度酸碱改变，调节迅速；组织细胞内液缓冲作用主要通过离子交换进行。

43. **ABCE**【解析】血气分析各指标的正常参考值范围：pH 7.35～7.45；二氧化碳分压（$PaCO_2$）35～45mmHg；碱剩余（BE）-2.3～2.3mmol/L；实际碳酸氢盐（AB）22～27mmol/L。

44. **ACD**【解析】代谢性酸中毒时血液中的 HCO_3^- 浓度降低，而 H_2CO_3 相对增多，H^+ 浓度升高可刺激呼吸中枢，使呼吸加深加快，加速 CO_2 的排出，则使 $PaCO_2$ 降低，而不是增高。肾脏也出现代偿，主要是泌 H^+ 和 NH_4^+ 增加，回吸收 HCO_3^- 增多，但代偿较慢，在代谢性酸中毒的代偿阶段，如果能保持 HCO_3^-/H_2CO_3 比值接近正常，则 pH 仍在正常范围内。代谢性酸中毒时细胞内、外离子交换加强，H^+ 进入细胞内，而 K^+ 则从细胞内移出，因而可出现血钾升高。

二、名词解释

1. **水肿（edema）**：指各种原因所致的组织间隙过量的体液潴留。

2. **等渗性脱水（isotonic dehydration）**：细胞外液减少而血钠正常，即水和钠成比例丧失，血容量减少而血清钠在正常范围，血浆渗透压正常。

3. **代谢性酸中毒（metabolic acidosis）**：外科最常见。由于体内 HCO_3^- 减少和（或）H^+ 增加引起的血 pH 下降，以血原发性的 HCO_3^- 减少为特征。

4. **水中毒（water intoxication）**：指水潴留使体液量明显增多，血浆渗透压下降，血 Na^+ < 130mmol/L，但体内钠总量不减少。

三、填空题

1. K^+　HPO_4^{2-}　蛋白质　Na^+　Cl^-　HCO_3^-　HPO_4^{2-}　有机酸　蛋白质
2. 0.75～1.25mmol/L　2.25～2.75mmol/L
3. 心搏骤停
4. 5%
5. 排出固定酸　保留碱性物质

四、简答题

1. 简述低钾血症补钾时的注意事项。

答　①轻症患者可口服补钾药物的尽量口服。②无法进食者通过静脉补给，但静脉补钾对补钾速度和补钾浓度有严格要求，补钾速度 < 20mmol/h，补钾浓度 ≤ 40mmol/L；严禁静脉注射。③一般每日补氯化钾 3～6g。④休克患者应先恢复其血容量，随后见尿补钾，即尿量 > 40ml/h 后才能补钾。⑤追踪复查血钾浓度达到正常为止。⑥补钾过程中需密切监测血钾浓度。

2. 简述低钾血症常见的病因。

答　①钾摄入量不足，如长期不能进食或进食不足而又没有静脉补充；②钾排出过多，包括肾外途径和肾脏途径的钾丢失；③长期输注不含钾盐的液体或静脉营养中钾盐补充不足；④钾向组织内转移。

3. 简述高钾血症的治疗原则。

答　停用一切含钾的药物或溶液，并使用下列方法降低血钾浓度：①输注 5% 碳酸氢钠溶液；②输注 10% 葡萄糖溶液和胰岛素；③静脉注射 10% 葡萄糖酸钙，可拮抗 K^+ 对心肌的毒性作用；④腹膜透析或血液透析；⑤口服阳离子交换树脂；⑥应用利尿剂，促使钾从肾排出，但不用于肾功能障碍者。

4. 简述等渗性脱水的治疗原则。

答　①首先治疗原发病，病因消除后，缺水状态容易纠正；②针对细胞外液减少的特点，静脉滴注平衡盐溶液或等渗盐水,以尽快补充血容量;③静脉补液过程中监测中心静脉压、心率等指标。

五、论述题

1. 试述代谢性酸中毒的病因、临床表现、诊断要点和治疗原则。

答 （1）病因:①丢失碱性物质过多;②肾脏排酸保碱功能受损;③产生酸性物质过多;④摄入外源性固定酸过多;⑤高钾血症。

（2）临床表现:①轻者症状多不明显;②重者神疲、嗜睡、精神烦躁,甚至可见感觉迟钝,出现 Kussmaul 呼吸（呼吸深快）为其典型表现;③酮症酸中毒者呼气带有酮味,面颊潮红;④腱反射减弱或消失、神志不清或昏迷;⑤侵及心血管系统时可发生心律不齐等。

（3）诊断要点:①通过询问患者病史,依据病史和呼吸深而快多能初步诊断;②确诊手段为血气分析。

（4）治疗原则:①病因治疗是最重要的治疗措施,只要消除病因,轻度的代谢性酸中毒即可自行纠正,无须使用碱性药物;②低血容量性休克的患者可能伴有代谢性酸中毒,经补液、输血、纠正休克后,轻度的代谢性酸中毒即可自行纠正;③使用碱剂,当 HCO_3^- < 10mmol/L 时,在补液的同时,应用碳酸氢钠溶液纠正;④注意补钙,酸中毒纠正后,游离的 Ca^{2+} 减少,患者可出现手足抽搐,应静脉注射葡萄糖酸钙以控制症状。

2. 试述水、电解质代谢紊乱和酸碱平衡失调的防治原则。

答 ①充分掌握病史,详细检查患者体征,了解是否存在导致水、电解质代谢紊乱和酸碱平衡失调的原发病,如严重呕吐、腹泻、长期摄入不足、严重感染或败血症等;了解有无水、电解质代谢紊乱和酸碱平衡失调的症状和体征,如脱水、尿少、呼吸浅快、精神异常等。②实验室检查:血常规、尿常规、血细胞比容、肝肾功能、血糖、血清电解质、动脉血血气分析,必要时做血、尿渗透压测定。③综合病史及上述实验室检查结果,确定水、电解质代谢紊乱和酸碱平衡失调的类型及程度。④在积极治疗原发病的同时,纠正水、电解质代谢紊乱和酸碱平衡失调,积极恢复血容量,保证循环状态良好;积极纠正缺氧。

六、病例分析题

请分析如何诊断？应当如何治疗？

答 该患者存在低钾血症和代谢性碱中毒,并由此而引起低钾性麻痹性肠梗阻。应首先积极处理原发病,然后经静脉补钾。缺钾量参考血钾浓度降低的程度,可分次补足。应控制静脉补钾的浓度和速度,且当尿量大于 40ml/h 时才能补钾。通常在充分补钾后,碱中毒即能得到纠正。稀盐酸溶液仅在重症难以纠正时使用。

（董彦杞）

第4章 输 血

【学/习/要/点】

一、掌握

1. 输血的适应证及注意事项。
2. 输血的并发症及其防治。
3. 血液成分制品的种类及应用。

二、熟悉

1. 血浆代用品的种类及应用。
2. 自体输血的优势、禁忌证及方法。

【应/试/考/题】

一、选择题

【A型题】

1. 成人应当输入全血的失血量是 （　　）
   A. 500ml　　　　B. 1000ml
   C. 1500ml　　　D. 2000ml
   E. 2500ml

2. 手术时输血过程中发现术野渗血不止和低血压,最可能的并发症是 （　　）
   A. 循环超负荷　　B. 过敏性休克
   C. 溶血反应　　　D. 出血倾向
   E. 细菌污染反应

3. 下列不是通过输血传播的是 （　　）
   A. 艾滋病　　　　B. 巨细胞病毒感染
   C. 梅毒　　　　　D. 疟疾
   E. 甲型肝炎

4. 数小时内输入库存血量超过 4000ml,可能出现的并发症不包括(　　)
   A. 低钾血症　　　B. 碱中毒
   C. 低钙血症　　　D. 低体温
   E. 凝血因子异常

5. 输血中发生溶血反应,错误的治疗措施是 （　　）
   A. 减慢输血速度至每分钟10滴
   B. 20% 甘露醇 250ml 快速静脉滴注
   C. 5% 碳酸氢钠 250ml 静脉滴注
   D. 肝素治疗
   E. 必要时给予血液透析治疗

6. 下列关于输血技术和注意问题的叙述,不正确的是 （　　）
   A. 我国目前的抗凝血最长保存时间为 14 日
   B. 一般速度下输入 1~2L 冷藏血时不需要预热
   C. 不应向输入的血液中加任何药物,以免发生凝血或溶血
   D. 一次输血不应超过 4 小时,避免室温下引起细菌繁殖
   E. 应使用带有过滤器的输血器,以便滤出细胞聚集物和纤维蛋白块

7. 准备进行骨髓移植的患者需要输血改善贫血症状,首选的血液制品为( )
   A. 全血
   B. 红细胞悬液
   C. 去白细胞的红细胞
   D. 洗涤红细胞
   E. 浓缩红细胞

8. 非溶血性发热反应的主要治疗是 ( )
   A. 减慢输血速度
   B. 糖皮质激素静脉滴注
   C. 给予苯海拉明 25mg 口服
   D. 5% 碳酸氢钠 250ml 静脉滴注
   E. 氯化钙静脉滴注

9. 简单而快速诊断输血时的细菌污染反应的方法是 ( )
   A. 血瓶血做细菌培养
   B. 患者血做细菌培养
   C. 血瓶血做直接涂片
   D. 患者尿培养
   E. 抗菌药物治疗性诊断

10. 输血后的非溶血性发热反应多发生于输血后 ( )
    A. 5~10 分钟
    B. 10~15 分钟
    C. 15 分钟至 2 小时
    D. 1~2 小时
    E. 5 小时

11. 患者,男,36 岁。因胃癌入院手术,输注红细胞 2 单位,新鲜冰冻血浆 300ml,在输血开始后 4 小时,患者突然气急,呼吸困难,迅速出现呼吸衰竭,T 37℃,P 98 次/分,R 28 次/分,BP 120/70mmHg。该患者最可能出现的是 ( )
    A. 循环超负荷
    B. 细菌性反应
    C. 急性溶血反应
    D. 输血相关的急性肺损伤
    E. 输血相关的移植物抗宿主病

12. 下列关于自体输血的叙述,不正确的是 ( )
    A. 自体输血很少发生溶血、发热和过敏反应
    B. 当应用血液稀释回输的方法输血时,最好是先采的先输,后采的后输
    C. 脾破裂或异位妊娠破裂出血手术时,可采用自体失血回输
    D. 预存自体输血的输入时间一般不宜超过 10 日
    E. 胸、腹腔开放性创伤超过 4 小时以上者,被认为自体输血的禁忌

13. 患者外伤后急性失血 1000ml,迅速给予手术止血,术后复查:P 95 次/分,BP 100/60mmHg,Hb 80g/L。此时应采取的治疗措施是 ( )
    A. 暂不输血,继续观察
    B. 输注红细胞悬液 1U
    C. 输注红细胞悬液 5U
    D. 输注全血 1000ml
    E. 以上都不正确

14. 下列不属于自体输血优点的是( )
    A. 不用做血型、交叉配合试验
    B. 不致发生溶血、过敏等反应
    C. 不会产生对红、白细胞、血小板等的免疫反应
    D. 不会引起传染病
    E. 可以根据患者的需要给予相应的成分

【B 型题】

(15~16 题共用备选答案)
A. 非溶血性发热反应
B. 细菌污染反应
C. 过敏性反应
D. 溶血反应
E. 肺损伤

15. 最严重的输血并发症是 ( )
16. 最常见的早期输血并发症是 ( )

(17~21 题共用备选答案)
A. 浓缩红细胞   B. 5% 的清蛋白液
C. 新鲜冰冻血浆 D. 免疫球蛋白
E. 血小板制剂

17. 不但能提高血浆蛋白水平,而且可以补充血容量的是 ( )
18. 治疗严重再生障碍性贫血的是( )

19. 心功能不全患者需要输血时,应输入（　　）
20. 可用于治疗儿童慢性贫血的是（　　）
21. 用于抗生素不能控制的重症感染的是（　　）

【X型题】

22. 下列关于输血作用的叙述,正确的是（　　）
   A. 大量失血时可补充血容量
   B. 增加营养,提供能量
   C. 增加血浆蛋白,使伤口愈合
   D. 杀灭细菌抗感染
   E. 改善凝血功能,有助于止血
23. 输血后出现发热反应的原因不包括（　　）
   A. 免疫反应
   B. 致热原引起
   C. 细菌污染反应
   D. 溶血反应
   E. 大量输入库存血
24. 对于血友病甲引起出血的患者可输入（　　）
   A. 新鲜冰冻血浆　B. 冰冻血浆
   C. 冷沉淀　　　　D. 血小板制剂
   E. 浓缩凝血因子
25. 下列情况中,建议输入洗涤红细胞的是（　　）
   A. 肾功能不全者
   B. IgA 水平低下者
   C. 对白细胞凝集素有发热反应者
   D. 免疫力低下者
   E. 预防移植物抗宿主病
26. 自体输血的禁忌证是（　　）
   A. 冠状动脉粥样硬化性心脏病
   B. 血液受胃肠道内容污染者
   C. 原有严重贫血的患者
   D. 血液可能受癌细胞污染
   E. 血液在腹腔存留过久者
27. 下列关于血小板制剂应用的叙述,正确的是（　　）
   A. 再生障碍性贫血可输入血小板
   B. 大量输入库存血时,需要适量补充血小板
   C. 体外循环手术后血小板锐减的患者可输入血小板
   D. 血栓性血小板减少性紫癜一般不建议输注血小板
   E. 成人输入 1 治疗量的机采血小板可使血小板数量增加 $(20\sim30)\times10^9/L$
28. 血浆增量剂的优点有（　　）
   A. 容易获得
   B. 无须交叉试验
   C. 无感染传染性肝炎或艾滋病的危险
   D. 容易保存
   E. 无抗原性和致敏性

二、名词解释

1. autologous blood transfusion
2. TA - GVHD
3. 溶血反应
4. 血浆增量剂
5. delayed hemolytic transfusion reaction

三、填空题

1. 自体输血常见的方式有＿＿＿＿、＿＿＿＿和＿＿＿＿。
2. 常用的血液成分制品分为 3 类,分别为＿＿＿＿、＿＿＿＿和＿＿＿＿。
3. 输血中发生溶血反应时抽取患者静脉血标本,分离血浆观察,可见其血浆呈＿＿＿＿,收集患者尿液,尿液呈＿＿＿＿。
4. 临床常用的血浆增量剂包括＿＿＿＿、＿＿＿＿和＿＿＿＿;输入血浆增量剂的作用是＿＿＿＿、＿＿＿＿和＿＿＿＿。

四、简答题

1. 简述输血的适应证。
2. 简述如何治疗输血中的过敏反应。
3. 简述输血时发生细菌污染反应的临床表现。

五、论述题

1. 试述输血时发生溶血反应的主要原因、临床表现、诊断和治疗方法。
2. 试述成分输血的优点及血浆成分制品的种类。

【参/考/答/案】

一、选择题

【A型题】

1. C　2. C　3. E　4. A　5. A
6. A　7. C　8. A　9. C　10. C
11. D　12. B　13. A　14. E

【B型题】

15. D　16. A　17. B　18. E　19. A
20. A　21. D

【X型题】

22. ACE　23. ABCD　24. ACE
25. ABC　26. ABCDE　27. ABCDE
28. ABCDE

1. C【解析】成人大量失血的主要治疗为补充血容量。一次失血量在500ml以下,机体自身可代偿,无须输血;失血量达500～1000ml,患者若有血容量不足的临床症状,如体位性低血压,可输入适量晶体液、胶体液或少量的血浆代用品;失血量在1000ml以上时,除输入晶体液和胶体液补充血容量外,还应输入适量的浓缩红细胞以提高携氧能力;失血量达1500ml以上时,需输入全血和浓缩红细胞各半,加上晶体液和胶体液及血浆;当失血量在2500ml以上时,在输入全血、浓缩红细胞、晶体液和胶体液的同时,还应及时发现其他成分如清蛋白、血小板及凝血因子的缺失,并及时补充。

3. E【解析】经输血传播的疾病病原体均存在于血液中,甲型肝炎病毒存在于胃肠道内,是经粪-口途径传播的疾病,乙型肝炎和丙型肝炎的病原体存在于血液中。

4. A【解析】库存血中红细胞破坏较多,使得大量细胞内的K^+释放到细胞外。一次性大量输入库存血可能导致高钾血症,而非低钾血症。输入大量冷藏血可致低体温;库存血中的抗凝剂枸橼酸钠在肝脏可转化为碳酸氢钠,大量输血可致碱中毒;大量含枸橼酸钠的血制品可造成暂时性低钙血症。

5. A【解析】溶血反应是输血最严重的并发症,因此当怀疑有溶血反应时必须立即停止输血而不是减慢输血速度。给予碳酸氢钠可使尿液碱化,促使血红蛋白结晶溶解,防止肾小管堵塞。应用甘露醇可加速游离血红蛋白的排出。血浆透析可清除患者体内的异型红细胞及有害的抗原抗体复合物。

6. A【解析】我国目前使用的抗凝剂为枸橼酸盐-磷酸盐-葡萄糖和酸性枸橼酸盐-葡萄糖,在2～8℃条件下抗凝血可保存21日;为避免各种输血并发症的发生,一般情况下,对于输血速度有严格的要求,成人5ml/min,老年或心功能较差者1ml/min,小儿10滴/分。一般速度下输入1～2L冷藏血不需要预热,但当需要快速大量输冷藏血时,应在血袋外加保护袋预热后输入;输血前后可用生理盐水冲洗管道,但不应向血液中加入任何药物,以免发生凝血或溶血。

7. C【解析】去白细胞的红细胞适用于预期需要长期或反复输血者。

8. A【解析】发热反应的原因主要包括以下几点:免疫反应、致热原和细菌污染。发热反应出现后,应首先分析可能的原因,症状较轻者可先减慢输血速度,严重者则应停止输血,出现发热反应者可服用退热药,伴寒战者可肌内注射异丙嗪,一般不需要注射氯化钙。

9. C【解析】输血时发生细菌污染反应的主要原因是采血、贮存环节中无菌技术不严格而致污染,以革兰氏阴性杆菌为多见,有时也可为革兰氏阳性球菌。最简单而快速诊断输血时细菌污染反应的方法是取血瓶的血浆底层及细胞层分别行细菌涂片染色检查。

10. C【解析】非溶血性发热反应多发生于输血后15分钟至2小时,主要表现为高热、寒战,伴头痛、皮肤潮红、恶心呕吐等症状,持续30分钟至2小时后逐渐缓解。

12. B【解析】对于血液稀释式自体输血来说,由于先采的血液中红细胞和凝血因子等成分浓度较高,随着自身补液使得后采的血液相对稀薄;当回输入机体时,如果先回输先采血液,则会由于血液中各种成分浓度过高而可能激活凝血机制,严重时甚至造成DIC,故自体输血应先输最后采的血。

13. A【解析】患者术后复查Hb 80g/L,各项指标尚可,一般情况下,Hb在70~100g/L时可根据患者的具体情况来决定是否输血,对于可输可不输的患者应尽量不输。

15~16. DA【解析】①最严重的输血并发症是溶血反应,其发生率很低,但后果严重,死亡率高;②发热反应是最常见的输血并发症,发生率为2%~10%。

17~21. BEAAD【解析】①浓缩红细胞(CRBC):200ml全血中可分离1单位CRBC;适用于各种急、慢性失血及心功能不全的患者。②血浆蛋白成分:主要有血浆清蛋白、免疫球蛋白及浓缩凝血因子等;5%的血浆清蛋白可用于提高血浆蛋白水平及扩充血容量;免疫球蛋白可用于治疗重症感染;浓缩凝血因子用于血友病及各种凝血因子缺乏症的治疗。③血浆成分:新鲜冰冻血浆(FFP)和冷冻血浆(FP)适用于凝血因子缺乏、大量输库存血后的出血倾向及肝胆疾病所致凝血障碍。FFP还可用于血友病或FⅧ和FV缺乏的出血患者;冷沉淀适用于血友病甲、纤维蛋白原缺乏症。④血小板制剂:可用于再生障碍性贫血和各种血小板低下的患者。

22. ACE【解析】输血可以补充血容量、改善循环、增加携氧能力、提高血浆蛋白、增进免疫和凝血功能。输血无杀菌和供能作用。

25. ABC【解析】洗涤红细胞(WRBC):200ml中含红细胞170~190ml,去除血浆、90%白细胞及血小板,去除了肝炎病毒和抗A、B抗体。适用于肾功能不全、IgA水平低下者、对白细胞凝集素有发热反应者等对血浆有过敏反应的贫血患者。

26. ABCDE【解析】自体输血的禁忌证:①血液已受污染(如胃肠道内容物、消化液或尿液等);②血液可能受肿瘤细胞污染;③肝、肾功能不全者;④严重贫血的患者;⑤有脓毒血症或菌血症者;⑥胸、腹腔开放性损伤超过4小时;⑦血液在腹腔存留时间过长者。合并心脏病者也属于自体输血的禁忌证。

二、名词解释

1. <u>自体输血</u>(autologous blood transfusion):指收集患者自身的血液或术中失血,然后在患者需要时再回输给本人的一种输血方法,至今已有100多年的历史。

2. <u>输血相关性移植物抗宿主病(TA-GVHD)</u>:指血液制品中含有免疫能力的异体淋巴细胞,将其输入有严重免疫缺陷的受血者体内,使得这些淋巴细胞在受体内增殖,引起严重的免疫反应。

3. <u>溶血反应</u>:指输血时,输入的红细胞或受血者自身的红细胞被大量破坏而引起的一系列临床溶血表现,是输血最严重的并发症。

4. <u>血浆增量剂</u>:是使用一些药物代替血浆进行扩容治疗,多为对身体无害的、分子量和血浆蛋白接近的高分子化合物制成的胶体溶液,输入患者体内可以提高血浆胶体渗透压,使组织间液进入血管内而增加血容量,故又称血浆代用品,又称代血浆。

5. 延迟性溶血反应 (delayed hemolytic transfusion reaction)：即延迟性输血反应，多发生在输血后 7～14 日，表现为原因不明的发热、贫血、血红蛋白尿，一般症状并不严重。

三、填空题

1. 预存式自体输血　稀释式自体输血　回收式自体输血
2. 血细胞成分　血浆成分制品　血浆蛋白成分制品
3. 粉红色　酱油色
4. 右旋糖酐　羟乙基淀粉　明胶类代血浆　代替血浆增加血容量　提高血浆胶体渗透压　使组织间液进入血管中而增加血容量

四、简答题

1. 简述输血的适应证。

答　①出血：急性大出血；②贫血或低蛋白血症：较重的贫血、低蛋白血症急需手术治疗者；③重症感染：通常采用少量多次输新鲜血或浓缩免疫球蛋白制品的方法增进机体抗感染能力；④凝血功能异常。

2. 简述如何治疗输血中的过敏反应。

答　①轻者，如局部组织水肿（皮肤瘙痒或荨麻疹），应暂停输血，口服抗组胺药；②重者，应立即停止输血，保持静脉输液通畅，用抗过敏药物，必要时做气管切开防止窒息。

3. 简述输血时发生细菌污染反应的临床表现。

答　输血时出现细菌污染反应，轻症者常被误以为是发热反应，表现为烦躁、发热，重症者在输少量血后即出现寒战、高热、呼吸困难、发绀、烦躁、大汗、恶心、呕吐、腹痛、腹泻和休克，甚至出现血红蛋白尿、急性肾衰竭、肺水肿，致患者短时间内死亡。

五、论述题

1. 试述输血时发生溶血反应的主要原因、临床表现、诊断和治疗方法。

答　(1) 主要原因：输血时发生溶血反应的主要原因是输入 ABO 血型不合的血液所致，也可能为 A 亚型或 Rh 及其他血型不合引起。

(2) 临床表现：典型的表现为患者在输入十几毫升血型不合的血后出现突然头痛、心前区压迫感、背部剧痛、呼吸困难、面色苍白或发绀，很快心率加快、血压下降导致休克、血红蛋白尿和溶血性黄疸，严重者可发生 DIC 或急性肾衰竭，甚至死亡。

(3) 诊断：一旦怀疑有溶血反应，应立即停止输入可疑的血，尽快确定诊断，即仔细核对有关输血的文件，重做血型鉴定和交叉配血试验，抽取静脉血，离心后观察血浆色泽，若血浆呈粉红色，即说明有溶血，血红蛋白尿及尿隐血试验阳性也有助于诊断。

(4) 抗休克：输入晶体、胶体、血浆等扩容，应用糖皮质激素；保护肾功能，碱化尿液并利尿；DIC 早期可考虑肝素治疗；血浆交换治疗。

2. 试述成分输血的优点及血浆成分制品的种类。

答　(1) 成分输血是把全血和血浆中的各种有效成分经过分离、提纯和浓缩，制成不同成分的血液制品，临床可根据不同患者的需要而选择输用。根据患者的需要，缺什么补什么，可以使输入的血液成分纯度大而效果更好，而且还能避免输入不需要的成分造成的输血反应和血源性疾病传播。同时由于一血多用，既节省血源，又减轻社会和个人的经济负担。因此，比输全血更节省血源、科学合理和安全有效。

(2) 重要的血液成分制品有浓缩红细胞、浓缩白细胞、新鲜冰冻血浆、清蛋白制剂等。

(董彦杞)

第5章 外科休克

【学/习/要/点】

一、掌握

1. 休克的分类及分期。
2. 休克的诊断及预防要点。
3. 休克的一般急救措施及治疗要点。

二、熟悉

休克的病理生理及微循环变化。

【应/试/考/题】

一、选择题

【A型题】

1. 人体的微循环约占总循环量的 （　　）
   A. 5%　　　　　　B. 10%
   C. 15%　　　　　 D. 20%
   E. 25%
2. 各类型休克的根本变化是 （　　）
   A. 代谢性酸中毒　B. 脉搏快
   C. 尿量减少　　　D. 低血压
   E. 组织灌注不足
3. 抗休克的最基本措施是 （　　）
   A. 吸氧
   B. 使用血管活性药物
   C. 纠正代谢性酸中毒
   D. 补充血容量
   E. 控制原发病
4. 下列关于休克的叙述，不正确的是 （　　）
   A. 休克的本质是血压下降
   B. 休克时机体有效循环血量急剧减少
   C. 休克时脑动脉和冠状动脉收缩不明显
   D. 休克时肾血流量、肾小球滤过率减低
   E. 微循环收缩期的微循环状态为前括约肌收缩
5. 中心静脉压的正常值是 （　　）
   A. 5~20cmH$_2$O
   B. 10~20cmH$_2$O
   C. 5~10cmH$_2$O
   D. 15~20cmH$_2$O
   E. 5~15cmH$_2$O
6. 患者，男，36岁。休克，血压低，脉搏130次/分，尿量20ml/h。宜选用的血管活性药物是 （　　）
   A. 多巴胺　　　　B. 去甲肾上腺素

C. 异丙肾上腺素　　D. 肾上腺素
E. 去氧肾上腺素

7. 判断休克已纠正除血压正常外,尿量每小时至少应稳定在　　　　　　（　　）
   A. 25ml 以上　　B. 30ml 以上
   C. 40ml 以上　　D. 50ml 以上
   E. 60ml 以上

8. 下列关于休克一般紧急治疗的叙述,不正确的是　　　　　　　　（　　）
   A. 创伤制动、大出血止血、保持呼吸道通畅
   B. 及早建立静脉通路
   C. 采取平卧体位
   D. 早期予以鼻导管或面罩吸氧
   E. 注意保暖

9. 纠正休克时治疗酸中毒的关键措施是
   （　　）
   A. 过度通气
   B. 提高血压
   C. 及时应用大量碱性药物
   D. 利尿排酸
   E. 改善组织灌注

10. 休克的特殊监测,不正确的是（　　）
    A. CVP 的正常值为 5～10cmH$_2$O
    B. PaO$_2$ 的正常值为 85～95mmHg
    C. PaCO$_2$ 的正常值为 36～44mmHg
    D. 动脉血乳酸盐正常值为 1～1.5mmol/L
    E. 血 pH 的正常范围为 7.35～7.45

11. 急性失血患者,失血量至少达到全身总血量的多少时会有休克表现（　　）
    A. 10%　　　　B. 20%
    C. 25%　　　　D. 30%
    E. 35%

12. 下列关于休克的叙述,正确的是（　　）
    A. 通常在迅速失血超过全身总血量的 10% 时,即出现休克
    B. 失血性休克时,应首先快速输入 10%～50% 葡萄糖溶液,继之大量输血
    C. 损伤性休克不属于低血容量性休克

D. 感染性休克多是革兰氏阴性杆菌所释放的内毒素引起的内毒素性休克
E. 感染性休克的治疗原则是首先控制感染

13. 循环骤停进行复苏时,最有效的药物是　　　　　　　　　　　（　　）
    A. 多巴胺　　　　B. 间羟胺
    C. 肾上腺素　　　D. 异丙肾上腺素
    E. 去甲肾上腺素

14. 患者,男,52 岁。因交通事故致脾破裂,入院时血压 80/60mmHg,脉搏 120 次/分,意识尚清,口渴,肤色苍白,尿少。估计失血量为　　　（　　）
    A. 100～300ml　　B. 400～600ml
    C. 800～1600ml　 D. 1800～2000ml
    E. 大于 200ml

15. 失血性休克代偿期估计失血量是
    （　　）
    A. 400ml 以下　　B. 600ml 以下
    C. 800ml 以下　　D. 1000ml 以下
    E. 1200ml 以下

16. 休克代偿期表现不包括　　　（　　）
    A. 舒张压升高　　B. 兴奋
    C. 过度通气　　　D. 烦躁
    E. 血压下降

17. 有效循环血量是指　　　　　（　　）
    A. 每分钟心脏排出的血量
    B. 单位时间内通过心血管系统进行循环的血量
    C. 维持人体基本代谢的血容量
    D. 循环系统内血量增加停滞于毛细血管中的血量
    E. 不包括贮存在肝、脾和淋巴窦中的所有血量

18. 患者,男,55 岁。车祸后 6 小时。6 小时来未排尿,置导尿管导出黄色尿液 50ml。查体:T 36.5℃,P 140 次/分,R 28 次/分,BP 65/50mmHg,意识模糊,双肺呼吸音清,未闻及干湿性啰音,心律齐,腹部膨隆,四肢冰冷。最可能的诊断为　　　　　　　（　　）
    A. 轻度休克,神经源性休克

B. 中度休克,神经源性休克
C. 中度休克,低血容量性休克
D. 重度休克,神经源性休克
E. 重度休克,低血容量性休克

19. 出血性休克补液治疗中,反映补充血容量成功的最好指标是 （　　）
   A. 尿量增加
   B. 血红蛋白上升
   C. 动脉血压上升
   D. 口渴减轻
   E. 呼吸、脉搏减慢

20. 休克患者中心静脉压为4cmH$_2$O,血压80/65mmHg。处理原则是 （　　）
   A. 适当补液　　B. 应用强心药物
   C. 应用扩血管药　D. 补液试验
   E. 充分补液

21. 患者,男,19岁。被人踢伤腹部,腹痛8小时,尿少2小时。查体:BP 68/50mmHg,意识模糊,面色苍白,四肢厥冷,脉搏细速,全腹压痛,有肌紧张,反跳痛（+）,移动性浊音（+）。该患者目前的病情为 （　　）
   A. 神经源性休克　B. 心源性休克
   C. 过敏性休克　　D. 感染性休克
   E. 低血容量性休克

22. 患者,女,25岁。右上腹刀刺伤1小时,烦躁、恶心、呕吐。查体:P 106次/分,BP 110/80mmHg。腹肌紧张,有局限压痛及反跳痛。CVP 4cmH$_2$O,Hb 100g/L,血细胞比容0.35。首先应进行的处理是
 （　　）
   A. 镇静、止痛
   B. 胃肠减压
   C. 抗生素静脉滴注
   D. 快速输全血
   E. 快速输平衡盐溶液

23. 如果患者中心静脉压正常,血压低,而不能肯定是心功能不全或血容量不足时,应采取的措施是 （　　）
   A. 补液试验　　B. 强心治疗
   C. 暂停输液　　D. 继续观察
   E. 减慢输液

24. 下列关于对休克患者紧急抢救的叙述,不正确的是 （　　）
   A. 患者的体位采取头和躯干抬高15°～20°,下肢抬高20°～30°
   B. 尽量控制活动性大出血,可使用休克服（裤、袜）
   C. 保持呼吸道通畅,必要时可做气管插管或气管切开
   D. 保持患者安静,避免过多搬动
   E. 尽早建立静脉通道,用药物维持血压

25. 治疗DIC,改变微循环,可选用的药物是 （　　）
   A. 维生素K
   B. 肝素
   C. 酚磺乙胺（止血敏）
   D. 鱼精蛋白
   E. 巴曲酶

26. 患者,男,22岁。胸部被重物击伤,就诊时烦躁不安,精神紧张,出冷汗,心率80次/分,脉压缩小。该患者可诊断为 （　　）
   A. 无休克
   B. 休克可疑
   C. 已有休克
   D. 休克失代偿期
   E. 休克晚期

27. 休克期反映器官血流灌注最简单可靠的指标是 （　　）
   A. 收缩压　　　B. 舒张压
   C. 脉压　　　　D. 脉率
   E. 尿量

28. 感染性休克的临床特点是 （　　）
   A. 暖休克患者意识淡漠或嗜睡
   B. 冷休克患者,每小时尿量大于30ml
   C. 暖休克患者,每小时尿量大于30ml
   D. 冷休克患者脉搏慢、搏动清楚
   E. 暖休克患者毛细血管充盈时间延长

29. 感染性休克的常见病原体为 （　　）
   A. 革兰氏阴性菌　B. 革兰氏阳性菌
   C. 病毒　　　　　D. 支原体
   E. 钩端螺旋体

30. 中心静脉压低而血压正常,提示 （ ）
 A. 心功能不全或血容量相对过多
 B. 胸腔内压力增加
 C. 心功能不全或血容量不足
 D. 血容量不足
 E. 容量血管过度收缩

【B型题】

(31～32题共用备选答案)
 A. 适当补液
 B. 补液试验
 C. 强心纠酸扩血管
 D. 舒张血管
 E. 血管收缩剂
31. 休克患者中心静脉压为5cmH$_2$O,血压80/65mmHg。处理原则为 （ ）
32. 休克患者中心静脉压为20cmH$_2$O,血压120/80mmHg。处理原则为（ ）

(33～35题共用备选答案)
 A. 平衡盐溶液
 B. 3%氯化钠溶液
 C. 5%葡萄糖溶液
 D. 红细胞悬液
 E. 5%碳酸氢钠溶液
33. 治疗感染性休克首先应补充 （ ）
34. 治疗等渗性脱水首先应补充 （ ）
35. 治疗高渗性脱水首先应补充 （ ）

(36～38题共用备选答案)
 A. 心排血量减少
 B. 有效循环血量锐减
 C. 周围血管阻力降低,心排出量增加
 D. 毛细血管扩张和通透性增加
 E. 周围血管阻力增加,心排血量减少
36. 低血容量休克的改变是 （ ）
37. 革兰氏阴性菌感染性休克的改变是 （ ）

38. 革兰氏阳性菌感染性休克的改变是 （ ）

(39～43题共用备选答案)
 A. 感染性休克
 B. 神经源性休克
 C. 心源性休克
 D. 损伤性休克
 E. 失血性休克
39. 消化性溃疡患者,急性呕血1200ml,血压95/70mmHg。属于 （ ）
40. 绞窄性肠梗阻患者,体温骤升至40℃,寒战,血压130/96mmHg。属于（ ）
41. 双下肢碾压伤患者,逐渐肿胀,血压80/60mmHg,尿量15ml/h。属于（ ）
42. 二尖瓣狭窄患者,麻醉诱导前突发呼吸困难、发绀、咳嗽,颈静脉充盈,血压95/80mmHg,脉率120次/分。属于 （ ）
43. 术中暴露分离腹膜后的肿瘤过程中,血压突然下降至70/50mmHg,脉搏52次/分,面色苍白、出冷汗,恶心。属于 （ ）

【X型题】

44. 下列关于感染性休克的叙述,正确的是 （ ）
 A. 本病可继发于以释放内毒素的革兰氏阴性杆菌为主的感染
 B. 感染性休克的血流动力学有高动力型和低动力型两种
 C. 治疗首先输注胶体液,配合适当的平衡盐溶液
 D. 控制感染
 E. 长期大剂量应用糖皮质激素
45. 常并发感染性休克的是 （ ）
 A. 急性阑尾炎穿孔
 B. 急性梗阻性化脓性胆管炎
 C. 原发性腹膜炎
 D. 重症急性胰腺炎
 E. 甲状腺炎

46. 感染性休克患者具有的全身炎症反应综合征的表现有　　　　（　）
   A. 体温>38℃或<36℃
   B. 心率>90次/分
   C. 呼吸急促>20次/分或过度通气，$PaCO_2$<32.3mmHg(4.3kPa)
   D. 心率>120次/分
   E. 白细胞计数>$12×10^9$/L或<$4×10^9$/L，或未成熟白细胞>10%
47. 休克失代偿期的表现有（　）
   A. 表情淡漠　　B. 尿量可正常
   C. 皮肤黏膜发绀　D. 血压可稍高
   E. 意识清醒
48. β受体激动药具有加强心肌收缩力，增加心排血量和扩张周围血管的作用，治疗感染性休克时常用的有（　）
   A. 阿托品　　B. 异丙肾上腺素
   C. 山莨菪碱　D. 多巴酚丁胺
   E. 肾上腺素

二、名词解释
1. shock
2. 高排低阻型休克
3. 冷休克
4. 有效循环血量
5. 失血性休克

三、填空题
1. 中心静脉压低于_____时提示血容量不足；中心静脉压高于_____时提示有心功能不全、静脉血管床过度收缩或肺循环阻力增加；高于_____时提示有充血性心力衰竭。
2. 休克监测中，尿量能反映肾的灌注情况，如尿量<25ml/h，比重1.030，表示_____；尿量_____，表明休克已纠正。
3. 抗休克的根本措施是_____。
4. 休克是人体对_____的反应，是组织血液灌流不足所引起的_____和_____的病理生理过程。
5. 休克分为_____、_____、_____、_____和_____。
6. 休克患者的一般监测有_____、_____、_____、_____和_____。
7. 休克患者的特殊监测有_____、_____、_____、_____和_____。
8. 休克治疗过程中，动脉压较低，中心静脉压也低，提示_____；如动脉压较低，而中心静脉压偏高，提示_____。
9. 外科最常见的休克是_____和_____。
10. 有效循环血量的维持取决于_____和_____。
11. 休克患者应采取的最合理的体位是_____和_____，目的是_____。

四、简答题
1. 简述休克的处理原则。
2. 简述低血容量性休克时补充血容量的原则。
3. 简述"冷休克"的概念及临床表现。
4. 简述"补液试验"。

五、论述题
1. 试述DIC的检测。
2. 试述休克各项监测的临床意义及正常值。
3. 试述感染性休克的常见病因和治疗原则。

六、病例分析题
患者，男，50岁。因急性化脓性阑尾炎穿孔入院，体温<36℃，意识淡漠，皮肤湿冷，尿量<25ml/h。
问题：
1. 该患者如何诊断？
2. 需进一步采取哪些处理措施？

【参/考/答/案】

一、选择题

【A 型题】

1. D	2. E	3. D	4. A	5. C
6. A	7. B	8. C	9. E	10. B
11. B	12. D	13. C	14. C	15. C
16. E	17. B	18. C	19. A	20. E
21. E	22. E	23. A	24. A	25. B
26. C	27. E	28. C	29. A	30. D

【B 型题】

31. B	32. D	33. A	34. A	35. C
36. B	37. E	38. C	39. E	40. A
41. D	42. C	43. B		

【X 型题】

44. ABD	45. BD	46. ABCE
47. AC	48. BD	

1. D【解析】微循环是指微动脉和微静脉之间的血液循环。典型的微循环由微动脉、后微动脉、毛细血管前括约肌、真毛细血管、直捷通路、动静脉短路和微静脉组成。人体的微循环约占总循环量的20%。

2. E【解析】休克是机体有效循环血量减少、组织灌注不足、细胞代谢紊乱和功能受损的病理过程,其根本变化是组织灌注不足。代谢性酸中毒为休克的代谢改变,脉搏快、尿量少、低血压为休克的临床表现。

3. D【解析】无论何种类型的休克,最基本的治疗措施都是补充血容量,以改善组织低灌注和缺氧。

4. A【解析】休克是人体对有效循环血量锐减的反应,是组织血液灌流不足所引起的代谢障碍和细胞受损的病理过程,其根本变化为有效循环血量减少,组织灌注不足。为保护重要脏器的血液供应,脑动脉和冠状动脉收缩不明显,肾小球滤过率减低。休克微循环收缩期的微循环状态为前括约肌收缩,表现为"只出不进"。

6. A【解析】肾上腺素既是α受体激动剂,又是β受体激动剂,兼有收缩全身血管、升压、增加心脏收缩力的作用;异丙肾上腺素为β受体激动剂,可扩张血管,增加心脏收缩力,增加心排血量和心率,易诱发心动过速,心率>120次/分时不宜应用(该患者心率130次/分)。去氧肾上腺素为纯α受体激动剂,仅有收缩血管和升压作用。该患者血压低,脉速(130次/分),尿量少(<25ml/h),表明仍有肾血管收缩及供血量不足,故不能选用肾上腺素、去甲肾上腺素、去氧肾上腺素等加剧肾血管收缩的药物。多巴胺直接兴奋α受体,低浓度时激动肾脏、肠系膜和冠状动脉上的多巴胺受体,扩张血管;高浓度的多巴胺激动心脏β$_1$受体,增强心肌收缩力,同时收缩肾血管。故该题中患者最适宜的血管活性药物为多巴胺(低浓度)。

7. B【解析】尿量是反映肾血液灌注情况的重要指标,尿量<25ml/h、尿比重增加提示仍存在肾血管收缩及供血量不足,尿量>30ml/h提示休克已好转。

8. C【解析】休克患者应采取的最合理的体位是头、躯干抬高20°~30°和下肢抬高15°~20°,并非平卧。

9. E【解析】休克的本质是组织灌注不足和细胞缺氧导致的酸中毒,因此纠正休克合并酸中毒的关键措施是补充血容量,改善组织灌注不足。

10. B【解析】动脉血氧分压(PaO_2)的正常值为80~100mmHg。

11. B【解析】急性失血量达到全身总血量的20%时,即可发生休克。

12. D【解析】失血超过全身总量的20%时,即出现休克;输液扩容时,首先可静脉快速滴注平衡盐溶液和人工胶体液,因为平衡盐溶液可迅速补充血容量,人工胶体液中含有胶体成分,能够提高血浆胶体渗透压,有利于水分的保持。超过10%的葡萄糖溶液为高渗液,不适用于一般休克的扩容;低血容量性休克包括失血性休克和创伤性休克,由大血管破裂或脏器出血引起的称失血性休克,各种损伤或大手术同时具有失血及血浆丢失而发生的休克称创伤性休克。感染性休克主要由革兰氏阴性杆菌感染、释放内毒素引起。无论何种休克,补充血容量是纠正休克引起的组织低灌注和缺氧的关键,血容量不足处理后再考虑其他后续治疗。

14. C【解析】休克分为轻、中、重三度。①轻度休克:脉搏<100次/分,收缩压正常或稍增高,舒张压增高,脉压缩小,估计失血量20%以下(<800ml);②中度休克:脉搏100~200次/分,收缩压70~90mmHg,脉压缩小,估计失血量20%~40%(800~1600ml);③重度休克:脉搏细弱,收缩压<70mmHg或测不到,估计失血量40%以上(>1600ml)。该患者脉搏120次/分,收缩压80mmHg,应诊断为中度休克,估计失血量为800~1600ml。

16. E【解析】休克分为代偿期和失代偿期。在休克代偿期,患者交感肾上腺髓质系统兴奋,可释放大量儿茶酚胺,导致精神紧张、兴奋或烦躁不安、皮肤苍白、四肢厥冷、心率加快、收缩压正常或稍升高、舒张压增高、脉压缩小、呼吸加快、尿量减少等。

18. E【解析】患者车祸后6小时,腹部膨隆,说明腹腔脏器受损可能性较大。患者脉搏增快,血压降低,四肢冰冷,说明腹腔内出血量较大,即为低血容量性休克;中度休克常表现为收缩压70~90mmHg,重度休克常表现为收缩压<70mmHg。

21. E【解析】腹部闭合性损伤,血压<90/60mmHg,意识模糊,面色苍白,四肢厥冷,应考虑重度休克。患者腹部移动性浊音阳性,提示有腹腔内出血;患者尿少,说明血容量不足,故应诊断为低血容量性休克。

22. E【解析】患者右上腹刀刺伤,脉搏增快,血压稳定,中心静脉压降低,应诊断为休克代偿期,其首要治疗措施是补充血容量,首选平衡盐溶液;患者

Hb>70g/L,不宜输入全血。其余选项均属于一般性治疗措施。

27. E【解析】休克的一般监测指标有5项,即精神状态、皮肤温度色泽、血压、脉搏和尿量。其中尿量是反映肾脏血液灌注情况最简单可靠的指标。若尿量<25ml/h,尿比重增加表明肾血管收缩、肾脏血流灌注不足。若尿量>30ml/h,则提示休克已纠正。

28. C【解析】感染性休克分为暖休克和冷休克两类。暖休克也称高排低阻型休克(高动力型休克),由于心排血量增多,可表现为脉搏慢而有力,搏动清楚;肾脏灌注充足而使尿量>30ml/h;患者脑组织灌注充足而意识清楚;毛细血管充盈时间为1~2秒。冷休克也称低排高阻型休克(低动力型休克),由于心排血量减低,可表现为脉搏细速;肾脏灌注不足而使尿量<25ml/h;患者脑组织灌注不足而意识淡漠或嗜睡;毛细血管充盈时间延长。

29. A【解析】革兰氏阴性菌、革兰氏阳性菌、病毒、立克次体、真菌等均可引起感染性休克。其中,以释放内毒素的革兰氏阴性菌最常见,如急性腹膜炎、胆道感染、绞窄性肠梗阻等。

31~32. BD【解析】①中心静脉压(CVP)正常值为5~10cmH$_2$O,该患者CVP为5cmH$_2$O,血压80/65mmHg,即CVP正常,血压降低,提示心功能不全或血容量不足,应行补液试验,即0.9%NaCl溶液250ml,于5~10分钟内静脉注入,如血压升高而CVP不变,提示血容量不足;如血压不变而CVP升高,提示心功能不全。②患者CVP为20cmH$_2$O,血压120/80mmHg,即CVP升高,血压正常,提示容量血管过度收缩,应行扩血管治疗。

33~35. AAC【解析】休克的本质即为有效血容量不足,因此治疗休克应首先补充血容量,感染性休克的患者首先以输注平衡盐溶液为主,可配合适当的胶体液、血浆或全血等;治疗等渗性脱水应选用等渗溶液,首

选平衡盐溶液或 0.9% 氯化钠溶液;治疗高渗性脱水应补充低渗液体,如 5% 葡萄糖溶液。

44. ABD【解析】感染性休克的治疗首先以输注平衡盐溶液为主,配合适当的胶体液、血浆或全血,恢复足够的循环血量。糖皮质激素的应用限于早期、用量宜大,但维持时间不宜超过 48 小时。

45. BD【解析】急性阑尾炎穿孔易并发急性腹膜炎;原发性腹膜炎不引起败血症性休克。急性梗阻性化脓性胆管炎及重症急性胰腺炎感染较重,全身状况严重,易引起感染性休克。

46. ABCE【解析】全身炎症反应综合征的表现:体温 > 38℃ 或 < 36℃;心率 > 90 次/分;呼吸急促 > 20 次/分或过度通气,$PaCO_2$ < 32.3mmHg(4.3kPa);白细胞计数 > 12×10^9/L 或 < 4×10^9/L,或未成熟白细胞 > 10%。

47. AC【解析】当休克进一步发展时,人体失去代偿能力,出现典型的失代偿期综合征。其表现为表情淡漠,感觉迟钝,甚至昏迷,皮肤黏膜发绀,出冷汗,衰弱无力,脉搏细而快,血压下降甚至测不出,脉压进一步缩小,少尿甚至无尿。

二、名词解释

1. 休克(shock):是人体对有效循环血量锐减的反应,是组织血液灌流不足所引起的代谢障碍和细胞受损的病理过程,可在很多情况下发生。

2. 高排低阻型休克:休克时,感染灶释放出某些扩血管物质,使微循环扩张,外周阻力降低,血容量相对不足,机体代偿性的增加心排血量,以维持组织的血液灌流,此型休克称为高排低阻型休克,又称暖休克。

3. 冷休克:在感染性休克的高阻力型中,血管反应以收缩为主,出现皮肤苍白、湿冷,甚至有发绀,尿少或无尿,此型休克称为冷休克,即低排高阻型休克。

4. 有效循环血量:指单位时间内通过心血管系统进行循环的血量,但不包括贮存于肝、脾、淋巴血窦中或停滞于毛细血管中的血量,有效循环血量依赖于充足的血容量、有效的心排血量和良好的周围血管张力。

5. 失血性休克:因大血管破裂,肝、脾破裂等大出血超过全身总血量的 20% 时出现的休克。

三、填空题

1. $5cmH_2O$ $15cmH_2O$ $20cmH_2O$
2. 肾血管收缩和供血量不足 大于 30ml/h
3. 补充血容量
4. 有效循环血量锐减 代谢障碍 功能受损
5. 低血容量性休克 感染性休克 心源性休克 神经源性休克 过敏性休克
6. 精神状态 肢体温度、色泽 血压 脉率 尿量
7. 中心静脉压 动脉血气分析 动脉血乳酸盐测定 弥散性血管内凝血的实验室检查 肺动脉压和肺毛细血管楔压 心排血量和心脏指数
8. 血容量严重不足 心功能不全或血容量相对过多
9. 低血容量性休克 感染性休克
10. 充足的血容量 有效的心排血量
11. 头、躯干抬高 20°~30° 下肢抬高 15°~20° 增加回心血量

四、简答题

1. 简述休克的处理原则。

答 休克治疗的重点是恢复组织灌注,对组织提供足够的氧,以防止多器官功能不全综合征的发生。①紧急治疗:积极处理原发病,如创伤制动、大出血止血、保持呼吸道通畅等;②尽快恢复有效循环血量,此为休克治疗的关键;③积极治疗原发疾病;④纠正酸碱平衡失调;⑤应用血管活性药物;⑥治疗 DIC 改善微循环;⑦感染性休克和其他较严重的休克,可使用皮质类固醇。

2. 简述低血容量性休克时补充血容量的原则。

答 ①根据血压和脉率的变化估计失血量

和补充失血量；②首先快速补充平衡盐溶液和人工胶体液；③Hb >100g/L 时不必输血，<70g/L 时可输浓缩红细胞，在 70～100g/L 时依据患者情况决定是否输红细胞；④依据血压、CVP 指导补液；⑤处理原发病与制止出血要同时进行。

3. 简述"冷休克"的概念及临床表现。

答 "冷休克"是感染性休克的一种类型，即低动力型休克（低排高阻型），其外周血管收缩，微循环阻滞，血容量和心排出量减少。患者表现为躁动、淡漠或嗜睡，皮肤苍白、发绀、湿冷或冷汗，毛细血管充盈时间延长，尿量 <25ml/h，脉压 <30mmHg。

4. 简述"补液试验"。

答 取等渗盐水 250ml，在 5～10 分钟内经静脉输入。若血压增高，中心静脉压不变，提示血容量不足；若血压不变，中心静脉压升高 3～5cmH$_2$O，则提示心功能不全。

五、论述题

1. 试述 DIC 的检测。

答 对怀疑有 DIC 的患者，应测定其血小板（数量和质量）、凝血因子及反映纤溶活性的多项指标。当下列 5 项检查中出现 3 项以上异常时，结合休克及微循环栓塞症状和出血倾向，便可诊断 DIC。包括：①血小板计数 <80×10^9/L；②凝血酶原时间比对照组延长 3 秒以上；③血浆纤维蛋白原 <1.5g/L 或呈进行性下降；④3P 试验阳性；⑤血涂片示破碎红细胞 >2%。

2. 试述休克各项监测的临床意义及正常值。

答 （1）一般监测：①精神状态，反映脑组织血液灌流和全身循环状况。②皮肤温度、色泽，反映体表灌流情况。③血压，收缩压 <90mmHg、脉压 <20mmHg 提示休克；血压回升、脉压增大提示休克好转。④脉率，休克早期脉率加快，血压正常；失代偿期脉率加快，血压下降；休克好转时脉率恢复正常，血压正常或低于正常。⑤尿量，反映肾灌注情况，尿量 <30ml/h、比重增加提示肾血管收缩和供血量不足；>30ml/h 提示休克好转。

（2）特殊监测：①中心静脉压（CVP），代表右心房或胸腔段腔静脉内压力变化，可反映全身血容量与右心功能的关系，正常值为 5～10cmH$_2$O；②肺动脉压（PAP）、肺毛细血管楔压（PCWP），反映肺静脉、左心房和左心室的功能状态；③心排血量（CO）和心脏指数（CI），反映心排血量及外周血管阻力；④动脉血气分析，通过监测血气的变化了解休克时酸碱平衡的情况；⑤动脉血乳酸盐测定，用于评估休克及复苏的变化趋势，且与患者的预后密切相关。

3. 试述感染性休克的常见病因和治疗原则。

答 感染性休克常见于胆道感染、绞窄性肠梗阻、大面积烧伤、尿路感染、急性弥漫性腹膜炎、败血症等。感染性休克的治疗比较困难，在休克纠正前，应着重治疗休克，同时治疗感染；在休克纠正后，应着重治疗感染。①补充血容量：首先以输注平衡盐溶液为主，配合适当的胶体液、血浆或全血；②控制感染：主要措施是应用抗菌药物和处理原发病灶；③纠正酸碱失衡：感染性休克常伴有严重的酸中毒，需及时纠正；④心血管药物的应用：经补充血容量、纠正酸中毒而休克未见好转时，应采用血管扩张药物治疗；⑤皮质激素治疗；⑥其他治疗：包括营养支持，处理 DIC 及重要器官功能障碍。

六、病例分析题

1. 该患者如何诊断？

答 感染性休克（低动力型）。

2. 需进一步采取哪些处理措施？

答 首先是控制感染，切除阑尾，腹腔脓肿引流，积极抗感染（经验给药或应用广谱抗菌药物），同时纠正休克。具体措施包括补充血容量、纠正酸碱失衡、应用心血管活性药物和糖皮质激素及营养支持、治疗 DIC 和器官功能支持等。

（董彦杞）

第6章 麻 醉

【学/习/要/点】

一、掌握

1. 麻醉前准备和麻醉期间患者的监护。
2. 麻醉前用药。
3. 全身麻醉方法及其并发症的处理。
4. 椎管内麻醉方法及并发症的防治。

二、熟悉

1. 麻醉的概念及临床常用的麻醉方法。
2. 气管插管的用途及方法。
3. 常用的吸入麻醉药和静脉麻醉药的主要药理性能。

【应/试/考/题】

一、选择题

【A型题】

1. 麻醉前用药中,使用麻醉性镇痛药(如吗啡)的主要目的是 （ ）
   A. 降低氧耗量 B. 镇静
   C. 抑制肠管蠕动 D. 稳定血压
   E. 止吐

2. 下列关于麻醉前患者准备的叙述,不正确的是 （ ）
   A. 合并高血压患者应控制在 180/100mmHg 以下较为安全
   B. 合并急、慢性肺部感染患者,应用有效抗生素 3～5 日
   C. 吸烟患者最好停止吸烟至少 4 周
   D. 糖尿病患者的空腹血糖不应高于 8.3mmol/L
   E. 新生儿术前禁母乳至少 4 小时

3. 肠梗阻患者不宜使用的麻醉药是 （ ）
   A. 氧化亚氮 B. 恩氟烷
   C. 异氟烷 D. 七氟烷
   E. 以上都是

4. 局部麻醉药的麻醉效能主要决定于 （ ）
   A. 离解常数(pKa) B. 相对分子质量
   C. 浓度 D. 脂溶性
   E. 蛋白结合率

5. 椎管内阻滞血压下降的主要原因是 （ ）
   A. 肌肉麻痹
   B. 肾上腺阻滞

C. 交感神经阻滞
D. 副交感神经阻滞
E. 中枢交感神经介质释放减少

6. 颈神经丛阻滞时,患者出现声音嘶哑或失音,呼吸困难,受阻滞的神经是 （ ）
   A. 颈交感神经　　B. 颈迷走神经
   C. 三叉神经　　　D. 面神经
   E. 喉返神经

7. 瑞芬太尼属于 （ ）
   A. 中效阿片类药物
   B. 氯胺酮的一种成分
   C. 超短效镇痛药
   D. 短效镇痛药
   E. 完全经肝脏代谢

8. 在行椎管穿刺时,出现第一个落空感觉,则提示穿刺针已刺破 （ ）
   A. 棘上韧带　　　B. 棘间韧带
   C. 黄韧带　　　　D. 硬脊膜
   E. 蛛网膜

9. 麻醉诱导和苏醒速度最快的吸入麻醉药是 （ ）
   A. 氟烷　　　　　B. 异氟烷
   C. 七氟烷　　　　D. 地氟烷
   E. 氧化亚氮

10. 下列关于肌松药的叙述,正确的是 （ ）
    A. 只能使骨骼肌麻痹
    B. 有部分麻醉作用
    C. 有轻度使患者感觉消失作用
    D. 体温降低不能延长该药物的肌松作用
    E. 使患者感觉完全消失

11. 麻醉前给予抗胆碱能药物的主要目的是 （ ）
    A. 消除患者紧张情绪
    B. 减少全身麻醉药的用量
    C. 提高患者的痛阈
    D. 防止术中误吸
    E. 镇静

12. 椎管麻醉时,关于麻醉平面的判断,两侧乳头连线为 （ ）
    A. T_2　　　　B. T_3
    C. T_6　　　　D. T_8
    E. T_4

13. 蛛网膜下腔麻醉的注药速度一般为 （ ）
    A. 每分钟1ml　　B. 每分钟5ml
    C. 每5秒1ml　　D. 每5秒3ml
    E. 每5秒2ml

14. 一旦发生全脊椎麻醉,应立即采取的措施是 （ ）
    A. 加快输液
    B. 继续观察,鼻饲输氧
    C. 进行人工呼吸和维持循环稳定
    D. 立即改为全身麻醉
    E. 暂停手术

15. 蛛网膜下腔麻醉术中最常见的并发症是 （ ）
    A. 呼吸抑制　　　B. 心律失常
    C. 血压下降　　　D. 头痛
    E. 全脊椎麻醉

16. 常用的肌松药不包括 （ ）
    A. 琥珀胆碱　　　B. 维库溴铵
    C. 罗库溴铵　　　D. 顺式阿曲库铵
    E. 丙泊酚

17. 脊椎麻醉时最后被阻断的神经是 （ ）
    A. 交感神经　　　B. 副交感神经
    C. 运动神经　　　D. 感觉纤维
    E. 自主神经

18. 麻醉时最先受到影响的功能是 （ ）
    A. 心功能　　　　B. 呼吸功能
    C. 肝功能　　　　D. 肾功能
    E. 脾功能

19. 硬膜外麻醉时,下列影响麻醉平面的因素中最不重要的是 （ ）
    A. 患者体位　　　B. 穿刺间隙
    C. 导管方向　　　D. 注药方式
    E. 药物容积

20. 下列关于气管内插管的叙述,不正确的是 （　　）
   A. 气管内插管插入过深时,极易插入左支气管
   B. 经口腔明视插管时导管插入气管内的深度在成人为4~5cm
   C. 婴幼儿一般不用带套囊的导管
   D. 下颌发育不全的患者,通常经口腔明视插管操作是困难的
   E. 口腔内手术,经鼻腔插管手术方便

21. 全身麻醉时导管插入气管内的深度,成人应为 （　　）
   A. <2cm　　　B. 2~3cm
   C. 4~5cm　　D. 5~6cm
   E. >5cm

22. 锁骨上臂丛神经阻滞最常见的并发症是 （　　）
   A. 膈神经麻痹　B. Horner综合征
   C. 脊髓阻滞　　D. 喉返神经麻痹
   E. 气胸

23. 利多卡因用于表面麻醉时,成人一次限量为 （　　）
   A. 100mg　　B. 200mg
   C. 300mg　　D. 400mg
   E. 500mg

24. 臂丛的组成是 （　　）
   A. $C_{5\sim8}T_1$的前支
   B. $C_{5\sim8}T_1$的后支
   C. $C_{5\sim8}T_1$的前支和后支
   D. $C_{5\sim7}T_1$的前支
   E. $C_{5\sim7}T_1$的前支和后支

25. 局部麻醉药中毒时惊厥的前驱症状是 （　　）
   A. 嗜睡、多言　B. 寒战
   C. 面肌和四肢震颤　D. 定向障碍
   E. 口唇麻木

26. 普鲁卡因用于蛛网膜下腔麻醉时最多不能超过 （　　）
   A. 100mg　　B. 150mg
   C. 180mg　　D. 200mg
   E. 300mg

27. 硬膜外麻醉的最严重并发症是（　　）
   A. 血压下降　　B. 呼吸困难
   C. 全脊椎麻醉　D. 神经损伤
   E. 呕吐

28. 更适用于冠心病患者麻醉诱导的静脉麻醉药是 （　　）
   A. 右旋美托咪定　B. 氯胺酮
   C. 依托咪酯　　　D. 丙泊酚
   E. 咪达唑仑

29. 对蛛网膜下腔麻醉(腰麻)术后并发低压性头痛的处理,不恰当的是 （　　）
   A. 去枕平卧,大量输液
   B. 使用腹带,捆紧腹部
   C. 硬膜外腔自体血充填
   D. 静脉注射高张葡萄糖溶液或甘露醇
   E. 硬膜外腔注入生理盐水或右旋糖酐

30. 局部麻醉药内加入肾上腺素的目的是 （　　）
   A. 防止麻醉后血压下降
   B. 防止麻醉后心率减慢
   C. 防止手术野大出血
   D. 防止局部麻醉药中毒
   E. 调节自主神经功能

31. 全身麻醉时解除舌后坠最有效的方法是 （　　）
   A. 托下颌法　　B. 提颏法
   C. 抬颈法　　　D. 偏头法
   E. 吸痰法

【B/型/题】

(32~33题共用备选答案)
   A. 咪达唑仑　　B. 氯胺酮
   C. 依托咪酯　　D. 羟丁酸钠
   E. 丙泊酚

32. 镇痛作用最强的静脉麻醉药是（　　）
33. 禁用于青光眼患者的静脉麻醉药是 （　　）

(34~36题共用备选答案)
   A. 控制局部麻醉药中毒发生惊厥时使用

B. 血压升高,心率加快
C. 麻醉诱导时,极易出现显著的血压下降
D. 属于中效静脉麻醉药,麻醉诱导平稳
E. 对肾上腺皮质功能有抑制作用
34. 氯胺酮 （　　）
35. 丙泊酚 （　　）
36. 依托咪酯 （　　）

(37~38题共用备选答案)
A. 鞍区麻醉　　B. 骶管阻滞
C. 区域阻滞　　D. 臂丛神经阻滞
E. 神经阻滞麻醉
37. 属于硬膜外麻醉的是 （　　）
38. 属于蛛网膜下腔麻醉的是 （　　）

(39~40题共用备选答案)
A. 筒箭毒碱　　B. 泮库溴铵
C. 顺式阿曲库铵　　D. 琥珀胆碱
E. 维库溴铵
39. 可引起血钾升高的肌松药是 （　　）
40. 代谢途径是霍夫曼降解的肌松药是 （　　）

(41~44题共用备选答案)
A. 普鲁卡因　　B. 布比卡因
C. 利多卡因　　D. 丁卡因
E. 罗哌卡因
41. 最适合神经阻滞的局部麻醉药是 （　　）
42. 最适用于分娩镇痛的局部麻醉药是 （　　）
43. 毒性反应较小的局部麻醉药是 （　　）
44. 反复用药易产生耐药性的局部麻醉药是 （　　）

(45~48题共用备选答案)
A. 地西泮　　B. 抗组胺药
C. 麻黄碱　　D. 卡巴胆碱
E. 右旋糖酐
45. 处理局部麻醉药轻度毒性反应时应选择的药物是 （　　）
46. 蛛网膜下腔麻醉后尿潴留可用 （　　）
47. 处理局部麻醉药引起的低血压时应选用 （　　）
48. 抢救局部麻醉药严重过敏患者应选用 （　　）

【X型题】

49. 容易引起气胸并发症的是 （　　）
A. 锁骨上径路臂丛神经阻滞
B. 颈神经丛阻滞
C. 锁骨下中心静脉置管
D. 肋间神经阻滞
E. 肌间沟臂丛神经阻滞
50. 引起局部麻醉药毒性反应的常见原因有 （　　）
A. 麻醉药误注入血管
B. 一次用量超过患者的耐量
C. 作用部位血供丰富
D. 患者因体质衰弱等原因耐受力降低
E. 一次用量低于患者耐量
51. 影响蛛网膜下腔麻醉麻醉平面的因素包括 （　　）
A. 穿刺间隙　　B. 药物剂量
C. 患者体位　　D. 注药速度
E. 药液比重
52. 临床上常选用琥珀胆碱进行气管插管,不适宜的情况是 （　　）
A. 严重创伤　　B. 烧伤
C. 截瘫　　D. 严重呼吸困难
E. 重症肌无力
53. 下列属于广义局部麻醉方法的是 （　　）
A. 表面麻醉
B. 局部浸润麻醉
C. 区域阻滞
D. 神经阻滞
E. 硬膜外麻醉
54. 下列关于术前血压正常者控制性降压的叙述,正确的是 （　　）
A. 降低基础血压的20%
B. 降低基础血压的30%
C. 控制收缩压不低于80mmHg

D. 平均动脉压在50~65mmHg
E. 控制收缩压不低于100mmHg
55. 麻醉前用药的目的是　　　（　）
  A. 使患者术前镇静、镇痛,减少全身麻醉药用量
  B. 预防或减少局部麻醉药的毒性反应
  C. 减轻交感神经的过度兴奋
  D. 使患者全身麻醉后能迅速清醒
  E. 增加麻醉药用量

二、填空题
1. 正常人脊椎有＿＿＿＿个生理弯曲,即＿＿＿＿、＿＿＿＿、＿＿＿＿和＿＿＿＿。
2. 吸入麻醉药的麻醉强度与麻醉药的＿＿＿＿有关。
3. 常用的麻醉前用药有＿＿＿＿、＿＿＿＿、＿＿＿＿和＿＿＿＿。
4. 肝功能不全的患者使用酰胺类局部麻醉药时用量应酌减,原因是该类局部麻醉药在肝脏中被＿＿＿＿水解。酯类局部麻醉药主要被血浆＿＿＿＿水解。
5. 常用的局部麻醉方法有＿＿＿＿、＿＿＿＿、＿＿＿＿和＿＿＿＿。
6. 全身麻醉的并发症主要发生在＿＿＿＿、＿＿＿＿和＿＿＿＿。
7. 氯胺酮麻醉适用于烧伤换药和各种浅表手术,特别适用于＿＿＿＿。
8. 所有年龄段患者择期手术,手术麻醉前＿＿＿＿小时可饮清水。
9. 成人做腰椎穿刺应在＿＿＿＿以下的腰椎间隙,而儿童则在＿＿＿＿以下的间隙。
10. 无论实施任何麻醉,为防止意外发生,都必须准备＿＿＿＿、＿＿＿＿和＿＿＿＿。
11. 将局部麻醉药注射于手术区的组织内,阻滞＿＿＿＿而达到麻醉作用,称局部浸润麻醉。
12. 麻醉前用药一般在麻醉前＿＿＿＿分钟内肌内注射。
13. 非去极化肌松药可被＿＿＿＿拮抗。
14. 氧化亚氮麻醉时吸入氧的浓度需高于＿＿＿＿。
15. 低温麻醉中将体温降到＿＿＿＿℃以下是深低温。
16. 在硬膜外麻醉中,如痛觉消失范围上界平乳头连线,下界平脐线,则其麻醉平面在＿＿＿＿之间。

三、名词解释
1. 全身麻醉
2. 局部麻醉
3. 表面麻醉
4. 控制性降压
5. 骶管阻滞
6. MAC
7. 蛛网膜下腔麻醉
8. 硬膜外麻醉
9. 复合全身麻醉

四、简答题
1. 简述全身麻醉的常见并发症。
2. 简述与吸入麻醉药相比,静脉麻醉药具有的优点。
3. 简述蛛网膜下腔麻醉的适应证及禁忌证。
4. 简述麻醉前用药的目的。
5. 简述常用的麻醉前用药的分类及其使用目的。
6. 简述蛛网膜下腔麻醉后发生头痛的原因、临床表现及预防。

五、论述题
1. 试述局部麻醉药毒性反应的临床表现及其预防措施。
2. 试述蛛网膜下腔麻醉时血压下降的原因及处理方法。
3. 试述ASA分级。

六、病例分析题

患者,女,45岁。左侧结节性甲状腺瘤,拟行双侧甲状腺大部分切除术。行双侧颈神经丛阻滞,进针有坚实骨质感后左右各注射0.375%罗哌卡因和1%利多卡因混合液10ml。数分钟后患者出现意识淡漠,随之全身抽搐。

问题:
1. 出现此现象的原因是什么?
2. 出现后如何处理?

参 / 考 / 答 / 案

一、选择题

【A型题】

1. B	2. C	3. A	4. D	5. C
6. E	7. C	8. C	9. D	10. A
11. D	12. E	13. C	14. C	15. C
16. E	17. C	18. B	19. A	20. A
21. C	22. E	23. A	24. C	25. C
26. B	27. C	28. C	29. D	30. D
31. A

【B型题】

32. B	33. B	34. B	35. C	36. E
37. B	38. A	39. D	40. C	41. C
42. C	43. A	44. C	45. A	46. D
47. C	48. B

【X型题】

49. ACD　　50. ABCD　　51. ABCDE
52. ABCE　　53. ABCDE　　54. BCD
55. ABC

1. B【解析】麻醉前用药中,使用麻醉性镇痛药(如吗啡)的主要目的是使患者镇静,减少氧耗量,并无抑制肠管蠕动、止吐等作用。

2. C【解析】麻醉前准备包括:①为避免发生胃内容物反流、呕吐或误吸导致窒息和吸入性肺炎,择期手术前应保证胃排空,新生儿禁母乳至少4小时;②合并高血压者,应经严格内科治疗,维持血压在180/100mmHg以下较为安全;③合并呼吸系统疾病者,应停止吸烟至少2周,并进行呼吸功能训练,雾化吸入,应用有效抗生素3~5日以控制肺部感染;④合并糖尿病者,应控制血糖不高于8.3mmol/L。

3. A【解析】氧化亚氮可使中耳、肠腔等体内封闭腔内压升高,因此不宜应用于肠梗阻患者。

4. D【解析】局部麻醉药的麻醉效能主要决定于麻醉药的脂溶性,脂溶性高的麻醉药,麻醉效能强。

6. E【解析】颈神经丛阻滞时可致膈神经、喉返神经麻痹。喉返神经麻痹可出现声音嘶哑、失音,甚至呼吸困难。

10. A【解析】手术时麻醉过深有导致死亡的危险,正常剂量的麻醉药物有时会出现患者已麻醉但是肌肉未完全松弛,不利于手术的进行,此时应用肌松药可以迅速松弛肌肉。但肌松药仅有松弛骨骼肌的作用,没有麻醉效能,也不能使患者意识和感觉丧失。肌松药可致呼吸肌麻痹,故严禁将肌松药用于未麻醉、无呼吸机辅助呼吸的患者。体温降低可减慢新陈代谢,延长肌松药作用时间,因此在术中要密切观察,注意调整用量。

11. D【解析】麻醉前给予抗胆碱能药物能抑制呼吸道腺体的分泌,减少唾液分泌,保持口腔干燥,以防术中、术后发生误吸。

12. E【解析】胸骨柄上缘为T_2,两侧乳头连线为T_4,剑突下为T_6,季肋部肋缘为T_8,平脐线为T_{10},耻骨联合上2~3cm为T_{12}。

13. C【解析】蛛网膜下腔麻醉时注药速度越快,麻醉范围越广,反之,麻醉范围越局限。一般注药速度为每5秒1ml。

14. C【解析】发生全脊椎麻醉时,患者短时间内相继出现呼吸和循环抑制，故应立即进行人工呼吸和维持循环稳定。

17. C【解析】神经纤维越细，被麻醉药阻断越迅速，各种神经纤维由粗到细依次为运动纤维、感觉纤维及交感和副交感纤维。故运动神经最迟被阻滞。

19. A【解析】硬膜外麻醉时麻醉平面的主要影响因素有药物容积、穿刺间隙（麻醉平面的高低由穿刺点的高低决定）、导管方向、注药方式等。其他如药液浓度、注药速度和患者体位也可产生一定影响，但不是重要因素。

20. A【解析】气管内插管插入过深时，极易插入右主支气管，因为右主支气管与气管夹角小。

21. C【解析】成人气管内插管的作用：①麻醉期间保持患者呼吸通畅，便于及时清理气管内分泌物、异物及血液；②进行有效的人工或机械通气，防止患者缺氧或 CO_2 蓄积；③便于应用吸入性全身麻醉药。操作时，导管插入气管内的深度在成人为 4~5cm，导管尖端至中切牙的距离为 18~22cm。

24. A【解析】臂神经丛主要由 $C_{5~8}$ 和 T_1 脊神经的前支组成并支配上肢的感觉和运动。臂丛神经阻滞主要用于上肢手术，肌间沟径路可用于肩部手术，腋径路更适用于前臂和手部手术。

27. C【解析】硬膜外麻醉最严重的并发症是全脊椎麻醉，是由于麻醉时局部麻醉药全部或大部分意外注入蛛网膜下腔，使全部脊神经被阻滞的现象。患者在注药后几分钟内发生呼吸困难、意识模糊、血压下降，继而呼吸停止。

28. C【解析】常用静脉麻醉药中，氯胺酮用于全身麻醉诱导和小儿基础麻醉，但可引起眼内压和颅内压升高，故青光眼和颅内压增高者禁用；依托咪酯不增加心脏负担，对心脏无抑制，适用于年老体弱和危重患者的麻醉，且依托咪酯有轻微扩张冠状动脉的作用，因此对冠心病患者的麻醉诱导；丙泊酚（异丙酚）用于门诊手术的麻醉，但对心血管系统、呼吸系统抑制作用较强；咪达唑仑为苯二氮䓬类药物，有抗焦虑、镇静、催眠、抗惊厥的作用，为常用的麻醉前用药；右旋美托咪定用于术前镇静，麻醉诱导和维持，注射后可致局部疼痛、顺行性遗忘和血栓性静脉炎。

29. D【解析】蛛网膜下腔麻醉术后低压性头痛的预防：采用细穿刺针，避免多次穿刺，术中、术后输入足够量的液体，防止脱水，嘱患者平卧，可服用止痛片或镇静药，针刺太阳、印堂等穴或用腹带捆紧腹部，经上述治疗无效，可于硬膜外腔内注入生理盐水或右旋糖酐 15~30ml 或 5% 葡萄糖溶液。

31. A【解析】全身麻醉时引起上呼吸道梗阻的常见原因为机械性梗阻，如舌后坠、口腔内分泌物或异常阻塞、喉头水肿、喉痉挛等。放置口咽/鼻咽导气管或托下颌法可解除舌后坠。

32~33. BB【解析】氯胺酮选择性抑制大脑联络径路和丘脑-新皮质系统，镇痛作用显著。但可升高眼压和颅内压，因此禁用于青光眼患者。

34~36. BCE【解析】①氯胺酮可兴奋交感神经，导致心率加快，血压及肺动脉压升高；②丙泊酚可明显抑制心血管系统，导致血压明显下降、心率减慢、心排血量降低；③依托咪酯反复用药或持续静脉滴注后可抑制肾上腺皮质功能。

37~38. BA【解析】①骶管阻滞：经骶管裂孔将局部麻醉药注入骶管腔内，阻滞骶脊神经，属于硬膜外麻醉；②鞍区麻醉：患者取坐位，在 $L_{4~5}$ 间隙穿刺进针，用小量重比重药液缓慢注入蛛网膜下腔，仅阻滞骶尾神经，适用于肛门及会阴区手术，故鞍区麻醉属于蛛网膜下腔麻醉。区域阻滞和神经阻滞属于局部麻醉。

037

41~44. CEAC【解析】局部麻醉药注入体内后,呈游离状态的具有麻醉作用,与局部组织蛋白结合或吸收入血与血浆蛋白结合者无麻醉作用。①利多卡因的组织弥散性能和黏膜穿透能力较好,可用于各种局部麻醉方法,最适用的是神经阻滞和硬膜外麻醉。②罗哌卡因虽然蛋白结合率低于布比卡因,但罗哌卡因具有感觉和运动分离的作用,因此更适用于分娩镇痛;布比卡因的血浆蛋白结合率最高,游离药的浓度最低,因此透过血胎屏障进入胎儿体内的药物浓度低,较适用于分娩镇痛。③局麻药中普鲁卡因的毒性较小,因此适用于局部浸润麻醉。④利多卡因反复用药会产生快速耐药性。

49. ACD【解析】①臂丛神经阻滞分3个路径:肌间沟径路、锁骨上径路和腋径路。因第1肋内缘就是胸膜顶和肺尖,锁骨上区接近肺尖。锁骨上径路的穿刺点在锁骨中点上1cm处,故锁骨上径路臂丛神经阻滞容易损伤肺尖,导致气胸。肌间沟径路和腋径路因穿刺点远离肺尖,因此无气胸并发症。②颈神经丛由C_1~C_4脊神经组成,颈神经深丛阻滞在C_4横突处做穿刺,浅丛阻滞在胸锁乳突肌后缘中点垂直进针,均远离肺组织,因此不会导致气胸。③肠外营养行锁骨下中心静脉置管时,可有气胸、血胸、胸导管损伤等并发症。④肋间神经阻滞若进针过深,也可导致气胸。

51. ABCDE【解析】影响蛛网膜下腔麻醉(腰麻)麻醉平面的因素很多,如局部麻醉药比重、容积、剂量等,此外穿刺间隙、患者体位、注药速度等也是调节平面的重要因素。

53. ABCDE【解析】广义的局部麻醉包括椎管内麻醉,腰麻即蛛网膜下腔阻滞,是椎管内麻醉的一种。

二、填空题

1. 4　颈曲　胸曲　腰曲　骶曲
2. 油/气分配系数
3. 安定镇静药　催眠药　镇痛药　抗胆碱药
4. 线粒体酶　假性胆碱酯酶
5. 表面麻醉　局部浸润麻醉　区域阻滞　神经阻滞
6. 循环系统　呼吸系统　中枢神经系统
7. 小儿基础麻醉
8. 2
9. L_2　L_3
10. 麻醉机　急救设备　药品
11. 神经末梢
12. 30~60
13. 胆碱酯酶抑制药
14. 0.3
15. 25
16. $T_{4~10}$

三、名词解释

1. 全身麻醉:指麻醉药经呼吸道吸入或静脉、肌内注射进入体内,产生中枢神经系统抑制,表现为意识丧失、全身痛觉消失、反射抑制和肌肉松弛等表现。

2. 局部麻醉:指将局部麻醉药注射于手术区的组织内,阻滞周围神经冲动传导而达到麻醉作用。

3. 表面麻醉:穿透力强的局部麻醉药可透过黏膜而阻滞位于黏膜下的神经末梢,产生麻醉现象,称为表面麻醉,常用于眼、鼻、咽喉、气管、尿道等处的浅表手术或内镜检查。

4. 控制性降压:为降低血管张力,便于手术或减少术野渗血以方便操作、减少失血量,或控制血压过度升高、防止心血管并发症等,利用药物和(或)麻醉学方法降低患者血压并维持在一定水平,称为控制性降压。

5. 骶管阻滞:经骶裂孔将局部麻醉药注入骶管腔内,阻滞骶脊神经,称为骶管阻滞,是硬膜外麻醉的一种。

6. 最低肺泡浓度(MAC):指某种吸入麻醉药在一个大气压下与纯氧同时吸入时能使50%的患者在切皮时不发生摇头、四肢运动等反应时的最低肺泡浓度。MAC能反映麻醉药的效能,MAC越小麻醉效能越强。

7. 蛛网膜下腔麻醉:将局部麻醉药注入蛛网膜下腔,阻断部分脊神经的传导功能而引起相应支配区域的麻醉作用,又称腰麻。

8. 硬膜外麻醉:将局部麻醉药注射到硬脊膜外腔,阻滞部分脊神经的传导功能,使其所支配区域的感觉和(或)运动功能消失的麻醉方法,也称硬膜外阻滞或硬脊膜外腔阻滞。

9. 复合全身麻醉:指同时或先后应用两种或两种以上麻醉药物或麻醉方法,以达到完善的术中或术后镇痛及满意的外科手术条件。

四、简答题

1. 简述全身麻醉的常见并发症。

答 ①反流与误吸;②呼吸道梗阻:上呼吸道梗阻的常见原因为机械性梗阻,下呼吸道梗阻的常见原因为气管导管扭折、导管斜面过长而紧贴在气管壁上、分泌物或呕吐物堵塞呼吸道等;③通气量不足;④低氧血症;⑤低血压;⑥高血压;⑦心律失常;⑧高热、抽搐和惊厥。

2. 简述与吸入麻醉药相比,静脉麻醉药具有的优点。

答 静脉麻醉药诱导快,对呼吸道无刺激,使用时无须特殊设备,无环境污染,术后恶心、呕吐少见。

3. 简述蛛网膜下腔麻醉的适应证及禁忌证。

答 ①适应证:2~3小时以内的下腹部、盆腔、下肢和肛门会阴部手术。②禁忌证:脑膜炎、颅内高压、脊髓前角灰白质炎、休克、凝血功能障碍、穿刺部位感染、脓毒症、脊柱畸形、血容量不足、严重水电解质平衡失调等为绝对禁忌证。小儿及精神病患者因无法合作,一般不用此法麻醉。

4. 简述麻醉前用药的目的。

答 ①缓解情绪,使机体放松;②痛阈可被提高,缓解术中疼痛;③抑制呼吸道腺体分泌;④消除因手术或麻醉引起的不良反射。

5. 简述常用的麻醉前用药的分类及其使用目的。

答 ①安定镇静药:具有镇静、催眠、抗焦虑和抗惊厥的作用,用于预防和治疗局部麻醉药毒性反应;②催眠药:镇静、催眠和抗惊厥;③镇痛药:镇静、镇痛;④抗胆碱药:抑制唾液腺、气管支气管腺体分泌,抑制迷走神经兴奋,缓解手术、麻醉引起的不良反射。

6. 简述蛛网膜下腔麻醉后发生头痛的原因、临床表现及预防。

答 蛛网膜下腔麻醉后头痛主要是低压性头痛。其发生原因是腰椎穿刺时刺破了硬脊膜和蛛网膜,由于硬脊膜血供较差,穿刺孔不易愈合,故脑脊液不断从穿刺孔漏入硬膜外腔,致颅内压下降、颅内血管扩张而引起血管性头痛。其表现特点为患者术后第一次抬头或起床活动时发生,平卧后减轻或消失。预防采用细穿刺针,避免多次穿刺;术中、术后输入足够量的液体,防止脱水;嘱患者平卧,可服用镇痛药或镇静药,针刺太阳、印堂等穴或用腹带捆紧腹部;经上述治疗无效,可于硬膜外腔内注入生理盐水或右旋糖酐15~30ml或5%葡萄糖溶液。

五、论述题

1. 试述局部麻醉药毒性反应的临床表现及其预防措施。

答 (1)临床表现:局部麻醉药的毒性反应主要累及中枢神经系统和心血管系统,重者可危及生命。①中枢神经系统,轻者表现为眩晕、多语、嗜睡、烦躁不安等,重者出现意识丧失、面肌和四肢抽搐,可因呼吸困难缺氧导致呼吸、循环衰竭;②心血管系统,表现为心肌收缩力下降、心率减慢、血压下降、房室传导阻滞甚至心搏骤停。

(2)预防措施:①一次用药量不超过限量;②注药前先回抽有无血液;③根据患者具体情况或用药部位酌减剂量;④如无禁忌,药液内加入少量肾上腺素;⑤麻醉前给予地西泮或巴比妥类药物。

2. 试述蛛网膜下腔麻醉时血压下降的原因及处理方法。

答 (1)原因:蛛网膜下腔麻醉时血压下降的原因是脊神经被阻滞后,麻醉区域血管扩张,回心血量减少,借未麻醉区域血管的收缩来代偿。麻醉平面越高,一方面能引起血压下降的麻醉区域的范围越广,另一方面能进行代偿的未被麻醉的区域愈小,血压下降愈明显,下降幅度也越大。患者如有高血压或血容量不足,本身代偿能力低下,更易发生低血压。若麻醉平面超过 T_4,心加速神经被阻滞,迷走神经相对亢进,易致心动过缓。

(2)处理方法:首先应增加血容量,快速静脉输注 200~300ml 液体;若无效,尽早静脉注射麻黄碱;心率过慢者静脉注射阿托品。

3. 试述 ASA 分级。

答 体格状态评估分级(ASA)的分级标准如下:

(1)Ⅰ级:体格健康,发育营养良好,各器官功能正常。围手术期死亡率为 0.06%~0.08%。

(2)Ⅱ级:除外科疾病外,有轻度并存疾病,功能代偿健全。围手术期死亡率为 0.27%~0.4%。

(3)Ⅲ级:并存病情较严重,体力活动受限,尚能维持日常活动。围手术期死亡率为 1.82%~4.3%。

(4)Ⅳ级:并存疾病严重,日常活动能力丧失,有生命威胁。围手术期死亡率为 7.8%~23%。

(5)Ⅴ级:无论是否手术,患者生命均难以维持 24 小时。围手术期死亡率为 9.4%~50.7%。

(6)Ⅵ级:确诊为脑死亡,其器官拟用于器官移植手术供体。

Ⅰ、Ⅱ级患者麻醉和手术耐受力较好,麻醉过程平稳;Ⅲ级患者麻醉有一定危险,麻醉前准备要充分,对麻醉期间可能发生的并发症要采取有效措施,积极预防;Ⅳ级患者麻醉危险性极大,即使有充分的术前准备,围手术期死亡率仍很高;Ⅴ级为濒死患者,麻醉和手术都异常危险,不宜行择期手术。

六、病例分析题

1. 出现此现象的原因是什么?

答 出现此现象的原因是局部麻醉药中毒,主要由于:①局部麻醉药一次用量过大;②注药前未回抽,局部麻醉药可能误注入血管内;③颈部血供丰富,而局部麻醉药中未加肾上腺素,局部麻醉药吸收过多过快。

2. 出现后如何处理?

答 ①立即停止用药,吸氧;②轻度毒性反应者(表现为眩晕、多语、寒战、定向障碍等)给予地西泮 0.1mg/kg 静脉注射或咪达唑仑 3~5mg,预防和控制抽搐;③发生抽搐后,静脉注射硫喷妥钠 1~2mg/kg,惊厥反复发作者给予琥珀胆碱静脉注射,并行气管内插管或人工呼吸;④若出现低血压或心率缓慢,则给予相应处理;⑤一旦发生呼吸心跳停止,应立即行心肺复苏。

(董彦杞)

第7章 疼痛治疗

【学习要点】

一、掌握

1. 疼痛治疗的常用方法。
2. 癌痛的三阶梯疗法。

二、熟悉

疼痛对生理的影响。

【应试考题】

一、选择题

【A型题】

1. 世界卫生组织推荐的疼痛治疗方案是 （ ）
   A. 二阶梯方案　　B. 三阶梯方案
   C. 四阶梯方案　　D. 五阶梯方案
   E. 六阶梯方案

2. 浅表痛的传入神经纤维是 （ ）
   A. Aα 纤维　　　B. Aβ 纤维
   C. Aδ 纤维　　　D. Aγ 纤维
   E. C 纤维

3. 世界卫生组织提出的癌痛三阶梯止痛治疗方案原则不包括 （ ）
   A. 最初用非阿片类镇痛药，效果不好时，追用阿片类镇痛药
   B. 从小剂量开始
   C. 痛时给药
   D. 阿片类镇痛药效果不好时，考虑药物以外的治疗
   E. 根据患者和疗效给药

4. 深部痛的特点是 （ ）
   A. 位于黏膜
   B. 性质为钝痛
   C. 定位明确
   D. 主要由 Aδ 类有髓神经纤维传导
   E. 较局限

5. 星状神经节阻滞穿刺点是 （ ）
   A. C_5 横突　　　B. C_6 横突
   C. C_7 横突　　　D. C_4 横突
   E. 以上都不对

6. 术后疼痛的影响不包括 （ ）
   A. 不利于早期下床　B. 焦虑
   C. 精神分裂　　　　D. 情绪低落
   E. 失眠

7. 理疗的主要作用不包括 （ ）
   A. 消炎　　　　B. 镇静
   C. 解痉　　　　D. 镇痛
   E. 改善局部血液循环

8. 不适宜行痛点注射的疾病是 （　　）
   A. 肩周炎
   B. 肱骨外上髁炎
   C. 紧张性头痛
   D. 脉管炎
   E. 腰肌劳损

【B 型题】

(9~11题共用备选答案)
   A. 解热镇痛抗炎药
   B. 麻醉性镇痛药
   C. 抗癫痫药
   D. 抗抑郁药
   E. 糖皮质激素

9. 仅用于急性剧痛和晚期癌症疼痛的药物是 （　　）
10. 治疗风湿性疼痛的药物是 （　　）
11. 治疗三叉神经痛的药物是 （　　）

【X 型题】

12. 疼痛治疗常用的药物有 （　　）
    A. 解热镇痛抗炎药
    B. 麻醉性镇痛药
    C. 抗癫痫药
    D. 抗抑郁药
    E. 糖皮质激素
13. 针灸疗法适用于 （　　）
    A. 头痛　　B. 胸肋痛
    C. 腰痛　　D. 关节痛
    E. 各种神经痛
14. 常用的疼痛治疗方法有 （　　）
    A. 神经阻滞
    B. 药物治疗
    C. 物理治疗
    D. 痛点注射
    E. 心理疗法

15. 癌症疼痛治疗中常用的辅助药物有 （　　）
    A. 弱安定药，如地西泮
    B. 强安定药，如氯丙嗪
    C. 解热镇痛抗炎药，如阿司匹林
    D. 抗胆碱药，如阿托品
    E. 抗抑郁药，如阿米替林

二、名词解释
1. PCA
2. 痛点
3. 牵涉痛
4. VAS

三、填空题
1. ＿＿＿＿＿是疼痛治疗最基本、最常用的方法。
2. ＿＿＿＿＿是治疗慢性疼痛的主要手段。
3. 神经阻滞法治疗癌症疼痛、顽固性疼痛可采用＿＿＿＿或5%~10%的＿＿＿＿达到长期止痛目的。
4. 解热镇痛抗炎药是通过抑制体内＿＿＿＿的生物合成而发挥作用的。
5. 术后镇痛方法主要有＿＿＿＿和＿＿＿＿两种。
6. 患者自控镇痛术根据注入途径不同分为＿＿＿＿和＿＿＿＿。

四、简答题
1. 简述世界卫生组织（WHO）推荐的癌痛三阶梯疗法。
2. 简述治疗慢性疼痛的药物。
3. 简述星状神经节阻滞的并发症。

五、论述题
试述患者自控镇痛（PCA）仪的组成和参数。

【参 / 考 / 答 / 案】

一、选择题

【A型题】

1. B　2. C　3. C　4. B　5. B
6. C　7. B　8. D

【B型题】

9. B　10. E　11. C

【X型题】

12. ABCDE　13. ABCDE　14. ABCDE
15. ABE

2. C【解析】浅表痛主要由Aδ有髓神经纤维传导;深部痛主要由C类无髓神经纤维传导。

3. C【解析】世界卫生组织推荐的癌痛三阶梯止痛疗法:①根据疼痛程度按照药效的强弱依阶梯方式顺序使用,非阿片类镇痛药(如阿司匹林)→弱阿片类镇痛药(如可待因)→强阿片类镇痛药(如吗啡)+辅助用药(如地西泮);②尽量口服给药,口服给药→直肠给药→注射给药;③按时给药;④用药剂量个体化,小剂量开始,逐渐加大剂量。阿片类镇痛药物无效时,考虑药物以外的治疗,主要包括椎管内注药和放、化疗及激素疗法。

4. B【解析】深部痛多为内脏、关节、韧带等的疼痛,多为钝痛,浅表痛多为锐痛。

5. B【解析】神经阻滞是治疗慢性疼痛的一种方式,星状神经节阻滞的穿刺部位一般选择第6颈椎横突。

13. ABCDE【解析】针灸疗法常用于各种急、慢性疼痛治疗。

14. ABCDE【解析】常用的治疗疼痛的方法:①药物治疗;②神经阻滞;③椎管内药物治疗;④痛点注射;⑤针灸疗法;⑥推拿疗法;⑦物理疗法;⑧经皮神经电刺激疗法;⑨心理疗法。

15. ABE【解析】癌痛治疗中,加辅助药的目的是减少主药的用量和副作用,常用的辅助药有弱安定药、强安定药和抗抑郁药。

二、名词解释

1. 患者自控镇痛(PCA):是按需镇痛概念和微电脑技术相结合而产生的一种镇痛方法。可根据患者需要随时注药止痛。

2. 痛点:许多慢性疾病均在疼痛处有明显的压痛点,即在按压时出现疼痛,比较固定集中。

3. 牵涉痛:指内脏器官疾病引起身体体表某部位发生疼痛或痛觉过敏,这种现象称为牵涉痛。

4. 视觉模拟评分法(VAS):是疼痛的一种测定和评估方法。在纸上画一条直线,长度为10cm,两端分别标明有"0"和"10"的字样,"0"代表无痛,"10"代表最剧烈的疼痛。让患者根据自己所感受的疼痛程度,在直线上标出相应的位置,然后用尺量出起点至记号点的距离(cm),即为评分值。评分值越高,疼痛程度越重。

三、填空题

1. 药物治疗
2. 神经阻滞
3. 无水乙醇　苯酚
4. 前列腺素
5. 硬膜外镇痛　患者自控镇痛
6. 患者自控静脉镇痛　患者自控硬膜外镇痛

四、简答题

1. 简述世界卫生组织(WHO)推荐的癌痛三阶梯疗法。

答 WHO推荐的癌痛三阶梯疗法基本原则:①口服给药。②按阶梯用药。③按时用药。④个体化给药。⑤注意具体细节(观察药物疗效、毒副作用;及时处理不良反应;达到3-3标准——疼痛强度<3级(重度),疼痛危险次数<3/24h,需要解救药物次数<3/24h,阿片类药物剂量达到稳定时间<3日)。

疼痛三阶梯疗法

	应用药物类型	疼痛强度	代表药物
第一阶梯	非阿片类止痛药	轻度	阿司匹林、吲哚美辛等非甾体抗炎药
第二阶梯	弱阿片类药物(±第一阶梯用药)	轻、中度	布桂嗪、可待因、羟考酮等
第三阶梯	强阿片类药物(±第一阶梯用药)	重度	吗啡、芬太尼、哌替啶等

2. 简述治疗慢性疼痛的药物。

答 ①解热镇痛抗炎药:如阿司匹林、吲哚美辛、布洛芬等;②麻醉性镇痛药:如吗啡、芬太尼、羟考酮;③抗癫痫药:如卡马西平;④抗抑郁药:长期疼痛伴抑郁者可合用抗抑郁药,如阿米替林、多塞平等;⑤糖皮质激素类药物:如地塞米松、泼尼松龙等。

3. 简述星状神经节阻滞的并发症。

答 ①局部麻醉药的毒性反应;②药物误入椎管内导致血压下降、呼吸停止;③气胸;④膈神经、喉返神经麻痹;⑤局部疼痛或硬结;⑥臂丛阻滞;⑦一过性意识丧失(刺激了颈动脉压力感受器或压迫颈动脉所致)。

五、论述题

试述患者自控镇痛(PCA)仪的组成和参数。

答 (1) PCA仪由三部分组成:①贮(注)药泵;②自动控制装置(机械或微电脑控制);③输注管道和单向活瓣(防止反流)。(2)基本参数:①单次剂量,即每次按压(指令)仪器输出的药物量;②锁定时间,在此期间内,无论按压多少次按钮均无药液输出,目的在于防止用药过量;③负荷剂量,即迅速达到无痛所需的剂量;④背景剂量,即设定的持续给药量。

(董彦杞)

第8章 重症监测治疗与复苏

【学习要点】

一、掌握

1. 复苏的监测与治疗及复苏后的治疗。
2. 口对口人工呼吸和胸外心脏按压的方法。

二、熟悉

1. 急性肾衰竭与急性肾损伤的治疗原则。
2. 急性肝衰竭的治疗原则。

【应试考题】

一、选择题

【A 型题】

1. 成人心肺脑复苏的 C-A-B 是指 （　　）
   A. 心肺复苏→药物治疗→脑复苏
   B. 保持呼吸道通畅→人工呼吸→心脏按压
   C. 低温→脱水→皮质激素
   D. 触动大动脉确诊→人工呼吸→心脏按压
   E. 胸外心脏按压→开放呼吸道→人工呼吸

2. 下列关于口对口人工呼吸操作的叙述，不正确的是 （　　）
   A. 头后仰,托起下颌
   B. 吹气时要看到胸廓的起伏
   C. 每次吹气量7ml/kg
   D. 吹气时捏鼻孔
   E. 送气时间小于1秒

3. 单人复苏心肺复苏时,胸外心脏按压与人工呼吸的正确操作是 （　　）
   A. 15∶2　　　B. 5∶1
   C. 15∶3　　　D. 30∶2
   E. 1∶1

4. 成人心肺复苏时,胸外心脏按压的频率应为 （　　）
   A. 50～60 次/分　B. 60～80 次/分
   C. 80～100 次/分　D. 100～120 次/分
   E. 120～140 次/分

5. 胸外心脏按压的部位是 （　　）
   A. 心前区
   B. 胸骨下 1/2 处
   C. 胸骨中、下 1/3 交界处
   D. 胸骨角
   E. 胸骨左缘第 4 肋间

6. 下列关于心肺脑复苏的叙述,正确的是 （　　）
   A. 心房颤动是心搏骤停的一种类型
   B. 心脏复苏时首选心内注射给药

C. 心脏复苏用药,首选去甲肾上腺素
D. 胸外心脏按压的部位是胸骨中部(成人)
E. 电除颤是治疗心室颤动最有效的方法

7. 心肺复苏时首选的药物是 （ ）
   A. 肾上腺素、去甲肾上腺素和异丙肾上腺素
   B. 异丙肾上腺素
   C. 肾上腺素
   D. 去甲肾上腺素
   E. 利多卡因

8. 心搏骤停时不推荐常规使用的是 （ ）
   A. 阿托品　　　B. 胺碘酮
   C. 肾上腺素　　D. 硫酸镁
   E. 利多卡因

9. 胸外电除颤过程中,电极板放置的位置正确的是 （ ）
   A. 胸骨左缘锁骨下方　右乳头外侧
   B. 胸骨右缘锁骨下方　左乳头外侧
   C. 胸骨左缘锁骨下方　左乳头外侧
   D. 胸骨右缘锁骨上方　左乳头外侧
   E. 胸骨右缘锁骨下方　左乳头内侧

10. 患者,男,56岁。突然意识丧失,呼吸不规则。最能反映发生心搏骤停的是 （ ）
    A. 立即呼喊患者看其是否清醒
    B. 立即测血压
    C. 立即摸股动脉搏动
    D. 立即观察呼吸是否停止
    E. 立即做心电图

11. 低温脑复苏中,体温每降低1℃可使代谢率下降 （ ）
    A. 5%～6%
    B. 6%～7%
    C. 7%～8%
    D. 8%～9%
    E. 9%～10%

12. 对于新生儿来说,心肺复苏的首要步骤是 （ ）
    A. 心脏按压　　B. 通气

C. 胸外除颤　　D. 胸内除颤
E. 以上都不是

13. 患者,女,37岁。突然心跳、呼吸停止送入医院,急行胸外心脏按压、气管插管、人工呼吸。此时抢救用药的最佳途径为 （ ）
    A. 静脉注射
    B. 皮下注射
    C. 心内注射
    D. 气管内注射
    E. 肌内注射

14. 急性肾损伤发生高钾血症选择血液透析时,血钾浓度的下限是 （ ）
    A. 6.0mmol/L　　B. 7.0mmol/L
    C. 8.0mmol/L　　D. 6.5mmol/L
    E. 5.5mmol/L

15. 急性肝衰竭最常见的病因是 （ ）
    A. 化学物中毒
    B. 病毒性肝炎
    C. 肾功能不全
    D. 烧伤
    E. 妊娠高血压综合征

16. 目前治疗急性肝衰竭最有效的手段是 （ ）
    A. 肠内营养
    B. 口服乳果糖
    C. 静脉滴注左旋多巴
    D. 人工肝
    E. 肝移植

17. 胸主动脉瘤患者夜间起床时摔倒,突然胸痛、气短,继之意识丧失、心跳停止。考虑为胸主动脉瘤破裂,拟立即入手术室体外循环抢救。此时下列步骤错误的是 （ ）
    A. 立即开放静脉输血、输液
    B. 立即开始口对口人工呼吸
    C. 入手术室尽快麻醉手术、体外循环抢救
    D. 立即托起下颌,保持呼吸道通畅
    E. 立即进行胸外心脏按压,建立人工循环

18. 患儿,女,4岁,体重15kg。因肠套叠呕吐10余日入院。患儿呼吸深而快,40次/分,血压90/50mmHg,急诊手术,术中突发心室颤动。拟行胸外电除颤,下列叙述不正确的是 （ ）
   A. 尽量纠正酸中毒
   B. 电极板应垫盐水纱布
   C. 首先保证呼吸畅通,保证供氧
   D. 两电极板分别置于胸骨左、右缘第4肋间
   E. 如心电图为细颤应将其转为粗颤

【B/型/题】

(19～22题共用备选答案)
   A. 肾上腺素   B. 甘露醇
   C. 葡萄糖酸钙 D. 利多卡因
   E. 碳酸氢钠

19. 患者出现心室颤动,心电图表现为细颤波,电除颤效果不佳。应给予 （ ）
20. 患者心搏骤停,血气分析示血钾6mmol/L, pH 7.3, $PaCO_2$ 60mmHg。在抢救时除肾上腺素外,还应选择 （ ）
21. 在脑复苏中治疗脑水肿脱水的药物是 （ ）
22. 治疗室性心律失常的药物是 （ ）

【X/型/题】

23. 心肺复苏时静脉注射肾上腺素的作用是 （ ）
    A. 增加冠状动脉灌流
    B. 增加脑血流
    C. 增加心肌收缩力,使心室细颤转为粗颤,提高电除颤成功率
    D. 增加外周血管阻力
    E. 增加冠状动脉和脑血管的阻力
24. 呼吸功能监测参数有 （ ）
    A. 呼吸频率
    B. 潮气量
    C. 动脉血氧饱和度
    D. 二氧化碳分压
    E. 氧合指数

25. 下列关于胸外心脏按压的叙述,正确的是 （ ）
    A. 挤压心脏,促其排血
    B. 诱发心脏复跳
    C. 保证重要脏器供血
    D. 正确操作可维持血压在80～100mmHg
    E. 成人按压深度为5～6cm
26. 心肺脑复苏药物治疗的目的是（ ）
    A. 诱发心脏复跳,并增强心肌收缩力
    B. 防治心律失常
    C. 调整酸碱失衡
    D. 预防感染
    E. 补充液体
27. 心肺复苏后,维持循环和呼吸,改善重要器官灌注的具体措施是 （ ）
    A. 机械通气
    B. 应用血管活性药物
    C. 低温治疗
    D. 用碳酸氢钠完全纠正代谢性酸中毒
    E. 为防止脑水肿,采取脱水治疗

二、名词解释

1. 氧治疗
2. CPCR
3. ICU
4. 肝臭
5. 心脏按压
6. 脑复苏

三、填空题

1. 心肺脑复苏的3个阶段是_____、_____和_____。
2. 机械通气的常用通气模式有_____、_____和_____。
3. 胸外除颤所需能量在成人为双相波_____;小儿为2J/kg,再次除颤时应适当加大能量,最大可到_____。
4. 脑复苏的原则是防止或缓解脑组织肿胀,_____、_____和_____是现今较为行之有效的防治急性脑水肿的措施。

5. 机械通气是治疗_____的主要方法。
6. 治疗心室颤动最有效的方法是_____。
7. 电除颤应用最广泛的方法是_____。
8. 急性肾衰竭的病因包括_____、_____和_____3种。
9. 急性肝衰竭的病因有_____、_____、_____和_____。

四、简答题

1. 简述胸外心脏按压的操作要点。
2. 简述口对口人工呼吸的操作要领。
3. 简述复苏药物的给药途径及常用药物。
4. 简述氧治疗的低流量系统及常用的方法。
5. 简述急性肝衰竭的治疗原则。
6. 简述防治急性脑水肿的措施。

五、论述题

1. 试述急性肾衰竭的临床表现。
2. 试述心肺复苏的具体流程。

六、病例分析题

患者,女,55岁。因间歇性头痛、头晕,检查发现血压高1年入院,经检查诊断为右肾上腺嗜铬细胞瘤,无手术禁忌证,在气管内插管静吸复合麻醉下行右肾上腺嗜铬细胞瘤切除术,术程顺利,术后第2日,在进行雾化吸入治疗时患者突然抽搐、意识丧失,经检查呼吸停止、大动脉搏动消失,医护人员立即给予简易呼吸器人工呼吸、胸外心脏按压、静脉注射肾上腺素等处理,6分钟后可触及大动脉搏动,自主呼吸仍未恢复。

问题:
该患者的下一步处理原则是什么?

参考答案

一、选择题

【A型题】

1. E	2. E	3. D	4. D	5. C
6. E	7. C	8. A	9. B	10. C
11. A	12. B	13. A	14. D	15. B
16. E	17. E	18. D		

【B型题】

19. A 20. C 21. B 22. D

【X型题】

23. ABCD 24. ABCDE 25. ABCE
26. ABCE 27. ABCE

1. E【解析】根据2010年的AHA复苏指南,成人心肺复苏的顺序由原来的A-B-C调整为C-A-B。即在现场复苏时,成人心肺复苏的合理顺序是胸外心脏按压、开放气道、人工呼吸。

2. E【解析】进行口对口人工呼吸时,送气时间应该大于1秒,以免气道压力过高。潮气量为500~600ml(6~7ml/kg)。

3. D【解析】根据2010年AHA复苏指南,心脏按压与人工呼吸比为30:2,直到人工气道建立。

4. D【解析】心肺复苏是针对呼吸和心搏骤停所采取的紧急医疗措施,成功的心肺复苏不仅仅要使患者恢复自主呼吸,更重要的是恢复中枢神经系统功能,即心肺脑复苏。根据2015年AHA复苏指南,认为较快的心脏按压频率(100~120次/分)为高质量的复苏措施,可使脑与心脏的灌注较好。

5. C【解析】胸外心脏按压的部位在胸骨中下 1/3 交界处或两乳头连线中点的胸骨上。

6. E【解析】心搏骤停包括心室颤动、无脉性室性心动过速、无脉性心电活动和心搏停止,不包括心房颤动。在心搏骤停中心室颤动的发生率最高,电除颤是目前治疗心室颤动和无脉性室性心动过速的最有效方法。由于心内注射引起的并发症较多,一般不采用。心肺复苏时给药途径首选静脉注射或骨内注射。心肺复苏用药,首选肾上腺素。

9. B【解析】胸外电除颤电极一般按照"前-侧位"以保证电流通过尽可能多的心肌组织,即一个电极放在心底部(胸骨右缘锁骨下方),一个电极放在心尖部(左乳头外侧)。

13. A【解析】复苏期间用药首选经静脉或骨内注射,如经中心静脉或肘静脉给药。

14. D【解析】急性肾衰竭时,肾脏代谢能力丧失,排钾减少,血钾升高,易引发心律失常等疾病,所以当血钾升高时应积极纠正。当血钾 > 5.5mmol/L,可静脉输注10%葡萄糖酸钙(以钙离子对抗钾离子对心脏的毒性作用)或5%碳酸氢钠或葡萄糖加胰岛素(使钾离子进入细胞内而降低血钾),而当血钾 > 6.5mmol/L 时,应紧急实施血液净化治疗。

15. B【解析】急性肝衰竭最常见的病因是病毒性肝炎。化学物中毒是国外急性肝衰竭的常见病因。

19～22. ACBD【解析】葡萄糖酸钙可以纠正高钾,对抗钾离子对心肌细胞的毒性。肾上腺素是心肺复苏的首选药物,可增强心肌收缩力,使心室颤动由细颤波转为粗颤波,提高电除颤成功率。

23. ABCD【解析】肾上腺素具有 α 肾上腺素能受体兴奋作用,有助于自主心律的恢复。可增加外周阻力,但不增加冠状动脉和脑血管的阻力,因此可增加心肌和脑的灌流;增加心肌收缩力,使心室细颤转为粗颤,提高电除颤成功率。

24. ABCDE【解析】常用的呼吸功能监测的参数包括潮气量、呼吸频率、动脉血氧饱和度、动脉血氧分压、氧合指数、动脉血 CO_2 分压、肺活量等。

25. ABCE【解析】胸外心脏按压成人深度为 5～6cm,儿童按压深度至少为胸廓前后径的 1/3。正常的心脏按压并不能维持血压。

27. ABCE【解析】心肺复苏后自主呼吸未恢复的患者应采取机械通气辅助呼吸;复苏后适当补液,给予血管活性药物以维持理想的血压。

二、名词解释

1. 氧治疗:是通过供氧装置或技术,吸入高于大气氧浓度的氧,以达到纠正低氧血症的目的。氧治疗可使吸入氧浓度升高,有利于氧由肺泡向血流方向弥散,升高 PaO_2。

2. 心肺脑复苏(CPCR):心肺复苏是指针对患者呼吸和循环骤停时所采取的一切抢救措施,以人工呼吸替代患者的自主呼吸,以心脏按压形成暂时的人工循环并诱发心脏的自主搏动。心肺复苏成功的关键不仅是自主呼吸和心跳的恢复,更重要的是中枢神经系统功能的恢复。维持脑组织的灌流是心肺复苏的重点,应积极防治脑细胞的损伤,力争脑功能的完全恢复,故称为心肺脑复苏(CPCR)。

3. 重症监测治疗室(ICU):是集中各有关专业的知识和技术,先进的监测和治疗设备,对重症患者进行连续生理功能监测与治疗的专业病房。

4. 肝臭:肝衰竭特有的一种临床表现,患者呼气呈特殊的甜酸气味(似烂苹果味)。

5. 心脏按压:是直接或者间接按压心脏以形成暂时人工循环的方法。
6. 脑复苏:为了防治心搏骤停后缺氧性脑损伤所采取的措施。

三、填空题

1. 基础生命支持 高级生命支持 复苏后治疗
2. 控制呼吸 辅助控制呼吸 同步间歇指令通气 压力支持通气 呼气末正压通气
3. 200J 10J/kg
4. 脱水 低温 肾上腺皮质激素
5. 呼吸衰竭
6. 电除颤
7. 直流电除颤法
8. 肾前性 肾性 肾后性
9. 病毒性肝炎 化学物中毒 外科疾病 其他

四、简答题

1. 简述胸外心脏按压的操作要点。

答 患者平卧于硬板床或地上,抢救者立于或跪于患者一侧,一手掌根部置于患者胸骨中、下1/3交界处或两乳头连线中点的胸骨上,另一只手掌根部置于前一只手手背上,两臂伸直,凭借自身重力垂直向下按压,按压深度5~6cm,放松时手掌根部不离开胸壁,每次按压之后应使胸廓充分回弹,自行复原。如此按压与放松交替,频率100~120次/分。

2. 简述口对口人工呼吸的操作要领。

答 ①捏住鼻孔;②深吸气后吹入患者口腔至胸廓起伏;③停止吹气后将口移开,松开鼻孔;④每次送气时间>1秒,以免气道压过高;⑤潮气量以见到胸廓起伏为宜,500~600ml,避免过度通气。

3. 简述复苏药物的给药途径及常用药物。

答 ①给药途径:首选静脉给药,已有中心静脉置管者应由中心静脉给药,没有则由肘静脉给药;②骨内注射效果与静脉给药相当;③已有气管内插管而开放静脉困难者,应由气管内给药,肾上腺素、利多卡因、阿托品可经气管内给药,而碳酸氢钠、氯化钙不能经气管内给药。

常用药物:①缩血管药物,如肾上腺素、血管加压素;②抗心律失常药,如利多卡因、胺碘酮、硫酸镁;③血管活性药物,如多巴胺、多巴酚丁胺;④非常规用药,如阿托品、钙剂、碳酸氢钠、异丙肾上腺素。

4. 简述氧治疗的低流量系统及常用的方法。

答 (1)特点:吸氧同时吸入一定量的空气(因其提供的气流量不能满足患者吸气总量)。
(2)适用范围:不需要精确控制吸入氧浓度的患者。
(3)常用方法:鼻导管/鼻塞吸氧、普通面罩吸氧、贮气囊面罩吸氧。

5. 简述急性肝衰竭的治疗原则。

答 急性肝衰竭的治疗原则:①去除或治疗病因;②支持治疗,改善内环境;③促进肝细胞再生;④处理并发症(肝性脑病、肾功能损害、肺水肿、感染、ARDS、应激性消化道出血);⑤人工肝脏支持或行肝脏移植。

6. 简述防治急性脑水肿的措施。

答 防治急性脑水肿的有效措施:脱水、低温、糖皮质激素治疗。

五、论述题

1. 试述急性肾衰竭的临床表现。

答 (1)少尿期:①三低(钠、钙、pH降低)、三高(钾、磷、肌酐升高)、一水肿;②尿毒症,表现为各系统中毒症状,严重程度与血尿素氮、血肌酐增高水平相一致;③感染,常并发呼吸道和尿路感染。

(2) 多尿期：大量排尿；早期氮质血症持续甚至加重，后期肾功能逐渐恢复；因大量排尿易发生水、电解质紊乱（脱水、低钠血症、低钾血症）。

(3) 恢复期：血尿素氮和肌酐接近正常；尿量逐渐恢复正常；肾浓缩功能（肾小球滤过功能）多在 3～6 个月内恢复正常；少数患者遗留不可逆性的肾功能损害（肾组织纤维化→慢性肾功能不全）。

2. 试述心肺复苏的具体流程。

答 ①胸外心脏按压：抢救者跪在患者身体右侧。两手掌根部重叠置于胸骨中、下 1/3 交界处，手指抬起不触及胸壁，肘关节伸直，借助身体重力垂直向下按压，按压力度以使胸骨下陷 5～6cm 为宜，每次按压后胸部充分回弹，放松时手掌不离开按压部位。按压频率 100～120 次/分。②开放气道：清除口、鼻腔分泌物及异物，保持呼吸道通畅；采用头后仰法解除因舌后坠引起的呼吸道梗阻。③人工呼吸：一手使患者头部后仰，将鼻孔捏闭，另一手置于患者颈部后方并向上抬起，深吸一口气，将口唇紧贴患者口唇，把患者口部完全包住，用力向患者口内吹气，送气时间大于 1 秒，直至患者胸廓向上抬起。潮气量每次 500～600ml，每次吹气完毕即将口移开。④每胸外按压 30 次进行 2 次人工呼吸，完成 5 个循环。⑤判断复苏效果（观察颈动脉搏动、瞳孔对光反射、意识、自主呼吸、皮肤颜色 5 个指标中的任何 2 个即可）。

六、病例分析题

该患者的下一步处理原则是什么？

答 经过抢救，患者心跳已恢复，但仍无自主呼吸。治疗原则：①机械通气辅助呼吸；②维持循环功能稳定；③防治肾衰竭；④积极进行脑复苏，给予脱水、低温和肾上腺皮质激素治疗；⑤有条件者应转入重症监测治疗室治疗。

（董彦杞）

第9章 围手术期处理

【学/习/要/点】

一、掌握
1. 手术前准备的目的与内容。
2. 手术后处理的目的与内容。

二、熟悉
1. 手术后的监测。
2. 手术后常见并发症的预防及处理原则。

【应/试/考/题】

一、选择题

【A型题】

1. 按手术期限,下列属于限期手术的是 （ ）
   A. 甲状腺腺瘤切除术
   B. 直肠癌根治术
   C. 绞窄性肠梗阻肠切除术
   D. 外伤性脾破裂
   E. 可复性股疝修补术
2. 不涉及胃肠道手术的患者术前禁食的时间是 （ ）
   A. 4小时   B. 6小时
   C. 8小时   D. 8~12小时
   E. 12~24小时
3. 下列关于心脑血管疾病患者术前准备的叙述,不正确的是 （ ）
   A. 纠正水、电解质代谢紊乱
   B. 脑卒中者择期手术至少推迟2周后
   C. 高血压患者术前继续服药
   D. 心肌梗死发病后2个月安排择期手术
   E. 不要求血压降至正常后手术
4. 重症糖尿病患者施行大手术前,血糖要求控制在 （ ）
   A. 5.6mmol/L 以下
   B. 5.6~11.2mmol/L 以内
   C. 7.77~9.99mmol/L 以内
   D. 18mmol/L 以下
   E. 20mmol/L 以下
5. 下列关于呼吸道方面术前准备的叙述,不正确的是 （ ）
   A. 吸烟患者必须停止吸烟1~2周
   B. 鼓励患者练习深呼吸和咳嗽
   C. 痰液稠厚者可用雾化吸入
   D. 哮喘急性发作者,择期手术应推迟
   E. 慢性支气管炎患者可用吗啡止咳
6. 下列关于术后鼓励患者早期下床活动的叙述,不正确的是 （ ）
   A. 减少肺部并发症

B. 加速切口愈合
C. 减轻疼痛
D. 减少下肢静脉血栓形成
E. 减少腹胀及尿潴留发生

7. 术前禁食、禁饮的主要目的是 （　　）
   A. 避免术后腹胀
   B. 防止术后吻合口瘘
   C. 避免造成手术困难
   D. 预防麻醉中呕吐造成窒息
   E. 早期恢复肠蠕动

8. 患者，男，70岁。右腹股沟区可复性肿物15年。查体：P 84次/分，R 20次/分，BP 160/110mmHg。糖尿病病史7年，口服降糖药治疗，空腹血糖近1个月来维持在6.2～9.0mmol/L。吸烟20余年，20～30支/日。欲行右腹股沟无张力疝修补术，下列关于围手术期的处理不正确的是 （　　）
   A. 术前禁食12小时
   B. 术前戒烟2周
   C. 口服降压药控制血压
   D. 术前应胰岛素控制血糖
   E. 口服降糖药服用至手术前一日晚上

9. 下列关于术前胃肠道准备的叙述，不正确的是 （　　）
   A. 胃肠道手术患者，术前1～2日开始进流质饮食
   B. 术前8～12小时开始禁食，4小时开始禁水
   C. 术前6～12小时开始禁食，8小时开始禁水
   D. 结肠或直肠手术应行清洁灌肠及口服肠道抑菌剂
   E. 有幽门梗阻的患者，需在术前进行洗胃

10. 术前阿司匹林停用 （　　）
    A. 1日　　　　B. 1～2周
    C. 7日　　　　D. 5～6周
    E. 5日

11. 腹部手术后能进食的依据是 （　　）
    A. 胃管抽出澄清液体

B. 患者已下床活动
C. 患者有明显饥饿感
D. 肠鸣音增强
E. 肛门排气

12. 下列关于术后疼痛对机体影响的叙述，不正确的是 （　　）
    A. 可造成血压升高，心肌耗氧量增加
    B. 可能引起肺膨胀不全
    C. 可能导致患者出现急性胃扩张
    D. 可引起脑卒中
    E. 可引起血栓形成

13. 休克患者应采取 （　　）
    A. 下肢抬高15°～20°，头部和躯干抬高20°～30°
    B. 15°～30°头高脚低斜坡卧位
    C. 高半卧位
    D. 低半卧位
    E. 俯卧位

14. 切口"乙级愈合"的表现不包括（　　）
    A. 积液　　　　B. 红肿
    C. 血肿　　　　D. 硬结
    E. 化脓

15. 下列哪项不影响术后伤口的愈合（　　）
    A. 术中过多使用电灼止血
    B. 伤口张力过大
    C. 止血不充分
    D. 留置引流
    E. 伤口边缘内翻

16. 术后并发尿路感染的基本原因是（　　）
    A. 切口疼痛
    B. 饮水减少
    C. 尿潴留
    D. 未使用抗生素
    E. 麻醉作用

17. 腰椎麻醉的患者术后出现急性尿潴留，最常用的处理方法是 （　　）
    A. 针灸
    B. 耻骨上膀胱造瘘
    C. 导尿
    D. 物理治疗
    E. 耻骨上膀胱穿刺

18. 引起手术切口血肿最主要的原因是
 ( )
   A. 伤口裂开
   B. 术前服用阿司匹林
   C. 高血压控制不满意
   D. 术中止血不彻底
   E. 伤口感染继发出血
19. 化脓性阑尾炎行阑尾切除术,术后3日切口血肿,有脓性分泌物,10日后再次缝合而愈合。切口愈合类型应记为
 ( )
   A. Ⅰ/甲   B. Ⅱ/甲
   C. Ⅲ/丙   D. Ⅰ/乙
   E. Ⅱ/乙

【B型题】

(20~21题共用备选答案)
   A. Ⅰ/甲   B. Ⅱ/甲
   C. Ⅲ/甲   D. Ⅰ/乙
   E. Ⅱ/乙
20. 急性化脓性阑尾炎患者,术后切口愈合优良。切口愈合类型应记为( )
21. 右半结肠切除手术后切口脂肪液化。切口愈合类型应记为 ( )

(22~25题共用备选答案)
   A. 4~5日   B. 6~7日
   C. 7~9日   D. 10~12日
   E. 14日
22. 上腹部手术拆线的时间是术后 ( )
23. 下腹部手术拆线的时间是术后 ( )
24. 头、面、颈手术切口拆线的时间是术后 ( )
25. 减张缝合拆除缝线的时间是术后 ( )

(26~27题共用备选答案)
   A. 去枕平卧位
   B. 去枕侧卧位
   C. 15°~30°斜坡卧位
   D. 高半坐位卧式
   E. 低半坐位卧式

26. 蛛网膜下腔麻醉术后一般采用 ( )
27. 颈、胸手术后一般采用 ( )

【X型题】

28. 术后呼吸系统的并发症有 ( )
   A. 肺膨胀不全   B. 术后肺炎
   C. 肺栓塞   D. 肺气肿
   E. 慢性支气管炎
29. 患者,男,49岁。拟行甲状腺癌根治术。既往有2型糖尿病病史10余年,平素糖尿病饮食,长期口服短效降糖药控制血糖。术前不正确的处理措施是 ( )
   A. 提前1日改服长效降糖药物
   B. 提前1周换用普通胰岛素
   C. 提前2日换用普通胰岛素
   D. 术中皮下注射胰岛素
   E. 服用降糖药物至手术前一日晚上
30. 下列关于结肠癌手术术前准备的叙述,正确的是 ( )
   A. 术前3日开始口服肠道抗生素
   B. 术前抗肿瘤药灌肠
   C. 术前3日开始流质饮食
   D. 术前洗胃
   E. 术前1日或术晨清洁灌肠
31. 预防手术后切口的感染,重点在于 ( )
   A. 无菌技术与精细的手术操作
   B. 术前纠正贫血、低蛋白血症、水及电解质失调
   C. 手术完毕后,切口用等渗盐水反复冲洗
   D. 估计术后感染机会较大时,应放引流管
   E. 常规使用抗生素
32. 对于腹部手术后切口化脓性感染,正确的处理是 ( )
   A. 应用抗菌药物
   B. 切口内放置引流条
   C. 局部理疗

D. 拆除缝线,敞开伤口
E. 切开引流冲洗后立即缝合

二、名词解释
1. confine operation
2. Goldman 心脏风险指数
3. seroma

三、填空题
1. 根据手术的时限性,外科手术可分为_____、_____和_____三种。
2. 上腹部手术后出现顽固性呃逆,首先应想到的是_____。
3. 术后切口最常见的并发症是_____、_____和_____。
4. 术前_____停用氯吡格雷。
5. 肠梗阻、肠坏死、切口积液,切口记录应为_____;胃次全切除,切口愈合良好,切口记录应为_____;甲状腺瘤切除,切口愈合处血肿,切口记录为_____。
6. 胃肠减压管,一般在_____和_____即可拔除。

四、简答题
1. 简述伤口裂开的主要原因。
2. 简述糖尿病患者的术前准备。
3. 简述术后切口化脓的处理方法。
4. 简述术后发热的处理原则。

五、论述题
1. 试述需要预防性使用抗生素的适应证及给药方法。
2. 试述患者术后发热的原因。
3. 试述预防切口裂开的主要措施。

【参 / 考 / 答 / 案】

一、选择题

【A 型题】
1. B　2. D　3. D　4. C　5. E
6. C　7. D　8. D　9. C　10. E
11. E　12. C　13. A　14. E　15. D
16. C　17. C　18. D　19. C

【B 型题】
20. C　21. E　22. C　23. B　24. A
25. E　26. A　27. D

【X 型题】
28. ABC　29. ABCD　30. ACE
31. ABCD　32. ABCD

1. B【解析】限期手术的手术时间虽然可以选择,但延迟过久病情会进展,影响手术效果和术后恢复,因此应尽快安排手术,用于各种恶性肿瘤的根治术。甲状腺腺瘤是良性肿瘤,因此属于择期手术的范畴,而直肠癌应选择限期手术;各种急重症患者应选择急症手术,即在最短的时间内安排手术,如绞窄性肠梗阻肠切除术、外伤性脾破裂等。

2. D【解析】不涉及胃肠道手术的患者术前应禁食 8~12 小时,涉及胃肠道手术者,术前 1~2 日应进流质食物,必要时可进行胃肠减压。

3. D【解析】急性心肌梗死的患者进行手术,需根据 Goldman 评分量化评估患者心源性死亡的危险性和术后并发症,心肌梗死发病 <6 个月 Goldman 评分为 10,手术的危险性达 7%,需延期手术;血压在 160/100mmHg 以下的患者,术前可不必做特殊准备;纠正水电解质紊乱是术前常规准备;高血压患者术前应继续服药,以避免戒断综合征。

4. C【解析】禁食的糖尿病患者施行手术前应将血糖控制在轻度升高的状态,这样既不会因为胰岛素过多而造成术中低血糖,也不会因为胰岛素过少造成术中酮症酸中毒,一般维持在术前血糖 5.6~11.2mmol/L 为宜;重症患者围手术期的血糖应控制在 7.77~9.99mmol/L 以内。

5. E【解析】术前停止吸烟,有利于呼吸道功能的恢复,改善肺活量;鼓励患者练习深呼吸及咳嗽,深呼吸可以增加肺通气量,咳嗽有助于排痰;哮喘急性发作期,择期手术应推迟;吗啡为镇痛药,具有强力镇痛作用,但是因其具有抑制呼吸中枢的作用,不适用于慢性支气管炎患者。

6. C【解析】腹部手术之后早期活动有利于增加肺活量,减少肺部并发症,改善全身血液循环,促进切口愈合,减少因静脉血流缓慢并发深静脉血栓的发生率;早期下床活动不能减轻疼痛。

7. D【解析】术前禁食、禁饮的目的是防止患者术中出现窒息或吸入性肺炎,不涉及胃肠道手术的患者术前应常规禁食。

8. D【解析】患者术前应常规禁食 8～12 小时;患者每日吸烟超过 10 根,术前应戒烟 1～2 周;血压超过 160/100mmHg,术前应控制血压;口服降糖药的糖尿病患者,应服用至手术前一日晚上,术前无须常规使用胰岛素。

11. E【解析】闻及肠鸣音或肛门排气后说明肠蠕动恢复,可作为腹部手术后能进食的主要依据。胃管抽出澄清胃液仅说明胃中没有出血或食物淤滞。长期未进食者一般均有明显饥饿感。肠鸣音增强提示肠道蠕动增强,在其他肠道疾病中亦可出现。

12. C【解析】麻醉作用消失后,切口部分可出现疼痛。胸部和上腹部手术后疼痛,可使患者不愿深呼吸,发生肺膨胀不全;患者因疼痛而减少活动量,可致血栓形成和栓塞;术后疼痛可致儿茶酚胺等激素释放,导致血压升高,重者发生卒中、心肌梗死等并发症。

13. A【解析】术后患者的体位:①休克患者采取下肢抬高 15°～20°,头部和躯干抬高 20°～30°的特殊体位;②颅脑手术后无休克或昏迷者采取 15°～30°头高脚低斜坡卧位;③颈部或胸部手术的患者采取高半坐位卧式;④腹部手术患者采取低半坐位卧式或斜坡卧位;⑤脊柱或臀部手术患者采取俯卧或仰卧位。

14. E【解析】切口愈合分为三级:①甲级愈合,指切口愈合优良,无不良反应;②乙级愈合,指切口愈合处有炎症反应,如红肿、硬结、血肿、积液等;③丙级愈合,是指切口处已经化脓,需切开引流。

16. C【解析】各种泌尿道操作和尿潴留是发生尿路感染的主要原因。严格无菌操作,预防和迅速处理尿潴留可有效预防泌尿系统感染。

17. C【解析】急性尿潴留最直接的处理方式就是导尿。

18. D【解析】几乎所有的切口血肿都归结于术中止血不彻底,而切口血肿的促成因素有术前服用阿司匹林、肝素,原有凝血障碍,术后剧烈咳嗽或血压高。

19. C【解析】手术切口分为三类:①Ⅰ类切口,即为清洁伤口,是指缝合的无菌伤口,如甲状腺大部切除术、腹腔镜疝修补术等;②Ⅱ类切口,即为可能污染的伤口,是指手术时可能带有污染的缝合切口,如胃的手术;③Ⅲ类切口,即为污染的伤口,是指邻近感染区或组织直接暴露于污染或感染物的切口,如化脓性阑尾炎手术、肠切除手术等。切口的愈合也分为三级:①甲级愈合,用"甲"字代表,指愈合优良,无不良反应;②乙级愈合,用"乙"字代表,指愈合处有炎症反应,如红肿、硬结、血肿、积液等,但未化脓;③丙级愈合,用"丙"字代表,指切口化脓,需要作切开引流等处理。

22~25. CBAE【解析】手术切口拆线时间:①上腹部、胸部、背部、臀部为术后 7～9 日;②下腹部、会阴部为术后 6～7 日;③头、面、颈部为术后 4～5 日;④减张缝合后 14 日拆线;⑤四肢为术后 10～12 日。

29. ABCD【解析】术前口服降糖药的糖尿病患者,应服用至手术的前一日晚上;若口服长效降糖药,应于手术前 2～3 日停药,改用普通胰岛素;用胰岛素者,在手术日晨停用。

30. ACE【解析】结肠癌患者术前应常规进行肠道准备:术前口服肠道抑菌药物以抑制肠道细菌生长,减少术后肠道感染的机会;术前 2～3 日开始进流食;术前 1 日或手术当天清晨行结肠灌洗或清洁灌肠可进一步清洁排空肠,但抗肿瘤药物灌肠不是常规肠道准备的要求;幽门梗阻的患者需术前洗胃。

32. **ABCD**【解析】腹部切口化脓感染切开引流后立即缝合会造成切口内渗液不能通畅引流，导致感染加重。

二、名词解释

1. 限期手术(confine operation)：指手术时间虽然可以选择，但不宜延迟过久，应该在尽可能短的时间里做好术前准备，完成手术，如各种恶性肿瘤的根治术。
2. Goldman 心脏风险指数：是对年龄≥40岁，接受非心脏手术的患者进行心脏功能量化评估的方法，具有一定的临床价值。用于数量化心源性死亡的危险性和危及生命的并发症。
3. 血清肿(seroma)：指伤口内积聚的液体既非脓液也非血液，与手术切断较多的淋巴管有关。

三、填空题

1. 急症手术　限期手术　择期手术
2. 膈下积液或感染
3. 血肿　积血　血凝块
4. 10日
5. Ⅲ/乙　Ⅱ/甲　Ⅰ/乙
6. 肠蠕动功能恢复　肛门排气后

四、简答题

1. 简述伤口裂开的主要原因。

答 ①营养不良，组织愈合能力差；②切口缝合技术有缺陷；③腹腔内压力突然增高（严重腹胀、剧烈咳嗽、用力排便等）；④切口内积血、积液感染。

2. 简述糖尿病患者的术前准备。

答 ①能以饮食控制病情者，不需应用降糖药。②术前口服一般降糖药的糖尿病患者，应服用至手术的前一日晚上。③若口服长效降糖药，应于手术前2~3日停药；禁食患者给予葡萄糖+胰岛素静脉滴注。④用胰岛素者，在手术日晨停用。⑤伴有酮症酸中毒的患者，应先纠正酮症，再进行手术。

3. 简述术后切口化脓的处理方法。

答 ①切口红肿处拆除缝线，冲洗并引流，取积液做细菌培养；②选用敏感的抗菌药物；③局部理疗。

4. 简述术后发热的处理原则。

答 除应用退热药物或物理降温对症处理之外，还应从病史和术后不同阶段可能引起发热原因的规律进行分析，如进行胸部X线检查，切口分泌物、引流物涂片和病原学检查+药物敏感试验等，以明确诊断并进行针对性治疗。

五、论述题

1. 试述需要预防性使用抗生素的适应证及给药方法。

答 (1)适应证：①感染病灶或接近感染区域的手术；②胃肠道手术；③操作时间长、创伤大的手术；④开放性创伤，创面已污染或有广泛软组织损伤，受伤时间较长或清创所需时间较长及难以彻底清创者；⑤癌肿手术；⑥涉及大血管的手术；⑦需要植入人工制品的手术；⑧脏器移植术。
(2)给药方法：①首次给药，术前0.5~2小时内或麻醉开始时静脉给药一次；②追加给药，手术时间>3小时或出血量>1500ml，可于术中追加一次；③给药总时长，一般≤24小时，个别可至48小时。

2. 试述患者术后发热的原因。

答 (1)非感染性发热（多为术后1.4日）的原因：①组织损伤广泛；②手术时间过长(>2小时)；③麻醉剂导致的肝中毒；④术中输血、输液所致的过敏。
(2)感染性发热（多为术后2.7日）的原因：①患者自身原因（身体状况差、年龄大、营养不良、糖尿病、肥胖）；②药物原因（使用免疫抑制剂）；③术中止血不严密、残留死腔、组织创伤等危险因素；④肺膨胀不全、静脉炎、肺炎、尿路感染等；⑤原已存在的感染灶。
(3)术后24小时内高热的原因：①输血反应；②链球菌或梭菌感染、吸入性肺炎、原已存在的感染。

3. 试述预防切口裂开的主要措施。

答 ①依层缝合腹壁切口，同时加用全层腹壁减张缝线（术后2周再拆除）；②在良好的麻醉、腹壁松弛条件下进行缝合，避免强行缝合造成组织撕裂；③腹胀及时处理，防止腹内压突然增高（如咳嗽时取平卧位）；④适度的腹部加压包扎（如腹带包扎）。

(董彦杞)

第10章　外科患者的代谢及营养治疗

【学/习/要/点】

一、掌握

1. 肠内营养及肠外营养的概念。
2. 肠内营养、肠外营养的适应证、给予途径及并发症。

二、熟悉

1. 外科患者的营养状况评定和术后营养代谢的变化。
2. 人体的基本营养代谢。
3. 外科疾病和手术对人体代谢的影响。

【应/试/考/题】

一、选择题

【A 型题】

1. 患者,女,60 岁。身高 170cm,体重 65kg。每日所需要的基本热量为　　　（　）
   A. 1200kcal　　　B. 1625kcal
   C. 2200kcal　　　D. 1000kcal
   E. 2900kcal

2. 测定体脂贮备的指标是　　　　　（　）
   A. 二头肌皮褶厚度　B. 三头肌皮褶厚度
   C. 上臂周径测定　　D. 腹壁脂肪厚度
   E. 颊部脂肪厚度

3. 在饥饿早期,机体首先进行供能的形式是　　　　　　　　　　　　（　）
   A. 酮体供能　　　B. 肌蛋白分解
   C. 消耗储备糖原　D. 糖异生作用
   E. 脂肪酸分解

4. 肠外营养的指征不包括　　　　　（　）
   A. 短肠综合征
   B. 大面积烧伤
   C. 急性坏死性胰腺炎
   D. 溃疡性结肠炎急性期
   E. 肢体外伤性失血

5. 长期进行肠外营养的患者,理想的静脉是　　　　　　　　　　　　（　）
   A. 颈内或锁骨下静脉
   B. 颈外静脉
   C. 头静脉
   D. 大隐静脉
   E. 上肢静脉

6. 患者,女,50岁。因患短肠综合征,予肠外营养(PN)治疗。应用1周时患者出现昏迷,但尿内无酮体。患者既往曾有空腹血糖高(11mmol/L)。此病的预防主要是 （ ）
   A. 开始1周内注意葡萄糖输注的浓度、速度和胰岛素的比例
   B. 加强保肝
   C. 加强导管护理、无菌操作
   D. 纠正水和电解质紊乱,预防酸中毒发生
   E. 保护肾功能

7. 不符合全胃肠外营养所用营养液要求的是 （ ）
   A. 推荐氨基酸摄入量1.2~2.0g/kg
   B. 脂肪乳剂应占总热量的50%
   C. 含有适量的电解质、维生素和微量元素
   D. 适量补充胰岛素
   E. 所补充的必需氨基酸和非必需氨基酸的含量一般应为1:2

8. 常用的静脉营养液不包括 （ ）
   A. 低分子右旋糖酐　B. 脂肪乳剂
   C. 复方氨基酸溶液　D. 无机盐溶液
   E. 维生素溶液

9. 肠内营养最严重的并发症是 （ ）
   A. 腹胀、腹泻　　　B. 胆石形成
   C. 肠道细菌异位　　D. 胆汁淤积
   E. 吸入性肺炎

10. 外科患者鼻饲输注营养液时,为预防吸入性肺炎最主要的措施是 （ ）
    A. 尽量减少液体总量
    B. 降低营养液的浓度
    C. 防止胃内容物潴留
    D. 同时给予胃动力药
    E. 控制营养液输注速度

11. 回肠肠瘘的患者所用的肠内营养制剂应该是 （ ）
    A. 以肽类为主　　B. 以脂类为主
    C. 增加维生素　　D. 减少糖类
    E. 增加纤维素

12. 下列不属于手术减肥禁忌证的是 （ ）
    A. 酒精成瘾者
    B. 精神疾病患者
    C. 严重器官衰竭患者
    D. 癌症
    E. $BMI \geq 35kg/m^2$

13. 经胃管肠内营养开始时应采用（ ）
    A. 低浓度,低剂量,低速度
    B. 高浓度,低剂量,低速度
    C. 高浓度,高剂量,高速度
    D. 低浓度,高剂量,高速度
    E. 低浓度,低剂量,高速度

【B/型/题】

(14~17题共用备选答案)
A. 鳞状脱屑、脱发
B. 吸入性肺炎
C. 导管性脓毒症
D. 糖尿病非酮症性高渗性昏迷
E. 胆汁淤积

14. 肠外营养操作不当可发生 （ ）
15. 肠外营养糖代谢紊乱可发生 （ ）
16. 肠外营养本身可发生 （ ）
17. 鼻胃管肠内营养时常见发生的并发症是 （ ）

【X/型/题】

18. 机体发生创伤后,营养状况的评估指标包括 （ ）
    A. 血小板测定　　B. 握力测量
    C. 皮褶厚度　　　D. 清蛋白测定
    E. 淋巴细胞测定

19. 下列属于肠外营养并发症的是（ ）
    A. 神经损伤　　　B. 空气栓塞
    C. 胸导管损伤　　D. 气胸
    E. 血胸

20. 肠外营养的适应证有　　　(　　)
   A. 短肠综合征
   B. 结肠外瘘
   C. 重症胰腺炎
   D. 甲状腺功能亢进术后饮水呛咳
   E. 骨折术后
21. 下列属于肠外营养补充不足的并发症的是　　　(　　)
   A. 低磷血症　　B. 低钾血症
   C. 皮疹、皮皱　D. 神经炎
   E. 神经损伤
22. 肠外营养制剂的成分有　　(　　)
   A. 葡萄糖
   B. 脂肪乳剂
   C. 复方氨基酸溶液
   D. 电解质
   E. 维生素、微量元素

二、填空题
1. 一般非肥胖的外科住院患者热量的基本需要量为_____。
2. 肠外营养时，推荐的氨基酸量是_____。
3. 氨基酸是蛋白质的基本单位，可分为_____和_____两类。

三、名词解释
1. PN
2. EN
3. BMI

四、简答题
1. 简述五种患者营养状态的评定项目。
2. 简述肠外营养制剂的主要种类。
3. 简述肠内营养的实施途径。

五、论述题
1. 试述肠外营养可能发生的并发症。
2. 试述肥胖症的手术适应证。

【参/考/答/案】

一、选择题

【A 型题】

1. B　2. B　3. C　4. E　5. A
6. A　7. B　8. A　9. E　10. C
11. A　12. E　13. A

【B 型题】

14. C　15. D　16. E　17. B

【X 型题】

18. BCDE　19. ABCDE　20. ABC
21. ABCD　22. ABCDE

1. B【解析】正常成人(非肥胖型)热量的基本需要量是 25～30kcal/(kg·d)。该患者 BMI 为 22.5kg/m²，属于正常范围。故该患者所需要的基本热量为 1625～1950kcal。

3. C【解析】在饥饿早期，机体首先消耗肝脏及肌肉中的糖原储备供能；之后会依赖糖异生作用，肝脏和肌肉的蛋白质分解增加，以提供糖异生所需原料；随后，脂肪动员加强，成为主要能源物质，体内酮体形成，体内大部分组织越来越多利用酮体供能，从而减少蛋白质的消耗。

4. E【解析】肢体外伤性失血胃肠道功能并未明显受影响，通过肠内营养可以达到机体需要量，故采用肠内营养。

5. A【解析】肠外营养的输注途径主要有中心静脉和周围静脉途径。中心静脉途径适用于需要长期肠外营养，需要高渗透压营养液的患者。临床上常用的中心静脉途径有颈内静脉途径、锁骨下静脉途径、经头静脉或贵要静脉插入中心静脉导管途径。周围静脉途径适用于只需短期肠外营养支持的患者。

6. **A**【解析】患者既往空腹血糖达到 11mmol/L，可诊断为糖尿病，若肠外营养液中胰岛素比例过低而内源性胰岛素分泌不足，当葡萄糖输注速度过快时即可发生高渗性非酮性昏迷，为防止此情况发生，应注意葡萄糖输注速度不宜过高，速度不宜过快、与胰岛素比例不能太低。

7. **B**【解析】全胃肠外营养所用的营养液每日供氮应达 $1.2 \sim 2.0$ g/kg；脂肪乳剂应占总热量的 $30\% \sim 40\%$；适量的电解质、维生素和微量元素能够补充患者的所需的非能量供应物质；葡萄糖是肠外营养剂的主要物质，而葡萄糖的代谢必须依赖胰岛素；氨基酸是肠外营养的氮源物质，输入的氨基酸与体内氨基酸的配比应相似，即必需氨基酸与非必需氨基酸比例为 1:2。

8. **A**【解析】低分子右旋糖酐主要用于抗休克、血栓性疾病的治疗，不作为营养液的成分。

9. **E**【解析】吸入性肺炎是肠内营养最严重的并发症，好发于老年人、意识障碍者及幼儿。预防吸入性肺炎的重要措施是防止胃内容物潴留及反流。

10. **C**【解析】预防吸入性肺炎最重要的措施是防止胃内容物潴留，一旦发现误吸，应积极治疗。

11. **A**【解析】消化道瘘所用的肠内营养剂应以肽类为主，以减少对胃肠道的损伤，利于肠道功能的恢复。

12. **E**【解析】BMI $\geqslant 35$kg/m^2，伴或不伴有代谢病及相关疾病，是手术减肥的适应证。

13. **A**【解析】进行肠内营养时应循序渐进，刚开始时应注意低剂量、低浓度、低速度，使胃肠道逐步耐受营养液，避免误吸，随后再逐渐增加浓度、速度及剂量。

14~17. **CDEB**【解析】①肠内营养的并发症包括机械性并发症、胃肠道并发症、代谢性并发症及感染性并发症，吸入性肺炎是肠内营养最严重的并发症，在临床上也常见。②肠外营养的并发症包括静脉导管相关并发症、代谢性并发症、脏器功能损害、代谢性骨病等。其中导管性脓毒症是由于中心静脉导管置管时操作、护理不当所致；长期肠外营养可引起糖代谢紊乱，严重者可致糖尿病非酮症性高渗性昏迷；长期肠外营养可损伤肝脏，引起胆汁淤积和肝脏脂肪浸润等病变。

18. **BCDE**【解析】营养状况的评定有不同的手段，常见的有临床检查、人体测量、生化检查。其中，人体测量是应用最广泛的营养评价指标，主要包括体重、体质量指数、皮褶厚度与臂围和握力测定。生化及实验室检查包括清蛋白测定、氮平衡与净氮利用率、免疫功能（如总淋巴细胞计数）的检测等。

19. **ABCDE**【解析】神经损伤、胸导管损伤、气胸、血胸、空气栓塞等都是肠外营养时容易出现的技术性并发症。

20. **ABC**【解析】肠外营养的适应证：①一周以上不能进食；②胃肠道功能障碍；③不能耐受肠内营养者；④肠内营养无法达到目标需要量。消化道瘘、急性重症胰腺炎和短肠综合征均是肠外营养的适应证。

21. **ABCD**【解析】肠外营养补充不足易引起代谢功能紊乱，如高血糖、低血糖、维生素缺乏、必需脂肪酸缺乏、电解质及酸碱平衡失调等，低磷血症和低钾血症属于电解质紊乱，皮疹、皮皱、神经炎则多由维生素缺乏引起，营养补充不足一般不会引起神经损伤。

二、填空题

1. $25 \sim 30$ kcal/(kg·d)

2. 1.2~2.0g/(kg·d)
3. 必需氨基酸 非必需氨基酸

三、名词解释

1. **肠外营养(PN)**：通过静脉途径提供营养的方式称为肠外营养，适用于需要营养支持，但又不宜或不能接受肠内营养者。

2. **肠内营养(EN)**：凡是胃肠道功能正常或存在部分功能者，营养支持时可通过导管输入其消化道内，这种提供营养的方式称为肠内营养。

3. **体质量指数(BMI)**：反映营养不良及肥胖的可靠指标，BMI = 体重(kg)/身高^2(m^2)，正常值为 18.5~24kg/m^2，25~30kg/m^2 为超重，>30kg/m^2 为肥胖。

四、简答题

1. **简述五种患者营养状态的评定项目。**

    答 ①体质量指数(BMI)：<18.5kg/m^2 为营养不良，25~30kg/m^2 为超重，>30kg/m^2 为肥胖；②握力测定：可反映肌肉功能，正常值为男≥35kg，女≥23kg；③血浆蛋白测定：评价蛋白质营养状况的指标，包括清蛋白、转铁蛋白等；④总淋巴细胞计数：<1.8×10^9/L 为营养不良；⑤氮平衡试验：评价蛋白质代谢状况，正氮平衡（摄入氮 > 分解氮）提示蛋白净合成，负氮平衡（摄入氮 < 分解氮）提示蛋白分解 > 合成。

2. **简述肠外营养制剂的主要种类。**

    答 ①葡萄糖；②脂肪乳剂；③复方氨基酸溶液；④电解质；⑤维生素；⑥微量元素。

3. **简述肠内营养的实施途径。**

    答 ①口服：消化道功能可以支持口服且普通饮食无法满足热量需求的患者；②管饲：鼻胃管喂养是临床上最常用的方法，其他还包括鼻十二指肠管喂养和鼻空肠管喂养；③造口：需要长时间进行肠内喂养的患者，可行胃或空肠造口。

五、论述题

1. **试述肠外营养可能发生的并发症。**

    答 (1) 技术性并发症

    1) 插管的并发症：①鼻、咽、食管损伤，肺与胸膜的损伤；②锁骨下动脉与静脉损伤；③神经损伤、胸导管损伤、纵隔损伤；④栓塞；⑤导管位置异常；⑥心脏并发症（导管插入过深）。

    2) 导管留置期并发症：①静脉血栓形成和空气栓塞；②导管堵塞。

    (2) 感染性并发症（长期肠外营养最严重并发症之一）

    导管性脓毒症、周围静脉血栓性静脉炎等。

    (3) 代谢性并发症

    1) 糖代谢紊乱：①高血糖与低血糖；②高渗性非酮性昏迷；③肝脂肪变性。

    2) 氨基酸性并发症：①高血氨、高氯性代谢性酸中毒；②肝酶谱升高；③肝性脑病。

    3) 代谢性骨病：骨钙丢失、骨质增生、四肢关节疼痛等。

    4) 其他营养物质缺乏：①电解质紊乱；②微量元素缺乏；③必需脂肪酸缺乏；④维生素缺乏。

    (4) 其他并发症

    胆汁淤积、肠屏障功能受损、充血性心力衰竭、重新给养综合征。

2. **试述肥胖症的手术适应证。**

    答 肥胖症手术适应证：①BMI≥35kg/m^2；②BMI 27.5~34.9kg/m^2，伴有 2 型糖尿病患者（经改变生活方式和药物治疗控制不佳者），或伴有≥2 种其他代谢疾病者。

    可参考《中国肥胖及 2 型糖尿病外科治疗指南（2019 版）》单纯肥胖患者手术适应证。

    (1) BMI≥37.5kg/m^2，建议积极手术；32.5kg/m^2≤BMI<37.5kg/m^2，推荐手术；27.5kg/m^2≤BMI<32.5kg/m^2，经改变生活方式和内科治疗难以控制，且至少符合 2 项代谢综合征组分，或存在合

并症,综合评估后可考虑手术。
(2)男性腰围≥90cm,女性腰围≥85cm,参考影像学检查提示中心型肥胖,经多学科综合治疗协作组(MDT)广泛征询意见后可酌情提高手术推荐等级。
(3)建议手术年龄为16~65岁。

注:①代谢综合征组分(国际糖尿病联盟定义)包括高三酰甘油(TG,空腹≥1.70mmol/L)、低高密度脂蛋白胆固醇(HDL-ch,男性空腹<1.03mmol/L,女性空腹<1.29mmol/L)、高血压(动脉收缩压≥130mmHg或动脉舒张压≥85mmHg)。②合并症包括糖代谢异常及胰岛素抵抗,阻塞性睡眠呼吸暂停低通气综合征(OSAHS)、非酒精性脂肪性肝炎(NASH)、内分泌功能异常、高尿酸血症、男性性功能异常、多囊卵巢综合征、变形性关节炎、肾功能异常等,尤其是具有心血管风险因素或2型糖尿病(T2DM)等慢性并发症。③对$27.5kg/m^2 \leq BMI < 32.5kg/m^2$的患者有一定疗效,但国内外缺少长期疗效的充分证据支持,建议慎重开展。④如双能X线吸收法测量Android脂肪含量与腹部脂肪及内脏脂肪分部相关,如Android脂肪含量显著升高提示中心型肥胖。或MRI对腹部内脏脂肪含量进行评估。

(董彦杞)

第11章 外科感染

【学习要点】

一、掌握
1. 常见浅部急性化脓性感染的临床表现及治疗。
2. 破伤风、气性坏疽的临床表现、预防及治疗。

二、熟悉
1. 外科感染的发生、发展及防治原则。
2. 全身性感染的临床表现及治疗。
3. 抗菌药物在外科感染中的应用。
4. 脓毒症的诊断及治疗。
5. 甲沟炎、化脓性指头炎的临床表现及治疗。

【应试考题】

一、选择题

【A型题】

1. 预防气性坏疽的关键措施是 （　　）
   A. 纠正水电解质失调
   B. 早期行筋膜切开减张
   C. 早期应用抗生素
   D. 应用高压氧舱治疗
   E. 尽早彻底清创

2. 痈最常发生的部位是 （　　）
   A. 腰部　　　　B. 背部
   C. 面部　　　　D. 胸部
   E. 腿部

3. 下列关于外科感染的叙述，不正确的是 （　　）
   A. 占外科疾病的 1/3～1/2
   B. 疖、丹毒、急性阑尾炎等均属非特异性感染
   C. 病程在2个月内者均属急性感染
   D. 医院内感染的主要病菌是条件性病原菌
   E. 外科感染病程中，常发展为混合感染

4. 下列关于破伤风的叙述，正确的是 （　　）
   A. 是非特异性感染
   B. 临床症状和体征主要是溶血毒素所致
   C. 典型症状是肌紧张性收缩
   D. 伤口的厌氧菌培养是诊断依据
   E. 注射破伤风抗毒素是预防破伤风的最可靠方法

5. 糖尿病患者易患痈的原因是 （　　）
   A. 血糖高

B. 白细胞少
C. 尿糖高
D. 淋巴细胞缺乏
E. 白细胞功能下降,游动缓慢

6. 破伤风最先出现并有诊断意义的症状是 （　　）
   A. 苦笑面容　　B. 张口困难
   C. 角弓反张　　D. 腹肌紧张
   E. 颈项强直

7. 关于破伤风的临床表现,正确的是 （　　）
   A. 典型的肌肉收缩最早从面肌开始
   B. 一般常有高热
   C. 抽搐呈持续性
   D. 患者意识始终清醒
   E. 膀胱逼尿肌痉挛可引起尿失禁

8. 革兰氏阳性菌脓毒症最具特征性的临床表现是 （　　）
   A. 寒战后高热
   B. 白细胞计数达$(20\sim30)\times10^9/L$以上
   C. 可出现感染性休克
   D. 转移性脓肿
   E. 病情重而病程短

9. 面部"危险三角区"疖的危险性在于 （　　）
   A. 容易引起眼球感染
   B. 容易形成痈
   C. 进入上颌窦
   D. 抗生素治疗无效
   E. 容易引起海绵状静脉窦炎

10. 破伤风的治疗措施中最重要的是 （　　）
    A. 彻底清创,引流伤口,消除毒素来源
    B. 使用破伤风抗毒素中和游离的毒素
    C. 控制和解除痉挛,预防窒息
    D. 给予大量青霉素,抑制破伤风梭菌
    E. 积极支持治疗

11. 患者,女,20岁。足癣多年,近1周发热,右小腿出现片状红斑,腹股沟淋巴结肿大,疼痛。最可能的致病菌是 （　　）
    A. 乙型溶血性链球菌
    B. 铜绿假单胞菌
    C. 梭状芽孢杆菌
    D. 金黄色葡萄球菌
    E. 表皮葡萄球菌

12. 下列感染性疾病中,创面不需做清创引流的是 （　　）
    A. 气性坏疽
    B. 急性丹毒
    C. 破伤风
    D. 急性皮下蜂窝织炎
    E. 痈

13. 患者,女,28岁。右中指末节红肿8日,疼痛剧烈。掌侧肿胀明显,予切开引流。正确的切口是 （　　）
    A. 关节皱折处切开
    B. 手指掌侧横形切开
    C. 甲根处切开
    D. 手指背侧切开
    E. 手指侧面纵形切开

14. 中指脓性指头炎如治疗不及时,最易发生的并发症是 （　　）
    A. 败血症
    B. 掌中间隙感染
    C. 末节指骨缺血坏死
    D. 化脓性腱鞘炎
    E. 桡侧滑囊炎

15. 特异性感染是指 （　　）
    A. 金黄色葡萄球菌感染
    B. 变形杆菌感染
    C. 铜绿假单胞菌感染
    D. 链球菌感染
    E. 破伤风梭菌感染

16. 下列关于破伤风梭菌特点的叙述,不正确的是 （　　）
    A. 厌氧菌
    B. 以增殖体状态分布于自然界

C. 革兰氏染色阳性
D. 产生大量外毒素
E. 由痉挛毒素产生主要症状

17. 下列关于破伤风的叙述,正确的是 （ ）
    A. 不会发生骨折
    B. 光线不能诱发全身肌肉抽搐
    C. 严重者意识不清
    D. 可出现尿潴留
    E. 颈部肌肉强烈收缩最早出现

18. 丹毒的炎症类型是 （ ）
    A. 急性管状淋巴管炎
    B. 急性网状淋巴管炎
    C. 急性多发性毛囊炎
    D. 急性蜂窝织炎
    E. 以上都不是

19. 破伤风患者静脉滴注大量破伤风抗毒素的目的是 （ ）
    A. 控制和解除痉挛
    B. 抑制破伤风梭菌生长
    C. 减少毒素的产生
    D. 中和血液中游离毒素
    E. 中和血液中游离和结合的毒素

20. 在破伤风的治疗中,抗生素效果较好的是 （ ）
    A. 青霉素   B. 甲硝唑
    C. 红霉素   D. 四环素
    E. 磺胺类药物

21. 痈切开引流的切开与一般脓肿的切开不同之处在于 （ ）
    A. 切口较大
    B. 多个切口
    C. 切口较深
    D. 需作纵向切口
    E. 作"+"或"++"切口

22. 需要早期切开、清创引流的疾病是 （ ）
    A. 动脉瘤   B. 寒性脓肿
    C. 蜂窝织炎   D. 气性坏疽
    E. 痈

23. 在人体抵抗力降低时,原本不致病的菌群变成致病菌,所引起的感染是 （ ）
    A. 非特异性感染 B. 机会性感染
    C. 二重感染   D. 医院内感染
    E. 慢性感染

24. 不需应用抗菌药物的疾病是 （ ）
    A. 毛囊炎   B. 丹毒
    C. 开放性骨折   D. 结肠癌根治术前
    E. 人工关节术后

25. 掌深间隙感染手术切口一般不应超过远侧掌横纹,以免损伤的部位是 （ ）
    A. 正中神经   B. 尺神经
    C. 桡神经   D. 掌浅动脉弓
    E. 掌深动脉弓

26. 患者示指微屈,拇指不能对掌,掌中凹存在,应诊断为 （ ）
    A. 桡侧滑囊炎   B. 尺侧滑囊炎
    C. 掌中间隙感染 D. 鱼际间隙感染
    E. 脓性指头炎

27. 颌下急性蜂窝织炎最严重的并发症是 （ ）
    A. 化脓性海绵状静脉窦炎
    B. 败血症
    C. 纵隔化脓性炎
    D. 喉头水肿、窒息
    E. 脓毒血症

【B/型/题】

(28~29题共用备选答案)
A. 金黄色葡萄球菌
B. 乙型溶血性链球菌
C. 大肠埃希菌
D. 变形杆菌
E. 拟杆菌

28. 丹毒的致病菌是 （ ）
29. 痈的致病菌是 （ ）

(30~32题共用备选答案)
A. 慢性感染   B. 亚急性感染

C. 急性感染　　D. 二重感染
E. 原发感染
30. 病程为3个月的感染　　　　（　）
31. 病程为24日的感染　　　　　（　）
32. 病程为15日的感染　　　　　（　）
（33～34题共用备选答案）
A. 疖　　　　　B. 痈
C. 丹毒　　　　D. 急性蜂窝织炎
E. 脓肿
33. 皮肤及其网状淋巴管急性炎症,可见于（　）
34. 多个相邻的毛囊及其所属皮脂腺或汗腺的急性化脓性感染,可见于（　）

【X型题】

35. 应用抗菌药物治疗外科感染的适应证是（　）
A. 较严重的感染
B. 无局限化倾向的感染
C. 药物治疗配合手术治疗
D. 疖肿、浅表伤口化脓
E. 毛囊炎
36. 溶血性链球菌感染容易扩散的原因有（　）
A. 能产生血浆凝固酶
B. 能产生透明质酸酶
C. 能产生溶血素
D. 能产生链激酶
E. 能产生内毒素
37. 脓毒症的临床表现为（　）
A. 细菌进入血液循环
B. 全身中毒症状明显,如寒战、高热
C. 三低现象
D. 心率快,呼吸急促
E. 皮疹
38. 破伤风患者治疗中,需行气管切开术的情况是（　）
A. 持续应用冬眠疗法者
B. 抽搐需用肌肉松弛剂者
C. 抽搐频繁、药物不能控制者

D. 严重抽搐达到需用硫喷妥钠控制者
E. 出现幻觉、行动错乱的患者
39. 下列关于破伤风并发症的叙述,正确的是（　）
A. 痉挛症状严重不能进食或拒食者,应在药物控制痉挛时,放置胃管进行管饲
B. 需鼻胃管管饲者,可在气管切开术后,放置胃管
C. 严重抽搐时,应使用钙剂治疗
D. 早期使用大量青霉素是必要的
E. 无须专人陪护
40. 气性坏疽的处理原则是（　）
A. 彻底清创,广泛多处切开
B. 应用大量抗生素,首选为青霉素
C. 高压氧治疗
D. 支持疗法,包括输血及营养支持
E. 中药治疗
41. 严重感染时,联合应用抗生素的指征是（　）
A. 患者合并其他疾病
B. 减少药物毒性反应
C. 针对外科以混合感染为主的特点
D. 延迟抗生素对细菌产生耐药性
E. 严重感染病因不明确

二、名词解释
1. surgical infection
2. specific infection
3. sepsis
4. bacteremia
5. 气性坏疽
6. carbuncle

三、填空题
1. 特异性感染的致病菌主要是_____、_____、_____和_____。
2. 外科感染处理的重要环节是_____和_____。
3. 深部蜂窝组织的急性化脓性感染称为_____。
4. 治疗丹毒应首选_____。

5. 破伤风的综合治疗原则包括_____、_____、_____、_____和_____。
6. 破伤风的潜伏期通常为_____。
7. 导致脓毒症的原因有_____、_____和_____。

四、简答题
1. 简述预防外科感染的主要措施。
2. 简述合理使用抗菌药物的基本原则。

五、论述题
1. 试述脓毒症和脓毒症休克的诊断方法。

2. 试述破伤风的典型临床表现及治疗原则。

六、病例分析题
患者,女,40岁。动物房技术员,2周前被实验兔子咬伤手指,局部消毒后简单包扎,未做其他处理。5日前发觉进食时张口困难,昨日出现颈肌强直。检查发现无发热,且张口困难、"苦笑"表情、颈项强直。血常规:血红蛋白120g/L,白细胞 6×10^9/L。
问题:
该患者的诊断及处理措施是什么?

【参/考/答/案】

一、选择题

【A型题】
1. E   2. B   3. C   4. C   5. E
6. B   7. D   8. D   9. E   10. C
11. A   12. B   13. E   14. C   15. E
16. B   17. D   18. B   19. D   20. A
21. E   22. D   23. C   24. A   25. D
26. D   27. D

【B型题】
28. B   29. A   30. A   31. B   32. C
33. C   34. B

【X型题】
35. ABC   36. BCD   37. ABCDE
38. ABCD   39. ABD   40. ABCD
41. BCDE

1. E【解析】气性坏疽由厌氧菌感染导致,因此预防气性坏疽的关键是尽早彻底清创,以清除厌氧环境,如清除失活缺血的组织、去除异物、充分敞开引流。
2. B【解析】痈常发生于皮肤较厚的部位,如项部和背部。
3. C【解析】急性感染指的是病程在3周之内的感染。

4. C【解析】破伤风的前驱症状包括头晕、头痛、肌肉发紧等,其中肌紧张性收缩是破伤风的典型症状,主要表现为肌强直、发硬,在肌紧张性收缩的基础上,各个肌群出现阵发性痉挛,出现角弓反张、呼吸困难等症状。
5. E【解析】糖尿病患者由于血糖过高,造成白细胞功能低下,导致免疫力低,抗感染能力差,易被金黄色葡萄球菌感染。
6. B【解析】破伤风造成的肌肉阵发性痉挛,最先影响的是咀嚼肌,表现为张口困难、牙关紧闭、咧嘴"苦笑"表情等。
7. D【解析】破伤风患者前期出现头晕、头痛、乏力、肌肉收缩等症状,最先由咀嚼肌出现肌肉收缩和痉挛症状,痉挛为阵发性强烈痉挛,膀胱括约肌痉挛造成患者尿潴留,症状发作时患者意识清醒,表情痛苦。
8. D【解析】革兰氏阳性菌所导致的脓毒症可出现高热、皮疹和转移性脓肿,多由金黄色葡萄球菌感染所致,可继发于其他由金黄色葡萄球菌造成的外科感染。
9. E【解析】面部疖被挤压后,可使病菌通过内眦静脉、眼静脉进入海绵状静脉窦,造成化脓性海绵状静脉窦炎,严重的情况下可导致死亡。

10. C【解析】破伤风造成的强烈的肌痉挛可导致肌断裂、骨折、尿潴留，严重者可出现呼吸骤停，因此破伤风患者需在麻醉和控制痉挛的情况下进行清创、使用抗毒素、进行抗生素和对症治疗。

11. A【解析】丹毒是皮肤淋巴管网被乙型溶血性链球菌感染所导致的急性非化脓性炎症，好发于下肢及面部，常继发于足趾损伤、足癣、口腔溃疡等。该患者有足癣病史，表现为发热，右小腿片状红斑，腹股沟淋巴结肿大且疼痛，诊断为右下肢丹毒，该病多见于乙型溶血性链球菌感染。

12. B【解析】急性丹毒是皮肤淋巴管网的急性非化脓性炎症，因此以保守治疗为主，无须清创引流。

13. E【解析】患者右中指末节红肿剧痛，应诊断为脓性指头炎，应及时切开引流，以免感染造成骨坏死或骨髓炎。手术时在末节指侧面作纵行切口，切口远侧不超过甲沟的1/2，近侧不超过指节横纹。

14. C【解析】脓性指头炎是末节掌面的皮下化脓性感染。感染加重时，局部缺血坏死，末节指骨可缺血坏死，可并发骨髓炎。

15. E【解析】特异性感染指某些病原体引起的较为独特的病变，如破伤风、念珠菌病、气性坏疽等，其病程演变及治疗处理等方面与一般的感染不同。

16. B【解析】破伤风是破伤风梭菌引起的特异性感染。破伤风梭菌是厌氧革兰氏阳性菌，以芽孢状态分布于自然界。破伤风梭菌的芽孢在缺氧环境中发育为增殖体，迅速繁殖并产生大量外毒素，主要是痉挛毒素导致患者出现一系列临床症状和体征。

17. D【解析】破伤风最初累及的是咀嚼肌，之后依次为面部表情肌、颈、背、腹、四肢肌、膈肌。光、声、接触、饮水等轻微刺激即可诱发破伤风症状的发作。破伤风痉挛发作时意识始终清楚。发作时，强烈的肌痉挛可使肌断裂，甚至发生骨折。膀胱括约肌痉挛可引起尿潴留。

18. B【解析】丹毒：皮肤淋巴管网被乙型溶血性链球菌感染所导致的急性非化脓性炎症。

19. D【解析】破伤风抗毒素的作用是中和游离毒素，对于已经与神经组织结合的毒素效果不好，因而破伤风抗毒素多在早期应用。

20. A【解析】肌内注射或静脉滴注青霉素可抑制破伤风梭菌。

21. E【解析】痈的引流：在静脉麻醉的情况下作"十"或"++"切口，切线达到病变组织与健康组织边缘，深至深筋膜层，彻底清除化脓组织和失活坏死组织，用碘附、生理盐水或凡士林纱条填充脓腔，最后加干纱布并使用绷带包扎。

22. D【解析】气性坏疽是由厌氧菌引起的特异性感染，因此受伤后早期切开、彻底清创引流是防治气性坏疽的关键。

23. B【解析】机会性感染是指平常为非致病菌，但机体免疫力下降时，可引起的感染。

24. A【解析】病情最轻的炎性疾病不需使用抗生素，即毛囊炎。

25. D【解析】治疗掌深间隙感染应纵行切开中指和无名指间的指蹼掌面，但切口不应超过手掌远侧横纹，防止损伤掌浅动脉弓。

26. D【解析】鱼际间隙感染可见掌深凹存在，示指微屈，拇指活动受限且不能对掌，鱼际与拇指指蹼肿胀、压痛。

27. D【解析】颌下及口底急性蜂窝织炎可导致喉头水肿，压迫气管引起窒息。因此，口底及颌下急性蜂窝织炎应及早切开减压。

30~32. ABC【解析】①慢性感染：病程超过2个月的感染；②急性感染：病程在3周之内的感染；③亚急性感染：介于急性与慢性之间的感染。

33~34. CB【解析】①丹毒：皮肤淋巴管网被乙型溶血性链球菌感染所导致

069

的急性非化脓性炎症；②痈：金黄色葡萄球菌同时感染多个相邻毛囊及周边组织发生的急性化脓性炎症，或由多个相邻的疖融合而成。

35. ABC【解析】外科感染应用抗菌药物的适应证，包括较严重的感染，无局限化倾向的感染，药物治疗配合手术治疗。而疖肿、毛囊炎、浅表伤口化脓则采用局部处理。

36. BCD【解析】由于溶血性链球菌感染后可释放溶血素、链激酶和透明质酸酶，因此，炎症有不局限、扩散快，与正常组织边界不清的特点。

37. ABCDE【解析】脓毒症常见的临床表现有高热、寒战；肝脾大、有皮疹；意识淡漠、烦躁；心率快、呼吸急促；革兰氏阴性菌导致的脓毒症可出现三低现象、脓毒症休克；革兰氏阳性菌导致的脓毒症有高热、皮疹、转移性脓肿；厌氧菌导致的脓毒症可出现腐臭味；真菌导致的脓毒症可出现结膜瘀斑、视网膜灶性絮样斑等栓塞表现。

38. ABCD【解析】破伤风患者病情严重需用镇静、解痉药物来缓解痛苦，此类患者需行气管切开术，改善通气。

39. ABD【解析】破伤风患者需使用鼻胃管管饲，必要时使用中心静脉肠外营养，防止患者出现电解质紊乱等症状；早期大量使用青霉素抑制破伤风梭菌；重症患者进行气管切开保持呼吸道通畅；预防压疮；防止交叉感染；专人陪护防止坠床等。

40. ABCD【解析】气性坏疽的治疗方法：①尽早清创，清创需彻底，充分引流，避免出现无效腔；②大量使用青霉素、大环内酯类或硝唑类抗生素；③高压氧治疗；④全身支持疗法。

41. BCDE【解析】外科抗菌药联合用药的指征是：①严重感染且病因不明；②出现混合感染，单一药物不能控制；③需长时间用药，防止患者产生耐药性；④降低药物毒性反应。

二、名词解释

1. 外科感染（surgical infection）：指需要外科治疗的感染，包括创伤、手术、烧伤、器械检查等并发的感染。
2. 特异性感染（specific infection）：指某些病原菌可以引起较为独特的病变，其病程演变及治疗处理等方面与一般的感染不同，故称为特异性感染。
3. 脓毒症（sepsis）：指因病原菌因素引起的全身性炎症反应，体温、呼吸、意识有较明显的改变者。
4. 菌血症（bacteremia）：是脓毒症中的一种，即血培养检出病原菌者，目前多指临床有明显感染症状的菌血症。
5. 气性坏疽：指以产气荚膜梭菌为主的多种梭菌引起的大面积肌肉坏死，故又称为梭菌性肌坏死，是一种迅速发展的严重急性感染。
6. 痈（carbuncle）：指多个相邻毛囊及其周围组织同时发生的急性化脓性炎症，也可由多个疖融合而成。

三、填空题

1. 结核杆菌　破伤风梭菌　产气荚膜梭菌　白色念珠菌
2. 控制感染源　合理使用抗菌药物
3. 急性蜂窝织炎
4. 青霉素
5. 清除毒素来源　中和游离毒素　控制和解除痉挛　保持呼吸道通畅　防治并发症
6. 7~8日
7. 致病菌的数量多　致病菌的毒力强　机体抗感染能力低下

四、简答题

1. 简述预防外科感染的主要措施。
   答　①防止病原微生物侵入，从感染源阻止外科感染的发生；②增强机体的抗感染能力，改善患者营养状态，积极治疗糖尿病、尿毒症等疾病；③切断病原菌传播途径。
2. 简述合理使用抗菌药物的基本原则。
   答　①明确致病菌，并进行药敏试验；

②根据致病菌和药敏试验结果,选用敏感抗菌药物;③制定合理的给药途径、次数、剂量和疗程。

五、论述题

1. 试述脓毒症和脓毒症休克的诊断方法。

答 对于感染或疑似感染的患者,使用快速SOFA进行初步诊断。

(1)若患者快速SOFA≥2分,则使用SOFA对患者进行进一步的评估,SOFA的评分比原基线评分高出2分者,可诊断为脓毒症。

(2)患者确诊为脓毒症且进行液体复苏后,需要继续使用血管活性药物来维持血压≥65mmHg,血清乳酸>2mmol/L,诊断为脓毒症休克。

2. 试述破伤风的典型临床表现及治疗原则。

答 (1)典型临床表现:肌紧张性收缩,阵发性强烈痉挛,咀嚼肌最先受累,随后为面部表情肌、颈、背、腹、四肢肌、膈肌。临床表现为张口困难、苦笑面容、颈部强直、头后仰;当背、腹肌同时收缩可呈角弓反张状,膈肌受影响后可致呼吸停止。

(2)治疗原则:①彻底清创,清除毒素来源,用3%过氧化氢溶液冲洗伤口,敞开伤口引流;②中和游离毒素,应用破伤风抗毒素10 000~60 000U,加入到5%葡萄糖溶液500~1000ml中静脉滴注;③控制和解除痉挛;④保持呼吸道通畅,如抽搐频繁,则应行气管切开;⑤防治并发症,应用青霉素可抑制破伤风梭菌,预防肺部并发症;⑥补充水、电解质及营养支持。

六、病例分析题

该患者的诊断及处理措施是什么?

答 (1)诊断:患者有外伤史,伤口未彻底清创,未给予破伤风抗毒素。外伤2周后出现张口困难、"苦笑"表情、颈项强直。根据外伤史及临床表现可诊断为破伤风。

(2)处理措施:①检查伤口,清洁去污并清理伤口,必要时重新进行清创;②静脉滴注青霉素清除毒素来源,静脉滴注或肌内注射破伤风抗毒素中和游离毒素;③肌内注射苯巴比妥、地西泮控制症状,解除痉挛;④预防并发症。

(高正杰)

第12章 创 伤

【学习要点】

一、掌握

1. 创伤的诊断、急救及处理原则。
2. 开放性损伤的伤口处理原则及清创方法。
3. 创伤的分类。
4. 创伤后人体的病理生理变化及修复过程。

二、熟悉

战伤急救技术及初期处理。

【应试考题】

一、选择题

【A型题】

1. 开放伤不包括 （ ）
   A. 挫伤　　　　B. 切伤
   C. 裂伤　　　　D. 皮肤撕脱伤
   E. 擦伤
2. 各种组织和器官损伤的基本病理变化是 （ ）
   A. 局部肿胀
   B. 局部充血
   C. 局部发热
   D. 局部组织及血浆渗出
   E. 局部炎症反应
3. 伤口边缘不整齐,周围组织损伤广泛,出血少,应为 （ ）
   A. 擦伤　　　　B. 刺伤
   C. 裂伤　　　　D. 切割伤
   E. 撕脱伤
4. 非贯通伤指的是 （ ）
   A. 创伤后深部体腔与外界相通
   B. 既有出口又有入口的损伤
   C. 一般指开放性颅脑损伤
   D. 只有入口没有出口的损伤
   E. 伤到呈沟槽状的出入口相连的损伤
5. 属于闭合伤的是 （ ）
   A. 擦伤
   B. 火器伤
   C. 刺伤
   D. 直肠破裂
   E. 撕脱伤
6. 影响伤口愈合最常见的局部因素是（ ）
   A. 伤口异物存留
   B. 伤口坏死组织多
   C. 伤口感染
   D. 局部血液循环障碍
   E. 伤口厌氧环境

7. 下列关于损伤急救和转运的叙述,不正确的是 ( )
   A. 开放伤口应用无菌纱布覆盖,缠上绷带
   B. 昏迷患者为防止呕吐物导致窒息,最可靠的方法是放置胃管
   C. 四肢动脉大出血时要上止血带或立即止血
   D. 对怀疑有脊椎骨折的伤员必须平卧板床
   E. 眼部损伤的患者应用硬质眼罩保护后再行包扎

8. 下列复合性创伤患者会出现的情况中,应先抢救的是 ( )
   A. 休克   B. 昏迷
   C. 肾挫裂伤   D. 开放性气胸
   E. 四肢开放性骨折

9. 感染伤口换药宜选用 ( )
   A. 20%硫酸镁湿敷
   B. 无刺激性的凡士林纱布
   C. 呋喃西林溶液
   D. 优琐溶液湿敷
   E. 高渗盐水湿敷

10. 下列关于清创术的叙述,不正确的是 ( )
    A. 清创术最好在伤后6~8小时内施行
    B. 战地伤口早期,可作一期缝合
    C. 污染较轻的伤口,伤后12小时,一般仍可一期缝合
    D. 超过12小时的伤口,清创后一般不予缝合
    E. 面部、关节附近、神经血管暴露的伤口,即使超过24小时仍应缝合

11. 下列因素有利于创伤修复和伤口愈合的是 ( )
    A. 细菌感染
    B. 血液循环障碍
    C. 异物存留
    D. 局部制动
    E. 服用皮质激素类药物

12. 下列关于挫伤的叙述,不正确的是 ( )
    A. 钝物打击所致的一种损伤
    B. 局部肿胀,有压痛
    C. 病理变化是真皮与深筋膜间或浅肌层的部分组织损伤
    D. 严重者可有局部皮肤破损
    E. 不管挫伤多严重,皮肤尚保持完整

13. 四肢应用止血带阻断血流,一般不应超过 ( )
    A. 30分钟   B. 1小时
    C. 2小时   D. 3小时
    E. 4小时

14. 严重胸腹联合损伤后,必须首先处理的是 ( )
    A. 轻度血压下降
    B. 呼吸骤停
    C. 急性弥漫性腹膜炎
    D. 闭合性液气胸
    E. 粉碎性胸腰椎骨折

15. 下列关于止血带应用的叙述,不正确的是 ( )
    A. 一般用于四肢大出血
    B. 缚扎需过紧,防止脱落
    C. 使用时间不能超过4小时
    D. 每隔1小时放松1~2分钟
    E. 结扎位置靠近伤口的最近端

16. 下列关于清创时操作的叙述,不正确的是 ( )
    A. 生理盐水冲洗伤口
    B. 清创时应消除创腔内凝血块、异物
    C. 切除1~2mm不整齐的创缘皮肤
    D. 清创后直接缝合创口
    E. 可在创口内放置盐水纱条引流

17. 患者,男,20岁。右股刀刺伤18小时,刀口处红肿,伴有渗出液。最适当的治疗措施是 ( )
    A. 清创缝合   B. 抗生素治疗
    C. 理疗   D. 清理伤口后换药
    E. 局部固定

18. 下列关于火器伤救治原则的叙述,不正确的是 ( )
    A. 争取6~8小时内清创
    B. 清创后争取一期缝合
    C. 尽早注射破伤风抗毒素
    D. 尽早给予抗生素治疗
    E. 小而浅的伤口可保守治疗

19. 患者,男,20岁。右前臂被炸伤4小时,最大伤口长5cm,出血多,伤及肌肉。X线检查无骨折,未见金属异物。其伤口的最佳处理是（　　）
   A. 清创后二期缝合
   B. 加压包扎止血、观察
   C. 清洗伤口后包扎
   D. 包扎、石膏固定患肢
   E. 清创后一期缝合

【B型题】

(20~21题共用备选答案)
   A. 0.9%氯化钠溶液
   B. 3%高渗盐水
   C. 0.1%依沙吖啶溶液
   D. 优琐溶液
   E. 10%硝酸银液
20. 水肿明显的伤口最好用（　　）
21. 生长不良、高出创缘的肉芽最好用（　　）

(22~23题共用备选答案)
   A. 清创及一期缝合
   B. 清创及延期缝合
   C. 清创后不予缝合
   D. 清创及植皮
   E. 按感染伤口处理
22. 大面积皮肤剥脱伤应（　　）
23. 受伤6~8小时内战伤应（　　）

【X型题】

24. 火器伤的特点是（　　）
   A. 常规武器战争中最多的创伤
   B. 伤情复杂
   C. 不同于其他创伤
   D. 组织损伤严重
   E. 火器伤造成的震荡区在挫伤区外
25. 下列因素中妨碍损伤修复的是（　　）
   A. 伤口内有异物或坏死组织
   B. 长时间休克
   C. 伤后未用破伤风抗毒素
   D. 使用大量糖皮质激素
   E. 伤后及时补充营养
26. 创伤治疗中优先抢救的急症是（　　）
   A. 心搏骤停
   B. 窒息
   C. 大出血、休克
   D. 开放性气胸
   E. 轻度血压下降
27. 脏器闭合性损伤,一旦确诊或有高度怀疑时,应采取的措施是（　　）
   A. 做好紧急术前准备,力争早期手术
   B. 结肠破裂时,应及时肌内注射破伤风抗毒素
   C. 有威胁生命的情况时,应首先迅速处理
   D. 治疗既要全面,又要抓住重点
   E. 无须进行检查即可进行手术

二、名词解释

1. trauma
2. closed injury
3. opened injury
4. 贯通伤
5. 盲管伤
6. 清创术
7. 一期愈合

三、填空题

1. 创伤急救的基本技术有_____、_____、_____、_____和_____。
2. 损伤后的组织愈合过程一般分为三个阶段:_____、_____和_____。
3. 火器伤的初期处理一般在清创后不宜作_____,常需_____。
4. 创伤的常见的并发症有_____、_____、_____、_____和_____。
5. 常用的急救止血法有_____、_____、_____和_____。
6. 在开放伤中,可根据伤道类型分为_____、_____和_____。

四、简答题
1. 简述清创的步骤。
2. 简述创伤愈合的类型。

五、论述题
试述组织修复的过程。

六、病例分析题
患者,男,30岁。右大腿被木棍击伤4小时,大腿外侧局部肿胀、疼痛、触痛明显,运动正常。
问题:
该患者的诊断及处理措施是什么?

参 / 考 / 答 / 案

一、选择题

【A型题】
1. A　2. E　3. C　4. D　5. D
6. C　7. B　8. D　9. C　10. B
11. D　12. D　13. E　14. B　15. D
16. D　17. D　18. B　19. A

【B型题】
20. B　21. E　22. D　23. C

【X型题】
24. ABCDE　25. ABD　26. ABCD
27. ACD

1. A【解析】开放伤指的是有皮肤或黏膜破损的损伤,包含切割伤、撕裂伤、刺伤、擦伤、砍伤等;皮肤或黏膜无破损的损伤称为闭合伤。

2. E【解析】由于致伤因素对于机体的刺激,机体为维持自身内环境的稳定,迅速产生各种局部或全身性防御反应。局部反应主要产生局部炎性反应,全身反应主要是一系列神经内分泌反应增强,由此产生了各种功能和代谢的改变。

3. C【解析】擦伤以表皮剥脱为主要改变;刺伤伤口小,但可伤及深部的血管、神经及内脏组织;切割伤边缘整齐,伤口深度和长度不一定相同;撕脱伤可形成皮下血肿,但无表皮破损;裂伤可出现广泛周围组织损伤,伤口边缘不齐,出血较少。

4. D【解析】开放伤可依据伤道的不同分为贯通伤和非贯通(盲管)伤,贯通伤有入口和出口,非贯通伤只有入口没有出口。

5. D【解析】闭合伤是指皮肤或黏膜无破损的损伤,如挫伤、挤压伤、扭伤、震荡伤等。直肠破裂患者皮肤完整,故属于闭合伤。开放伤是指皮肤或黏膜破损的损伤,如擦伤、撕裂伤、切割伤、砍伤、刺伤、火器伤等。

6. C【解析】影响伤口愈合的因素可分为局部因素和全身因素。损伤范围的大小、坏死组织的多少、伤口是否有异物、局部血液循环情况、伤口感染等都是影响伤口愈合的局部因素,其中,伤口感染是最常见的原因。全身因素有营养不良、免疫力过低等。

7. B【解析】呼吸道阻塞的患者可用手指掏出阻塞物、抬起下颌、气管切开、气管插管、环甲膜穿刺或切开等方法予以通气,防止窒息。

8. D【解析】对于复合性创伤患者,首先应该处理危及患者生命的并发症。危及患者生命的症状应先处理,其余症状也应分轻重缓急做出相应处理。

9. C【解析】感染伤口可用呋喃西林或等渗盐水湿敷伤口;生长的肉芽组织有水肿,可用高渗盐水处理伤口;肉芽组织生长过多,阻碍创面上皮生长,可用10%硝酸银液。

10. B【解析】战伤救治的处理原则:尽快清创,除头、面、手及外阴部之外的部位一般不允许进行初期缝合。

11. D【解析】细菌感染、血流循环障碍、异物存留、服用皮质激素类药物均可造成创伤延迟愈合，而局部制动有利于创伤修复和伤口愈合。

12. D【解析】挫伤没有造成皮肤或黏膜的破损，属于闭合伤。

13. E【解析】止血带法止血应每1小时放松1~2分钟，使用时间不得超过4小时。

14. B【解析】心搏骤停、呼吸骤停、窒息、大出血、张力性气胸和休克等是应该优先处理的急症。

15. B【解析】使用止血带缚扎松紧程度以能止住血为最佳，不可过紧；每小时需放松1~2分钟，使用时间以不超过4小时为宜；使用止血带患者需有明显标志，并注明使用时间；先补充血容量再松止血带；远端肢体因长时间使用止血带坏死的患者，需在原止血带近端缚扎新止血带再进行截肢处理。

16. D【解析】①清创时，在用无菌敷料盖住伤口后，用无菌刷和肥皂液清洗伤口周围皮肤，污染严重的伤口应以生理盐水反复冲洗伤口，并切除清理失活的组织、血肿、血凝块和异物等。可沿伤口切除创缘皮肤1~2mm，必要时扩大创口。②对于伤后6~8小时以内的伤口，若污染不严重，清创后可一期缝合；若受伤时间已超过8~12小时，但尚未发生明显感染，可二期缝合；若污染严重则只能清创不能缝合。③根据创口情况，决定缝合前是否放置盐水纱条引流。

17. D【解析】患者受伤时间已超过8~12小时，且伤口已有感染迹象，不可进行一期缝合，可清理伤口后换药。

18. B【解析】火器伤有组织损伤重、范围大、易感染的特点，与一般创伤处理相同，应争取伤后6~8小时内彻底清创。清创后不宜一期缝合，应开放引流3~5日后，根据患者情况延期缝合。为预防破伤风，应尽早注射破伤风抗毒素。为预防感染，应尽早给予敏感抗生素治疗。对于小而浅的伤口可保守治疗，无须手术处理。

19. A【解析】患者为火器伤，应行清创后开放引流3~5日延期缝合，不可一期缝合伤口。加压包扎止血、固定为现场急救措施，而本患者为院内处理。火器伤患者伤口需彻底清创，延期缝合。

20~21. BE【解析】①生长的肉芽组织有水肿，可用高渗盐水处理伤口；②肉芽组织生长过多，阻碍创面上皮生长，可用10%硝酸银液烧灼，之后用等渗盐水擦掉。

22~23. DC【解析】①皮肤剥落需对伤口进行清创处理，然后进行植皮；②战伤救治的处理原则：尽快清创，除头、面、手及外阴部之外的部位一般不允许进行初期缝合。

24. ABCDE【解析】以火药或炸药为动力进行发射投射物所造成的损伤称为火器伤，是一种常见的战伤，特点是组织损伤严重、损伤范围大、易感染；火器伤造成的伤害不同于其他创伤，其不仅形成原发伤道，还有挫伤区和震荡区，震荡区在挫伤区外；由于其发射动能大，造成的伤道复杂，损伤多个的器官和部位。

25. ABD【解析】创面内有异物或大量坏死组织，创伤损伤范围大，局部血液循环存在障碍，伤口有感染，伤口处理措施采取不当，患者营养不良，使用皮质激素，免疫力过低等，均不利于损伤修复。

26. ABCD【解析】心搏骤停、呼吸骤停、窒息、大出血、张力性气胸和休克等是应该优先处理的急症。

27. ACD【解析】脏器闭合性损伤时部分病情较隐蔽，需要一定时间才会显示，因此要多细心观察，一旦确诊或高度怀疑时，应做好紧急术前准备，力争早期手术；有威胁生命的情况时，应首先迅速处理；治疗既要全面，又要抓住重点。

二、名词解释

1. 创伤(trauma):指机械性致伤因素作用于人体所造成的组织结构完整性的破坏或功能障碍。
2. 闭合伤(closed injury):皮肤或黏膜保持完整无开放性伤口的创伤称为闭合伤。
3. 开放伤(opened injury):有皮肤或黏膜破损的创伤。
4. 贯通伤:在开放伤中,既有入口又有出口者称贯通伤。
5. 盲管伤:在开放伤中,只有入口没出口者称盲管伤。
6. 清创术:是将开放污染的伤口经过清创后变为接近无菌的伤口,从而为伤口闭合与组织修复创造条件。
7. 一期愈合:指组织修复以原来的细胞为主,如上皮细胞修复皮肤和黏膜、成骨细胞修复骨骼、内皮细胞修复血管等,修复处仅含少量纤维组织。

三、填空题

1. 复苏　通气　止血　包扎　固定　搬运
2. 局部炎症反应阶段　细胞增殖分化和肉芽组织生成阶段　组织塑形阶段
3. 一期缝合　采取分期处理
4. 感染　休克　脂肪栓塞综合征　应激性溃疡　凝血功能障碍　器官功能障碍　创伤后应激障碍
5. 指压法　加压包扎法　填塞法　止血带法
6. 贯通伤　非贯通伤

四、简答题

1. 简述清创的步骤。

答 ①将伤口覆盖后用无菌刷和肥皂液清洗伤口周围的皮肤;②清理伤口内的异物、血块和坏死组织,并反复用生理盐水清洗;③消毒铺巾;④切除创缘皮肤1~2mm,肢体部位的伤口沿纵轴切开,关节处伤口做S形切口;⑤彻底清创,尽可能修复肌腱和神经;⑥彻底止血并用温生理盐水反复冲洗伤口;⑦缝合伤口,消毒包扎。

2. 简述创伤愈合的类型。

答 ①一期愈合:多发生于轻度损伤无感染的创伤,以原细胞为主,加以少量的纤维组织,以较快的速度修复还原原有的结构与功能;②二期愈合:多发生于损伤范围大、损伤严重的创伤及感染伤口早期没有合理处理的创伤,以纤维组织修复为主,不能完全恢复到原有的结构与功能。

五、论述题

试述组织修复的过程。

答 ①局部炎性反应阶段:创伤后3~5日内发生,此期主要是清除坏死组织,是组织再生和修复的基础;②细胞增殖分化及肉芽组织生成阶段:开始出现局部炎症,成纤维细胞及内皮细胞增殖分化,合成肉芽组织的主要成分,即组织基质、新生毛细血管,浅表的创伤可以通过上皮细胞来进行修复;③组织塑形阶段:伤口经细胞增殖和基质沉淀可达到初步修复,新生的纤维组织需再次进行改构和重建。

六、病例分析题

该患者的诊断及处理措施是什么?

答 (1)诊断:患者被木棍击打,造成组织细胞受损,微血管破裂,局部出现炎症,因此患者出现大腿外侧局部肿胀、疼痛、触痛,且患者运动正常,排除骨折,根据临床表现和外伤史,可诊断为右大腿外侧软组织挫伤。

(2)处理措施:先进行局部冷敷,伤后12小时给予热敷、红外线治疗、制动或服用云南白药。如有血肿形成,可加压包扎。

(陶义鹏)

第13章 烧伤、冻伤、蛇咬伤、犬咬伤、虫蜇伤

【学/习/要/点】

一、掌握

1. 烧伤面积的计算方法。
2. 烧伤深度的判定。
3. 小、中面积烧伤的治疗方法。
4. 电烧伤和化学烧伤的诊断及处理原则。
5. 烧伤的病理变化及现场急救。

二、熟悉

1. 大面积烧伤的抗休克、早期复苏治疗及清创的方法。
2. 烧伤全身性感染的早期诊断及防治原则。
3. 烧伤的严重程度分度。
4. 冻伤、咬伤的特点及防治方法。

【应/试/考/题】

一、选择题

【A型题】

1. 10岁儿童头颈部（包括头部、面部、颈部）烧伤，其烧伤面积占体表总面积的 （ ）
   A. 8%　　　　　B. 9%
   C. 10%　　　　D. 11%
   E. 12%

2. 患者，男，36岁。在锅炉爆炸中被烧伤，被烧伤部位有面部、颈部、双手、双前臂、双足及双小腿。则该患者的烧伤面积为 （ ）
   A. 24%　　　　B. 30%
   C. 40%　　　　D. 37%
   E. 47%

3. 下列关于新九分法计算成人的烧伤面积的叙述，不正确的是 （ ）
   A. 头、面、颈部各为3%
   B. 双上臂为6%
   C. 躯干为27%
   D. 双臀为5%
   E. 双前臂为6%

4. 烧伤面积的计算手掌法是指 （　　）
   A. 医生的一侧手掌为1%
   B. 患者的一侧手掌为1%
   C. 医生的一侧手指并拢掌面积为1%
   D. 患者的一侧手指并拢掌面积为1%
   E. 儿童烧伤时可用大人手掌估算

5. 烧伤深度的估计,最常采用 （　　）
   A. 二度法　　　　B. 三度法
   C. 三度四分法　　D. 四度法
   E. 六度法

6. 下列关于深Ⅱ度烧伤特点的叙述,不正确的是 （　　）
   A. 创面可有或无水疱
   B. 创面痛觉迟钝
   C. 可见树枝状栓塞血管
   D. 愈合后多留有增生性瘢痕
   E. 如无感染,可融合修复

7. 患儿,男,8岁。因倒开水时不慎摔倒,双上肢被烧伤,创面渗出明显,创底肿胀发红,摸之温度较高,有疼痛。对该患儿的烧伤面积和深度的诊断是 （　　）
   A. 9%, Ⅰ度烧伤
   B. 10%, 深Ⅱ度烧伤
   C. 10%, 浅Ⅱ度烧伤
   D. 18%, 浅Ⅱ度烧伤
   E. 18%, 深Ⅱ度烧伤

8. 深Ⅱ度烧伤局部损伤的深度是 （　　）
   A. 真皮浅层,部分生发层健在
   B. 表皮层,生发层健在
   C. 真皮深层,有皮肤附件残留
   D. 脂肪层
   E. 脂肪下层

9. 治疗烧伤休克的主要措施是 （　　）
   A. 止痛　　　　B. 补液
   C. 吸氧　　　　D. 抗感染
   E. 正确处理创面

10. 下列关于烧伤现场急救做法的叙述,不正确的是 （　　）
    A. 迅速脱离热源,用凉水冲淋局部
    B. 剪去伤处衣物,用清洁被单覆盖
    C. 酌情使用安定等药镇静止痛
    D. 呼吸道烧伤者,在有严重呼吸困难时才切开气管
    E. 在有严重的复合伤时,应先施行相应的急救处理

11. 大面积烧伤患者休克期出现烦躁,多由于 （　　）
    A. 心理因素
    B. 血容量不足
    C. 早期毒血症
    D. 疼痛
    E. 中枢神经系统异常

12. 患者,男,25岁。烧伤后2小时入院,Ⅲ度烧伤,面积共约40%,体重约60kg。第1个24小时,应输入的液体总量约为 （　　）
    A. 2400ml　　　B. 3600ml
    C. 4600ml　　　D. 5600ml
    E. 6500ml

13. 患儿,男,11月龄。Ⅱ度烧伤,面积为10%,体重10kg。额外丢失液体量为 （　　）
    A. 100ml　　　B. 150ml
    C. 200ml　　　D. 250ml
    E. 300ml

14. 烧伤救治中的突出难题是 （　　）
    A. 烧伤合并有出血
    B. 烧伤合并有严重吸入性损伤
    C. 烧伤合并有严重污染
    D. 烧伤合并有骨折
    E. 烧伤合并有腹泻

15. 下列关于电烧伤的叙述,不正确的是 （　　）
    A. 皮肤的损伤轻微,而全身性损伤较重
    B. 主要损害心脏,引起血流动力学改变
    C. 可发生电休克,甚至心跳呼吸骤停
    D. 有"入口"和"出口",均为Ⅲ度烧伤
    E. 深部损伤范围不超过皮肤"入口"处

【B型题】

(16～17题共用备选答案)
A. Cushing溃疡
B. 十二指肠溃疡
C. 烧伤应激性溃疡
D. 复发性溃疡
E. 吻合口溃疡

16. 大面积烧伤后,突然出现上消化道出血或急腹痛和腹膜炎症状,可能是并发了 (　　)
17. 胃大部切除术后,经常上腹痛、黑便,药物治疗无效,可能是并发了 (　　)

(18～21题共用备选答案)
A. Ⅰ度烧伤
B. 浅Ⅱ度烧伤
C. 深Ⅱ度烧伤
D. Ⅲ度烧伤
E. 不能确定烧伤深度

18. 生发层未损伤的皮肤烧伤是 (　　)
19. 去除水疱后创面湿润,但痛觉迟钝的皮肤烧伤是 (　　)
20. 创面可见肌肉的皮肤烧伤是 (　　)
21. 创面疼痛明显的皮肤烧伤是 (　　)

【X型题】

22. 下列关于吸入性损伤诊断依据的叙述,正确的是 (　　)
    A. 烧伤现场相对密闭
    B. 呼吸道刺激,咳出炭末痰
    C. 烧伤面积较广泛
    D. 面、鼻、口周常有深度烧伤
    E. 血压出现变化

23. 下列关于烧伤部位小水疱处理的叙述,正确的是 (　　)
    A. 对完整的小水疱,表面涂以红汞即可
    B. 对完整的小水疱,可用针筒抽吸后再包扎
    C. 对已撕脱的水疱皮,可用无菌油性敷料包扎

D. 可切开的小水疱,剪除表皮后加以敷料包扎
E. 对深度烧伤的水疱皮无须处理

24. 对烧伤早期休克患者的一般监测项目包括 (　　)
    A. 精神状态　　B. 血压
    C. 皮肤温度、色泽　D. 尿量
    E. 心率

25. 大面积烧伤休克期补液要用适量碱性溶液是因为 (　　)
    A. 尿内丢失大量碱
    B. 常出现血红蛋白尿
    C. 预防水中毒
    D. 多存在代谢性酸中毒
    E. 清除血红蛋白降解物

26. 下列关于Ⅲ度冻伤的叙述,不正确的是 (　　)
    A. 伤及皮肤全层
    B. 皮肤发绀坏死
    C. 无水疱
    D. 愈合后无瘢痕
    E. 坏死组织可在两周自动脱落

二、名词解释

1. 皮瓣移植
2. 削痂
3. 热力烧伤
4. "跳跃式"伤口
5. 冻疮

三、填空题

1. 烧伤早期补液公式是按_____计算的,伤后第1个24小时,胶体和电解质的比例为_____。
2. 烧伤伤情判断最基本的要求是_____。
3. 吸入性损伤从急救开始就应密切关注的问题是_____。
4. 近代,烧伤感染的主要致病菌是_____。
5. 烧伤清创术的目的是_____。

6. 对于中度以上的烧伤,在伤后24～48小时内要着重防治_____。

四、简答题
1. 简述吸入性损伤的诊断依据。
2. 简述烧伤早期补液疗法有价值的观察指标。
3. 简述烧伤严重性分度。

五、论述题
1. 试述烧伤现场急救的原则。
2. 试述从火灾现场被抢救出来的烧伤患者出现休克、呼吸困难时,可采取的措施。

3. 试述大面积深度烧伤的治疗原则。

六、病例分析题
患者,男,29岁。工作时被开水烫伤,入院查体:意识清楚,烦躁,心率100次/分,呼吸28次/分。专科情况:胸腹部红斑性烧伤,无水疱,双手及双下肢见大水疱,部分水疱皮撕破,痛觉敏感。
问题:
1. 烧伤的面积是多少?
2. 第1个24小时补液量是多少?
3. 第1个24小时补液成分是多少?(注:体重=60kg,生理需要量=2000ml)

【参/考/答/案】

一、选择题

【A型题】
1. D 2. D 3. B 4. D 5. C
6. C 7. D 8. C 9. B 10. D
11. B 12. D 13. C 14. B 15. E

【B型题】
16. C 17. E 18. A 19. C 20. D
21. B

【X型题】
22. ABD 23. BC 24. ABDE
25. BDE 26. CDE

1. D【解析】由于儿童的身体有头大、下肢小的特点,烧伤面积的估算方式不同,应用的公式为:头颈部面积=9＋(12－年龄)。
2. D【解析】成人的烧伤面积可按照新九分法计算:面部3%＋颈部3%＋双手5%＋双前臂6%＋双足7%＋双小腿13%＝37%。

3. B【解析】按照新九分法估算成人的烧伤面积,各部位占成人体表面积如下表:

新九分法(成人)

部位		占体表面积(%)	
头颈	发部	3	9×1(9%)
	面部	3	
	颈部	3	
双上肢	双上臂	7	9×2(18%)
	双前臂	6	
	双手	5	
躯干	躯干前	13	9×3(27%)
	躯干后	13	
	会阴	1	
双下肢	双臀	5	9×5＋1(46%)
	双大腿	21	
	双小腿	13	
	双足	7	

4. D【解析】手掌法指患者一侧的手指并拢的掌面积约占体表面积的1%,用手掌

面积辅助九分法协助估算烧伤面积,手掌法可用来估算小面积烧伤。

5. C【解析】烧伤深度一般用三度四分法来进行判定,分为Ⅰ度、浅Ⅱ度、深Ⅱ度、Ⅲ度。

6. C【解析】深Ⅱ度烧伤的特点:烧伤深度达真皮乳头层以下,有部分网状层残留,深浅不一,创面可有或无水疱,疱皮去掉后创面微湿润,红白相间且痛觉迟钝。真皮层有皮肤附件残留,上皮可通过增生形成上皮小岛修复创面,在没有感染的情况下,上皮小岛可融合修复,愈合后可出现增生性瘢痕。

7. D【解析】新九分法中儿童双上肢烧伤区域占体表面积的18%。Ⅰ度烧伤有明显烧灼感,伤处表面红斑状且干燥,痊愈后可有短期色素沉着;浅Ⅱ度烧伤疼痛明显,创口红润潮湿,痊愈有色素沉着;深Ⅱ度烧伤疼痛略迟钝,可有水疱,创面红白相间,湿润,痊愈常出现增生性瘢痕;Ⅲ度烧伤创面或苍白或蜡黄,严重者可出现炭化,无痛觉,可见树枝状血管网,痊愈后有瘢痕,常伴有畸形。

8. C【解析】按热力损伤组织的层次,烧伤可分为Ⅰ度、浅Ⅱ度、深Ⅱ度和Ⅲ度。Ⅰ度烧伤仅伤及表皮浅层,生发层健在;浅Ⅱ度烧伤伤及表皮的生发层和真皮乳头层;深Ⅱ度烧伤及真皮乳头层以下,但仍残留部分网状层;Ⅲ度烧伤伤及皮肤全层,甚至可达皮下、肌肉、骨骼等。

9. B【解析】严重烧伤最常见的并发症是烧伤休克,烧伤休克的重要防治措施是补液治疗。在患者入院后,尽快对一根较粗且易于固定的静脉进行穿刺或切开,以便在静脉建立通畅的输液通道,这对患者的早期救治十分重要。

10. D【解析】现场急救时首先应迅速脱离热源,用凉水冲淋局部,降低温度;剪去伤处衣物,用清洁被单覆盖,不要强力剥脱,避免再损伤局部;为使伤者情绪稳定,减轻疼痛,可酌情使用安定等药物镇静止痛;如发现有大出血、气胸、骨折等复合伤时,要保持呼吸道的通畅,必要时切开气管,不可等到出现呼吸困难时才进行气管切开;在有严重的复合伤时,抢救生命为第一,优先处理致命伤。

11. B【解析】脑组织缺血、缺氧的临床表现之一是烦躁不安;组织烧伤后的立即反应是体液渗出,一般持续24~36小时。烧伤面积大而深者,由于体液的大量渗出导致其他血流动力学的变化,可急剧发生休克。烧伤早期的休克基本属于低血容量休克。

12. D【解析】成人伤后第1个24小时的补液量 = 体重×Ⅱ及Ⅲ度烧伤面积×1.5(电解质液1ml + 胶体液0.5ml) + 基础水分(2000ml) = 60×40×1.5 + 2000 = 5600ml。

13. C【解析】小儿伤后额外丢失液体量 = 体重×烧伤面积×2(电解质液1ml + 胶体液1ml) = 10×10×2 = 200ml。

14. B【解析】吸入性损伤是较危重的部位烧伤。其致伤性因素不单纯由于热力。燃烧的烟雾中含有大量有毒的化学物质,有局部腐蚀和全身中毒的作用。所以,在相对封闭的火灾现场,死于吸入性窒息者多于烧伤,烧伤合并有严重吸入性损伤是烧伤救治中的突出难题。

15. E【解析】电烧伤是指电火花通过人体造成的烧伤,皮肤潮湿时引起的电烧伤皮肤损伤较微,但全身性电损伤严重;交流电对心脏损害较大;电流通过人体有"入口"和"出口",一般"入口"处损伤较"出口"重;可发生电休克,患者出现呼吸、心搏骤停;"入口"处可出现炭化,烧伤深达肌肉、肌腱及骨骼,为Ⅲ度烧伤;早期从外表不能确定损伤范围和深度,但由于邻近的血管被损害,可造成进行性坏死,伤后坏死范围扩大。

第13章 烧伤、冻伤、蛇咬伤、犬咬伤、虫蜇伤

16~17. **CE**【解析】①烧伤后继发的消化性溃疡称为烧伤应激性溃疡；②胃大部切除术后，经常上腹痛、黑便，药物治疗无效，首先应考虑为吻合口溃疡。

18~21. **ACDB**【解析】①Ⅰ度烧伤仅伤及表皮浅层，生发层未被损伤，有明显烧灼感，伤处有红斑状；②深Ⅱ度烧伤伤至真皮乳头层以下，疼痛略迟钝，可有水疱，创面红白相间，湿润；③Ⅲ度烧伤伤及皮肤全层，可深达肌肉甚至骨骼、内脏器官等，创面蜡白或焦黄，严重者甚至炭化，无痛觉，可见树枝状血管网；④浅Ⅱ度烧伤疼痛明显，创口红润潮湿，痊愈有色素沉着。

22. **ABD**【解析】吸入性损伤的诊断依据：①烧伤发生场所密闭；②对呼吸道产生刺激，发生刺激性咳嗽，咳出炭末痰；③鼻毛可被烧焦，口腔处黏膜发白或红肿伴水疱；④面、颈及前胸部出现烧伤，口鼻周围可出现深度烧伤；⑤呼吸困难，可出现哮鸣音；⑥气道黏膜充血水肿；⑦声音嘶哑、吞咽困难。

23. **BC**【解析】浅Ⅱ度的水疱可用消毒空针抽空水疱液再行包扎；深度烧伤水疱皮应去除再包扎；已经撕脱的水疱皮，可用无菌油性敷料包扎。

24. **ABDE**【解析】休克观察指标：①尿量，每千克体重每小时尿量不低于1ml；②患者精神状态，是否安静；③患者是否口渴；④呼吸状况；⑤心率、脉率；⑥血压；⑦血气、血乳酸等。

25. **BDE**【解析】大面积烧伤的患者在休克期的补液，需适当补充碱性溶液，因为这些患者常伴有较严重的酸中毒以及血红蛋白尿，为纠正治疗酸中毒，同时也避免血红蛋白降解产物沉积在肾小管内。

26. **CDE**【解析】Ⅲ度冻伤，又称焦痂性冻伤，损伤可达全层，甚至皮下组织、肌肉、骨骼，乃至整个肢体坏死。复温后，表现为Ⅱ度冻伤，血性水疱，皮肤发绀坏死。皮肤最初也可表现变白，之后逐步坏死。常为干性坏死，有血栓、水肿、感染时可为湿性坏死。

二、名词解释

1. **皮瓣移植**：是皮肤移植的一种类型，适用于修复软组织严重缺损，肌腱、神经、血管、骨质裸露，创底血液循环差的深度创面，特别是功能部位。包括带蒂皮瓣移植和游离皮瓣移植两类。

2. **削痂**：削痂为削除坏死组织至健康平面。

3. **热力烧伤**：是由热力，如火焰、高温气体、激光等，所引起的组织损伤。

4. **"跳跃式"伤口**：由于电流通过肢体，可引发强烈挛缩，关节屈面常形成电流短路，所以在肘、腋、膝、股等处可出现"跳跃式"深度烧伤。

5. **冻疮**：在低温潮湿的环境中，血管长期处于收缩和痉挛状态下，有的毛细血管、小动脉或静脉损伤后出现血栓，严重者可出现水疱、皮肤坏死。多发生于肢体末端、耳、鼻等部位。

三、填空题

1. 患者的烧伤面积和体重　1:2
2. 尽快估算烧伤的面积和深度
3. 呼吸道的通畅
4. 革兰氏阴性菌
5. 尽量清除创面污染
6. 低血容量性休克

四、简答题

1. **简述吸入性损伤的诊断依据。**

答 ①烧伤发生场所密闭；②对呼吸道产生刺激，发生刺激性咳嗽，咳出炭末痰；③鼻毛可被烧焦，口腔处黏膜发白或红肿伴水疱；④面、颈及前胸部出现烧伤，尤其是口鼻周围的深度烧伤；

⑤呼吸困难、哮鸣音；⑥气道黏膜充血水肿；⑦声音嘶哑、吞咽困难。

2. 简述烧伤早期补液疗法有价值的观察指标。

答 ①尿量：每千克体重≥1ml/h；②精神状态：是否安静或烦躁不安；③患者是否口渴；④呼吸状况；⑤心率、脉率：是否在120次/分以下，搏动是否有力；⑥血压：收缩压、脉压依次维持在90mmHg、20mmHg以上；⑦血气、血乳酸等。

3. 简述烧伤严重性分度。

答 ①轻度烧伤：Ⅱ度烧伤且烧伤面积在10%以下；②中度烧伤：Ⅱ度烧伤且烧伤面积为11%~30%，或Ⅲ度烧伤且烧伤面积<10%；③重度烧伤：总烧伤面积为31%~50%，或Ⅲ度烧伤且烧伤面积为11%~20%，或Ⅱ度、Ⅲ度烧伤面积不足上述数值，但已经发生休克、吸入性损伤和复合伤等；④特重烧伤：总烧伤面积为50%以上或Ⅲ度烧伤且烧伤面积为20%以上。

五、论述题

1. 试述烧伤现场急救的原则。

答 ①迅速脱离热源；②先处理危及患者生命的情况；③保护受伤部位不再受损和污染；④维持呼吸道畅通；⑤对休克患者进行正确的处理，稳定伤员情绪，酌情使用镇静剂；⑥对患者进行转运。

2. 试述从火灾现场被抢救出来的烧伤患者出现休克、呼吸困难时，可采取的措施。

答 从火灾现场被抢救出来的烧伤患者，最严重的烧伤部位是呼吸道烧伤，患者可因此出现呼吸困难、窒息而死亡。所以，对该患者首先应保持其呼吸道通畅，必要时及时行气管切开术。患者已出现休克症状时，应积极采取抗休克措施，挽救患者生命。同时保护创面，及时进行清创处理，防止感染。

3. 试述大面积深度烧伤的治疗原则。

答 ①尽早补液纠正休克，并保持呼吸道通畅；②正确有效的使用抗生素，预防全身性感染；③尽快切除深度烧伤的组织，采用植皮术尽快修复创面，预防感染；④治疗严重吸入性损伤，防治脏器功能障碍；⑤早期救治和功能恢复一体化，重视心理、外观和功能的恢复。

六、病例分析题

1. 烧伤的面积是多少？

答 双手为5%，双下肢为46%，烧伤面积为：5%+46%=51%。

2. 第1个24小时补液量是多少？

答 成人伤后第1个24小时的补液量=体重×Ⅱ及Ⅲ度烧伤面积×1.5（电解质液1ml+胶体液0.5ml）+基础水分（2000ml）=60×51×1.5+2000=6590ml。

3. 第1个24小时补液成分是多少？（注：体重=60kg，生理需要量=2000ml）

答 烧伤面积>50%为特重烧伤，晶体：胶体=1:1。丢失量仅含晶体与胶体，而生理需要量仅给水，故晶体2295ml、胶体2295ml、水分2000ml。

（苏卫国）

第14章 肿 瘤

【学/习/要/点】

一、掌握

1. 恶性肿瘤的病理特点及临床表现。
2. 肿瘤的诊断程序及方法。
3. 常见体表肿瘤、肿块的诊断、鉴别诊断及治疗。

二、熟悉

肿瘤的三级预防。

【应/试/考/题】

一、选择题

【A型题】

1. 下列关于恶性肿瘤的叙述,不正确的是（　　）
   A. 手术是主要的治疗手段之一
   B. 各种抗癌药对癌细胞无绝对选择特异性
   C. 一旦出现转移就不宜作根治性切除术
   D. 平滑肌肉瘤一般不作附近区域淋巴结清扫术
   E. 软组织肉瘤很少经淋巴道转移

2. 下列关于肿瘤分类的叙述,不正确的是（　　）
   A. 良性肿瘤,一般称之为"瘤"
   B. 精原细胞瘤属于恶性肿瘤
   C. 胚胎性肿瘤称为母细胞瘤,为恶性肿瘤
   D. 来源于间叶组织的恶性肿瘤称之为肉瘤
   E. 凡呈浸润性生长的肿瘤均为恶性肿瘤

3. 下列不属于肿瘤局部表现的是（　　）
   A. 疼痛　　　　　B. 肿块
   C. 溃疡、出血　　D. 贫血
   E. 梗阻

4. 联合应用抗肿瘤药物的原则不包括（　　）
   A. 联合用药越多越好
   B. 选择对细胞增殖周期作用不同、影响DNA合成不同时相的药物
   C. 药物的毒性尽可能不重复
   D. 原则上选用单独应用也有效的药物
   E. 给药程序和疗程应符合细胞动力学

5. 胃癌患者手术中发现其卵巢上有癌结节,以下最可能的是（　　）
   A. 淋巴转移　　　B. 血行转移
   C. 种植性转移　　D. 医源性转移
   E. 直接转移

6. 属于细胞周期非特异性抗癌药物的是
   （　　）
   A. 氮芥　　　　B. 白花蛇舌草
   C. 阿糖胞苷　　D. 长春新碱
   E. 5-FU

7. 患者,女,35岁。右踝前方有一绿豆大棕色肿块3年,微凸出皮肤,5个月前肿块处稍有痒感,搔破出血,近月来右腹股沟及膝内侧皮下出现肿块数个。合理的治疗方法为　　　　　（　　）
   A. 肿块冷冻治疗
   B. 肿块局部切除
   C. 肿块局部烧灼治疗
   D. 截肢＋区域淋巴结清扫
   E. 卡介苗治疗

8. 诊断恶性肿瘤的最重要依据是（　　）
   A. 免疫学检查
   B. 病理学检查
   C. 超声波检查
   D. 放射性核素扫描
   E. X线计算机断层扫描

9. 有助于判断肿瘤骨转移及全身转移的影像学诊断方法是　　　　（　　）
   A. B超
   B. 放射性核素显像
   C. 特殊X线显影术
   D. 远红外热像检查
   E. CT

10. 下列哪种疾病可单独应用化学治疗治愈　　　　　　　　　（　　）
    A. 乳腺癌　　　B. 绒毛膜癌
    C. 膀胱癌　　　D. 肾母细胞瘤
    E. 颗粒细胞白血病

11. 下列关于恶性肿瘤临床表现的叙述,不正确的是　　　　　　（　　）
    A. 疼痛为初发症状
    B. 常易出血和形成溃疡
    C. 局部不一定扪及肿块
    D. 可出现淋巴道和血行转移
    E. 消瘦、乏力、发热常为晚期表现

12. 下列关于肿瘤诊断的叙述,不正确的是　　　　　　　　　（　　）
    A. X线检查对肿瘤的诊断有帮助
    B. 放射性核素显像可显示出直径1cm的肿瘤
    C. 超声波显像对确定肿瘤的部位,性质及范围有价值
    D. 血清学检查特异性较差,可用以辅助诊断
    E. 流式细胞分析术结合肿瘤病理类型用以判断肿瘤恶性程度及预后

13. 可出现AFP阳性的是　　　　（　　）
    A. 妊娠
    B. 原发性肝细胞癌
    C. 睾丸胚胎瘤
    D. 病毒性肝炎活动期
    E. 以上均正确

14. 不属于肿瘤一级预防的是　　（　　）
    A. 应用乙肝疫苗对人群实施肝癌免疫预防
    B. 应用选择性环氧化酶2抑制剂对结直肠腺瘤进行化学预防
    C. 切除胃肠道腺瘤或息肉
    D. 戒烟
    E. 忌食高盐、霉变食物

15. 对放射治疗高度敏感的肿瘤是（　　）
    A. 胃癌
    B. 乳腺癌
    C. 淋巴造血系统肿瘤
    D. 肺癌
    E. 结肠癌

16. 下列常被认为是恶性肿瘤早期信号的是　　　　　　　　　（　　）
    A. 身体任何部位发现肿块并逐渐增大
    B. 身体任何部位发现经久不愈的溃疡
    C. 进食时胸骨后不适,灼痛、异物感或进行性吞咽困难
    D. 大便习惯改变或便血
    E. 以上均正确

17. 根治性手术包括　　　　　（　　）
    A. 瘤切除术

B. 广泛切除术
C. 根治术及扩大根治术
D. B + C
E. A + B + C

【B型题】

(18～19题共用备选答案)
A. Bence - Jones 蛋白
B. CEA 阳性
C. AFP 定量大于 500ng/ml
D. 尿 17 - 羟类固醇明显增高
E. 血清钙增高
18. 多发性骨髓瘤尿中可见 （　　）
19. 用于结肠癌术后监测,预测复发的是
（　　）

(20～21题共用备选答案)
A. 石棉纤维　　B. 滑石粉
C. EB 病毒　　D. 单纯疱疹病毒
E. 雌激素
20. 主要与鼻咽癌相关的是 （　　）
21. 主要与肺癌相关的是 （　　）

(22～23题共用备选答案)
A. 肝脓肿　　B. 甲状腺肿瘤
C. 大肠癌　　D. 骨肿瘤
E. 脑肿瘤
22. 放射性核素显像检查诊断较早发现骨转移瘤的是 （　　）
23. 放射性核素显像检查诊断阳性率较低的是 （　　）

【X型题】

24. 流式细胞测定可用于 （　　）
A. 分析染色体倍体类型
B. 检测细胞分化程度
C. 检测 DNA 指数
D. 判断肿瘤恶性程度
E. 判断肿瘤预后
25. 病理切片检查时的注意事项有（　　）
A. 手术中避免挤压肿块

B. 手术前进行放射治疗与化学治疗
C. 手术能完整切除者则行切除活检
D. 黑色素瘤者不作切取或穿刺取材
E. 切取部分组织后行快速冰冻切片检查
26. 化学治疗方式包括 （　　）
A. 诱导化学治疗
B. 辅助化学治疗
C. 转化化学治疗
D. 新辅助化学治疗
E. 初始化学治疗
27. 恶性肿瘤的临床表现有 （　　）
A. 局部常形成肿块
B. 溃疡形成后不易愈合
C. 由于浸润性生长,早期出现疼痛
D. 常由于供血不足,引起坏死、出血
E. 肿瘤可以导致空腔器官梗阻
28. 下面为黑痣的有 （　　）
A. 皮内痣　　B. 交界痣
C. 黑色素瘤　　D. 尤因肉瘤
E. 混合痣
29. 血清碱性磷酸酶升高可见于 （　　）
A. 乳腺癌
B. 前列腺癌转移伴增生性骨反应
C. 肝癌
D. 骨肉瘤
E. 鼻咽癌
30. 肿瘤分子诊断包括 （　　）
A. 病理组织免疫组织化学检查
B. 病理组织的基因检查
C. 液体活检
D. 临床细胞学检查
E. 病理组织学检查

二、名词解释
1. 生物治疗
2. 种植性转移

三、填空题
1. 确诊肿瘤的金标准为_____。

2. 放射线有两大类,包括_____和_____。

3. 恶性肿瘤化学治疗药品按作用原理分类为_____、_____、_____、_____和_____。

4. 提高恶性肿瘤治疗效果最重要的是_____、_____和_____。

5. 常见的肿瘤血清学检查有_____、_____、_____和_____。

6. 肿瘤 TNM 分期是指_____、_____和_____。

7. 肿瘤的局部表现有_____、_____、_____、_____、_____和_____等。

8. 血管瘤按其结构可分为三类,即_____、_____和_____。

9. 肿瘤的临床表现取决于_____、_____、_____和_____。

四、简答题

1. 简述肿瘤的治疗原则。
2. 简述肿瘤经手术、放化学治疗等治疗后的转归。
3. 简述恶性肿瘤的三级预防。
4. 简述肿瘤患者术后的随访制度。

【参/考/答/案】

一、选择题

【A 型题】

1. C 2. E 3. D 4. A 5. C
6. A 7. D 8. B 9. B 10. B
11. A 12. B 13. E 14. C 15. C
16. E 17. E

【B 型题】

18. A 19. B 20. C 21. A 22. D
23. C

【X 型题】

24. ABCDE 25. ACDE 26. ABCDE
27. ABDE 28. ABE 29. BCD
30. ABC

1. C【解析】出现转移可以行根治术及扩大根治术,一般适用于转移主要发生在区域淋巴结的各类癌症。

2. E【解析】少数良性肿瘤表现为浸润性生长,如纤维瘤的不完全包裹,乳头状瘤的浸润性生长。

3. D【解析】肿瘤的局部表现:①肿块,位于体表的肿瘤;②疼痛,肿块使末梢神经或神经干受刺激或压迫,出现疼痛;③溃疡,肿瘤血供差,可因血供不足及感染而继发坏死;④出血,体表及与体外相交通的肿瘤,破溃或血管破裂后可引发出血;⑤黑便,消化道肿瘤可有黑便;⑥梗阻,肿瘤可致空腔器官梗阻。恶性肿瘤患者常见的非特异性全身症状有贫血、低热、消瘦、乏力等。

4. A【解析】选择对细胞增殖周期作用不同、影响 DNA 合成不同时相的药,可以选择性地杀灭分裂至各个时期的肿瘤细胞,尤其对休眠期的非增殖细胞有杀灭作用。化学治疗药一般需要联合用药,但因其存在毒副作用,不是种类越多越好。

5. C【解析】肿瘤转移的途径有多种,女性胃癌患者手术中发现其卵巢上有癌结节,提示肿瘤发生了种植性转移。库肯勃瘤为卵巢转移的同义词,起源于消化道的卵巢转移瘤统称为库肯勃瘤。

6.A【解析】根据药物对细胞增殖周期作用的不同可分为:①细胞周期非特异性药物:如氮芥类,该类药物对不同增殖时期细胞均有作用;②细胞周期特异性药物:如5-FU等抗代谢类药物,作用于细胞增殖的大部分或整个周期时相;③细胞周期时相特异药物:如阿糖胞苷,药物选择性作用于某一特定周期。

7.D【解析】患者出现肿瘤的局部表现,肿块及出血,近月来右腹股沟及膝内侧皮下出现肿块数个,考虑患者存在肿瘤淋巴结转移。故目前最好的治疗方法是截肢+区域淋巴结清扫。

8.B【解析】病理学诊断是确诊肿瘤的可靠依据,也是对肿瘤进行治疗的前提。但肿瘤分子学诊断在临床中也越来越被重视。以上均为恶性肿瘤的诊断依据,但确诊的重要依据是病理学检查,包括临床细胞学检查和病理组织学检查。

9.B【解析】临床上放射性核素显像对骨肿瘤诊断阳性率相对高,比X线显影更早,对骨转移瘤发现早。

10.B【解析】绒毛膜癌、恶性葡萄胎、Burkitt淋巴瘤、中枢神经系统淋巴瘤、小细胞肺癌及急性淋巴细胞白血病、胚胎性横纹肌肉瘤等肿瘤单独应用化学治疗已可能治愈。而乳腺癌、霍奇金病、肾母细胞瘤、颗粒细胞白血病单用化学治疗不能治愈。

11.A【解析】患者因为肿瘤的生长出现肿块常是第一表现,可见相应的扩张或增大增粗的静脉。疼痛不是首先出现的表现。

12.B【解析】肿瘤放射性核素显像常用于肿瘤诊断,如甲状腺肿瘤、骨肿瘤、脑肿瘤及大肠癌等,一般可显示直径在2cm以上的病灶。

13.E【解析】甲胎蛋白(AFP)是动物胎儿期产生的一种球蛋白,产生部位在肝、胃肠道及卵黄囊。羊水或母体血浆中AFP可用于胎儿产前监测,如神经管缺损、脊柱裂、无脑儿等。在成人,甲胎蛋白为诊断原发性肝癌的一个特异性指标,用于肝癌普查。肝炎时AFP也会轻度升高。

14.C【解析】一级预防亦称病因预防,是在疾病尚未发生时针对致病因素(或危险因素)采取措施,也是预防疾病和消灭疾病的根本措施。二级预防亦称"三早"预防,三早即早发现、早诊断、早治疗,是防止或减缓疾病发展而采取的措施。三级预防亦称临床预防,可防止伤残和促进功能恢复,提高生存质量,延长寿命,降低病死率,主要是对症治疗和康复治疗措施。患者已经出现胃肠道腺瘤或息肉,行手术治疗为早治疗,属于二级预防。

15.C【解析】放射治疗适用于对射线高度敏感的肿瘤,如淋巴造血系统肿瘤、性腺肿瘤、多发性骨髓瘤、肾母细胞瘤等低分化肿瘤。其余肿瘤对放射治疗敏感性低,不作为首选。

16.E【解析】恶性肿瘤的早期信号:①出现肿块并逐渐增大;②长时间不愈的溃疡;③妇女出现长时间阴道不规则流血、白带异常;④进行性吞咽困难及胸骨后灼痛、异物感;⑤久不痊愈的干咳、痰中带血;⑥进行性加重的食欲减退、不明原因的消瘦;⑦大便形状改变及便血;⑧长期鼻塞、鼻出血;⑨皮肤黑痣进行性增大、破溃出血而不愈合;⑩无痛性镜下血尿及肉眼血尿。

17.E【解析】根治性手术的目的是力求达到根除疾病的目的。该手术属局部治疗,能够治愈的病变仍局限于原发组织及所属区域淋巴结;根治性手术包括瘤切除术、广泛切除术、根治术和扩大根治术等。

18~19. AB【解析】①约半数的多发性骨髓瘤患者尿中可见 Bence-Jones 蛋白(本-周蛋白)。②癌胚抗原(CEA)是大肠癌组织产生的一种糖蛋白,作为抗原可引起免疫反应。大肠癌术后监测 CEA,对预测复发有较好的作用。

20~21. CA【解析】①抗 EB 病毒抗原的 IgA 抗体(VCA-IgA 抗体):升高见于鼻咽癌。支气管肺癌、甲状腺癌、慢性鼻咽部炎症、传染性单核细胞增多症、非洲儿童淋巴瘤和霍奇金病亦与 EB 病毒感染有关,可用于鼻咽癌筛查。②石棉纤维可经过呼吸道进入肺部,所以跟肺癌相关。

22~23. DC【解析】放射性核素显像常用于甲状腺肿瘤、肝肿瘤、骨肿瘤、脑肿瘤及大肠癌等的检查。骨肿瘤诊断阳性率较高,能较早发现骨转移瘤。相反胃肠道肿瘤阳性率低。

24. ABCDE【解析】流式细胞测定是在细胞分子水平上通过单克隆抗体对单个细胞或其他生物粒子进行多参数分析,以了解细胞分化的一种方法。包括分析染色体 DNA 倍体类型、检测细胞分化程度、检测 DNA 指数等,结合肿瘤病理类型用以判断肿瘤恶性程度及推测其预后。

25. ACDE【解析】肿块作病理切片检查:手术中避免挤压肿块;手术能完整切除者则行切除活检;黑色素瘤不作切取或穿刺取材,可完整切取检查;切取部分组织后行快速冰冻切片检查;手术前不能进行放射治疗与化学治疗,会增加假阴性率。

26. ABCDE【解析】化学治疗包括诱导化学治疗、辅助化学治疗、转化化学治疗、新辅助化学治疗、初始化学治疗;初始化学治疗也称为新辅助化学治疗。

27. ABDE【解析】早期局部常形成肿块、溃疡形成后不易愈合伴恶臭血性分泌物;常由于供血不足,引起坏死、出血;肿瘤可致空腔器官梗阻,如胰头癌、胆管癌梗阻引起黄疸。疼痛是因肿瘤膨胀性生长、破溃或感染等刺激神经末梢所致,但不是早期表现,肿块是早期表现。

28. ABE【解析】黑痣为色素斑块。包括皮内痣、交界痣、混合痣三类。黑色素瘤为高度恶性肿瘤。尤因肉瘤是骨骼肿瘤。

29. BCD【解析】碱性磷酸酶主要分布在肝脏、骨骼、肠和胎盘等组织中。血清中大部分碱性磷酸酶来源于肝脏与骨骼,故常作为肝脏疾病的检查指标之一,胆道疾病也可引起血清中碱性磷酸酶升高。

30. ABC【解析】肿瘤分子学诊断包括病理组织免疫组织化学检查、病理组织的基因检查、液体活检。病理学检查包括临床细胞学检查、病理组织学检查。

二、名词解释

1. 生物治疗:应用生物学方法治疗肿瘤患者,改善宿主个体对肿瘤的应答反应及直接效应的治疗。包括免疫治疗和基因治疗两大类。

2. 种植性转移:是肿瘤细胞脱落后在体腔或空腔脏器内的转移,最多见的是胃癌种植到盆腔。

三、填空题

1. 病理学检查结果
2. 电磁辐射　粒子辐射

3. 细胞毒素类　抗代谢类　抗生素类　生物碱类　激素类　抗激素类　其他类　分子靶向药物
4. 早期发现　早期诊断　早期治疗
5. 酶学检查　糖蛋白　激素类　肿瘤相关抗原
6. 原发肿瘤　淋巴结　远处转移
7. 肿块　疼痛　溃疡　出血　梗阻　转移症状
8. 毛细血管瘤　海绵状血管瘤　蔓状血管瘤
9. 肿瘤性质　发生组织　所在部位　发展程度

四、简答题

1. 简述肿瘤的治疗原则。

答 ①良性肿瘤及临界性肿瘤：以手术切除为主。尤其是临界性肿瘤必须彻底切除，否则极易复发或转为恶性。②恶性肿瘤：Ⅰ期主要为手术治疗；Ⅱ期主要为局部治疗，切除原发病灶或放射治疗，以及转移灶的治疗，全身辅助化学治疗；Ⅲ期主要为综合治疗，术前、术中及术后行放射治疗或化学治疗；Ⅳ期主要为全身治疗及局部对症治疗。

2. 简述肿瘤经手术、放化学治疗等治疗后的转归。

答 ①临床治愈：体内所有的癌细胞已被清除，疾病本身已经不再影响患者的日常生活，患者的生存质量明显改善；②恶化：癌细胞未能控制，继续扩大发展致患者死亡；③复发：肿瘤患者进入恢复期后，已稳定一段时间，由于潜伏于组织内的肿瘤细胞再度繁殖至一定程度，使初发病的症状再度出现。肿瘤不同，治疗后的效果判断也不同。依据肿瘤的恶性程度情况，制订合适的随访时间，以判断是否临床治愈。

3. 简述恶性肿瘤的三级预防。

答 ①一级预防：又称病因学预防，消除或减少致癌因素及可能致癌的因素，以防止癌症的发生，如倡导健康的生活方式，减少致癌因素等；②二级预防：又称临床前预防或"三早预防"，即早发现、早诊断、早治疗，如健康体检、高危人群的定期筛查等；③三级预防：又称康复性预防，是指以延长患者生命及提高生活质量为目的而进行的积极综合治疗，主要为姑息治疗及对症治疗。

4. 简述肿瘤患者术后的随访制度。

答 在恶性肿瘤治疗后开始计算：最初2年内，至少每3个月随访一次，以后每半年一次；5年后每年复查一次，直至终生。

（占　辉）

第15章 器官、组织和细胞移植

【学/习/要/点】

一、掌握

1. 移植的概念及分类。
2. 移植器官的获取。
3. 临床排斥反应的机制及分类。
4. 免疫排斥的防治。

二、熟悉

1. 移植免疫的机制、抗原识别及免疫应答。
2. 肾、肝、胰腺、小肠、心脏、肺移植的进展。

【应/试/考/题】

一、选择题

【A型题】

1. 一般说来,淋巴细胞毒交叉配型试验的值为多少,才能施行肾移植 （　）
   A. <10%　　　　B. 10%~20%
   C. 20%~30%　　D. >30%
   E. >40%

2. 供移植用的脏器应保持在 （　）
   A. 0~4℃　　　　B. 2~4℃
   C. <10℃　　　　D. 20℃
   E. 0℃以下

3. 超急性排斥反应首次一般发生于术后 （　）
   A. 数分钟至数小时　B. 数小时至数日
   C. 数日　　　　　　D. 数周、数月、数年
   E. 3个月内

4. 从肾移植看,下列不属于慢性排斥反应临床表现的是 （　）
   A. 肾功能减退　　B. 排尿骤停
   C. 蛋白尿　　　　D. 高血压
   E. 水肿

5. 存活率最高的移植方法是 （　）
   A. 同系移植　　　B. 自体移植
   C. 同种异体移植　D. 异种异体移植
   E. 充分配血及组织配型后移植

6. 在临床各类器官移植中疗效最显著的是 （　）
   A. 心脏移植　　　B. 肝移植
   C. 肾移植　　　　D. 脾移植
   E. 肺脾移植

7. 移植后不会发生排斥反应的是 （　）
   A. 同系移植　　　B. 活体移植
   C. 细胞移植　　　D. 同种异体移植
   E. 异种移植

8. 超急性排斥反应发生后,应用单一免疫抑制药物效果不佳,唯一的治疗措施为 ( )
   A. 切除移植物
   B. 再移植
   C. 单克隆抗体
   D. 联合应用免疫抑制剂
   E. 以上都是

9. 理论上移植前离体的肾脏保存在 UW 液内最长多少时间仍获得良好的功能 ( )
   A. 12 小时   B. 24 小时
   C. 36 小时   D. 48 小时
   E. 72 小时

10. 同种异体器官移植术后必然会发生排斥反应,临床上一般将其分为三类:超急性、急性和慢性排斥。下列叙述不正确的是 ( )
    A. 单纯时间上的概念
    B. 包含不同发生机制
    C. 临床差异
    D. 病理组织学差异
    E. 并非单纯时间上的概念

11. 心脏移植后影响受者长期存活的主要障碍是 ( )
    A. 心功能低下
    B. 心律失常
    C. 冠状动脉硬化
    D. 心肌损伤
    E. 心肌缺血

【B/型/题】

(12～13题共用备选答案)
   A. 超急性排斥反应
   B. 急性排斥反应
   C. 慢性排斥反应
   D. 正常手术反应
   E. 不属手术反应

12. 肾移植术后 10 日,患者发热,血压升高,情绪异常,局部肿胀疼痛,尿少,白细胞增高。属于 ( )

13. 皮肤带蒂移植皮术后 2 日,T 37.8℃,白细胞增高,食欲减退。属于 ( )

(14～15题共用备选答案)
   A. 原位移植   B. 异位移植
   C. 器官移植   D. 细胞移植
   E. 组织移植

14. 输注全血属于 ( )

15. 移植眼角膜属于 ( )

【X/型/题】

16. 属于器官移植的是 ( )
    A. 肾移植   B. 胰腺移植
    C. 脾移植   D. 胸腺移植
    E. 小肠移植

17. 为了预防排斥反应,器官移植前应做的检查是 ( )
    A. ABO 血型
    B. 淋巴细胞毒交叉配型试验
    C. HLA 配型
    D. 混合淋巴细胞培养
    E. 群体反应性抗体检测

18. 下列属于肝移植适应证的是 ( )
    A. 终末期肝病
    B. 酒精性肝硬化失代偿期
    C. 暴发性肝功能衰竭
    D. 先天性胆道闭锁
    E. 肝豆状核变性

19. 目前常用的三联免疫抑制剂用药方案是 ( )
    A. 他克莫司
    B. 琥珀酸氢化可的松
    C. 吗替麦考酚酯
    D. 西罗莫司
    E. 依维莫司

20. 禁忌作为器官移植供体的是 ( )
    A. 活动性感染
    B. 心肺等重要器官明显损伤
    C. 年龄 50～55 岁
    D. 人类免疫缺陷病毒感染
    E. 脑原发恶性肿瘤

二、名词解释

1. transplantation
2. 冷缺血
3. 淋巴细胞毒交叉配型试验
4. hyperacute rejection
5. acute rejection
6. 同系移植
7. 移植免疫耐受

三、填空题

1. 按供体和受体是否为同一个体，分为_____和_____两类。
2. 移植术后慢性排斥的临床表现为_____，其病理特征主要是免疫损伤及修复增生而增厚，继而导致移植物_____、_____直至功能丧失。
3. 移植的主要分类方法是根据植入移植物的不同，分为_____、_____和_____。

4. 为预防免疫排斥反应，移植前组织配型包括_____、_____和_____。
5. 供移植用脏器的保存应用原则是_____。
6. 移植抗原是引起移植排斥反应的抗原，包括_____、_____、_____和_____等。
7. 器官移植的供体绝对禁忌证是_____、_____和_____。

四、简答题

1. 简述器官移植后发生感染的机会较一般手术多的原因。
2. 简述防治急性排斥反应的常用药物。

五、论述题

试述临床排斥反应的类型及机制。

【参考答案】

一、选择题

【A型题】

1. A   2. B   3. A   4. B   5. A
6. C   7. A   8. A   9. E   10. A
11. C

【B型题】

12. B   13. D   14. D   15. E

【X型题】

16. ABCE   17. ABCE   18. ABCDE
19. ABC   20. ABD

1. A【解析】供体淋巴细胞作为抗原加入受体血清，引起抗原抗体反应。淋巴细胞毒交叉配型试验的比值>10%，是器官移植的禁忌证。

2. B【解析】用特制的灌洗液把待移植器官的血液排除，保存在2～4℃条件下直至移植。

3. A【解析】超急性排斥反应发生在灌注后数分钟至数小时；该反应是由于受者体内预先存在抗供者组织抗原的抗体，包括供者ABO血型抗原、血小板抗原、HLA抗原等。

4. B【解析】慢性排斥反应表现为肾功能缓慢减退，如蛋白尿、高血压、水肿等，而排尿骤停为急性肾衰竭的表现，不属于慢性排斥反应。

5. B【解析】移植的方法多种多样，但只有自体移植最易成活，成功率最高。

6. C【解析】肾移植目前最成熟，短期及长期预后均最好。目前肾移植的五年生存率达80%以上。

7. A【解析】同系移植又称同基因移植，是指两者基因完全相同(如同卵双生),不会引起排斥反应。

8. A【解析】一旦发生超急性排斥反应只能切除移植物体。

9. E【解析】理论上移植前离体的肾脏在使用 UW 液后保持 72 小时,但临床上限定为肾脏离体保存时间为 40~50 小时。

10. A【解析】急性排斥反应是最常见的一种移植排斥反应,主要表现为发热、全身不适、移植部位胀痛、移植器官功能减退,可发生于移植后的任何时间,故急性排斥反应并非单纯时间上的概念。

12~13. BD【解析】①患者肾移植术后 10 日,时间超出数小时,故排除超急性免疫排斥反应;该患者存在发热、血压升高、局部肿胀疼痛、尿少等急性肾衰竭表现,属于急性免疫排斥反应。②患者皮肤带蒂移植皮术后短期内出现低热、白细胞增多等炎症指标升高,属于术后正常反应。

14~15. DE【解析】移植是指将个体的细胞、组织或器官导入自体或另一个个体的体内,以替代原已丧失功能或增强原有功能的一项技术。根据导入移植物不同,分为细胞、组织和器官移植。器官移植是植入实体器官,如心、肾、肝等移植。组织移植是将某一组织或人工材料等移植到身体的某一部位,如皮肌瓣、角膜、肌腱、软骨等。细胞移植是将活细胞输到受体的血管等其他部位的技术。原位移植及异位移植是按移植部位不同划分的。

16. ABCE【解析】肾移植、胰腺移植、脾移植、小肠移植都属于器官移植。胸腺在成人处于萎缩、退化的状态,不需要移植。

17. ABCE【解析】移植前组织配型包括:①ABO 血型检查;②HLA 配型;③群体反应性抗体检测;④淋巴细胞毒交叉配型。

18. ABCDE【解析】患者出现终末期肝病且无其他有效治疗方法、肝硬化失代偿期、暴发性肝功能衰竭、肝豆状核变性及先天性胆道闭锁均属于肝移植适应证。

19. ABC【解析】目前免疫抑制剂常用三联用药方案:钙调磷酸酶抑制剂(如他克莫司、环孢素 A)+糖皮质激素(如琥珀酸氢化可的松)+抗增殖类药物(如吗替麦考酚酯)。西罗莫司、依维莫司是哺乳动物雷帕霉素靶蛋白抑制剂。

20. ABD【解析】器官移植的禁忌证包括活动性感染、心肺等重要器官明显损伤、人类免疫缺陷病毒感染、恶性肿瘤(脑原发恶性肿瘤除外)等,而年龄则不是最关键的。

二、名词解释

1. 移植(transplantation):指将个体的细胞、组织或器官导入自体或另一个体体内,以替代原已丧失功能或增强原有功能的一门技术。根据导入移植物不同,分为细胞、组织和器官移植。

2. 冷缺血:用特制的器官灌洗液快速灌洗器官后保存于 2~4℃灌洗液的容器中,直至移植,称为冷缺血。

3. 淋巴细胞毒交叉配型试验:指受体的血清与供体的淋巴细胞之间的配型试验,是临床移植前必须检查的项目。淋巴细胞毒交叉配型试验<10% 或阴性者才能施行器官移植。

4. 超急排斥反应(hyperacute rejection):指移植物再灌注后数分钟至数小时内发生的排斥反应。

5. 急性排斥反应(acute rejection):最常见的一种移植排斥反应,一般发生在移植术 3 个月内,临床上表现为发热、全身不适、移植物肿大和疼痛同时伴有移植物功能减退。但目前由于免疫抑制剂的应用,时间界限已不明显,可于移植后的任何时间发生。

6. **同系移植**:受体、供体基因完全相同,如同卵双生间移植,供、受者的抗原结构完全相同,移植后不会发生排斥反应。

7. **移植免疫耐受**:指受体免疫系统在不用任何免疫抑制剂的情况下,对移植物不产生排斥反应,且保持对其他抗原的免疫应答反应,从而使移植物长期存活的一种免疫状态。

三、填空题

1. 自体移植　异体移植
2. 移植器官功能缓慢减退　广泛缺血纤维化
3. 器官移植　组织移植　细胞移植
4. ABO血型检查　HLA分型　群体反应性抗体检测　淋巴细胞毒交叉配型
5. 低温
6. 主要组织相容性复合体抗原　次要组织相容性抗原　ABO血型抗原　组织特异性抗原
7. 全身性感染　人类免疫缺陷病毒感染　恶性肿瘤

四、简答题

1. 简述器官移植后发生感染的机会较一般手术多的原因。

答 移植后为了抑制免疫排斥反应,常规使用免疫抑制药物,如肾上腺皮质激素、硫唑嘌呤等,这些处理虽可抑制对移植器官的排斥反应,但同时也抑制了患者的免疫抗病能力,导致非致病性病原体转为致病性,引起受体严重感染而使移植失败。

2. 简述防治急性排斥反应的常用药物。

答 治疗急性排斥反应的药物主要有免疫诱导用药和免疫维持用药两大类。

(1)免疫诱导药物:抗淋巴细胞球蛋白、抗胸腺细胞球蛋白、莫罗莫那－CD3(OKT3)、利妥昔单抗、抗白介素－2受体的单克隆抗体。

(2)免疫维持用药:①糖皮质激素;②抗增殖类药物,如吗替麦考酚酯、硫唑嘌呤等;③钙调磷酸酶抑制剂,如他克莫司、环孢素A等;④哺乳动物雷帕霉素靶蛋白抑制剂,如西罗莫司、依维莫司等。

目前免疫抑制剂常用三联用药方案:钙调磷酸酶抑制剂＋糖皮质激素＋抗增殖类药物。

五、论述题

试述临床排斥反应的类型及机制。

答 (1)超急性排斥反应:发生于灌注后数分钟至数小时。机制为受者体内预存有抗供者同种异型抗原的抗体,如ABO血型抗原、血小板抗原、HLA抗原等。临床上表现为移植器官功能迅速衰竭,一旦发生,只能切除移植物。

(2)急性排斥反应:最常见。可发生于移植后的任何时间。主要由T细胞免疫应答及抗体介导。表现为发热、全身不适、移植部位疼痛、移植器官功能减退等。发生后需尽早治疗。

(3)慢性排斥反应:发生于移植后数周、数月至数年。可能与抗体及T细胞介导的排斥反应多次发作有关。临床表现为移植器官功能逐渐减退。

(占　辉)

第16章 外科微创技术

【学/习/要/点】

一、掌握

1. 内镜技术在外科临床的应用。
2. 腹腔镜外科手术基本技术、常用的手术及并发症。

二、熟悉

1. 内镜技术的基本原理及发展。
2. 机器人外科技术的组成及优势。
3. 介入放射学技术的分类及并发症。

【应/试/考/题】

一、选择题

【A/型/题】

1. 机器人系统的组成不包括　　　　　(　　)
   A. 医师操作台
   B. 3D 成像系统
   C. 影像设备
   D. 床旁机械臂手术系统
   E. 监视器
2. 腹腔镜的临床应用不包括　　　　　(　　)
   A. 肝脏疾病　　　B. 甲状腺疾病
   C. 小肠疾病　　　D. 乳腺疾病
   E. 结肠肿瘤
3. 下列不属于腔镜外科基本技术的是
   　　　　　　　　　　　　　　　(　　)
   A. 腹腔镜下止血
   B. 腹腔镜下组织分离
   C. 腹腔镜下缝合
   D. 建立气腹
   E. 腹腔穿刺
4. 不属于 CO_2 气腹相关的并发症及不良反应的是　　　　　　　　　　　(　　)
   A. 气胸　　　　　B. 心律失常
   C. 酸中毒　　　　D. 体温下降
   E. 碱中毒

【B/型/题】

(5~6 题共用备选答案)
   A. 膀胱镜
   B. 治疗脑积水
   C. 关节内疾病诊疗
   D. 超声内镜
   E. 支气管狭窄球囊扩张

5. 内镜技术在消化外科的应用是（　　）
6. 内镜技术在泌尿外科的应用是（　　）

【X 型题】

7. 微创外科技术包括　　　　　　（　　）
   A. 介入放射学技术　B. 内镜外科技术
   C. 腔镜外科技术　　D. 介入超声技术
   E. 以上都不正确
8. 内镜下治疗常用的器械不包括（　　）
   A. 显示器　　　　　B. 微波
   C. 冷光源　　　　　D. 射频
   E. 医师操作台

二、名词解释
非经血管介入技术

三、填空题
1. 内镜从性能和质地角度可分为_____、_____和_____。
2. 腹腔镜手术相关的并发症有_____、_____和_____。

四、简答题
简述介入治疗技术的并发症。

【参/考/答/案】

一、选择题

【A 型题】

1. C　　2. D　　3. E　　4. E

【B 型题】

5. D　　6. A

【X 型题】

7. ABCD　　8. ACE

1. C【解析】机器人系统的组成：①医师操作台，包含计算机系统、监视器、操作手柄和输出设备等；②床旁机械臂手术系统，包含工作臂和持镜臂；③3D 成像系统，包含图像处理设备、监视器、双高强光源系统、CCD 摄像系统。

2. D【解析】腹腔镜常用于淋巴清扫术、结肠切除术（良性肿瘤）、脾切除术、甲状腺手术、小肠切除术、肝楔形切除术（良性肿瘤）、阑尾切除术、疝修补术等手术中。

3. E【解析】腔镜外科手术的基本技术有建立气腹、腹腔镜下止血、腹腔镜下组织分离及切开、腹腔镜下缝合、标本取出。

4. E【解析】CO_2 气腹相关并发症和不良反应：可致膈肌上抬、有效通气量及心排血量减少、内脏器官供血减少等，影响心肺功能，产生皮下气肿、气胸、酸中毒、下肢静脉淤血或血栓形成、心包积气、体温降低等一系列并发症。

5~6. DA【解析】①内镜技术在消化外科的应用：胃镜、十二指肠镜、小肠镜、大肠镜、胆道镜、胶囊内镜、超声内镜和共聚焦激光显微内镜；②内镜技术在泌尿外科的应用：经皮肾镜、输尿管镜、膀胱镜、腹腔镜，通过激光、气压弹道、超声波等方法清除肾、输尿管、膀胱内的结石。

7. ABCD【解析】微创外科技术包括介入放射学技术、介入超声技术、腔镜外科技术和内镜外科技术。

8. ACE【解析】内镜治疗所用器械：高频电刀、激光、微波、射频、氩氦刀等。

二、名词解释

非经血管介入技术：在影像设备的引导下，对非心血管部位进行介入性诊断和治疗的技术，如经皮穿刺术、经皮穿刺引流术、支架置入术等。

三、填空题

1. 硬式内镜　软式内镜
2. 血管损伤　内脏损伤　腹壁并发症

四、简答题

简述介入治疗技术的并发症。

答 （1）经血管的介入治疗技术相关并发症：①穿刺并发症，如损伤穿刺部位血管内膜，造成出血、血肿，假性动脉瘤形成等；②对比剂不良反应，极少数患者会出现荨麻疹、肺水肿、血压降低、抽搐、支气管痉挛、全身过敏样反应等。

（2）非血管途径的介入治疗技术相关并发症：①穿刺部位组织和脏器的损伤、出血或感染；②穿刺可致脓肿破溃扩散，肿瘤种植播散等并发症。

（黄文海）

第17章 颅内压增高和脑疝

【学/习/要/点】

一、掌握

1. 颅内压增高的症状、体征及治疗原则。
2. 急性脑疝的症状、体征及治疗原则。

二、熟悉

1. 正常的颅内压、颅内压的调节及代偿。
2. 颅内压增高的概念、原因、病理生理及诊断。
3. 导致急性脑疝的原因。

【应/试/考/题】

一、选择题

【A型题】

1. 成人正常的颅内压是 （ ）
   A. 70~180mmH$_2$O
   B. 70~200mmH$_2$O
   C. 80~160mmH$_2$O
   D. 100~200mmH$_2$O
   E. 110~200mmH$_2$O
2. 颅内压增高时的典型临床表现是 （ ）
   A. 头痛、呕吐及视神经盘水肿
   B. 头痛、呕吐及运动障碍
   C. 头痛、呕吐及感觉障碍
   D. 头痛、呕吐及复视
   E. 头痛、呕吐及昏迷
3. 下列关于颅内压增高一般处理的叙述，不正确的是 （ ）
   A. 吸氧
   B. 频繁出现呕吐者，禁止饮食
   C. 留院观察
   D. 便秘者，高位灌肠
   E. 出现意识障碍者，可考虑气管切开
4. 在生理状态下，颅内压增高的主要调节方式是 （ ）
   A. 脑组织的萎缩
   B. 脑内静脉血被挤出颅腔
   C. 脑部血管的自动调节
   D. 脑脊液的减少
   E. 脑组织移位
5. 下列药物没有降颅内压作用的是 （ ）
   A. 甘露醇　　　B. 清蛋白
   C. 呋塞米　　　D. 抗生素
   E. 山梨醇溶液
6. 下列各项，不会引起颅内压增高的是 （ ）
   A. 脑梗死　　　B. 颅内肿瘤

C. 脑积水　　　D. 脑水肿
E. 脑脊液漏

7. 颅腔内容积代偿只是整个颅腔容积的10%，这是由于　　　　　　（　）
   A. 颅腔原本容积有限
   B. 颅骨的弹性很小
   C. 可以移出颅外的脑脊液或血液仅占颅腔容积的10%
   D. 脑组织不容易压缩
   E. 颅内物质只能少量压缩

8. 不属于枕骨大孔疝临床表现的是（　）
   A. 颈项强直
   B. 昏迷
   C. 双侧瞳孔忽大忽小
   D. 呕吐
   E. 尿崩

9. 急性颅内压增高患者生命体征的变化是（　）
   A. 血压下降、脉搏变快、呼吸浅快
   B. 血压升高、脉搏变快、呼吸浅快
   C. 血压升高、脉搏变慢、呼吸深慢
   D. 血压下降、脉搏变慢、呼吸深慢
   E. 以上均不对

10. 目前诊断颅内占位性病变最安全可靠的检查是（　）
    A. 脑电图
    B. 脑干的诱发电位检查
    C. 脑血管造影或脑室造影
    D. CT 及 MRI
    E. SPECT

11. 颅内压增高的患者在腰椎穿刺放脑脊液后，突然出现呼吸停止，这是因为诱发了（　）
    A. 脑室系统出血
    B. 颞叶钩回疝
    C. 小脑扁桃体疝
    D. 脑肿瘤继发出血
    E. 脑血管意外

12. 下列各项，不是颅内压增高后果的是（　）
    A. 脑水肿　　　B. 库欣反应

C. 脑疝　　　D. 脑死亡
E. 脑脓肿

13. 脑疝发生的主要原因是（　）
    A. 颅内压力的波动
    B. 颅内压力的急剧上升
    C. 颅内压力下降太快
    D. 长期的颅内压增高
    E. 颅内的各分腔间存在着压力差

14. 小脑幕切迹疝时瞳孔扩大的机制是（　）
    A. 瞳孔扩大肌麻痹
    B. 动眼神经核损伤
    C. 动眼神经麻痹
    D. 脑干受压迫
    E. 交感神经受刺激

15. 小脑幕切迹疝和枕骨大孔疝的主要鉴别点是（　）
    A. 逐渐加深的意识障碍
    B. 一侧瞳孔散大
    C. 生命体征的改变
    D. 病变对侧的肢体瘫痪
    E. 发作去大脑强直

16. 下列关于小脑幕切迹疝时瞳孔变化和肢体活动障碍之间关系的叙述，正确的是（　）
    A. 病变同侧瞳孔散大伴有病变同侧半身瘫痪
    B. 双侧瞳孔散大伴有四肢瘫痪
    C. 病变对侧瞳孔散大伴有病变同侧半身瘫痪
    D. 病变同侧瞳孔散大伴有病变对侧半身瘫痪
    E. 病变对侧瞳孔散大伴有病变对侧半身瘫痪

17. 患儿因脑积水引起的颅内压增高入院后，突然出现剧烈头痛伴呕吐、昏迷。此时最有效的处理是（　）
    A. 急诊行开颅减压术
    B. 立即行气管插管术
    C. 快速静脉滴注20%甘露醇溶液
    D. 立即行气管切开术
    E. 紧急行侧脑室穿刺外引流术

18. 下列各项,属于小脑幕切迹疝常见病因的是 (　　)
    A. 一侧的幕上占位性病变
    B. 脑室内的占位性病变
    C. 小脑幕下的占位性病变
    D. 广泛性的脑水肿
    E. 脑积水
19. 枕骨大孔疝患者出现呼吸衰竭时,首选的抢救措施是 (　　)
    A. 气管插管
    B. 气管切开
    C. 脱水降颅压
    D. 明确脑疝的原因
    E. 手术切除病灶
20. 下列各项,属于左侧小脑幕切迹疝患者早期临床表现的是 (　　)
    A. 右侧瞳孔散大、左侧肢体瘫痪、昏迷
    B. 左侧瞳孔散大、左侧肢体瘫痪、昏迷
    C. 左侧瞳孔散大、右侧肢体瘫痪、昏迷
    D. 右侧瞳孔散大、右侧肢体瘫痪、昏迷
    E. 双侧瞳孔散大、四肢瘫痪、昏迷

【B型题】

(21~22题共用备选答案)
    A. 脑干网状结构受压
    B. 动眼神经受压
    C. 海马沟被压
    D. 环池阻塞或导水管闭塞
    E. 四脑室受压
21. 小脑幕切迹疝时颅内压增高进一步加剧是因为 (　　)
22. 小脑幕切迹疝患者的意识丧失是因为 (　　)

(23~24题共用备选答案)
    A. 血管源性脑水肿
    B. 细胞毒性脑水肿
    C. 间质性脑水肿
    D. 脑肿胀
    E. 环池阻塞或导水管闭塞
23. 脑缺血、脑缺氧常伴发 (　　)
24. 脑肿瘤、脑损伤多伴发 (　　)

(25~26题共用备选答案)
    A. 高血压性脑出血
    B. 颅内动脉瘤
    C. 颅内转移瘤
    D. 垂体腺瘤
    E. 大脑半球巨大脑膜瘤
25. 急性颅内压增高多见于 (　　)
26. 亚急性颅内压增高多见于 (　　)

(27~28题共用备选答案)
    A. 头痛、呕吐、视神经盘水肿
    B. 呼吸骤停
    C. 昏迷,同侧瞳孔散大,对侧肢体偏瘫
    D. 血压显著升高,脉搏变慢,出现潮式呼吸
    E. 继发性视神经萎缩
27. 枕骨大孔疝的常见临床表现是 (　　)
28. 小脑幕切迹疝的常见临床表现是 (　　)

(29~30题共用备选答案)
    A. 海马回　　　B. 扣带回
    C. 脑干　　　　D. 小脑扁桃体
    E. 舌下神经
29. 小脑幕切迹疝中的内容物是 (　　)
30. 枕骨大孔疝中的内容物是 (　　)

【X型题】

31. 下列关于脑水肿的叙述,正确的是 (　　)
    A. 液体积聚在细胞外间隙是血管源性脑水肿
    B. 液体积聚在细胞内间隙是细胞毒性脑水肿
    C. 血管源性脑水肿常见于脑损伤晚期
    D. 细胞毒性脑水肿多见于脑缺血初期
    E. 血管源性脑水肿常见于脑损伤初期

32. 下列关于急性脑疝的叙述，正确的是（　　）
   A. 枕骨大孔疝时，瞳孔可时大时小
   B. 视神经盘水肿可有可无
   C. 急性脑疝形成时可能出现急性脑积水
   D. 急性硬膜外血肿是常见病因
   E. 颅内压增高患者在腰椎穿刺时放液体过快过多，可能诱发急性脑疝
33. 影响颅内压增高的因素有（　　）
   A. 颅内病变扩张的速度
   B. 年龄
   C. 脑水肿程度
   D. 发病部位
   E. 有无全身系统性疾病
34. 良性的颅内压增高常见于（　　）
   A. 颅内寄生虫病
   B. 蛛网膜炎
   C. 维生素 A 中毒
   D. 静脉窦血栓的形成
   E. 药物过敏引起的中毒性脑病
35. 库欣反应包括的症状有（　　）
   A. 血压上升　　B. 脉搏缓慢
   C. 呼吸节律变慢　D. 瞳孔变小
   E. 心率增快
36. 颅内压增高患者的头颅 X 线改变为（　　）
   A. 蝶鞍的扩大
   B. 鞍背的骨质稀疏
   C. 脑回的指状压迹增多
   D. 颅骨的骨缝分离
   E. 可见骨折线
37. 颅内压增高患者有定位意义的症状是（　　）
   A. 失语　　　B. 偏瘫
   C. 共济失调　D. 偏盲
   E. 意识障碍
38. 对严重颅内压增高患者进行生命体征的监测时，下列处理正确的是（　　）
   A. 吸氧
   B. 脱水治疗

   C. 癫痫患者予以抗癫痫治疗
   D. 予以缓泻剂以防大便干燥
   E. 频繁呕吐者暂禁止饮食
39. 下列属于引起脑疝病因的是（　　）
   A. 脑梗死
   B. 颅内占位性病变
   C. 外伤所致颅内血肿
   D. 颅内寄生虫病变
   E. 颅内压增高患者，腰椎穿刺时放脑脊液过多过快
40. 下列关于颅内压增高临床表现的叙述，正确的是（　　）
   A. 喷射性呕吐较多见
   B. 发病后期常伴视力障碍
   C. 阵发性头痛是其中一个主要症状
   D. 某些患者可能始终不会出现"三主征"
   E. 严重患者可出现昏迷

二、名词解释
1. 血管源性脑水肿
2. 脑疝
3. 颅内压增高

三、填空题
1. 颅内压增高的三主征是_____、_____和_____。
2. 颅内压增高的常见病因有_____、_____、_____和_____、脑缺氧、良性颅内压增高疾病、脑寄生虫病、颅脑先天性疾病等。
3. 常见的脑疝包括_____、_____和_____。
4. 颅压可在小范围内波动，这与_____和_____有密切关系。
5. 颅内压增高根据病因可分为两类：_____和_____。

四、简答题
简述脑水肿的定义、分类及其发病机制。

五、论述题
1. 试述颅内压增高的临床表现及治疗原则。
2. 试述小脑幕切迹疝的临床表现。

【参考答案】

一、选择题

【A型题】
1. B　2. A　3. D　4. D　5. D
6. E　7. C　8. E　9. C　10. D
11. C　12. E　13. E　14. C　15. B
16. D　17. E　18. A　19. A　20. C

【B型题】
21. D　22. A　23. B　24. A　25. A
26. C　27. B　28. C　29. A　30. D

【X型题】
31. ABDE　32. ABCDE　33. ABCDE
34. BCDE　35. ABC　36. ABCD
37. ABCD　38. ABCDE　39. ABCDE
40. ABCDE

1. B【解析】正常颅内压，成人为 0.7~2.0kPa（70~200mmH$_2$O）。

2. A【解析】颅内压增高的典型表现是头痛、呕吐、视神经盘水肿，也称颅内压增高的"三联征"。但这三种表现在颅内压增高的患者中出现的时间并非一致，有些病例可能一直不出现。

3. D【解析】给颅内压增高的患者高位灌肠通便，可进一步增高颅内压力。

4. D【解析】脑组织、血液和脑脊液三种内容物体积和颅腔容积相互适应，从而使颅内维持一定压力；当颅内压力增高时，脑组织不会立刻萎缩，为了防止脑组织缺血，必须保持颅内血流量的不变，而颅腔的容积通常变化不大，因此颅内压的调节除了依赖颅内静脉血液被挤压至颅外血液循环之外，主要还是通过脑脊液的增多与减少来调节。

5. D【解析】甘露醇及山梨醇均可提高血液中的晶体渗透压；清蛋白可以提高血液中的胶体渗透压，从而增加水的排出；呋塞米可以抑制肾小管吸收水，从而增加水的排出，减轻脑水肿，降低颅内压；抗生素可以用于控制颅内感染，不能用于降低颅内压。

6. E【解析】脑水肿与脑梗死后脑水肿均可引起脑体积的增大；颅内肿瘤为占位性病变，脑积水导致颅内的内容物增大，均能导致颅内压增高。但是脑脊液漏出可使颅内内容物减少，引起颅内压降低。

7. C【解析】脑脊液总量占颅腔容积的10%，血液则根据血流量的不同占总体积的2%~11%。当颅腔内容物体积增大或者颅腔容积缩小超过颅腔的10%时，就会产生严重的颅内压力增高。

8. E【解析】枕骨大孔疝压迫延髓，机体出现保护性颈部肌肉痉挛；由于脑干网状上行激动系统受累，患者随着脑疝进展可出现昏迷；由于脑干缺氧，瞳孔忽大忽小；因颅内压明显增高出现频繁呕吐；尿崩为下丘脑损伤的常见表现。

9. C【解析】急性颅内压增高患者的生命体征变化是血压升高、脉搏变慢、呼吸深慢，这种变化也称为Cushing反应。

10. D【解析】通常诊断颅内病变的首选辅助检查是CT检查，因为它具有无创伤性，且可以了解脑室大小及病变情况；磁共振检查图像比CT检查更清晰，同样具有无创性。

11. C【解析】颅内压增高患者，在腰椎穿刺时放脑脊液过多过快，可使颅内各分

104

腔间的压力差增大,引起小脑扁桃体经枕骨大孔挤进椎管内,压迫延髓呼吸中枢而引起呼吸骤停。

12. E【解析】脑脓肿可引起颅内压增高,而不是颅内压增高引起脑脓肿,因果关系倒置。

13. E【解析】颅内任何占位性病变发展到严重程度都可以导致颅内各分腔的压力不均匀而引起脑疝。

14. C【解析】小脑幕切迹疝时瞳孔变化的机制:发病初期患侧动眼神经受刺激导致患侧瞳孔变小,对光反射迟钝,随着病情进展,患侧动眼神经逐渐麻痹,患侧瞳孔逐渐散大,直接和间接对光反射均消失。

15. B【解析】小脑幕切迹疝由于发病初期患侧动眼神经受刺激导致患侧瞳孔变小,对光反射迟钝,随着病情进展,患侧动眼神经逐渐麻痹,患侧瞳孔逐渐散大,直接和间接对光反射均消失;枕骨大孔疝因脑干缺氧,瞳孔可表现为忽大忽小。

16. D【解析】小脑幕切迹疝早期患侧瞳孔先缩小,对光反射迟钝,随着病情进展,患侧瞳孔逐渐散大。运动障碍表现为病变对侧肢体的肌力减弱或麻痹,病理征阳性。

17. E【解析】紧急行侧脑室穿刺外引流术以降低颅内压是缓解脑疝的临时急救措施,尽快去除颅内病灶是解决脑疝的根本办法。

18. A【解析】小脑幕切迹疝常见病因是幕上的占位性病变将颞叶海马回、钩回通过小脑幕切迹推挤到幕下。

19. A【解析】枕骨大孔疝患者因脑干受压,表现为呼吸功能障碍或衰竭,首先紧急行气管插管缓解症状,争取时间。

20. C【解析】小脑幕切迹疝的意识改变是由于脑干内网状上行激动系统受累,患者可出现昏迷;早期患侧瞳孔先缩小,对光反射迟钝;晚期可以出现双侧瞳孔散大,眼球固定居中,对光反射消失;运动障碍主要表现为病变对侧肢体的肌力下降、瘫痪。

21~22. DA【解析】小脑幕切迹疝时由于疝内容物阻塞小脑幕切迹裂孔,使得脑脊液循环通路(环池阻塞或导水管闭塞)受阻,进一步加剧颅内压增高,形成恶性循环;意识改变是由于脑干内网状上行激动系统受累,患者可出现昏迷。

23~24. BA【解析】①细胞毒性脑水肿常见于脑缺血、脑缺氧的初期,钠、水潴留在神经细胞和胶质细胞间隙,导致脑体积增大;②血管源性脑水肿多见于脑损伤、脑肿瘤等病变的初期,由于毛细血管通透性增加,水分滞留在神经细胞和胶质细胞间隙,导致脑体积增大。

25~26. AC【解析】①急性颅内压增高多见于高血压性脑出血、急性颅脑损伤所引起的颅内血肿等;②亚急性颅内压增高多见于颅内转移瘤、颅内恶性肿瘤及颅内炎症等。

27~28. BC【解析】①枕骨大孔疝的患者由于延髓呼吸中枢受损,患者早期可能突发呼吸骤停;②小脑幕切迹疝患者由于脑干内网状上行激动系统受累出现昏迷,随病情进展,患者动眼神经麻痹,出现同侧瞳孔散大,对侧肢体偏瘫。

29~30. AD【解析】①小脑幕切迹疝又称为颞叶钩回疝,是颞叶海马回及钩回通过小脑幕切迹被推移到幕下;②枕骨大孔疝又叫小脑扁桃体疝,是小脑扁桃体及延髓通过枕骨大孔被推移到椎管内。

31. ABDE【解析】水肿液在细胞外间隙积聚称为血管源性脑水肿,多见于脑损伤及脑肿瘤的早期;水肿液在细胞膜内间隙积聚称为细胞毒性脑水肿,多见于脑缺血、脑缺氧的初期。

32. **ABCDE**【解析】枕骨大孔疝因脑干缺氧可出现瞳孔时大时小；慢性颅内压增高导致的脑疝常常有视神经盘水肿，但急性脑疝不一定有视神经盘水肿；急性脑疝的脑组织移位可堵塞脑脊液的循环通路从而出现脑水肿；急性硬膜外血肿容易引起急性局灶性颅内压增高，导致脑组织移位形成脑疝；颅内压增高的患者若在腰椎穿刺时脑脊液排放过快过多，可使颅内与椎管内的压力迅速增大，从而脑组织更容易发生移位出现脑疝。

33. **ABCDE**【解析】实验数据表明随着颅内病变的体积增大，颅内的压力开始上升；婴幼儿及小儿的颅骨缝隙未闭合或尚未牢固地闭合，颅内压增高时可导致颅骨缝隙裂开，增加颅内腔的容积，可延缓颅内压增高病情的进展；老年人由于脑萎缩，颅内代偿性空间增大，病程也较长；脑水肿程度越严重，颅内压越高；颅后窝的占位性病变容易堵塞脑脊液循环而导致梗阻性脑积水，颅内压增高症状可能早期出现并且严重；肺部感染、电解质紊乱及毒血症等都可能导致继发性脑水肿，从而导致颅内压增高。

34. **BCDE**【解析】脑蛛网膜炎、维生素A中毒、静脉窦血栓的形成及药物过敏导致的中毒性脑病所导致的颅内压增高可随原发病的好转而恢复正常，但是脑寄生虫病所导致的颅内压增高是恶性的颅内压增高。

35. **ABC**【解析】当颅内压急剧增高时，患者出现心跳和脉搏缓慢、呼吸节律减慢、血压升高（又称"两慢一高"），也称为库欣反应。

36. **ABCD**【解析】蝶鞍扩大、鞍背骨质稀疏、颅骨骨缝分离、脑回指状压迹增多等颅骨X线片的征象能为疾病的定性、定位诊断提供一些客观依据。

37. **ABCD**【解析】失语、偏瘫、共济失调及偏盲等症状能为颅内压增高的定位诊断提供一些依据。

38. **ABCDE**【解析】颅内压增高患者的一般处理：①卧床休息，保持安静；②定期监测生命体征，重者可行颅内压监护；③呕吐频繁及昏迷者应予以静脉补液，以防水、电解质代谢紊乱；④昏迷者、咳痰困难者应注意保持呼吸道的通畅，必要时可予以气管切开，吸氧；⑤癫痫发作者应予以抗癫痫治疗；⑥注意防止便秘，忌高位灌肠；⑦头痛剧烈者可予以镇痛剂，但禁用吗啡、哌替啶等麻醉药。

39. **ABCDE**【解析】颅内任何部位的占位性病变严重时均可引起颅内各分腔压力不均匀从而导致脑疝。常见原因：①外伤所导致的各种颅内血肿，如硬膜下血肿、硬膜外血肿及脑内血肿；②大面积脑梗死及脑出血；③颅后窝、大脑半球及中线部位的颅内肿瘤；④颅内寄生虫病、颅内脓肿；⑤医疗上的不适当操作，如对颅内压增高患者腰椎穿刺释放脑脊液过多过快，导致各个分腔间的压力差增大，可促使脑疝的形成。

40. **ABCDE**【解析】颅内压增高的主要症状和体征：①头痛通常发生在清晨或晚间，主要见于额部及颞部；②喷射性呕吐常发生于头痛剧烈之时；③视神经盘水肿早期视力不受影响，随着疾病进展，患者后期可因继发性视神经萎缩，出现视力减退，视野向心性缩小，甚至失明。并不是所有患者都会出现"三主征"，有些患者可始终不出现"三主征"。

二、名词解释

1. <u>血管源性脑水肿</u>：脑损伤或脑肿瘤等疾病导致毛细血管通透性增加，使液体积聚在神经细胞及胶质细胞外间隙，导致脑体积增加，称为血管源性脑水肿。

2. 脑疝：颅内某一分腔有占位性病变时，此腔压力大于邻近腔的压力，脑组织可从高压力区域向低压力区域移位，引起脑组织、颅神经、血管等重要的结构受压迫及移位，有时候被挤入硬脑膜间隙或孔道中，从而引起一系列严重的临床症状和体征，称为脑疝。
3. 颅内压增高：脑肿瘤、颅脑损伤、脑积水、脑出血及颅内感染等疾病导致颅内容物体积增大，从而使颅内压力持续高于200mmH$_2$O，引起一系列相应的综合征，称为颅内压增高。

三、填空题
1. 头痛　呕吐　视神经盘水肿
2. 脑损伤　颅内感染　脑血管疾病　颅内肿瘤
3. 枕骨大孔疝　小脑幕切迹疝　大脑镰下疝
4. 呼吸　血压
5. 局灶性颅内压增高　弥漫性颅内压增高

四、简答题
简述脑水肿的定义、分类及其发病机制。

答　脑水肿是指过多液体在细胞内或细胞外间隙积聚，从而使脑体积增大。脑水肿通常分为两类。水肿液在细胞外间隙积聚称为血管源性脑水肿，机制是脑损伤或脑肿瘤等疾病导致毛细血管通透性增加，使液体积聚在神经细胞及胶质细胞外间隙，导致脑体积增加。水肿液在细胞膜内积聚称细胞毒性脑水肿，机制是某些毒素作用于脑细胞导致代谢功能障碍，钠泵的活动受限引起钠离子及水分潴留于神经细胞与胶质细胞内。

五、论述题
1. **试述颅内压增高的临床表现及治疗原则。**

答　（1）颅内压增高的典型临床表现有头痛、呕吐、视神经盘水肿；其他包括意识障碍、生命体征变化、头晕、猝倒、头皮静脉曲张等。

（2）治疗原则：①一般治疗，密切关注患者生命体征变化；②去除病因；③药物治疗降低颅内压，如20%甘露醇；④冬眠疗法或者亚低温疗法；⑤脑脊液体外引流治疗；⑥降低脑代谢，减少脑耗氧量及增加脑对于缺氧的耐受；⑦排出二氧化碳，予以辅助过度通气；⑧控制或预防颅内感染；⑨对症治疗。

2. **试述小脑幕切迹疝的临床表现。**

答　①颅内压增高的表现：剧烈头痛、频繁喷射性呕吐。②瞳孔改变：起病初期，患侧动眼神经受到刺激引起患侧瞳孔缩小，对光反射迟钝。患侧动眼神经麻痹后，患侧瞳孔出现散大，对光反射消失，伴有患侧上眼睑下垂、眼球向外斜。病情进一步恶化后可出现双侧瞳孔散大，对光反射消失。③运动障碍：对侧肢体肌力下降或瘫痪，病理征阳性，严重者可出现去脑强直。④意识改变：可出现嗜睡、昏迷。⑤生命体征紊乱：血压时高时低，呼吸不规则，心率不规则或减慢，大汗，颜面潮红或苍白，体温高于41℃或不升。

（廖　晴）

第18章 颅脑损伤

【学/习/要/点】

一、掌握

1. 脑震荡和脑挫裂伤的临床表现、诊断及治疗。
2. 颅内血肿的分类,硬脑膜外血肿及硬脑膜下血肿的临床表现、诊断及治疗。
3. 开放性颅脑损伤的临床表现、诊断及治疗。

二、熟悉

1. 头皮、颅骨及脑各部分的解剖。
2. 颅盖骨折及颅底骨折的诊断及治疗。
3. 头皮损伤的治疗。

【应/试/考/题】

一、选择题

【A/型/题】

1. 发现颅盖线形骨折时,应特别注意 （ ）
   A. 常合并骨膜下血肿
   B. 常合并硬脑膜下血肿
   C. 常合并对冲部位血肿
   D. 常合并严重脑挫裂伤
   E. 骨折线通过脑膜血管沟或静脉窦时导致硬脑膜外血肿

2. 颅中窝骨折的临床表现最不可能是（ ）
   A. 脑脊液鼻漏
   B. 嗅神经损伤
   C. 脑脊液耳漏
   D. 搏动性眼球突出
   E. 从外耳道流出大量血液

3. 颅底骨折的诊断主要依靠 （ ）
   A. 颅底X线平片
   B. 脑电图检查
   C. 耳、鼻、喉科检查
   D. 临床表现
   E. 头部外伤史

4. 急性硬脑膜外血肿患者,中间清醒期的长短,主要取决于 （ ）
   A. 原发脑损伤的程度
   B. 出血的来源
   C. 血肿的部位
   D. 血肿形成的速度
   E. 血肿的大小

5. 颅底骨折引起的脑脊液漏的手术指征是 （ ）
   A. 经久不愈长达2个月以上者
   B. 经久不愈长达2周以上者
   C. 经久不愈长达1个月以上者

D. 经久不愈长达 4 个月以上者
E. 出现低颅压综合征者

6. 下列关于脑挫裂伤的叙述,正确的是 （　　）
   A. 意识障碍是最突出的症状之一
   B. 脑挫裂伤是比脑震荡更严重的原发性脑损伤,两者伤后均有意识障碍且时间超过 30 分钟
   C. 由于存在脑组织损伤,伤后都有局灶性神经系统症状和体征
   D. 影像检查多有阳性表现,MRI 优于 CT,适用于所有情况
   E. 只有腰椎穿刺证实蛛网膜下腔出血时才能确诊

7. 外伤性颅内血肿的致命因素是 （　　）
   A. 急性脑受压→脑疝
   B. 一侧瞳孔散大,对光反射消失
   C. 弥漫性脑水肿
   D. 蛛网膜下腔出血
   E. 昏迷→肺部感染

8. 患者,男,40 岁。从汽车上跌下,左枕部着地。出现进行性意识障碍,继以右侧瞳孔散大。诊断是 （　　）
   A. 左枕顶部硬脑膜外血肿
   B. 左额颞硬脑膜外血肿
   C. 左额颞硬脑膜下血肿
   D. 右额颞硬脑膜外血肿
   E. 右额颞硬脑膜下血肿

9. 下列关于硬脑膜外血肿手术指征的叙述,不正确的是 （　　）
   A. 合并血友病时不宜手术治疗,应尽量保守治疗
   B. 保守治疗适用于血肿出血量少而中线无明显移位者
   C. 有明显颅内压增高的症状和体征
   D. 急性血肿可行钻孔穿刺清除血肿
   E. CT 结果显示有明显脑受压的硬脑膜外血肿

10. 诊断急性外伤性硬脑膜外血肿最重要的早期临床表现是 （　　）
    A. 生命体征的异常变化

B. 瞳孔不等大
C. 阳性神经系统病理体征
D. 进行性意识障碍
E. 头部超声波检查中线偏移

11. 急性硬脑膜外血肿的典型意识改变是 （　　）
    A. 持续昏迷状态
    B. 伤后昏迷－清醒－再昏迷
    C. 伤后无昏迷
    D. 昏迷时浅时深
    E. 伤后昏迷,以后清醒不昏迷

12. 患者 CT 示右额颞顶新月状高密度影,可诊断为 （　　）
    A. 急性硬脑膜外血肿
    B. 脑内血肿
    C. 急性硬脑膜下血肿
    D. 慢性硬脑膜下血肿
    E. 高血压脑出血

13. 患者,女,50 岁。头部棍击伤,无昏迷史及意识障碍,无颅骨骨折,1 个月后出现颅内压增高症状。最可能为 （　　）
    A. 慢性硬脑膜外血肿
    B. 多发颅内血肿
    C. 慢性硬脑膜下血肿
    D. 急性颅内血肿
    E. 脑震荡后遗症

14. 患者,女,20 岁。入院 3 日,头部受伤后立即昏迷,10 分钟后清醒,有呕吐,对受伤情况不能回忆。最可能为 （　　）
    A. 脑挫裂伤　　B. 脑干损伤
    C. 脑震荡　　　D. 颅内血肿
    E. 脑供血不全

15. 头皮损伤中最严重的是 （　　）
    A. 头皮血肿
    B. 头皮挫伤
    C. 头皮撕脱伤
    D. 头皮裂伤
    E. 骨膜下血肿

16. 急性硬脑膜外血肿CT扫描的典型表现是 (　　)
   A. 弓形高密度影
   B. 楔形低密度影
   C. 新月形高密度影
   D. 环形低密度影
   E. 混杂密度影

17. 破裂后引起硬脑膜外血肿的血管是 (　　)
   A. 脑表层动脉　B. 脑膜中动脉
   C. 颞浅动脉　　D. 桥动脉
   E. 脑膜前动脉

18. 急性颅脑损伤后,病者出现原发性昏迷到意识好转,再出现继发性昏迷。最可能的诊断是 (　　)
   A. 脑震荡　　　B. 脑挫裂伤
   C. 硬脑膜外血肿　D. 硬脑膜下血肿
   E. 脑干损伤

19. 头部外伤后,最常扪到的头皮下波动是 (　　)
   A. 皮下血肿
   B. 帽状腱膜下血肿
   C. 骨膜下血肿
   D. 皮下积液
   E. 皮下积脓

20. 下列关于格拉斯哥昏迷计分法及其对颅脑损伤分型的叙述,不正确的是 (　　)
   A. 轻型13~15分,伤后昏迷时间小于20分钟
   B. 中型9~12分,伤后昏迷时间20分钟~6小时
   C. 重型3~8分,伤后昏迷大于6小时
   D. 重型3~8分,在伤后24小时内意识恶化,并昏迷大于6小时
   E. 此计分法分别对患者的运动、肌力和睁眼反应进行评分

21. 减速性损伤引起对冲伤的最常见部位是 (　　)
   A. 额颞　　　　B. 枕部
   C. 脑实质内部　D. 顶枕
   E. 后颅窝

22. 患者,女,26岁。不慎从2楼坠下,当即昏迷,送医院就诊,1小时后即清醒,头痛、呕吐,右上肢肌力2级,脑脊液检查有红细胞,CT示左颞顶叶低密度灶,其中有散在点状高密度影。应考虑为 (　　)
   A. 脑震荡
   B. 弥漫性轴索损伤
   C. 脑挫裂伤
   D. 原发性脑干损伤
   E. 颅内血肿

23. 颅前窝骨折的典型症状是 (　　)
   A. 鼻出血
   B. "熊猫眼"
   C. 乳突下或咽后壁黏膜下淤血
   D. 脑脊液耳漏
   E. 颞部头皮肿胀淤血

24. 患者,男,36岁。从二楼跌下,左侧颞枕部着地,昏迷1小时多,尚未醒来,瞳孔等大,生命体征平稳。最可能的诊断是 (　　)
   A. 左颞枕部急性硬脑膜外血肿
   B. 蛛网膜下腔出血和广泛性脑挫裂伤
   C. 颅内血肿和右额叶脑挫伤
   D. 左颞枕部和右额、颞部脑挫伤
   E. 脑干和丘脑下部挫伤

25. 开放性颅脑损伤是指 (　　)
   A. 头皮破裂与颅骨线形骨折
   B. 头皮破裂与颅骨凹陷骨折
   C. 头皮破裂与颅骨粉碎骨折
   D. 颅骨骨折与硬脑膜破裂
   E. 头皮、颅骨与硬脑膜均破裂

26. 颅中窝骨折损伤的颅神经是 (　　)
   A. 嗅神经　　B. 副神经
   C. 舌咽神经　D. 展神经
   E. 迷走神经

27. 下列不属于开放性颅脑损伤临床特点的是 (　　)
   A. 原发性意识障碍轻微
   B. 脑局部损伤较重,颅内压增高症状较轻

· 110 ·

C. 易发生颅内感染
D. 远期癫痫发生率高
E. 去大脑强直

28. 处理开放性颅脑损伤最重要的原则是 （　）
   A. 如无专科条件，立即转院
   B. 保护脑组织，注射 TAT
   C. 输血、输液
   D. 镇静、止痛
   E. 止血、清创，变开放性为闭合性脑损伤

29. 开放性颅脑损伤在抗生素治疗下，进行清创术最迟可延迟至 （　）
   A. 12 小时
   B. 24 小时
   C. 36 小时
   D. 48 小时
   E. 72 小时

30. 对开放性颅脑损伤，预防伤口和颅内感染的关键措施是 （　）
   A. 严密观察病情变化
   B. 应用广谱抗生素
   C. 理疗改善局部血液循环
   D. 加强营养，增强伤口愈合能力
   E. 早期施行清创术

31. 下列关于头皮血肿处理方法的叙述，正确的是 （　）
   A. 均需切开引流
   B. 使用脱水剂
   C. 均需加压包扎
   D. 补液纠正休克
   E. 均需穿刺抽出积血

32. 患者，女，26岁。滑冰摔伤后枕部，伤后意识不清1小时。接诊时患者躁动，查体不能配合。经静脉滴注地西泮后，CT检查显示左前额脑挫裂伤。其首选处理为 （　）
   A. 气管插管后继续静脉滴注安定
   B. 静脉滴注 20% 甘露醇 250～500ml 加地塞米松 10mg
   C. 进行术前准备
   D. 脑室穿刺外引流
   E. 以上都不是

【B型题】

（33～35题共用备选答案）
   A. 头皮下血肿
   B. 硬脑膜下血肿
   C. 骨膜下血肿
   D. 硬脑膜外血肿
   E. 帽状腱膜下血肿

33. 血肿周界止于骨缝的是 （　）
34. 血肿广泛、与骨缝无关的是 （　）
35. 体积小、张力高、周边隆起较硬的是 （　）

（36～37题共用备选答案）
   A. 颅前窝骨折
   B. 颅中窝骨折
   C. 颅后窝骨折
   D. 开放性骨折
   E. 线形骨折

36. 以"熊猫眼"为典型特征的是 （　）
37. 出现 Battle 征的是 （　）

（38～39题共用备选答案）
   A. 急性硬脑膜下血肿
   B. 急性脑内血肿
   C. 急性硬脑膜外血肿
   D. 帽状腱膜下血肿
   E. 脑挫裂伤

38. CT示颅骨下双凸透镜形高密度病灶的是 （　）
39. CT示颅骨下新月形高密度病灶的是 （　）

【X型题】

40. 颅底骨折直接引起的临床表现是 （　）
   A. 皮肤、黏膜下有淤血
   B. 脑外伤后综合征
   C. 尿崩症
   D. 脑脊液漏
   E. 损伤脑神经

41. 下列关于急性硬脑膜下血肿的叙述，不正确的是 （　　）
   A. 多由轻微外伤史引起
   B. 多发于老年人
   C. 只限于着力部位
   D. 患者持续昏迷或有中间清醒期
   E. 可出现颅内压增高的临床表现
42. 开放性颅脑损伤的处理原则是（　　）
   A. 尽早施行颅脑清创缝合术，变开放伤为闭合伤
   B. 急救处理时应注意保护显露的脑组织
   C. 防止感染，合理使用抗生素
   D. 术前常规CT检查，充分了解陷入脑内的骨折片的位置、数目等
   E. 迅速控制出血，补充血容量
43. 临床上诊断脑震荡主要依据的是 （　　）
   A. 有伤后立即出现的短暂意识丧失，但短于30分钟
   B. 伤前近事遗忘，但对过去的记忆并无损害
   C. 伤后出现进行性意识障碍
   D. 神经系统检查无阳性体征，腰椎穿刺示颅内压和脑脊液正常
   E. 头痛、头晕、疲乏无力

二、名词解释
1. open craniocerebral injury
2. depressed fracture
3. 对冲伤
4. 弥漫性轴索损伤

三、填空题
1. 以智力和精神症状为主的慢性硬脑膜下血肿，表现为记忆力减退、头昏、精神失常或迟钝，易和_____或_____混淆。
2. 颅底骨折的诊断主要依靠_____，明确诊断则依靠_____。
3. 硬脑膜外血肿最常见于_____、_____和_____三个部位。
4. 颅脑损伤可分为_____、_____和_____三种。
5. 颅内血肿按部位可分为_____、_____和_____三种。
6. 头皮裂伤在无明显感染的情况下清创时限可放宽至_____。
7. 颅骨骨折按部位可分为_____和_____两种。

四、简答题
1. 简述慢性硬脑膜下血肿的临床表现。
2. 简述脑损伤的处理原则。

五、论述题
1. 试述脑挫裂伤的基本治疗原则。
2. 试述脑震荡的主要临床表现。

【参/考/答/案】

一、选择题

【A型题】
1. E　2. B　3. D　4. D　5. C
6. A　7. A　8. E　9. A　10. D
11. B　12. C　13. C　14. C　15. C
16. A　17. B　18. C　19. B　20. E
21. A　22. C　23. B　24. D　25. E
26. D　27. E　28. E　29. E　30. E
31. C　32. B

【B型题】
33. C　34. E　35. A　36. A　37. C
38. C　39. A

[X型题]

40. ADE 41. ABC 42. ABCDE
43. ABDE

1. E【解析】当发生颅盖线形骨折,骨折线通过脑膜血管沟或静脉窦时,应考虑硬脑膜外血肿的可能性。

2. B【解析】颅中窝骨折临床表现:①脑脊液耳漏、鼻漏。②由于骨折部位的不同,可造成不同的脑神经损伤,如骨折发生在颞骨岩部,可导致面神经、听神经损伤;骨折通过中线,可损伤视神经、动眼神经、滑车神经、三叉神经或展神经。③耳鼻出血。④皮下或黏膜下出现淤血斑。颅前窝骨折可发生嗅神经的损伤。

3. D【解析】通过临床表现即可诊断出颅底骨折,进一步明确诊断需结合头颅CT的检查结果。

4. D【解析】原发性脑损伤的严重程度及形成血肿的速度可影响急性硬脑膜外血肿患者清醒时间的长短。

5. C【解析】颅底骨折引起的绝大多数脑脊液漏口会在伤后1~2周内自行愈合,若漏口超过1个月的时间仍不能愈合,则需通过手术方式修补瘘口。

6. A【解析】脑挫裂伤常见的症状有意识障碍、头痛、恶心、呕吐等,其中,意识障碍是脑挫裂伤最突出的临床表现之一。

9. A【解析】硬脑膜外血肿手术指征:①CT结果显示硬脑膜外血肿明显压迫脑组织;②出血量过多,如小脑幕上、颞区、幕下血肿量超过30ml、20ml 和10ml,或血肿压迫大静脉窦的造成颅高压;③颅内压增高的症状和体征表现明显。病情危急时,可直接进行手术钻孔探查,清除血肿。

10. D【解析】硬脑膜外血肿的主要症状是进行性意识障碍。

11. B【解析】急性硬脑膜外血肿的意识改变常分为三种:①原发性脑损伤较重,或血肿形成较迅速,表现持续昏迷状态;②原发性脑损伤略重,而血肿形成不太迅速,表现伤后昏迷-清醒-再昏迷;③原发性脑损伤较轻或脑挫裂伤甚为局限,伤后可无昏迷。具有代表性的是第2种。

12. C【解析】CT检查结果显示新月形高密度影、混杂密度影或等密度影位于脑表面和颅骨之间,即可确诊为急性或亚急性硬脑膜下血肿。

13. C【解析】慢性硬脑膜下血肿病程可长达1个月甚至更长,多发生于有轻微头部外伤的老年人,临床表现可为颅压增高、智力或精神症状、病灶症状等。

14. C【解析】脑震荡的临床表现为:①出现数秒或数分钟的短暂意识丧失,伴自主神经和脑干功能紊乱症状,如血压下降、面色苍白、呼吸浅慢等;②出现逆行性遗忘;③有头晕、呕吐、失眠等症状。

15. C【解析】头皮撕脱伤多由于头发卷入高速转动的机器而造成,是最严重的头皮损伤。

16. A【解析】CT检查可显示位于颅骨内板和硬脑膜之间的双凸镜形或弓形高密度影。

17. B【解析】颅骨骨折的出血、脑膜中动脉和静脉窦破裂等可造成硬脑膜外血肿。

18. C【解析】硬脑膜外血肿的意识改变常分为三种:①原发性脑损伤较重,或血肿形成较迅速,表现持续昏迷状态;②原发性脑损伤略重,而血肿形成不太迅速,表现伤后昏迷-清醒-再昏迷;③原发性脑损伤较轻或脑挫裂伤甚为局限,伤后可无昏迷。具有代表性的是第2种。

19. B【解析】帽状腱膜下血肿由于不受骨缝约束,可在全头扩散,可触及明显波动感。

20. E【解析】格拉斯哥昏迷计分法是以患者的运动、言语、睁眼反应为基础进行评分,并以此来判断病情。

21. A【解析】减速性损伤可造成对冲伤,可损伤额颞极及其底部的损伤。

22. C【解析】结合病史和临床表现昏迷、头痛、呕吐,右上肢肌力2级,脑脊液检查有红细胞,CT示左颞顶叶低密度灶,其中有散在点状高密度影,符合脑挫裂伤的诊断条件。

23. B【解析】颅前窝骨折出血形成淤血斑,淤血位于眼睑和球结膜下,称为"眼镜征""熊猫眼"。

24. D【解析】减速性损伤可造成对冲伤且对冲挫裂伤好发于额颞极及其底面。

25. E【解析】开放性颅脑损伤指头皮、颅骨、硬脑膜在火器或非火器性致伤物的作用下同时破裂,并造成脑脊液外流,脑组织暴露于外界的创伤。

26. D【解析】颅中窝骨折可损伤面神经、听神经,中线处骨折可使滑车神经、动眼神经、三叉神经、视神经和展神经受累。

27. E【解析】开放性颅脑损伤伤后可出现脑局灶症状、休克、颅内压增高、轻微意识障碍等,需要预防颅内感染和癫痫症状。

28. E【解析】外伤性颅脑损伤发生后,需立即止血清创,减少出血,防止休克,发生脑膨出时,注意保护,将被污染的开放性损伤变为清洁、无活动性出血的闭合性损伤。

29. E【解析】开放性颅脑损伤需在6~8小时内进行清创,在使用抗生素且创面无明显污染的情况下,可延长至72小时内进行清创术。

30. E【解析】清创术后加强抗感染可预防伤口感染和颅内感染。

31. C【解析】头皮血肿量小的可加压包扎后等待自行吸收,血肿量较多且有凝血障碍需消毒皮肤进行穿刺抽取积血后加压包扎。

32. B【解析】脑挫裂伤需防止继发性脑水肿或脑肿胀造成患者死亡,因此,静脉滴注20%甘露醇降颅内压,使用地塞米松减轻脑水肿。

33~35. CEA【解析】①骨膜下血肿:边界止于骨缝,张力较高,触之有波动感;②帽状腱膜下血肿:不受骨缝约束,可在全头扩散,可触及明显波动感;③头皮下血肿:有局限,体积小,触之无波动且周边较硬。

36~37. AC【解析】①颅前窝骨折累及眶顶和筛骨时可有鼻出血、眶周广泛淤血斑,称为"熊猫眼"或"眼镜征";②Battle征是乳突部的皮下淤血斑,在颅后窝骨折累及颞骨岩部后外侧时发生。

38~39. CA【解析】①急性硬脑膜外血肿:CT检查可显示位于颅骨内板和硬脑膜之间的双凸镜形或弓形高密度影;②急性硬脑膜下血肿:CT检查结果显示新月形高密度影、混杂密度影或等密度影位于脑表面和颅骨之间。

40. ADE【解析】颅底骨折可出现脑脊液漏、耳鼻出血;骨折部位的不同,损伤不同的脑神经;皮下或黏膜下有淤血斑。

41. ABC【解析】急性硬脑膜下血肿多出现患者持续昏迷或进行性加重昏迷;颅内压增高的临床表现;偏瘫等神经系统体征;瞳孔变化。慢性硬脑膜下血肿多发生于老年人群中,既往有轻微头部外伤或长期服用抗凝药等;病程长达1月左右。硬脑膜下血肿既可见于着力部位,也可见于对冲部位。

42. ABCDE【解析】外伤性颅脑损伤发生后,需立即止血清创,进行CT检查协助清创,使用抗生素预防颅内感染,减

· 114 ·

少出血,补充血容量,防止休克,发生脑膨出时,注意保护,将被污染的开放性损伤变为清洁、无活动性出血的闭合性损伤。

43. **ABDE**【解析】脑震荡发生后,患者出现数秒或数分钟的短暂意识丧失,伴自主神经和脑干功能紊乱症状,如血压下降、面色苍白、呼吸浅慢等;出现逆行性遗忘;有头晕、呕吐、失眠等症状;CT 结果显示颅内正常;颅内压压力正常;脑脊液检查无红细胞;神经系统查体无阳性。

二、名词解释

1. **开放性颅脑损伤(open craniocerebral injury)**:指火器性或非火器性致伤物造成头皮(黏膜)、颅骨、硬脑膜破裂,脑脊液流出,脑组织与外界相通的创伤。
2. **凹陷骨折(depressed fracture)**:见于颅盖骨折,好发于额骨及顶骨,多呈全层凹陷,少数仅为内板凹陷。
3. **对冲伤**:外力导致受力侧对侧的脑组织及血管损伤称为对冲伤。
4. **弥漫性轴索损伤**:指因头部受到旋转外力作用而造成的以颅中央区域脑内神经轴索肿胀断裂为主要特征的损伤,治疗困难,预后差。

三、填空题

1. 阿尔茨海默病　精神病
2. 临床表现　头颅 CT
3. 颞部　额顶部　颞顶部
4. 头皮损伤　颅骨损伤　脑损伤
5. 硬脑膜外血肿　硬脑膜下血肿　脑内血肿
6. 24 小时
7. 颅盖骨折　颅底骨折

四、简答题

1. **简述慢性硬脑膜下血肿的临床表现。**

答 慢性硬脑膜下血肿的临床表现具有很大差异,可分为三种形式:
(1)以颅内压增高症状为主要表现,定位症状缺乏。
(2)以病灶症状如偏瘫、失语、局限性癫痫等为主要表现。
(3)以智力和精神症状为主要表现,如记忆力减退、头昏、耳鸣、精神迟钝等。

2. **简述脑损伤的处理原则。**

答 (1)脑损伤处理的重点是处理继发性脑损伤,着重于脑疝的预防和早期发现,特别是颅内血肿的早期发现和处理,以争取好的疗效。
(2)对于原发性脑损伤的处理除了严密观察病情外,主要是对已产生的昏迷、高热等病症的护理和对症治疗,预防并发症,避免对脑组织和机体造成进一步危害。

五、论述题

1. **试述脑挫裂伤的基本治疗原则。**

答 (1)严密观察患者生命体征、意识、瞳孔变化及肢体活动情况,必要时监测颅内压或复查 CT。
(2)一般处理:①体位:床头抬高 15°~30°,利于颅内静脉血回流。昏迷患者头偏一侧取侧卧位或侧俯卧位,以防误吸。②确保呼吸道通畅:及时清除昏迷患者的呼吸道分泌物,通畅呼吸道。对于短期内不能清醒的患者,行气管切开术。呼吸减弱潮气量不足者,宜用呼吸机辅助呼吸。定期对呼吸道分泌物进行细菌培养和药敏试验,应用敏感抗生素,防治呼吸道感染。③营养支持:早期选用肠外营养。在病情允许的情况下,应尽早建立肠内营养通道。④癫痫和躁动的处理:明确躁动原因,如尿潴留、颅内压增高、体位不适、缺氧、疼痛等,作相应处理;癫痫发作呈连续状态者应联合用药,控制发作。⑤高热的处理:中枢性高热行亚低温冬眠治疗。其他原因所致高热,按病因处理。⑥脑保护,促苏醒和功能恢复治疗:巴比妥类药物(戊巴比妥)可改善脑缺血缺氧,便于重型脑损伤的恢复治疗。应用乙酰谷酰胺、神经节苷脂、胞磷胆碱等药物及高压氧治疗,有利于患者苏醒和功能恢复。

(3)防止脑水肿和脑肿胀。

(4)有下列情况应考虑手术:①严重的继发性脑水肿,经脱水治疗效果欠佳,病情持续加重。②清除颅内血肿后,颅内压增高症状无缓解,脑组织水肿或肿胀无改善,且排除其他部位颅内血肿者。③脑挫裂伤灶及血肿清除后,病情出现好转,转而再次恶化出现脑疝。④手术方法:额极或颞极切除、颞肌下减压和去骨瓣减压、脑挫裂伤灶清除等。

2. 试述脑震荡的主要临床表现。

答（1）脑震荡发生后,立即出现数秒或数分钟的短暂意识障碍,但一般不超过半小时,表现为意识恍惚甚至完全昏迷。

(2)出现逆行性遗忘。

(3)较重者在意识障碍期间,同时伴有脉搏微弱、面色苍白、血压下降、出冷汗、呼吸浅慢等自主神经和脑干功能紊乱症状。

(4)醒后有头痛、失眠、头昏、烦躁不安、恶心等症状,短期内可恢复正常。

(5)CT结果显示颅内正常;颅内压压力正常;脑脊液检查无红细胞;神经系统查体无阳性。

（黄文海）

第19章 颅内和椎管内肿瘤

【学/习/要/点】

一、掌握

1. 颅内肿瘤的分类、性质及好发年龄。
2. 椎管内肿瘤的病理、分类、临床表现、诊断及治疗。

二、熟悉

其他种类的颅内和椎管内肿瘤。

【应/试/考/题】

一、选择题

【A型题】

1. 目前已知的诱发胶质瘤和脑膜瘤的危险因素是 （ ）
   A. 食品内亚硝胺类物质
   B. 外伤
   C. 电磁辐射
   D. 应用移动电话
   E. 化学染发剂

2. 对于胶母细胞瘤，目前最常用的化学药物是 （ ）
   A. 噻替哌
   B. 5-氟尿嘧啶
   C. 博来霉素
   D. 替莫唑胺
   E. 环磷酰胺

3. 颅内最常见的恶性肿瘤和良性肿瘤分别是 （ ）
   A. 胶质细胞瘤和颅咽管瘤
   B. 转移癌和脑膜瘤
   C. 胶质细胞瘤和血管瘤
   D. 转移癌和神经纤维瘤
   E. 胶质瘤和脑膜瘤

4. 下列各部位的颅内肿瘤中，最早引起颅内压增高的是 （ ）
   A. 额、顶部肿瘤
   B. 垂体区肿瘤
   C. 侧脑室内肿瘤
   D. 第三、四脑室及导水管附近的肿瘤
   E. 脑干肿瘤

5. 因占位病变导致交叉性感觉障碍和（或）交叉性瘫痪的部位是 （ ）
   A. 额叶   B. 颞叶
   C. 顶叶   D. 脑干
   E. 蝶鞍区

6. 左侧偏瘫，右侧展神经和右面神经麻痹，病灶在 （ ）
   A. 右内囊   B. 左中脑
   C. 右脑桥   D. 右延髓
   E. 左延髓

7. 脑肿瘤发生机会最多的部位是（　　）
   A. 蝶鞍　　　　B. 大脑半球
   C. 脑干　　　　D. 脑室
   E. 脑桥小脑角
8. 下列关于脊髓髓内肿瘤的叙述,正确的是（　　）
   A. 多为神经鞘瘤
   B. 多为胶质瘤
   C. 绝大部分为良性肿瘤
   D. 如系脂肪瘤,可以全切除
   E. 多在中老年人群发病
9. 少突胶质细胞瘤最显著的影像学特征表现是（　　）
   A. 瘤内点状、条状、团块状或脑回状钙化
   B. CT平扫多呈低密度病灶
   C. 瘤周有水肿
   D. 瘤内伴有囊变、坏死
   E. 在MRI T_1WI为低信号、T_2WI为高信号
10. 下列关于椎管内肿瘤的叙述,不正确的是（　　）
    A. 首选手术治疗
    B. MRI扫描可以清楚显示出肿瘤、神经组织和脊柱骨质
    C. 以髓外硬膜下肿瘤居多
    D. 肿瘤性质有良性也有恶性
    E. 神经根痛常常是髓外占位病变最早出现的症状
11. 脑膜瘤的特点不包括（　　）
    A. 以大脑半球矢状窦旁为最多
    B. 影像表现"硬脑膜尾征"
    C. 通常为良性
    D. 起源于蛛网膜
    E. 发生率高于脑胶质瘤
12. 病变位置与临床表现不符的是（　　）
    A. 额叶前部→精神症状
    B. 中央区→对侧肢体感觉、运动障碍
    C. 顶叶→命名性失语
    D. 下丘脑→内分泌障碍
    E. 小脑→交叉性麻痹
13. 下列关于低级别星形细胞瘤的叙述,不正确的是（　　）
    A. 好发于中老年
    B. 多位于大脑半球
    C. 癫痫常为首发症状
    D. 大部分患者有头痛症状
    E. 病情发展缓慢
14. 蝶鞍区占位病变引起的典型视野障碍是（　　）
    A. 一侧全盲
    B. 双眼颞侧偏盲
    C. 一侧鼻侧偏盲
    D. 同向偏盲
    E. 象限盲
15. 下列CT表现不符合胶质瘤特点的是（　　）
    A. 病灶多位于白质
    B. 多呈低密度
    C. 病灶边界不清
    D. 可为不规则环形伴壁结节强化
    E. 常伴相邻的硬脑膜强化
16. 下列关于垂体腺瘤的叙述,不正确的是（　　）
    A. 垂体腺瘤可以引起内分泌亢进的症状
    B. 垂体腺瘤根据临床表现分为功能性和无功能性两类
    C. 垂体腺瘤是脑内肿瘤
    D. 垂体腺瘤体积大时可压迫视神经
    E. 多数垂体腺瘤首选手术治疗
17. 颅内肿瘤的辅助诊断方法包含（　　）
    A. 颅脑超声探测
    B. 脑电图
    C. 脑血管造影
    D. 放射性核素脑扫描
    E. CT
18. 颅内肿瘤出现的症状与体征不包括（　　）
    A. 癫痫　　　　B. 剧烈头痛
    C. 神经根痛　　D. 共济障碍
    E. 视神经盘水肿
19. 与前庭神经施万细胞瘤直接有关的头颅X线改变是（　　）
    A. 颅缝增宽
    B. 血管沟增宽
    C. 患侧内听道扩大

D. 松果体钙化斑移位
E. 视神经孔扩大
20. 颅内占位病变的首选治疗方法是（ ）
   A. 手术切除占位病变
   B. 放射治疗
   C. 化学治疗
   D. 肾上腺皮质激素治疗
   E. 降颅内压治疗
21. 患者，男，76岁。确诊为脑转移瘤。其原发癌最可能的是（ ）
   A. 胃癌   B. 肝癌
   C. 骨肉瘤   D. 肺癌
   E. 前列腺癌
22. 蝶鞍区肿瘤的临床表现不包括（ ）
   A. 视力和视野改变
   B. 女性可出现停经泌乳综合征
   C. 运动障碍
   D. 原发性视神经萎缩
   E. 儿童患者可表现为巨人症

【B 型题】

（23～26题共用备选答案）
   A. "硬脑膜尾征"
   B. 单侧听力减退
   C. 内分泌障碍
   D. 双眼颞侧偏盲
   E. 发热、血白细胞增高
23. 脑膜瘤可表现为（ ）
24. 垂体腺瘤可表现为（ ）
25. 颅咽管瘤可表现为（ ）
26. 听神经瘤可表现为（ ）

【X 型题】

27. 属于垂体腺瘤的临床诊断依据的是（ ）
   A. 内分泌紊乱
   B. 头痛
   C. 视力、视野障碍
   D. 单侧耳聋
   E. 蝶鞍扩大

28. 低级别星形细胞瘤的发病部位有（ ）
   A. 大脑半球   B. 额叶
   C. 颞叶   D. 顶叶
   E. 枕叶
29. 颅内肿瘤引起颅内压增高的"三主征"包括（ ）
   A. 四肢麻木   B. 头痛
   C. 呕吐   D. 视经盘水肿
   E. 神经根痛
30. 下列关于弥漫性胶质瘤的叙述，正确的是（ ）
   A. 颅内最常见的恶性肿瘤
   B. 手术切除后仍会复发
   C. 占位效应可明显可不明显
   D. 术后需要放射治疗及化学治疗
   E. 均以癫痫为首发症状
31. 下列关于髓内肿瘤的叙述，不正确的是（ ）
   A. 脊髓半切损害综合征多见于髓内肿瘤
   B. 神经根痛多见于髓内肿瘤
   C. 椎管内转移瘤多位于髓内
   D. 膀胱和直肠功能障碍多见于髓内肿瘤
   E. MRI 增强扫描后一般不强化

二、名词解释

1. Brown–Sequard's syndrome
2. 椎管内肿瘤

三、填空题

1. 椎管内肿瘤根据肿瘤发生部位分为_____、_____和_____三种。
2. 颅内肿瘤最多发生的部位是_____，髓母细胞瘤好发于_____，脑膜瘤好发于_____，颅咽管瘤好发于_____，前庭神经施万细胞瘤好发于_____。
3. 椎管内肿瘤的病程可分为_____、_____、_____和_____四期。
4. 功能性垂体腺瘤根据分泌激素种类的

不同分为＿＿＿＿、＿＿＿＿、＿＿＿＿和＿＿＿＿四种。

2. 简述颅内肿瘤的治疗方法。
3. 简述椎管内肿瘤的治疗原则。

四、简答题
1. 简述颅内肿瘤的临床表现。

五、论述题
试述椎管内肿瘤的临床表现。

【参/考/答/案】

一、选择题

【A型题】
1. C   2. D   3. E   4. D   5. D
6. C   7. B   8. B   9. A   10. B
11. E   12. E   13. A   14. B   15. E
16. C   17. E   18. C   19. C   20. A
21. D   22. C

【B型题】
23. A   24. C   25. D   26. B

【X型题】
27. ABCE   28. ABCDE   29. BCD
30. ABCD   31. ABC

1. C【解析】目前已知的病因：遗传综合病症、放射治疗、电磁辐射、神经系统致癌物质、过敏性疾病、病毒感染、胚胎发育分化而成等。

2. D【解析】治疗胶母细胞瘤和间变性星形细胞瘤的一线化疗药物是替莫唑胺。

3. E【解析】胶质瘤是发病率最高的脑肿瘤，最常见的良性颅内肿瘤是脑膜瘤。

4. D【解析】第三、四脑室及导水管附近的肿瘤由于压迫这些结构而阻碍脑脊液循环，在早期即可引起颅内压增高。其余几个选项的肿瘤和脑脊液循环关系不大，所以它们引起的颅内压增高和肿瘤的体积大小有关，出现较晚。

5. D【解析】交叉性麻痹是脑干肿瘤的定位症状。

6. C【解析】患者属交叉性瘫痪，即左侧偏瘫属中枢性，在病变的对侧；右侧展神经和右面神经麻痹属周围性，在病变的同侧。病变应在椎体交叉以上，因展神经和面神经均发自脑桥，所以病变在右脑桥。

7. B【解析】大脑半球发生脑肿瘤机会最多，其次为蝶鞍、鞍区周围，脑桥小脑角，小脑，脑室及脑干。

8. B【解析】星形细胞瘤约占脊髓内肿瘤的三分之一。

9. A【解析】约90%的少突胶质细胞瘤病例的影像学检查中可见不同形状的钙化。

10. B【解析】脊柱骨质的CT和X线检查结果比MRI扫描清晰明显。

11. E【解析】脑膜瘤发生率仅次于脑胶质瘤，占颅内原发肿瘤的14.4%～19.0%。

12. E【解析】脑干肿瘤可导致交叉性麻痹。

13. A【解析】低级别星形细胞瘤好发于中青年，多发生于大脑半球，生长缓慢，病程长达2～3年，约50%以上的患者的首发症状是癫痫，约有75%的患者有头痛的表现。

14. B【解析】蝶鞍区肿瘤引起的视野缺损多为双颞侧偏盲。

15. E【解析】本题测试的是胶质瘤的CT表现。相邻的硬脑膜强化最常见于脑膜瘤强化表现，即所谓"硬脑膜尾征"，很少出现于胶质瘤，后者为脑实质内的恶性肿瘤。

16. C【解析】垂体肿瘤是腺垂体肿瘤。

17. E【解析】颅内肿瘤的辅助诊断方法：头部CT和MRI扫描；正电子发射体层摄影术（PET）；活检。

18. C【解析】髓外占位病变的首发症状是神经根痛。颅内肿瘤症状和体征包括：头痛，呕吐，视神经盘水肿，共济失调，视野障碍，失语，失算，内分泌障碍，交叉性麻痹，癫痫等。

19. C【解析】前庭神经施万细胞瘤头颅X线检查示前后半轴位摄片中可见患侧内听道扩大，临近骨质稀疏。

20. A【解析】手术切除占位病变是目前颅内肿瘤的基本治疗方法，但有些肿瘤无法全部手术切除，需行化疗、放疗。

21. D【解析】肺癌、乳腺癌和黑色素瘤是脑转移最常见的原发肿瘤类型，易被老年男性患者的信息误导选择前列腺癌。

22. C【解析】蝶鞍区肿瘤早期就可出现内分泌功能紊乱及视力视野改变，眼底检查可显示视神经萎缩。泌乳素分泌过多，女性以停经、泌乳和不孕为主要表现，在儿童可表现为巨人症。而运动障碍可为大脑半球肿瘤的临床表现。

23~26. ACDB【解析】①脑膜瘤的MRI T_2 加权像增强前后可见"硬脑膜尾征"；②内分泌功能亢进是垂体腺瘤的症状之一；③颅咽管瘤可造成双颞侧偏盲，造成视野缺损；④前庭神经施万细胞瘤的首发症状为单侧高频耳鸣。

27. ABCE【解析】垂体腺瘤的临床表现有内分泌功能障碍，因肿瘤压迫视神经而造成的视野缺损，挤压硬膜引起的头痛，垂体卒中引起视力下降。CT扫描结果显示蝶鞍扩大。

28. ABCDE【解析】低级别星形细胞瘤好发于大脑半球，多位于额叶、颞叶，部分可位于顶叶，枕叶最为少见。

29. BCD【解析】颅内肿瘤的颅内压增高多由于肿瘤占位、肿瘤周围的脑水肿或脑脊液循环障碍造成。主要表现为头痛、呕吐、视神经盘水肿。

30. ABCD【解析】弥漫性胶质瘤是脑肿瘤中发病率最高的肿瘤；低级别星形细胞瘤首发症状为癫痫，占位效应不明显，术后放疗；高级别星形细胞瘤多表现为颅高压和局灶性神经症状，癫痫发作较为少见，占位效应明显，术后放疗、化疗；少突胶质细胞瘤以癫痫为首发症状，术后化疗。弥漫性胶质瘤术后都会复发。

31. ABC【解析】脊髓半切综合征为椎管内肿瘤脊髓部分受压期时的典型临床表现；神经根痛在髓外病变时出现较早，比较顽固，具有很强的定位意义，而在髓内病变时较少见，晚期出现，定位意义不明确；椎管内肿瘤以髓外良性肿瘤多见。

二、名词解释

1. 脊髓半切综合征(Brown–Sequard's syndrome)：表现为病变节段以下，同侧上运动神经元性瘫痪及触觉深感觉的消失，对侧病变平面2~3个节段以下的痛温觉丧失。

2. 椎管内肿瘤：指发生于脊髓本身及椎管内与脊髓邻近的组织(神经根、脊膜、椎管壁组织、脂肪组织、血管、先天性残留组织等)的原发性肿瘤或转移性肿瘤的总称，又称为脊髓肿瘤。

三、填空题

1. 髓内肿瘤　髓外硬脊膜下肿瘤　硬脊膜外肿瘤
2. 大脑半球　小脑蚓部　矢状窦旁　蝶鞍隔上　内听道段
3. 根性痛期　脊髓半侧损害期　不全截瘫期　截瘫期
4. 催乳素细胞瘤　生长激素细胞瘤　肾上腺皮质激素细胞腺瘤　促甲状腺激素细胞腺瘤

四、简答题

1. 简述颅内肿瘤的临床表现。

答 颅内肿瘤的临床表现主要包括颅内压增高及定位症状和癫痫三大部分。

(1)颅内压增高的症状主要为头痛、呕吐和视神经盘水肿,称之为颅内压增高的"三主征"。

(2)定位症状是脑瘤对脑神经的刺激、压迫和破坏的造成的,有两种类型:①破坏性症状,如共济失调、交叉性麻痹、失读、失算、失语、精神障碍、一侧肢体运动感觉障碍等;②压迫症状,如视力及视野障碍、眼球运动障碍、面部感觉减退、眼睑下垂等。

(3)癫痫,又可称为瘤性癫痫,由肿瘤的生长部位决定了其发生和发作类型。

2. 简述颅内肿瘤的治疗方法。

答 (1)药物抗癫痫治疗:①减轻颅内压;②术前有癫痫病史者术后需连续服用抗癫痫药物,癫痫发作停止后且复查结果为阴性可逐渐停药。

(2)手术治疗:切除肿瘤,降低颅内压、解除脑神经压迫。目前多采用微创神经外科技术,如微骨窗入路、神经导航,可以保障在患者脑功能最小损伤前提下切除肿瘤。

(3)放射治疗:多用于恶性肿瘤切除术后的辅助治疗。

(4)化学药物治疗:一线化疗药物替莫唑胺,治疗胶质母细胞瘤和间变性星形细胞瘤;卡氮芥、环己亚硝脲、VM26、VP16及铂类药物等为二线化疗药物。

3. 简述椎管内肿瘤的治疗原则。

答 椎管内肿瘤目前唯一有效的治疗方法是手术切除。

(1)椎管内肿瘤的3/4为良性,椎管内肿瘤尤其是髓外硬膜内肿瘤属良性,一旦定位诊断明确,应尽早手术切除,一般肿瘤切除完全后,预后良好。

(2)浸润性髓内肿瘤与正常脊髓分界不清,只能部分切除,但必须充分减压,缓解脊髓压迫症状,以获得较长时间症状缓解。

(3)硬脊膜外的恶性肿瘤,如患者全身情况好,骨质破坏较局限,也可手术切除,术后辅以放射治疗及化学治疗。

五、论述题

试述椎管内肿瘤的临床表现。

答 椎管内肿瘤临床分为根性痛期、脊髓半侧损害期、不全截瘫期和截瘫期。具体临床表现与肿瘤所处脊髓节段、髓内、髓外及肿瘤的性质有关。

(1)根性痛期:椎管内肿瘤早期常见症状是根性痛,肿瘤所在平面的神经分布与疼痛部位有关,可协助定位诊断。髓外占位病变的首发症状为神经根痛,其中以颈段和马尾部肿瘤最为多见。疼痛最严重的是硬脊膜外转移瘤。

(2)脊髓半侧损害期:感觉纤维受压或破坏导致感觉障碍或丧失。当髓外肿瘤从一侧挤压脊髓移位时,会造成脊髓半侧损害综合征,即肿瘤平面以下同侧肢体瘫痪和深感觉、对侧痛温觉缺失。

(3)不全截瘫期:表现为肢体运动障碍以及反射异常。①神经前根或脊髓前角被肿瘤压迫时,可致支配区肌群下位运动元瘫痪,表现为肌张力低,腱反射减弱或消失,肌萎缩,病理反射阴性;②肿瘤压迫脊髓可出现上位运动神经元瘫痪,表现为肌张力高,腱反射亢进,无肌萎缩,病理反射阳性。

(4)截瘫期:①肿瘤平面以下少汗或无汗,胸2以上可出现同侧霍纳综合征;②腰骶节段以上肿瘤压迫脊髓时,表现为膀胱充盈时可有反射性排尿;③腰骶节段的肿瘤可损伤反射中枢继而产生尿潴留、尿失禁;④压迫骶节以上脊髓产生便秘,骶节以下脊髓受压可致肛门括约肌松弛,致使稀粪不受控制而流出。

(5)其他:髓外硬脊膜下肿瘤出血可造成脊髓蛛网膜下腔出血;高颈段或腰骶段以下肿瘤可导致颅内压增高。

(黄文海)

第20章 颅内和椎管内血管性疾病

【学/习/要/点】

一、掌握

1. 自发性蛛网膜下腔出血的病因、临床表现、诊断、鉴别诊断及治疗。
2. 颅内动脉瘤的病理、分类及治疗。
3. 颅内和椎管内血管畸形的分类、临床表现、诊断及治疗。
4. 脑底异常血管网的定义、临床表现及治疗。
5. 缺血性脑卒中的外科治疗。

二、熟悉

1. 颈动脉海绵窦瘘的病因、临床表现、诊断及治疗。
2. 脑血管疾病一站式手术的优点及适用疾病。
3. 缺血性脑卒中的诊断及治疗。
4. 脑出血的病因、部位、诊断及治疗。

【应/试/考/题】

一、选择题

【A/型/题】

1. 引起成人自发性颅内蛛网膜下腔出血最常见的原因为 （　　）
   A. 脑(脊髓)血管畸形
   B. 烟雾病
   C. 颅内动脉瘤
   D. 脑肿瘤卒中
   E. 动脉硬化

2. 诊断颅内动脉瘤和血管畸形的首选无创检查是 （　　）
   A. 腰椎穿刺
   B. CT血管造影
   C. 头颅MRI
   D. 数字减影血管造影
   E. 以上都不是

3. 颅内动脉瘤出血概率大的为 （　　）
   A. 小型动脉瘤　　B. 一般型动脉瘤
   C. 大型动脉瘤　　D. 巨型动脉瘤
   E. 以上都不是

4. 额、颞部颅内动静脉畸形患者的首发症状多为 （   ）
   A. 颅内出血
   B. 癫痫
   C. 间断性局部或全头痛
   D. 三叉神经痛
   E. 以上都不是

5. 颅内和椎管内血管畸形最常见的为 （   ）
   A. 动静脉畸形
   B. 海绵状血管畸形
   C. 毛细血管扩张
   D. 静脉畸形
   E. 静脉扩张

6. 海绵状血管畸形最常见的临床表现是 （   ）
   A. 脑内出血
   B. 癫痫
   C. 间歇性跛行
   D. 肢体麻木和肌力下降
   E. 以上都不是

7. 颅内动脉瘤破裂出血的常见症状不包括 （   ）
   A. 头痛　　　　B. 视力障碍
   C. 脑膜刺激征　　D. 耳鸣
   E. 呕吐

8. 颅内动脉瘤常发生的位置是 （   ）
   A. 颈内动脉系统动脉瘤
   B. 椎基底动脉系统动脉瘤
   C. 大脑后动脉瘤
   D. 小脑后下动脉瘤
   E. 以上都不是

9. 下列关于颅内动脉瘤的叙述，正确的是 （   ）
   A. 创伤是动脉瘤破裂的主要原因
   B. 动脉瘤破裂均有一定诱因
   C. 动脉瘤破裂出血后,应嘱患者绝对卧床
   D. 颅内动脉瘤均位于 Willis 动脉环附近
   E. 脑血管造影正常,可除外颅内动脉瘤

10. 颅内动脉瘤最理想的治疗方法是 （   ）
    A. 动脉瘤孤立术
    B. 动脉瘤包裹术
    C. 放射治疗
    D. 动脉瘤颈夹闭+动脉瘤切除术
    E. 以上均不是

11. 目前对于一个中等大小、位于非功能区的、有症状的、浅表的幕上脑动静脉畸形,最理想的治疗方法是 （   ）
    A. 动静脉畸形切除术
    B. 供血动脉夹闭术
    C. 栓塞术
    D. 放射外科手术
    E. 观察

12. 烟雾病是指 （   ）
    A. 颅内动脉瘤
    B. 脑底异常血管网症
    C. 自发性蛛网膜下腔出血
    D. 颈动脉海绵窦瘘
    E. 颅内动静脉畸形

13. 下列关于颈动脉海绵窦瘘的叙述,不正确的是 （   ）
    A. 多因外伤引起,常并发颅底骨折
    B. 可继发于硬脑膜动静脉畸形或破裂的海绵窦动脉瘤
    C. 临床表现可有颅内杂音、突眼、眼球搏动与眼球运动障碍
    D. 治疗的目的在于保护视力,消除颅内杂音,防止脑梗死和鼻出血等
    E. 无视神经盘水肿、无视网膜出血

14. 高血压脑出血最常见的部位是 （   ）
    A. 小脑　　　　B. 基底节
    C. 中脑　　　　D. 丘脑
    E. 脑干

15. 目前诊断动脉瘤与急性蛛网膜下腔出血(1 周内)的可靠方法分别是 （   ）
    A. 头颅 CT 与头颅 MRI
    B. 头颅 CT 与 X 线平片
    C. DSA 与头颅 CT
    D. DSA 与腰椎穿刺
    E. DSA 与头颅 MRI

16. 脊髓动脉畸形最常见的部位是（ ）
   A. 颈段脊髓
   B. 胸段脊髓
   C. 上胸段脊髓
   D. 下胸-腰-骶段脊髓
   E. 以上均不是

17. 患者，男 28 岁。颅内动静脉畸形，突然剧烈头痛并进行性加重，伴有喷射性呕吐，右侧瞳孔先缩小后逐渐散大，直接和间接对光反射消失，并伴有上眼睑下垂，意识障碍进行性加重。最佳紧急治疗措施是（ ）
   A. 立即手术切除畸形血管
   B. 应用甘露醇
   C. 应用止血剂
   D. 在多功能手术室实施一站式手术，清除血肿并切除畸形血管
   E. 以上都不是

18. 烟雾综合征最根本的治疗措施是（ ）
   A. 病因治疗   B. 手术治疗
   C. 激素治疗   D. 血小板抑制剂
   E. 以上都不是

19. 颈动脉海绵窦瘘最常见的病因是（ ）
   A. 头部外伤引起，常合并颅底骨折
   B. 硬脑膜动静脉畸形
   C. 破裂的海绵窦动脉瘤
   D. 自发性颈动脉海绵窦瘘
   E. 以上都不是

20. 缺血性脑卒中的筛选手段是（ ）
   A. 超声   B. CT
   C. MRI   D. DSA
   E. 以上均不是

21. 缺血性脑卒中手术禁忌证不包括（ ）
   A. 3 个月内有颅内出血，2 周内有新发的脑梗死
   B. 6 个月内心肌梗死，或有难以控制的高血压、心力衰竭
   C. 手术难以抵达的狭窄

   D. 有应用肝素、阿司匹林或其他抗血小板聚集药的禁忌证
   E. 多发 TIAs，相关颈动脉狭窄

22. 脑出血治疗的目的不包括（ ）
   A. 清除血肿
   B. 终止出血
   C. 缓解血肿占位效应
   D. 缓解脑水肿占位效应
   E. 通过手术清除血肿改善神经功能损伤症状

23. 蛛网膜下腔出血的典型表现为（ ）
   A. 动眼神经麻痹
   B. 偏瘫
   C. 视力视野障碍
   D. 颅内杂音
   E. 突发剧烈头痛、恶心、呕吐，脑膜刺激征(＋)

24. 确定动静脉畸形的治疗方法及大小、范围，最有用的方法是（ ）
   A. 腰椎穿刺为血性脑脊液
   B. CT 扫描示高密度畸形血管团
   C. MRI
   D. 全脑血管造影
   E. 以上都不是

【B/型/题】

(25～27 题共用备选答案)
   A. Hunt-Hess 蛛网膜下腔出血 1 级
   B. Hunt-Hess 蛛网膜下腔出血 2 级
   C. Hunt-Hess 蛛网膜下腔出血 3 级
   D. Hunt-Hess 蛛网膜下腔出血 4 级
   E. Hunt-Hess 蛛网膜下腔出血 5 级

25. 患者意识模糊，需强烈刺激方可唤醒，醒后能够简单回答问题，刺激停止后，又进入睡眠，轻度局灶性神经功能缺失。属于（ ）

26. 患者意识丧失，不能唤醒，角膜瞳孔反射存在，中等至重度偏瘫，早期去大脑强直。属于（ ）

27. 患者各种反射消失，去大脑强直，濒死状态。属于（ ）

（28～30题共用备选答案）
A. <0.5cm
B. 0.6～1.0cm
C. 0.6～1.5cm
D. 1.0～1.5cm
E. 1.6～2.5cm

28. 小型动脉瘤直径为 （ ）
29. 一般型动脉瘤直径为 （ ）
30. 大型动脉瘤直径为 （ ）

（31～32题共用备选答案）
A. 出血   B. 头痛
C. 癫痫   D. 三叉神经痛
E. 头部杂音

31. 颅内和椎管内血管畸形中AVM的首发症状多为 （ ）
32. 颅内和椎管内血管畸形中CM的最常见症状为 （ ）

（33～34题共用备选答案）
A. 超声   B. CT
C. MRI   D. CTA
E. 腰椎穿刺

33. 诊断颈内动脉起始段和颅内动脉狭窄、闭塞的首选检查是 （ ）
34. 诊断动脉瘤和血管畸形的首选无创检查是 （ ）

【X型题】

35. 自发性蛛网膜下腔出血的临床特点有 （ ）
A. 剧烈头痛
B. 脑膜刺激征阳性
C. 抽搐
D. 再次出血
E. 同侧动眼神经麻痹

36. 自发性蛛网膜下腔出血急性期治疗措施有 （ ）
A. 患者应绝对卧床休息，可用止血剂
B. 伴颅内压增高者应用20%甘露醇溶液脱水治疗
C. 禁用止痛、镇静剂
D. 尽早病因治疗
E. 以上都是

37. 缺血性脑卒中分为 （ ）
A. 急性脑缺血发作
B. 暂时缺血性发作
C. 完全性卒中
D. 可逆缺血性神经功能缺陷
E. 以上均不是

38. 脑出血的手术适应证有 （ ）
A. 脑干功能消失
B. 神经系统功能损害进行性发展
C. 脑积水
D. GCS≤5分
E. 早期脑疝形成

39. 缺血性脑卒中应急诊（或尽早）手术的有 （ ）
A. 颈动脉高度狭窄、伴血流延迟
B. 症状波动的狭窄
C. TIA频繁发作
D. 无症状狭窄
E. 颈动脉狭窄伴血栓形成

二、名词解释
1. SAH
2. 脑底异常血管网症
3. carotid – cavernous fistula
4. NPPB
5. AVM

三、填空题
1. SAH颈内动脉瘤破裂出血以_____最多，大脑中动脉瘤破裂血液积聚病侧_____，大脑前动脉瘤出血集中在_____。基底动脉瘤破裂后，血液主要积聚在_____和_____附近。
2. 腰椎穿刺获取脑脊液化验检查在SAH伴有颅内压增高时可能诱发_____。
3. 颅内动脉瘤中巨大动脉瘤内常有_____甚至钙化。
4. 脑出血50%出血位于_____。
5. 颅内动静脉畸形患者的肢体运动、感觉、语言进行性功能障碍的原因是_____、_____或合并_____。

6. 造成蛛网膜下腔出血的首位原因是_____。
7. 颅内和椎管内血管畸形属先天性中枢神经系统血管发育异常,可分为四类:_____、_____、_____和_____。
8. 动脉瘤 Hunt – Hess 分级大于_____级的患者可能存在_____和_____,急诊手术危险性较大,需待病情好转后再进行手术。

四、简答题
1. 简述蛛网膜下腔出血的临床表现。
2. 简述脑底异常血管网症的治疗原则。

五、论述题
试述颅内动脉瘤的病理和分类。

六、病例分析题
患者,男,31 岁。无高血压病史,与他人争执后突发剧烈头痛、恶心呕吐伴烦躁不安,2 小时后右侧上睑下垂,急诊来院。入院查体:意识模糊,烦躁,双侧瞳孔等大等圆。颈项强直。心肺无异常,肝脾未触及,四肢活动正常,肌力 5 级,肌张力正常。生理反射存在,病理反射未引出。头颅 CT 示左侧裂池有高密度影像。
问题:
1. 首先考虑的诊断是什么?确诊必需的检查是什么?
2. 主要的治疗原则是什么?

【参考答案】

一、选择题

【A 型题】

1. C	2. B	3. B	4. B	5. A
6. B	7. D	8. A	9. C	10. D
11. A	12. B	13. E	14. B	15. C
16. D	17. D	18. A	19. A	20. A
21. E	22. E	23. E	24. D	

【B 型题】

| 25. C | 26. D | 27. E | 28. A | 29. C |
| 30. E | 31. A | 32. C | 33. A | 34. D |

【X 型题】

35. ABCDE 36. ABD 37. BCD
38. BCE 39. ACE

1. C【解析】自发性蛛网膜下腔出血常见的病因为颅内动脉瘤和脑(脊髓)血管畸形,约占自发性蛛网膜下腔出血的 70%,前者比后者多见。其他原因有动脉硬化、颅内肿瘤卒中、血液病、动脉炎、脑膜炎等,但均少见。

2. B【解析】CT 是诊断动脉瘤和血管畸形的首选无创检查。

4. B【解析】AVM 血管破裂多以出血症状常见,且多为中青年。其次 AVM 血管破裂的症状为癫痫,多见于额、颞部的 AVM;故以癫痫为首发症状的多为额、颞部的 AVM。

5. A【解析】颅内和椎管内血管畸形一般分四类,动静脉畸形是其最常见的类型,其次是海绵状血管畸形。静脉畸形和毛细血管扩张比较少见。

7. D【解析】颅内动脉瘤破裂出血的临床表现:①突发剧烈头痛,伴恶心、呕吐、面色苍白、全身冷汗、眩晕、下肢疼痛等。出血后 1~2 日可出现脑膜刺激征。②脑神经损害,如动眼神经麻痹。③视力视野障碍等。耳鸣不是颅内动脉瘤破裂出血的常见症状。

8. A【解析】颈内动脉系统动脉瘤是最常见的颅内动脉瘤,约占 90%。

9. C【解析】动脉瘤破裂的主要原因有学说认为是平滑肌层少,有学说认为是高压和动脉硬化引起的囊性动脉瘤,细菌感染引起的感染动脉瘤,虽然颅内动脉瘤可以由头部创伤引起,但是少发生,并不是主要原因。动脉瘤破裂可以由诱因引起,如情绪激动、劳累、便秘等,但也有无任何诱因自发的动脉瘤破裂。动脉瘤破裂出血以后,应该让患者绝对卧床休息,以防动脉瘤再次破裂出血。颅内动脉瘤多在Willis动脉环附近。脑血管造影正常,有可能是脑血管痉挛所以动脉瘤未看到,并不能除外颅内动脉瘤,应复查颅内血管造影。

10. D【解析】动脉瘤夹闭术是最为理想的方法,在动脉瘤夹闭术之后施行动脉瘤切除术,既不阻断载瘤动脉,又可完全消除动脉瘤,为首选。孤立术是在动脉瘤两端夹闭载瘤动脉,在脑侧支血液循环不好的情况下慎用。动脉瘤包裹术效果未得到肯定。

11. A【解析】手术切除是治疗颅内动静脉畸形的最根本方法,不仅能杜绝病变再出血,还能阻止畸形血管盗血现象,从而改善脑血流。只要病变位于手术可切除部位均应进行开颅切除。

13. E【解析】颈动脉海绵窦瘘多因外伤引起,多合并颅底骨折;少数继发于硬脑膜动静脉畸形或破裂的海绵窦动脉瘤。临床表现可有:①颅内杂音、突眼、眼球搏动与眼球运动障碍;②三叉神经第一支常被侵犯,引起额部、眼部疼痛和角膜感觉减退;③眼底征象,如视神经盘水肿、视网膜血管扩张、视网膜出血,病史较长者可有视神经萎缩,视力下降甚至失明。治疗的目的在于保护视力,消除颅内杂音,防止脑梗死和鼻出血等。

15. C【解析】脑血管造影是确诊颅内动脉瘤必需的方法,数字减影血管造影(DSA)更为清晰,经股动脉插管全脑血管造影可以避免遗漏多发动脉瘤;头部CT诊断急性蛛网膜下腔出血的准确率几近100%,出血后第一周内最清晰。

17. D【解析】虽然手术切除是治疗动静脉

畸形(AVM)的最根本方法,但患者出现头痛、喷射性呕吐、瞳孔改变等一系列变化时,说明患者有颅内压增高脑疝形成,所以应该首先清除血肿,再进行血管造影切除AVM,这一系列操作只有在多功能手术室,实施一站式手术能够完成。

18. A【解析】烟雾综合征一般为其他疾病引起的异常血管网,如动脉粥样硬化、脑动脉炎、纤维肌发育不良等,故治疗的根本是去除病因。

20. A【解析】因为超声可以显示动脉横切面、血流速度等,并且是无创的经济实惠检查,适合筛查;CT是在发病后24到48小时内进行检查;DSA可以用于鉴别诊断。

25~27. CDE【解析】①患者意识模糊,需强烈刺激方可唤醒,醒后能够简单回答问题,刺激停止后,又进入睡眠,说明患者有嗜睡,加上神经功能缺失所以为Hunt-Hess蛛网膜下腔出血3级;②患者意识丧失,不能唤醒,角膜瞳孔反射存在,属于浅昏迷,加上偏瘫、早期去大脑强直,所以诊断为Hunt-Hess蛛网膜下腔出血4级;③患者各种反射消失,属于深昏迷,加上去大脑强直,还有濒死状态可诊断为Hunt-Hess蛛网膜下腔出血5级。

31~32. AC【解析】①AVM血管破裂以出血症状常见,且多为中青年,其次为癫痫,多见于额、颞部的AVM;②CM出血比较少见,最常见的症状为癫痫。

33~34. AD【解析】①因超声可显示动脉横切面、血流速度等,并且是无创性的检查,故适用于筛查,常用于颈内动脉起始段和颅内动脉狭窄、闭塞的筛选;②临床上诊断动脉瘤及血管畸形的首选无创检查方法为CTA。

36. ABD【解析】自发性蛛网膜下腔出血的

治疗措施如下。①防止动脉瘤再次破裂出血:急性期绝对卧床休息,给予止血剂;减少不良声、光刺激,给予止痛、镇静药;维持正常血压;便秘者给予缓泻剂;有颅内压增高者给予20%甘露醇脱水治疗。②防止脑血管痉挛:早期使用钙离子拮抗剂尼莫地平等扩血管治疗。③其他保守治疗措施:如防治癫痫,保持呼吸道通畅,维持水、电解质平衡等。④手术治疗:血管造影明确动脉瘤诊断者应及早行动脉瘤夹闭术或介入治疗。

37. BCD【解析】缺血性脑卒中的临床表现,根据脑动脉狭窄和闭塞后神经功能的轻重及症状持续时间分为4种类型:暂时缺血性发作、可逆缺血性神经功能缺陷、进展性卒中、完全性卒中。

39. ACE【解析】无症状狭窄的脑卒中可以择期手术;症状波动的卒中应延期手术;颈动脉高度狭窄、伴血流延迟,或颈动脉狭窄伴有血栓,以及TIA频繁发作者应该尽快手术。

二、名词解释

1. 蛛网膜下腔出血(SAH):由各种病因引起颅内和椎管内病变血管突然破裂,血液流至蛛网膜下腔的统称,分为自发性与外伤性两类。

2. 脑底异常血管网症:也称烟雾病,颈内动脉颅内起始段狭窄或闭塞,脑底出现异常的血管网,在脑血管造影上形似烟雾而得名。

3. 颈动脉海绵窦瘘(carotid-cavernous fistula):多因头部外伤引起,常合并颅底骨折;少数继发于硬脑膜动静脉畸形或破裂的海绵窦动脉瘤。

4. 正常灌注压突破(NPPB):手术切除巨大AVM时,手术中和手术后会发生脑急性膨出或脑出血,称为正常灌注压突破,危险性极高,是手术治疗巨大AVM的障碍。

5. 动静脉畸形(AVM):由一支或几支发育异常供血动脉、引流静脉形成的病理脑血管团,其体积可随人体发育而生长。

三、填空题

1. 环池 外侧裂 前纵裂池 脚间池 环池
2. 脑疝
3. 血栓
4. 基底节
5. AVM盗血 脑内出血 脑积水
6. 颅内动脉瘤
7. 动静脉畸形(AVM) 海绵状血管畸形(CM) 毛细血管扩张 静脉畸形(VM)
8. 3 脑血管痉挛 脑积水

四、简答题

1. 简述蛛网膜下腔出血的临床表现。

答 (1)头痛与呕吐:突然发生剧烈头痛,呈胀痛或爆裂样,难以忍受。可以是局部痛,也可以是全头痛,部分患者出现项背痛,疼痛持续不能缓解或逐渐加重;大多伴有恶心、喷射性呕吐、颜面苍白、全身冷汗等;部分患者眼底检查可发现玻璃体膜下出血、视神经盘水肿或视网膜出血。

(2)意识障碍:半数患者出现一过性的意识障碍,重者可出现昏迷。

(3)脑膜刺激征:青壮年患者多见且明显,表现为颈项强直、凯尔尼格征阳性、布鲁津斯基征阳性。

(4)脑神经损害:如动眼神经麻痹。

2. 简述脑底异常血管网症的治疗原则。

答 (1)非手术治疗:①抗血小板药物,如阿司匹林、氯吡格雷;②激素;③血管扩张药,如尼莫地平、低分子右旋糖酐;④脱水剂,如甘露醇、速尿等。

(2)手术治疗:①STA-MAC搭桥术;②脑-硬脑膜血管贴敷术;③脑-颞肌贴敷术等。

(3)对于合并其他疾病的烟雾病,应先去除病因。

五、论述题

试述颅内动脉瘤的病理和分类。

答 （1）病理：动脉瘤呈紫红色球形，多为囊性，瘤壁薄，瘤顶部最薄弱，为出血点。瘤壁缺乏平滑肌组织，仅有一层内膜，弹性纤维断裂或消失。壁内可见炎性细胞，巨大动脉瘤内可见血栓、钙化。

（2）分类：①按位置分为颈内动脉系统动脉瘤和椎基底动脉系统动脉瘤；②按动脉瘤直径分类，小型动脉瘤<0.5cm，一般型0.6～1.5cm，大型1.6～2.5cm，巨型>2.5cm。

六、病例分析题

1. 首先考虑的诊断是什么？确诊必需的检查是什么？

答 （1）诊断：自发性蛛网膜下腔出血。

（2）必需的检查：DSA全脑血管造影。脑血管造影是确定SAH病因的必需检查手段，可显示动脉瘤大小、部位、数量及有无血管痉挛等。

2. 主要的治疗原则是什么？

答 ①防止动脉瘤再次破裂出血：急性期绝对卧床休息，给予止血剂；减少不良声、光刺激，给予止痛药、镇静药；维持正常血压；便秘者给予缓泻剂；给予抗纤溶剂防止动脉瘤破口处凝血块溶解再次出血；有颅内压增高者给予20%甘露醇脱水治疗。②防止脑血管痉挛：早期使用钙离子拮抗剂尼莫地平等扩血管治疗。③其他保守治疗措施：如防治癫痫，保持呼吸道通畅，维持水、电解质平衡等。④手术治疗：血管造影明确动脉瘤诊断者应及早行动脉瘤夹闭术或介入治疗。

（李 青）

第 21 章　颅脑和脊髓先天畸形

【学/习/要/点】

一、掌握

1. 先天性脑积水的概念、分类、病因、临床表现、辅助检查及治疗。
2. 颅裂和脊柱裂的分类及临床表现。
3. 狭颅症的病因、临床表现及治疗。
4. 颅底陷入症的临床表现、诊断及治疗。

二、熟悉

1. 颅裂和脊柱裂的诊断及治疗。
2. 颅底陷入症的病因。

【应/试/考/题】

一、选择题

【A 型题】

1. 下列关于出生 6 个月内先天性脑积水患儿体征的叙述,不正确的是　　（　　）
   A. 头围增大　　B. 囟门隆起
   C. 颅缝增宽　　D. 视神经盘水肿
   E. 叩诊呈破壶音
2. 6 个月内的先天性脑积水患儿头围每个月增长超过　　　　　　　　（　　）
   A. 5mm　　　　B. 10mm
   C. 15mm　　　 D. 20mm
   E. 25mm
3. 颅裂常发生的部位是　　　　　　（　　）
   A. 额部和颞部
   B. 颞部和枕部
   C. 额部和枕部
   D. 枕部和鼻根部
   E. 额部和鼻根部
4. 颅裂中囊状脑膨出的内容物不存在的是　　　　　　　　　　　　　（　　）
   A. 脑膜　　　　B. 脑实质
   C. 脑室　　　　D. 脑脊液
   E. 脑膜和部分脑室
5. 显性脊柱裂临床上发生最多的类型是　　　　　　　　　　　　　　（　　）
   A. 脊膜膨出　　B. 脊髓脊膜膨出
   C. 脊髓膨出　　D. 脊神经膨出
   E. 以上都不是
6. 显性脊柱裂临床上预后比较好的类型是　　　　　　　　　　　　　（　　）
   A. 脊膜膨出　　B. 脊髓脊膜膨出
   C. 脊髓膨出　　D. 脊神经膨出
   E. 以上都不是

7. 显性脊柱裂手术时间宜在出生后（   ）
   A. 2个月 B. 4个月
   C. 6个月 D. 1周岁
   E. 2周岁

8. 脊柱裂患儿出生时发现肿块最常见的部位是（   ）
   A. 颈段 B. 上胸段
   C. 下胸段 D. 腰骶段
   E. 以上都不是

9. 下列关于狭颅症的叙述,不正确的是（   ）
   A. 一侧冠状缝提前闭合,形成斜头畸形
   B. 双侧冠状缝提前闭合,形成扁头或短头畸形
   C. 额缝提前闭合,形成三角颅
   D. 矢状缝提前闭合,形成舟状头或长头畸形
   E. 以上都不正确

10. 患儿,男,4月龄。分娩时有窒息史,智力比同龄儿明显低下,斜头畸形,头围小。颅内CT发现骨缝提前闭合,代之以融合处骨密度增加。该患儿最可能的临床诊断是（   ）
    A. 颅裂 B. 先天性脑积水
    C. 狭颅症 D. 头小畸形
    E. 以上都不是

11. 狭颅症的根本原因是（   ）
    A. 颅骨发育不良
    B. 颅缝过早闭合
    C. 脑发育不良
    D. 颅内压增高
    E. 脑神经功能障碍

12. 颅底陷入症最多见的病因是（   ）
    A. 颅内肿瘤
    B. 先天性发育畸形
    C. 先天性脑积水
    D. 颅内压增高
    E. 以上都不是

13. 颅底陷入症的临床表现一般不会出现（   ）
    A. 声嘶 B. 大小便功能障碍
    C. 眼睑闭合不全 D. 癫痫
    E. 颅内压增高

14. 欲明确颅底陷入症患者延髓和颈髓的受压部位,应首选的检查是（   ）
    A. 颅骨X线侧位片
    B. 颅脑CT
    C. 颅脑MRI
    D. 腰椎穿刺
    E. 以上都不是

15. 在颅骨X线上侧位片上,测的Chamberlain线（硬腭后缘与枕骨大孔后上缘连线）枢椎齿突高于此线多少即为颅底陷入症（   ）
    A. 1mm B. 2mm
    C. 3mm D. 2cm
    E. 3cm

16. 狭颅症患者一般不会出现（   ）
    A. 尖头畸形 B. 三角颅
    C. 视力障碍 D. 落日征
    E. 智力低下

【B型题】

(17~19题共用备选答案)
A. 脑膜、脑脊液
B. 脑膜、脑实质
C. 脑膜、脑实质、部分脑室、脑脊液
D. 脑膜、脑实质、部分脑室,无脑脊液
E. 脑膜、部分脑室

17. 显性颅裂中脑膨出的内容物是（   ）
18. 颅裂患者脑膜膨出型膨出的内容物是（   ）
19. 显性颅裂中囊状脑膜脑膨出的内容物是（   ）

(20~22题共用备选答案)
A. 舟状头或长头畸形
B. 短头或扁头畸形
C. 斜头畸形
D. 三角颅
E. 塔状头

20. 矢状缝过早闭合形成（   ）
21. 一侧冠状缝过早闭合形成（   ）
22. 两侧冠状缝过早闭合形成（   ）

(23~26题共用备选答案)
A. 下肢运动障碍
B. 皮肤异常
C. 括约肌功能障碍
D. 脑脊液外溢
E. 以上都不是

23. 属于脊柱裂局部临床表现的是（　　）
24. 属于脊柱裂脊髓受损临床表现的是（　　）
25. 属于脊柱裂神经受损临床表现的是（　　）
26. 属于囊状脊裂破溃临床表现的是（　　）

【X型题】

27. 婴儿先天性脑积水的常见原因包括（　　）
    A. 产伤后颅内出血
    B. 婴儿期的各类脑膜炎
    C. 静脉窦血栓形成
    D. 脑肿瘤
    E. 中脑导水管狭窄

28. 狭颅症的临床表现有（　　）
    A. 尖头畸形、舟状头
    B. 脑功能障碍
    C. 视神经盘水肿
    D. 颅内压增高
    E. 破壶音

29. 先天性脑积水分流术的常见并发症有（　　）
    A. 颅内高压　　B. 堵管
    C. 感染　　　　D. 脑内血肿
    E. 以上都不是

30. 显性脊柱裂可分为（　　）
    A. 脊膜膨出　　B. 脊髓脊膜膨出
    C. 脊髓膨出　　D. 脑脊液膨出
    E. 以上都不是

31. 颅底陷入症多以先天畸形为病因，常合并的疾病有（　　）
    A. 扁平颅底

B. 寰枢椎畸形
C. 先天性脑积水
D. 小脑扁桃体下疝
E. 以上都不是

二、名词解释

1. 先天性脑积水
2. 狭颅症
3. 交通性脑积水

三、填空题

1. 按照脑积水的生成速度、脑室的扩张程度和临床症状，脑积水可分为_____脑积水、_____脑积水、_____脑积水和_____脑积水。
2. 颅裂常发生于颅骨的_____部位，多发生于_____和_____。
3. 脊柱裂最多见的形式是_____和_____缺如，椎管向背侧开放，常发于_____。
4. 狭颅症手术的原则是兼顾_____和_____的双重需要。
5. 颅底陷入症是 Chamberlain 线（硬腭后缘与枕骨大孔后上缘连线），枢椎齿突高此线_____以上；扁平颅底是 Boogaard 角（颅前窝底与斜坡构成的颅底角）大于_____。

四、简答题

1. 简述狭颅症的诊断、治疗原则和方法。
2. 简述先天性脑积水的常用手术治疗方法。

五、论述题

1. 试述先天性脑积水的分类、病因及临床表现。
2. 试述先天性脑积水的术后并发症。

六、病例分析题

患儿，男，8月龄。出生时因难产致颅内出血，在当地医院保守治疗后血肿吸收。现头颅明显大于同龄儿,头发稀少,能在床上爬,但不能坐起。头颅CT:双侧侧脑室,第三、四脑室明显扩大,中线居中,颅内未见明显肿物。

问题:
1. 试述该患儿的初步诊断及诊断依据。
2. 目前最常用的治疗方法是什么?

参/考/答/案

一、选择题

【A型题】

1. D	2. D	3. D	4. D	5. B
6. A	7. A	8. D	9. E	10. C
11. B	12. B	13. D	14. C	15. C
16. D				

【B型题】

| 17. B | 18. A | 19. C | 20. A | 21. C |
| 22. B | 23. B | 24. C | 25. A | 26. D |

【X型题】

27. ABCDE　28. ABCD　29. BCD
30. ABC　31. ABD

1. D【解析】出生6个月内的先天性脑积水患儿,其颅内压增高的表现并非头痛和视神经盘水肿,而是头围增大、囟门隆起、颅缝增宽。由于囟门颅缝未闭缓冲了颅内压的增高而不致视神经盘水肿。晚期出现眶顶受压变薄和下移,使眼球受压下旋以致上部巩膜外露,呈落日状。头部叩诊可呈破壶音。

4. D【解析】颅裂中囊状脑膨出这一类膨出的内容是脑实质、脑室及脑膜,无脑脊液。囊状脑膜脑膨出时可有脑脊液。

5. B【解析】①硬脊膜膨出型:硬脊膜自脊柱裂处膨出,囊内有脑脊液,但无神经组织,所以临床表现比较轻,预后好;②脊髓脊膜膨出型:临床比较多见,膨出物中有脊髓、脊神经、脊膜,有时神经排列紊乱且与硬膜粘连;③脊髓膨出型:脊髓、脊膜向外膨出。

7. A【解析】显性脊柱裂的手术目的是切除膨出囊块,还纳神经,封闭修复缺损。手术时间在出生后1~3个月内较好。

10. C【解析】4个月的患儿,在分娩时出现过窒息史,智力又明显低下,出现斜头畸形和头围小。加上颅脑CT发现骨缝提前闭合,融合处骨密度增加,诊断为狭颅症。

11. B【解析】狭颅症的根本原因是颅缝闭合过早,导致脑和颅骨发育不良,临床表现为颅内压升高如头痛、呕吐、视神经盘水肿等,神经方面的功能障碍表现为智力低下等。

13. D【解析】颅底陷入症患者幼时颅骨还未发育成熟,多无临床表现。成年以后出现症状,如颈神经根损伤引起发音困难、声嘶(喉返神经受损),脊髓损伤引起大小便功能障碍,脑神经损伤引起吞咽困难、眼睑闭合不全等,重者可有头痛、呕吐、视神经盘水肿等颅内压增高表现,合并脑疝可致死亡。

14. C【解析】颅底陷入症用X线可以计算Chamberlain线和Boogaard角,CT可显示畸形发育,但要观察延髓和颈髓的受压部位,或者检查有无小脑扁桃体疝,需行MRI检查。

23~26. BCAD【解析】脊柱裂的临床表现:①局部表现,患儿出生后可在背部中央发现囊性肿物,并随年龄的增长而增大,啼哭或按压前囟时囊肿的张力可增高。部分患儿

134

合并有毛细血管瘤或深浅不一的皮肤凹陷等。②脊髓神经功能损伤的表现，神经受损表现为下肢运动障碍和发育异常；脊髓受损表现为膀胱、肛门括约肌功能障碍，出现大小便失禁。③囊状的脊柱裂破溃，可出现脑脊液外漏。

28. **ABCD**【解析】狭颅症是由于颅缝过早闭合导致颅腔狭小不能适应脑发育而引起的一系列临床表现，主要有以下几种。①头颅畸形：因受累颅缝的不同而异，表现为尖头畸形、舟状头、扁头畸形、三角颅等。②脑功能异常和颅内压升高：患儿可出现智力低下、视野受损甚至失明，颅内压增高的表现多不明显。③眼部症状：由于眼眶变浅，可引起突眼和斜视。落日征是先天性脑积水患者晚期出现眶顶受压变薄和下移，使眼球受压下旋以致上部巩膜外露所致。破壶音为脑积水患者头部的叩诊音。

二、名词解释

1. **先天性脑积水**：又称婴幼儿脑积水。正常情况下，颅内脑脊液是不断产生和吸收的，保持着一个动态平衡。若产生过多脑脊液或(和)吸收回流障碍，导致脑脊液的产生和吸收失衡和(或)脑脊液循环受阻，则脑室系统或(和)蛛网膜下腔积聚大量脑脊液而扩大，形成脑积水。

2. **狭颅症**：又称颅缝早闭或颅缝骨化症。由于颅缝过早闭合骨化，导致颅腔容积变小、形态异常，狭小的颅缝压迫、限制发育中的脑组织，表现为颅内压增高、发育迟缓、智能低下等。以单个或多个颅骨骨缝早闭为特征。

3. **交通性脑积水**：脑脊液在第四脑室出口以远的通路梗阻或脑脊液不能被蛛网膜颗粒吸收，在脑室系统和蛛网膜下腔积聚所产生的脑积水，常规影像可显示脑室系统扩大。

三、填空题

1. 急性进展性　慢性　正常颅压静止性
2. 中线　枕部　鼻根部
3. 棘突　椎板　腰骶部
4. 外形　神经发育
5. 3mm　145°

四、简答题

1. 简述狭颅症的诊断、治疗原则和方法。

答　(1)诊断：狭颅症的诊断主要依据临床表现(如头颅畸形、神经功能障碍、颅内压增高和眼部症状)和颅骨X线片(如骨缝过早消失、骨缝融合处骨密度增加、脑回压迹增多、鞍背变薄等)，一般可确诊。

(2)治疗：主要是手术治疗。根据病变骨缝及患儿年龄选用适宜的手术方式。3~6月龄内的患儿可给予内镜辅以头盔矫形。

2. 简述先天性脑积水的常用手术治疗方法。

答　目前采用的手术有脑室－腹腔分流术、腰大池－腹腔分流术、脑室－右心房分流术、神经内镜下三脑室造瘘术。

五、论述题

1. 试述先天性脑积水的分类、病因及临床表现。

答　(1)分类：交通性脑积水、梗阻性脑积水。

(2)病因：①脑脊液通路梗阻，如中脑导水管狭窄、脑室内肿瘤等。②脑脊液产生过多，如较大的脉络丛肿瘤。③脑脊液吸收障碍，如蛛网膜下腔出血、脑膜炎等。

(3)临床表现：①婴幼儿由于颅缝具有一定的代偿作用，故颅内压增高的症状较少见,主要表现为头围增长过快,每月>2cm,同时伴有前囟膨隆、颅缝分离、头皮菲薄、"落日征"等。叩诊可出现破壶音(Macewen征)。②较大儿童及成人以颅内压升高症状为主,如头痛、呕吐、视神经盘水肿等。③神经功能障碍表现,如精神萎靡、智力发育障碍、步态不稳、斜视、复视、大小便失禁等。

2.试述先天性脑积水的术后并发症。

答 ①感染;②穿刺并发症:如出血、颅内血肿等;③分流管梗阻:脑室端、腹腔端均可发生梗阻;④分流管移位:分流管刺破皮肤、肠管、腹壁而脱出时,需及时处理,以防引起体腔、颅腔感染;⑤过度引流:表现为颅内低压;⑥裂隙脑室综合征。

六、病例分析题

1.试述该患儿的初步诊断及诊断依据。

答 (1)初步诊断:交通性脑积水。
(2)诊断依据:①婴儿;②有颅内出血病史;③有颅内压增高和脑功能障碍的临床表现;④双侧侧脑室,第三、四脑室扩大,提示梗阻部位是在第四脑室出口或远端。

2.目前最常用的治疗方法是什么?

答 脑室-腹腔分流术。

(李　青)

第22章 颈部疾病

【学/习/要/点】

一、掌握

1. 结节性甲状腺肿手术治疗的适应证。
2. 甲状腺功能亢进的临床表现、诊断、手术指征及禁忌证。
3. 甲状腺功能亢进术前准备及术后并发症。
4. 亚急性甲状腺炎的临床表现、诊断、鉴别诊断及治疗。
5. 甲状腺癌的病理类型、临床表现及诊断。

二、熟悉

1. 甲状腺的局部解剖及生理功能。
2. 单纯性甲状腺肿的病因、临床表现、诊断及治疗。
3. 不同类型甲状腺癌的预后及手术治疗原则。
4. 甲状腺结节的诊断及处理原则。
5. 甲状旁腺功能亢进的病理、临床表现、诊断及治疗。

【应/试/考/题】

一、选择题

【A 型题】

1. 地方性甲状腺肿的主要病因是（　　）
    A. 自身免疫性甲状腺炎
    B. 碘摄入过多
    C. 甲状腺素合成障碍
    D. 碘摄入不足
    E. 致甲状腺肿物质损伤
2. 下列不符合单纯性甲状腺肿的是（　　）
    A. 抗甲状腺抗体正常
    B. 甲状腺轻度或中度弥漫性肿大
    C. 增长迅速
    D. 可随吞咽上下移动
    E. 甲状腺肿大引起气管压迫症状
3. 最常见的甲状腺功能亢进症是（　　）
    A. 继发于结节性甲状腺肿
    B. 高功能腺瘤
    C. 继发于甲状腺癌
    D. 原发性甲状腺功能亢进
    E. 继发于甲状腺炎
4. 可作为甲状腺功能亢进病情严重程度和治疗效果的重要指标是（　　）
    A. 体重
    B. 情绪

C. 月经情况
D. 怕热、多汗症状
E. 脉率和脉压

5. 轻度甲状腺功能亢进患者的基础代谢率测定值范围是 ( )
   A. 30%~40%   B. 10%~20%
   C. 1%~10%   D. 20%~30%
   E. 40%~50%

6. 下列关于甲状腺腺瘤的叙述,正确的是 ( )
   A. 是最常见的甲状腺良性肿瘤
   B. 乳头状囊性腺瘤多见
   C. 不能随吞咽上下移动
   D. 包膜不完整
   E. 不会发生恶变

7. 甲状腺功能亢进患者术前准备使用碘剂的作用是 ( )
   A. 增加甲状腺素的释放
   B. 抑制甲状腺素的释放
   C. 增加甲状腺的血流量
   D. 加快甲状腺球蛋白的分解
   E. 激活蛋白水解酶

8. 下列关于甲状腺功能亢进手术治疗的叙述,正确的是 ( )
   A. 通常需切除双侧腺体的 60%~70%
   B. 处理甲状腺上极血管时应远离甲状腺上极
   C. 结扎甲状腺下动脉要尽量离开腺体背面,靠近颈总动脉
   D. 甲状腺峡部要保留
   E. 不必放置引流

9. 患者,女,18 岁。颈部肿大 1 年,无发热、多食、易激动。查体:心率、血压正常,甲状腺对称、弥漫性肿大,表面光滑,质地柔软,随吞咽上下移动。首先考虑的诊断是 ( )
   A. 单纯性甲状腺肿
   B. 颈淋巴结结核
   C. 恶性淋巴瘤
   D. 甲状腺腺瘤
   E. 甲状腺癌

10. 青春期弥漫性单纯性甲状腺肿患者补充含碘丰富的食物后效果欠佳,可选用的治疗方法为 ( )
    A. 口服抗甲状腺药物
    B. 甲状腺次全切除术
    C. 放射性碘治疗
    D. 口服碘剂
    E. 口服小剂量甲状腺素片

11. 甲状旁腺素对血液中钙磷浓度的调节主要表现在 ( )
    A. 降低血钙浓度,升高血磷浓度
    B. 降低血钙浓度,降低血磷浓度
    C. 升高血钙浓度,不影响血磷浓度
    D. 升高血钙浓度,降低血磷浓度
    E. 升高血钙、血磷浓度

12. 患者,女,30 岁。妊娠 7 周发生甲状腺功能亢进,甲状腺肿大伴局部压迫症状。宜选用的治疗措施是 ( )
    A. 服用抗甲状腺药物
    B. 终止妊娠后,^{131}I 治疗
    C. 终止妊娠后,手术治疗
    D. 终止妊娠后,服用抗甲状腺药物
    E. 不终止妊娠,手术治疗

13. 甲状腺功能亢进术后发生手足抽搐时应立即给予 ( )
    A. 使用镇静剂
    B. 静脉注射 10% 葡萄糖酸钙
    C. 10% 碳酸氢钠静脉滴注
    D. 口服甲状腺素片
    E. 口服维生素 D_3

14. 甲状腺术后患者出现饮水呛咳提示伤及 ( )
    A. 甲状旁腺
    B. 喉返神经
    C. 喉上神经内支
    D. 喉上神经外支
    E. 喉上神经内、外支

15. 甲状腺功能亢进术后危象的主要原因是 ( )
    A. 术后出血
    B. 感染

C. 精神紧张
D. 术前准备不充分
E. 术中补液不够

16. 下列关于甲状腺癌的叙述,不正确的是 （　　）
   A. 乳头状癌是最常见的甲状腺癌
   B. 滤泡状癌生长较快,属于中度恶性
   C. 未分化癌主要采用手术治疗
   D. 髓样癌能分泌降钙素
   E. 晚期甲状腺癌可压迫颈交感神经,产生 Horner 综合征

17. 患者,女,44 岁。颈部包块 1 年,近 1 个月生长迅速,无痛,伴轻度呼吸困难。查体见甲状腺右叶有一 4cm×3cm 大小包块,质硬,表面不平,吞咽时活动度小。最可能的诊断是（　　）
   A. 单纯性甲状腺肿
   B. 甲状腺癌
   C. 甲状腺瘤
   D. 甲状腺瘤囊内出血
   E. 亚急性甲状腺炎

18. 下列关于亚急性甲状腺炎的叙述,不正确的是 （　　）
   A. 常继发于病毒性上呼吸道感染
   B. 多见于 30~40 岁女性
   C. 血清 T_3、T_4 浓度升高
   D. 甲状腺摄取 ^{131}I 量显著升高
   E. 泼尼松实验治疗有效

19. 甲状腺功能亢进术后呼吸困难多发生于术后 （　　）
   A. 6 小时以内
   B. 12 小时以内
   C. 24 小时以内
   D. 48 小时以内
   E. 72 小时以内

20. 甲状腺术后最严重的并发症是（　　）
   A. 甲状腺危象
   B. 手足抽搐
   C. 喉返神经损伤
   D. 喉上神经损伤
   E. 术后呼吸困难和窒息

21. 不宜行甲状腺大部切除术的甲状腺肿是 （　　）
   A. 患弥漫性单纯性甲状腺肿的 18 岁女患者
   B. 胸骨后甲状腺肿
   C. 压迫气管、食管或喉返神经而引起临床症状者
   D. 结节性甲状腺肿继发有功能亢进者
   E. 结节性甲状腺肿疑有恶变者

22. 患者,女,40 岁。甲状腺弥漫性肿大,无痛,对称,质硬,表面光滑,基础代谢率低于正常,甲状腺摄 ^{131}I 量减少。该患者最可能的诊断是 （　　）
   A. 甲状腺瘤
   B. 甲状腺癌
   C. 单纯性甲状腺肿
   D. 亚急性甲状腺炎
   E. 慢性淋巴细胞性甲状腺炎

23. 一妇女妊娠 3 个月,因近来呼吸困难就诊。查体见甲状腺体较大,脉搏 110 次/分,两手轻微颤动。对该患者的治疗,正确的是 （　　）
   A. 无须特殊处理,观察病情发展
   B. 口服抗甲状腺药物
   C. 口服碘剂
   D. 做术前准备,手术治疗
   E. 放射治疗

24. 患者,女,56 岁。洗澡时无意发现一颈部肿物来诊,诉曾有过腹泻、心慌、抽搐等症状,但未在意。查体:颜面潮红。实验室检查:血钙较低。该患者最可能的诊断是 （　　）
   A. 甲状腺乳头状癌
   B. 甲状腺髓样癌
   C. 甲状腺滤泡状腺癌
   D. 甲状腺未分化癌
   E. 以上都不对

25. 下列关于甲状腺功能亢进术前药物准备的叙述,正确的是 （　　）
   A. 普萘洛尔不能与碘剂合用
   B. 硫脲类药物不能与碘剂合用

C. 服用硫脲类药物控制甲状腺功能亢进后再进行手术
D. 使用碘剂2~3周后,甲状腺功能亢进症状基本控制便可进行手术
E. 术前应用阿托品

【B型题】

(26~29题共用备选答案)
A. 呼吸困难和窒息 B. 饮水呛咳
C. 声音嘶哑   D. 手足抽搐
E. 甲状腺危象

26. 甲状腺手术不慎将一侧喉返神经缝扎,则术后可出现 ( )
27. 甲状腺手术损伤双侧喉返神经,则术后可出现 ( )
28. 甲状腺手术误将甲状旁腺切除,则术后可出现 ( )
29. 甲状腺功能亢进患者术前准备不充分,术后出现高热、脉搏增快,考虑为 ( )

(30~32题共用备选答案)
A. 乳头状癌   B. 髓样癌
C. 滤泡状癌   D. 未分化癌
E. 腺瘤癌变

30. 发病率高的甲状腺癌为 ( )
31. 常伴有抽搐的甲状腺癌为 ( )
32. 恶性程度最高的甲状腺癌为 ( )

【X型题】

33. 单纯性甲状腺肿的病因有 ( )
A. 碘摄入不足
B. 碘摄入过多
C. 甲状腺素需要量增多
D. 甲状腺素合成障碍
E. 甲状腺素分泌障碍

34. 结节性甲状腺肿需要考虑手术的情况为 ( )
A. 继发甲状腺功能亢进
B. 疑有恶变

C. 压迫气管、食管引起临床症状
D. 合并胸骨后甲状腺肿
E. 病史较长

35. 下列符合甲状腺乳头状癌特点的是 ( )
A. 成人甲状腺癌的最主要类型
B. 多见于老年人
C. 恶性程度高
D. 较早便出现颈淋巴结转移
E. 常有多中心病灶

36. 不宜手术治疗的甲状腺功能亢进有 ( )
A. 青少年患者
B. 症状较轻者
C. 老年患者合并有严重心力衰竭
D. 中度以上的原发性甲状腺功能亢进
E. 抗甲状腺药物或^{131}I治疗后复发者

37. 下列关于甲状腺功能亢进手术治疗的叙述,正确的是 ( )
A. 手术痊愈率达90%~95%
B. 4%~5%的患者术后复发
C. 术前基础代谢率应降至<+20%,脉率<90次/分,方可手术
D. 通常需切除腺体的70%~80%
E. 手术必需保存两叶腺体背面部分,以免损伤喉返神经和甲状旁腺

38. 甲状腺功能亢进术后的主要并发症有 ( )
A. 术后呼吸困难
B. 喉返神经损伤
C. 喉上神经损伤
D. 手足抽搐
E. 甲状腺危象

39. 甲状腺术后出现呼吸困难和窒息的常见原因为 ( )
A. 出血及血肿压迫气管
B. 喉上神经损伤
C. 喉头水肿
D. 气管塌陷
E. 双侧喉返神经损伤

40. 甲状腺癌转移可出现　　　（　）
   A. Horner 综合征
   B. 耳、枕、肩部疼痛
   C. 颈部淋巴结肿大
   D. 声音嘶哑
   E. 呼吸困难或咯血

二、名词解释
1. 生理性甲状腺肿
2. 甲状腺功能亢进
3. 甲状腺危象
4. 基础代谢率

三、填空题
1. 甲状腺的主要功能是_____、_____和_____甲状腺素。
2. 甲状腺次全切除术后发现患者发音音调低沉的原因可能是损伤_____。
3. 正常甲状腺 24 小时内摄取的 ^{131}I 量为人体总量的_____，如果 2 小时内摄取的 ^{131}I 量超过人体总量的_____，或 24 小时内超过人体总量的_____，且_____提前出现，均可诊断为甲状腺功能亢进。
4. 甲状腺癌的病理类型分为_____、_____、_____和_____。
5. 慢性淋巴细胞性甲状腺炎又称_____，是一种_____疾病。

四、简答题
1. 简述甲状腺功能亢进的诊断要点。
2. 简述甲状腺结节的处理原则。
3. 简述甲状腺癌的治疗方式。

五、论述题
1. 试述甲状腺功能亢进的外科手术指征及禁忌证。
2. 试述甲状腺危象的病因、临床表现及处理方法。
3. 试述甲状腺功能亢进的手术并发症。
4. 试述甲状腺功能亢进术前准备的方法。

六、病例分析题
患者,女,40 岁。3 个月前体检时发现有右侧甲状腺小结节。近来因上呼吸道感染、咳嗽,发现甲状腺结节明显增大就诊,有甲状腺疾病家族史。查体:双眼球不突出,甲状腺右叶可扪及约 2cm 大小结节,质硬,随吞咽上下稍可移动,无明显触痛,同侧胸锁乳突肌前缘可扪及 3 个肿大淋巴结。FT_3、FT_4、TSH 正常。B 超检查:甲状腺右叶结节,大小约 1.5cm,质实,边界不清,未见完整包膜,同侧颈鞘内可探及大小为 1.0cm、0.5cm、0.5cm 的 3 个肿大淋巴结。
问题:
1. 试述该患者的初步诊断及诊断依据。
2. 该患者还需做何检查以助于诊断?
3. 试述该患者的治疗方案。

【参／考／答／案】

一、选择题

【A 型题】
1. D　2. C　3. D　4. E　5. D
6. A　7. B　8. C　9. A　10. E
11. D　12. E　13. B　14. C　15. D
16. C　17. B　18. D　19. D　20. E
21. A　22. E　23. D　24. B　25. D

【B 型题】
26. C　27. A　28. D　29. C　30. A
31. B　32. D

【X型题】

33. ACDE   34. ABCD   35. ADE
36. ABC   37. ABCE   38. ABCDE
39. ACDE   40. ABCDE

1. D【解析】地方性甲状腺肿为单纯性甲状腺肿，碘摄入不足是主要病因。

2. C【解析】单纯性甲状腺肿是由于缺碘所致的甲状腺代偿性肿大，不属于自身免疫性疾病，因此抗甲状腺抗体正常。病程早期，甲状腺对称、弥漫性肿大，表面光滑，质地柔软，可随吞咽上下移动。通常存在多年，生长缓慢。单纯性甲状腺肿体积较大时可压迫气管、食管和喉返神经。

5. D【解析】基础代谢率 =（脉率 + 脉压）－111。正常值为 ±10%；+20%~30% 为轻度；+30%~60% 为中度；+60% 以上为重度。

6. A【解析】甲状腺腺瘤是最常见的甲状腺良性肿瘤，以滤泡状腺瘤多见，多为单发，包膜完整，分界明显，可随吞咽上下移动，甲状腺腺瘤可致甲状腺功能亢进及恶变，故应早期手术切除。

7. B【解析】甲状腺功能亢进患者术前准备使用碘剂的作用在于抑制蛋白水解酶，减少甲状腺球蛋白分解，从而抑制甲状腺素的释放；同时，碘剂还能减少甲状腺的血流量，使腺体充血减少，缩小变硬。

8. C【解析】甲状腺手术通常需切除腺体的 80%~90%，同时切除峡部，切除过少容易复发。处理甲状腺上极时，应紧贴甲状腺上极，以免损伤喉上神经；结扎甲状腺下动脉，应远离甲状腺下极，靠近颈总动脉，以免损伤喉返神经；为防止术后血肿压迫气管，术中应常规放置引流。

9. A【解析】单纯性甲状腺肿一般无全身症状，病程早期甲状腺呈对称、弥漫性肿大，腺体表面光滑，质地柔软，随吞咽上下移动。

10. E【解析】青春期弥漫性单纯性甲状腺肿属于生理性甲状腺肿，宜多食含碘丰富的食物，如海带、紫菜等。20 岁以下的弥漫性单纯甲状腺肿患者可给予小剂量甲状腺素或优甲乐，以抑制腺垂体 TSH 分泌，缓解甲状腺的增生和肿大。

11. D【解析】甲状旁腺分泌甲状旁腺素（PTH），PTH 的生理功能是调节体内钙的代谢并维持钙磷平衡，使血钙升高，血磷降低。

12. E【解析】甲状腺功能亢进对妊娠可造成不良影响（如流产、早产等），而妊娠有可能加重甲状腺功能亢进，因此，妊娠早期、中期的甲状腺功能亢进患者凡具有压迫症状、胸骨后甲状腺肿等手术治疗指标者都可手术治疗，无须终止妊娠。

13. B【解析】手足抽搐主要是手术误伤甲状旁腺或其血液供给受累所致，发生手足抽搐时应立即给予静脉注射 10% 葡萄糖酸钙或氯化钙 10~20ml。

15. D【解析】甲状腺危象是甲状腺功能亢进的严重并发症，与术前准备不充分、甲状腺功能亢进症状未能很好控制及手术应激等有关。

16. C【解析】未分化癌恶性程度高，发展迅速，较早即可出现局部压迫症状和远处转移，一般不采用手术治疗。

17. B【解析】甲状腺癌的临床表现及诊断：①甲状腺内肿物，质硬而固定、表面不平是各型癌的共同表现；②转移及压迫症状；③颈部肿块短期内无痛性增大；④细针穿刺细胞学检查、血清降钙素测定等。该题中患者颈部包块 1 年，近 1 个月生长迅速，无痛，伴气管受压症状。查体见甲状腺右叶质硬包块，表面不平，吞咽时活动度小，最可能的诊断为甲状腺癌。

18. D【解析】亚急性甲状腺炎常继发于病毒性上呼吸道感染，多见于 30~40 岁女性，血清 T_3、T_4 升高，而甲状腺摄 ^{131}I

量明显下降,即呈分离现象,泼尼松实验治疗有效。

22. E【解析】慢性淋巴细胞性甲状腺炎(桥本甲状腺炎)是一种自身免疫性疾病,多见于30~50岁女性,多为对称性、无痛性、弥漫性甲状腺肿,质硬,表面光滑,多伴有甲状腺功能减退,基础代谢率低于正常,甲状腺摄^{131}I量减少。

24. B【解析】甲状腺髓样癌来源于滤泡旁降钙素分泌细胞,可分泌降钙素、前列腺素、5-羟色胺等物质,引起腹泻、颜面潮红、多汗等表现。

25. D【解析】甲状腺功能亢进患者术前药物准备:①抗甲状腺药物+碘剂。②单用碘剂适用于症状轻者及继发性甲亢和高功能腺瘤的患者,碘剂使用2~3周,待甲状腺功能亢进症状基本控制便可进行手术;服用碘剂后症状减轻不明显者加用硫氧嘧啶类药物,直至症状控制,停用硫氧嘧啶类药物,继续服用碘剂1~2周后手术。③应用碘剂或合并硫氧嘧啶类药物不能耐受或无效者,可单用普萘洛尔或合并碘剂作术前准备。④术前应用阿托品可致心动过速,故不用。

26~29. CADE【解析】①甲状腺手术损伤一侧喉返神经,大多导致声音嘶哑,损伤双侧喉返神经,可致失声或严重的呼吸困难,甚至窒息;②损伤喉上神经内支,则喉部黏膜感觉丧失,容易出现饮水呛咳;③误将甲状旁腺切除,血钙浓度下降,可出现手足抽搐;④术前准备不充分可出现甲状腺危象,表现为高热、脉快,同时合并神经、循环及消化系统严重功能紊乱。

34. ABCD【解析】单纯性甲状腺手术治疗适应证:①因气管、食管或喉返神经受压引起临床症状者;②胸骨后甲状腺肿;③巨大甲状腺肿影响生活或工作者;④结节性甲状腺肿继发功能亢进或疑有恶变者。

35. ADE【解析】甲状腺乳头状癌是成人甲状腺癌的最主要类型,多见于30~45岁女性,恶性程度较低;较早便可出现颈淋巴结转移,且常有多中心病灶,预后较好。

36. ABC【解析】甲状腺功能亢进的手术禁忌证是:①青少年患者;②症状较轻者;③老年患者或严重器质性疾病不能耐受手术者。

37. ABCE【解析】甲状腺功能亢进手术需切除腺体的80%~90%。

38. ABCDE【解析】甲状腺功能亢进术后的主要并发症:①术后呼吸困难和窒息;②喉返神经损伤;③喉上神经损伤;④手足抽搐;⑤甲状腺危象。

39. ACDE【解析】甲状腺功能亢进术后呼吸困难和窒息的常见原因:出血及血肿压迫气管,喉头水肿,气管塌陷和双侧喉返神经损伤。

40. ABCDE【解析】甲状腺癌侵犯气管时,可致呼吸困难或咯血;当肿瘤压迫或浸润食管,可致吞咽障碍;侵犯喉返神经可致声音嘶哑;交感神经受压可致Horner综合征;侵犯颈丛出现耳、枕、肩等处疼痛;局部淋巴结转移可出现颈淋巴结肿大。

二、名词解释

1. 生理性甲状腺肿:青春发育期、妊娠期或绝经期的妇女,对甲状腺素的需要量增加,可发生甲状腺轻度弥漫性肿大,称为生理性甲状腺肿。成年或妊娠以后自行缩小。

2. 甲状腺功能亢进:多种原因所致的血循环中甲状腺素异常增多,出现以全身代谢亢进为主要特征的疾病总称,分为原发性、继发性和高功能腺瘤三类。

3. 甲状腺危象:是甲状腺功能亢进术后的严重并发症,因甲状腺素过量释放所致,主要表现为高热、脉快、大汗、烦躁、谵妄等。

4. **基础代谢率**:指基础状态下单位时间的能量代谢,需在完全安静、空腹时进行测定。基础代谢率=(脉率+脉压)-111,正常值为±10%。

三、填空题

1. 合成　贮存　分泌
2. 喉上神经外支
3. 30%~40%　25%　50%　摄^{131}I高峰
4. 乳头状癌　滤泡状腺癌　髓样癌　未分化癌
5. 桥本甲状腺炎　自身免疫性

四、简答题

1. **简述甲状腺功能亢进的诊断要点。**

   答　①临床表现:甲状腺肿大,性情急躁,易激动,怕热,多汗,心悸,食欲亢进,消瘦,脉快而有力(>100次/分,休息及睡眠时仍快),脉压增大,内分泌紊乱,无力,易疲劳等;②基础代谢率增高(+20%以上);③甲状腺摄^{131}I率测定:2小时摄^{131}I率超过25%或24小时超过50%;④T_3、T_4:甲状腺功能亢进时T_3可高于正常值4倍,T_4可为正常值2倍半。

2. **简述甲状腺结节的处理原则。**

   答　①若针吸细胞学提示为恶性或可疑恶性,宜早期手术治疗。②若细胞学检查为良性,需行甲状腺核素扫描及甲状腺功能试验。冷结节及甲状腺功能正常或减低者,嘱其服用左甲状腺素片3个月。3个月后如结节增大则手术治疗;若结节不增大,则继续服用左甲状腺素片,3个月后复查,如总计6个月结节不变小,则需手术治疗。③甲状腺可疑结节者行腺叶及峡部切除术,并行快速病理检查。

3. **简述甲状腺癌的治疗方式。**

   答　①手术治疗:甲状腺切除加颈淋巴结清扫;②放射性核素治疗:对分化型甲状腺癌患者,术后有残留甲状腺组织存在、其摄^{131}I率>1%,甲状腺组织显像甲状腺床有残留甲状腺组织显影者,应给予^{131}I治疗;③TSH抑制治疗:甲状腺全切或次全切后,患者需终身服用甲状腺素片或左甲状腺素,以预防甲状腺功能减退及抑制TSH;④放射外照射治疗:适用于未分化型甲状腺癌。

五、论述题

1. **试述甲状腺功能亢进的外科手术指征及禁忌证。**

   答　(1)手术指征:①结节性甲状腺肿伴甲状腺功能亢进;②高功能腺瘤;③中度以上的Graves病;④腺体较大伴有压迫症状,或胸骨后甲状腺肿等类型甲状腺功能亢进;⑤抗甲状腺药物或^{131}I治疗后复发者或坚持长期用药有困难者;⑥因甲状腺功能亢进对妊娠可造成不良影响,故妊娠早、中期的甲状腺功能亢进患者凡具有上述指征者,仍应考虑手术治疗。

   (2)手术禁忌证:①甲状腺功能亢进症状较轻者;②青少年患者;③老年患者或有严重器质性疾病不能耐受手术者;④妊娠后期者。

2. **试述甲状腺危象的病因、临床表现及处理方法。**

   答　(1)病因:大量甲状腺素释放入血引起的暴发性肾上腺素能兴奋,与术前准备不充分、症状控制不好及手术应激有关。

   (2)临床表现:高热(>39℃),心动过速(>120次/分)、烦躁、谵妄、大汗、呕吐、腹泻等。

   (3)处理方法:①给予苯巴比妥钠或冬眠合剂Ⅱ号镇静;②降温,如退热药、冬眠合剂和物理降温等;③静脉输入大量葡萄糖溶液、吸氧;④口服复方碘化钾溶液或10%碘化钠5~10ml+10%葡萄糖溶液500ml静脉滴注；⑤肾上腺素能阻滞剂，如利血平、胍乙啶；⑥氢化可的松静脉滴注。

3. **试述甲状腺功能亢进的手术并发症。**

答 (1)术后呼吸困难和窒息：术后48小时内最常见，为术后最严重的并发症。常见原因：①切口内出血压迫气管；②喉头水肿；③气管塌陷；④双侧喉返神经损伤。临床表现为进行性呼吸困难、烦躁、发绀，甚至发生窒息。

(2)喉返神经损伤：一侧损伤可致声音嘶哑，双侧受损可致失音或严重的呼吸困难，甚至窒息，须立即给予气管切开。

(3)喉上神经损伤：外支受损可致环甲肌瘫痪，引起声带松弛、音调降低；内支受损可致喉部黏膜感觉丧失，引起呛咳。一般经理疗后可自行恢复。

(4)甲状旁腺功能减退：手术时误伤及甲状旁腺或其血液供应受累所致，多于术后1~3日出现症状，早期表现为面部、唇部或手足部麻木感或强直感，重者表现为面肌及手足痉挛。

(5)甲状腺危象：是甲状腺功能亢进的严重并发症，与术前准备不充分、症状控制不佳及手术应激有关。临床表现为高热(>39℃)、脉快(>120次/分)、烦躁、谵妄、大汗、呕吐、腹泻等。

4. **试述甲状腺功能亢进术前准备的方法。**

答 (1)一般准备：精神过度紧张者可给予镇静催眠药以消除紧张情绪。

(2)术前检查：①颈部摄片，了解气管受压或移位情况；②喉镜检查以了解声带功能；③心电图检查；④测定基础代谢率。

(3)药物准备：①抗甲状腺药物+碘剂，先用硫脲类药物控制甲状腺功能亢进症状，然后再改服碘剂2周，待甲状腺变小变硬，血流减少后再进行手术；②开始即用碘剂，2~3周后待甲状腺功能亢进症状基本控制后进行手术，少数患者在服用碘剂2周后症状改善不明显，此时可加服硫氧嘧啶类药物，至症状基本控制，停用硫氧嘧啶类药物后，需继续单服碘剂1~2周，再进行手术；③碘剂或合用硫氧嘧啶类药物无效或不能耐受者，主张单用普萘洛尔或与碘剂合用作术前准备。

六、病例分析题

1. *试述该患者的初步诊断及诊断依据。*

答 (1)初步诊断：甲状腺癌。

(2)诊断依据：①中年女性；②右侧甲状腺结节，短期内迅速增大，质硬，随吞咽上下移动度小；③同侧颈淋巴结肿大；④B超检查甲状腺右叶结节为实性，边界不清，未见完整包膜，同侧颈鞘可探及肿大淋巴结。

2. *该患者还需做何检查以助于诊断？*

答 进一步行甲状腺放射性核素扫描、细针穿刺细胞学检查。

3. *试述该患者的治疗方案。*

答 做好术前准备，行手术治疗，术中做快速病理切片确诊。

(王阳阳)

第23章 乳房疾病

【学习要点】

一、掌握

1. 急性乳腺炎的病因、临床表现、治疗及预防。
2. 乳房肿瘤的鉴别要点。
3. 乳腺癌的临床表现、诊断、国际分期及手术治疗原则。

二、熟悉

1. 乳房的解剖生理和淋巴引流途径。
2. 乳房的检查方法。
3. 乳腺囊性增生病的临床表现、诊断及治疗。

【应试考题】

一、选择题

【A型题】

1. 下列关于乳房的叙述,不正确的是 (　　)
   A. 每侧乳腺具有15~20个腺叶
   B. 乳房的淋巴网非常丰富
   C. 腋窝Ⅱ组淋巴结位于胸小肌外侧
   D. 乳房X线摄影广泛用于乳腺癌的普查
   E. 超声可以判断乳腺包块周围的血供情况

2. 下列各项中确诊乳房深部脓肿的主要依据是 (　　)
   A. 全身发热和乳房压痛
   B. 乳房可扪及包块
   C. 局部检查有波动感
   D. 局部红肿热痛
   E. 穿刺抽到脓液

3. 下列关于乳房检查的叙述,不正确的是 (　　)
   A. 最好采用端坐和仰卧位检查
   B. 检查顺序应遵循外上→外下→内下→内上→中央区
   C. 先查病侧,再查健侧
   D. 发现肿块应注意肿块大小、硬度、表面、边界及活动度
   E. 腋窝淋巴结检查最好采用直立位

4. 急性乳腺炎最常见于 (　　)
   A. 经产妇哺乳期
   B. 初产哺乳的妇女
   C. 经产妇女临产前
   D. 长期哺乳妇女
   E. 乳头凹陷的青年妇女

5. 患者,女,28岁。左乳胀痛3日,可触及4cm×4cm肿块,体温38℃,诊断为急性乳腺炎。对该患者的处理,不正确的是（　　）
   A. 应用抗生素治疗
   B. 血液学检查
   C. 超声检查
   D. 穿刺检查
   E. 手术切除

6. 患者,女,26岁。产后第3周出现右侧乳房红肿、疼痛,伴发热。查体:T 39℃,右侧乳房外上象限5cm范围皮肤红肿、疼痛,波动感明显。此时最好的治疗措施是（　　）
   A. 停止哺乳,局部热敷
   B. 全身应用抗生素
   C. 继续哺乳,全身应用抗生素
   D. 脓液穿刺抽吸
   E. 切开引流

7. 患者,女,38岁。因双侧乳房胀痛伴肿块数年而就诊。查体:双乳可扪及多个大小不等的结节,质韧,同侧腋窝淋巴结无明显肿大,挤压乳头时有浆液性液体溢出。细胞学检查未发现异常细胞。最可能的诊断是（　　）
   A. 乳腺癌　　　B. 乳房纤维腺瘤
   C. 乳管内乳头状瘤　D. 乳腺结核
   E. 乳腺囊性增生病

8. 下列关于乳房脓肿切开引流术注意事项的叙述,不正确的是（　　）
   A. 乳晕下脓肿应沿乳晕边缘做弧形切口
   B. 切开脓腔后可用手指分离脓肿间隔
   C. 脓肿较大时在脓肿最低处加做切开对口引流
   D. 深部脓肿可在乳晕下行弧形切口
   E. 为避免损伤乳管形成乳瘘,应作放射状切开

9. 患者,女,40岁。双侧乳房周期性胀痛2年,经前加重,并可触及不规则包块,伴有触痛,月经过后疼痛缓解包块略有缩小。考虑可能为（　　）
   A. 乳房纤维腺瘤

   B. 乳房内脂肪瘤
   C. 乳腺炎
   D. 乳腺囊性增生病
   E. 乳癌

10. 乳腺囊性增生病行单纯乳房切除术的指征是（　　）
    A. 经药物治疗后,疼痛不缓解
    B. 由周期性胀痛转为持续性胀痛
    C. 活检证实为乳腺癌
    D. 活检发现重度不典型上皮增生,且乳腺增生结节较为广泛
    E. 出现乳头溢液

11. 乳管内乳头状瘤多见于经产妇,以40~50岁多见,发生在大乳管近乳头的壶腹部约占（　　）
    A. 35%　　　　B. 45%
    C. 55%　　　　D. 65%
    E. 75%

12. 患者,女,50岁。右侧乳房肿块半年,不伴疼痛。查体:右乳外上象限可触及5cm×4cm肿块,质硬,边界不清,右腋窝可触及数个肿大淋巴结,雌酮含量明显升高。应首先考虑为（　　）
    A. 乳房纤维腺瘤　B. 乳房肉瘤
    C. 乳腺癌　　　　D. 乳房结核
    E. 乳腺囊性增生病

13. 急性乳腺炎的主要致病菌为（　　）
    A. 金黄色葡萄球菌
    B. 大肠埃希菌
    C. 溶血性链球菌
    D. 表皮葡萄球菌
    E. 肺炎双球菌

14. 乳腺癌侵犯Cooper韧带,引起皮肤相应改变为（　　）
    A. 橘皮样改变　B. 皮肤溃疡
    C. 乳头内陷　　D. 局部水肿
    E. 酒窝征

15. 乳腺疾病中,最常见的良性肿瘤是（　　）
    A. 乳房纤维腺瘤
    B. 乳腺囊肿

C. 乳腺叶状瘤
D. 乳腺导管内乳头状瘤
E. 乳房脂肪瘤

16. 乳腺癌的好发部位是 （   ）
    A. 内下象限　　B. 内上象限
    C. 乳晕区　　　D. 外上象限
    E. 外下象限

17. 乳腺癌淋巴转移最常见的途径为
    （   ）
    A. 经深部淋巴结→肝镰状韧带
    B. 经皮下淋巴管→对侧乳房
    C. 经胸大肌外侧缘淋巴管→同侧腋窝淋巴结
    D. 经内侧淋巴管→锁骨下淋巴结
    E. 经肋间淋巴管→锁骨旁淋巴结

18. 乳腺癌中较少见,发展迅速,预后差,局部皮肤可呈炎症性表现的是（   ）
    A. 导管内癌　　B. 硬癌
    C. 髓样癌　　　D. 炎性乳腺癌
    E. Paget's病

19. 下列关于乳房纤维腺瘤的叙述,不正确的是 （   ）
    A. 是青年女性常见的乳房肿瘤
    B. 发病原因与月经失调有关
    C. 除肿块外,患者常无明显自觉症状
    D. 肿块增长缓慢
    E. 表面光滑,活动度好

20. 急性乳腺炎的主要病因是 （   ）
    A. 全身性感染加局部抵抗力下降
    B. 乳汁淤积加细菌入侵
    C. 乳腺组织发育不良
    D. 哺乳次数过多
    E. 乳腺分泌障碍

21. 患者,女,46岁。常因乳头溢液污染内衣。查体:乳头下触及小肿块,压迫时乳头溢出血性液体。最可能的诊断是
    （   ）
    A. 乳腺管内增生
    B. 乳管内乳头状瘤

C. 乳腺囊性增生病
D. Paget's病
E. 乳腺脓肿

22. 下列叙述正确的是 （   ）
    A. 乳头溢液为无色液,是乳腺囊性增生病
    B. 乳房内结节大小不等,坚韧,轻压痛是乳管内乳头状瘤
    C. 乳房内实质性肿块,生长快,轻刺痛,活动差是乳房纤维腺瘤
    D. 皮肤"橘皮样"改变是乳癌重要体征之一
    E. 乳头湿疹样乳腺癌的特点是恶性程度高,发展迅速

23. 乳腺癌最早期的临床表现为 （   ）
    A. 乳腺周期性胀痛
    B. 乳腺在经期胀痛
    C. 乳头溢出浅黄色液体
    D. 乳头溢出红色血性液体
    E. 无痛、单发的乳腺小肿块

24. 急性乳腺炎发病多在产后 （   ）
    A. 1~2周　　　B. 2~3周
    C. 3~4周　　　D. 4~5周
    E. 5周以上

25. 确定乳房肿块性质最可靠的方法是
    （   ）
    A. 乳房X线检查
    B. B超
    C. 近红外线检查
    D. 活组织病理学检查
    E. MRI检查

26. 乳腺囊性增生病的突出表现是（   ）
    A. 病程长,发展慢
    B. 少数患者可有乳头溢液
    C. 乳房胀痛和乳房肿块
    D. 腋窝淋巴结不大
    E. 乳头溢液为浆液血性

27. 患者,女,38岁。右侧乳房周期性胀痛1年,经前加重,经后缓解,右侧乳房可扪及一边界不清肿块,质韧,诊断为乳腺囊性增生病。下列分析中错误的是
    （   ）
    A. 与性激素分泌失调有关

B. 可能恶变
C. 多见于中年妇女
D. 乳房胀痛与月经期有关
E. 以手术治疗为主

28. 年轻女性发现乳房肿块,表面光滑,活动性好。最常见的疾病是 ( )
  A. 乳腺囊性增生病
  B. 乳管内乳头状瘤
  C. 乳房纤维腺瘤
  D. 乳腺癌
  E. 乳房肉瘤

29. 治疗乳房纤维腺瘤的最有效方法是 ( )
  A. 手术治疗   B. 逍遥散
  C. 维生素 A   D. 三苯氧胺
  E. 维生素 E

30. 患者,女,50岁。因无意间发现左乳房肿块而就诊。最有助于诊断的方法是 ( )
  A. 常规胸部摄片   B. 胸部CT
  C. 仔细体格检查   D. 远红外线扫描
  E. 乳房钼靶摄片

31. 患者,女,28岁。哺乳期,右乳房疼痛2日,无发热,继而扩展到全乳房痛。查体:T 37.2℃,右乳房明显较对侧大,表面皮肤发红、水肿,皮肤温度增高,扪之感到坚实肿块,无波动感,同侧腋下淋巴结肿大。血常规:WBC 8.0×10^9/L,N 0.65。首先应考虑的诊断是 ( )
  A. 急性乳腺炎   B. 乳汁淤积
  C. 乳房后脓肿   D. 炎性乳腺癌
  E. 乳腺囊性增生病合并感染

32. 对乳房肿块患者,损伤小且阳性率高的检查是 ( )
  A. 乳头溢液涂片检查
  B. 钼靶摄片
  C. 近红外线扫描
  D. 肿块切除活检
  E. 空芯针穿刺活检

33. 患者,女,75岁。因右乳房肿块伴有溃烂3个月入院。查体:肿块约6cm,质硬,呈分叶状,与皮肤粘连,表面有溃破,尚能推动,同侧腋下扪及数枚质硬淋巴结。对患者采用何种手术方式有益 ( )
  A. 不宜手术
  B. 全乳房切除术
  C. 改良根治术
  D. 乳腺癌根治术
  E. 扩大根治术

34. 预后最好的乳腺癌病理类型是 ( )
  A. 硬癌   B. 单纯癌
  C. 导管内癌   D. 黏液腺癌
  E. 髓样癌

35. 乳腺的淋巴网甚为丰富,淋巴液的输出途径不正确的是 ( )
  A. 乳房大部分淋巴液流向腋窝淋巴结
  B. 锁骨下和锁骨上淋巴结之间相互交通
  C. 两侧乳房间在皮下有交通淋巴管
  D. 双侧胸骨旁淋巴结没有交通
  E. 乳房深部淋巴网可通向肝脏

36. 乳腺癌 T_1 是指肿块长径不超过( )
  A. 1cm   B. 2cm
  C. 3cm   D. 4cm
  E. 5cm

37. 患者,女,45岁。左乳外上象限扪及4cm肿块,质硬,左腋窝扪及孤立肿大的淋巴结,穿刺活检细胞学检查提示为癌细胞。余查体未见异常。该患者乳腺癌的TNM分期是 ( )
  A. $T_1N_1M_0$ B. $T_2N_2M_0$
  C. $T_2N_1M_0$ D. $T_3N_1M_0$
  E. $T_4N_1M_0$

38. 乳腺癌术后必须辅以放疗的手术方式是 ( )
  A. 乳腺癌根治术
  B. 乳腺癌扩大根治术
  C. 乳腺癌改良根治术
  D. 保留乳房的乳腺癌切除术
  E. 全乳房切除术

39. 乳腺癌术后是否选择内分泌治疗的主要依据是 （　　）
   A. 是否绝经　　B. 病理类型
   C. 手术方式　　D. ER 表达
   E. 患者意愿
40. 乳腺癌术后决定是否选择靶向治疗的肿瘤标记物是 （　　）
   A. ER　　　　B. HER2
   C. P53　　　 D. Ki-67
   E. PR

【B 型题】

(41~43 题共用备选答案)
   A. 血性溢液
   B. 棕褐色溢液
   C. 浆液性或浆液血性溢液
   D. 乳白色溢液
   E. 浆液性无色溢液
下列情况下乳房常见溢液分别为上述哪项
41. 乳管内乳头状瘤 （　　）
42. 乳腺囊性增生病 （　　）
43. 有阻塞的乳管内乳头状瘤 （　　）
(44~46 题共用备选答案)
   A. 乳房皮肤凹陷
   B. 乳房皮肤橘皮样改变
   C. 乳头内陷
   D. 铠甲胸
   E. 乳房皮肤外翻似菜花状
44. 癌块侵及乳房表浅淋巴管时 （　　）
45. 乳头深部肿块侵及乳管时 （　　）
46. 乳腺癌晚期的表现是 （　　）
(47~50 题共用备选答案)
   A. 乳房纤维腺瘤
   B. 乳管内乳头状瘤
   C. 乳腺囊性增生病
   D. 急性乳腺炎
   E. 乳腺癌
47. 患者,女,20 岁。右乳房单发肿块,无明显自觉症状,肿块增大速度较慢,边界清楚,表面光滑,易于推动。考虑为 （　　）

48. 患者,女,50 岁。左乳房无痛性单发小肿块 1 月余,肿块质硬,表面不光滑,与周围组织分界不清,活动度差,同侧腋窝淋巴结肿大。考虑为 （　　）
49. 患者,女,40 岁。右乳头血性溢液 1 周,未扪及明显肿块,固定部位挤压常有血性溢液挤出。考虑为 （　　）
50. 患者,女,35 岁。右乳房胀痛,与月经周期有关,乳房多个结节状肿块,边界不清,有触痛。考虑为 （　　）
(51~52 题共用备选答案)
   A. 非浸润性癌
   B. 乳头状癌
   C. 浸润性特殊癌
   D. 浸润性非特殊癌
   E. 罕见癌
51. 乳腺癌属早期,预后较好的病理类型是 （　　）
52. 乳腺癌最常见的病理类型是 （　　）
(53~55 题共用备选答案)
   A. 常见于 50 岁以上女性,肿块体积较大,但边界明显,活动度好,皮肤表面可见扩张静脉
   B. 原发于大乳管内,渐移至乳头,起初乳头刺痒,灼痛,接着出现湿疹样病变,乳头和乳晕的皮肤糜烂、潮湿,有时覆盖有黄褐色的鳞屑样痂皮
   C. 发展迅速、预后差,局部皮肤可呈炎症样表现,包括皮肤发红、水肿、增厚、粗糙、表面温度升高
   D. 发生于大乳管近乳头的膨大部分,瘤体一般较小,带蒂且有绒毛,乳头易出现血性溢液
   E. 常为乳房单发肿块,好发于外上象限,质韧,边界清楚,表面光滑,易推动,月经周期对肿块大小无影响
53. Paget's 病 （　　）
54. 炎性乳腺癌 （　　）
55. 乳房肉瘤 （　　）

【X 型 题】

56. 乳腺脓肿切开排脓时应注意 （　　）
   A. 先穿刺抽脓,证实脓肿存在
   B. 脓肿形成后及时切开引流
   C. 用手指探查脓腔,分离多房脓腔
   D. 必要时另加切口作对口引流
   E. 根据脓肿部位决定切口方向和形状

57. 与乳腺癌发生有关的因素是 （　　）
   A. 雌激素紊乱
   B. 不孕
   C. 乳腺囊性增生病
   D. 乳腺创伤
   E. 月经初潮年龄早

58. 下列关于乳管内乳头状瘤的叙述,正确的是 （　　）
   A. 患者常无自觉症状
   B. 乳头溢出血性液体
   C. 乳头溢出暗棕色或黄色液体
   D. 治疗以对症为主
   E. 恶变率为 6%～8%

59. 乳腺癌根治术的切除范围应包括 （　　）
   A. 整个乳房
   B. 胸大肌
   C. 胸小肌
   D. 腋窝Ⅰ、Ⅱ、Ⅲ组淋巴结
   E. 胸廓内动、静脉及其周围的淋巴结

60. Ⅱ期乳腺癌行改良根治术,腋窝淋巴结(+),ER(-)。其术后辅助治疗是 （　　）
   A. 化学治疗　　B. 放射治疗
   C. 口服他莫昔芬　D. 应用阿那曲唑
   E. 应用依西美坦

61. 下列属于乳腺癌患者手术禁忌的是 （　　）
   A. 肿瘤广泛固定于胸壁
   B. 年龄超过 60 岁
   C. 全身情况差
   D. 发生肺肝转移
   E. 严重心功能不全

62. 下列急性乳腺炎的预防措施,正确的是 （　　）
   A. 孕妇经常擦洗乳头
   B. 产前经常提拉、挤捏内陷的乳头
   C. 每次哺乳排净乳汁
   D. 哺乳避免乳头破损
   E. 哺乳期应用抗生素

63. 采用国际抗癌协会建议的 TNM 分期法,下列属于乳腺癌Ⅱ期的是 （　　）
   A. $T_1N_1M_0$　　　B. $T_3N_0M_0$
   C. $T_0N_1M_0$　　　D. $T_2N_1M_0$
   E. $T_0N_2M_0$

64. 不适合行保留乳房的乳腺癌切除术的是 （　　）
   A. 邻近乳头的癌肿
   B. 肿瘤直径 >5cm
   C. Ⅰ期乳腺癌
   D. Ⅱ期乳腺癌
   E. 双乳下垂严重

65. 下列关于乳腺囊性增生病治疗的叙述,正确的是 （　　）
   A. 治疗以手术为主
   B. 可口服中药逍遥散
   C. 可用他莫昔芬治疗,于月经干净后 5 日内口服
   D. 对局部病灶有恶变可疑时,应予切除并做快速病理检查
   E. 若有不典型上皮增生,同时有乳腺癌家族史或有对侧乳腺癌等高危因素者可做单纯乳房切除术

二、名词解释
1. 酒窝征
2. 乳房橘皮征
3. inflammatory breast carcinoma
4. Paget's carcinoma of the breast
5. 前哨淋巴结

三、填空题
1. 乳腺是许多内分泌腺的靶器官,其生理活动受 _____、_____ 和

_____等分泌的激素影响。
2. 急性乳腺炎的病因是_____和_____,致病菌主要为_____,治疗原则是_____。
3. 目前国内关于乳腺癌的病理分型主要为_____、_____、_____和其他罕见癌。
4. 乳腺癌的转移途径主要是_____、_____和_____,最常见的远处转移依次为_____、_____和_____。
5. 乳腺癌的TNM分期,T代表_____,N代表_____,M代表_____。治疗采用的是以_____为主的综合治疗策略。
6. 乳腺的局限性凹陷常是深部癌肿或脂肪坏死灶侵及_____韧带,使之收缩所致。一侧乳房表浅静脉扩张常是_____的象征。
7. 癌细胞侵及_____引起堵塞,可导致_____障碍,出现真皮水肿而使乳房皮肤呈"橘皮样"改变。
8. 一级亲属中有乳腺癌病史者,发病风险是普通人群的_____倍。
9. 女性乳房肿瘤的发病率很高,良性肿瘤以_____为最多,其次为_____,恶性肿瘤绝大多数是_____。
10. 乳腺癌最常见于乳房的_____,最早表现为患乳出现_____、_____的小肿块。

四、简答题
1. 简述炎性乳腺癌的临床特点。
2. 简述乳头湿疹样乳腺癌的临床特点。
3. 简述乳腺脓肿切开时的注意事项。

4. 简述乳腺癌的淋巴转移途径。

五、论述题
1. 试述急性乳腺炎的病因、临床表现及治疗原则。
2. 试述乳腺囊性增生病的病因、临床表现及治疗方法。
3. 试述乳腺癌的临床表现及治疗。

六、病例分析题
1. 患者,女,45岁。发现左乳房肿块10个月,近日发现左腋下淋巴结肿大来诊。查体:左乳房外上象限可扪及一大小6cm×5cm×4cm的肿块,质硬,推不动,乳房皮肤表面呈橘皮样改变,左侧腋窝肿大淋巴结融合成块,固定。
问题:
(1) 首先应考虑哪种疾病?
(2) 如根据其他检查结果上述诊断成立,则此病变为哪一期?
2. 患者,女,35岁。正值哺乳期,诉发现右乳房肿块,2日后很快扩展到全乳房。查体:T 37℃,右乳房较对侧明显增大,表面发红,触诊整个乳房发硬,边界不清,皮肤有水肿,触之明显压痛,但未触及局限性肿物及波动感,右侧淋巴结肿大。
问题:
(1) 对本例患者,首先应考虑的诊断是炎性乳腺癌还是急性乳腺炎,为什么?
(2) 若要确诊,下一步的检查是切取活检吗,为什么?
(3) 确诊以后,对该患者应如何处理?

【参/考/答/案】

一、选择题

【A 型题】

1. C	2. E	3. C	4. B	5. E
6. E	7. E	8. D	9. D	10. D
11. E	12. C	13. A	14. E	15. A
16. D	17. C	18. D	19. B	20. B
21. B	22. D	23. E	24. C	25. D
26. C	27. E	28. C	29. A	30. C
31. D	32. E	33. B	34. C	35. D
36. B	37. C	38. D	39. D	40. B

【B 型题】

41. A	42. C	43. B	44. B	45. C
46. D	47. A	48. E	49. B	50. C
51. A	52. D	53. B	54. C	55. A

【X 型题】

56. ABCDE　　57. ABCE　　58. ABCE
59. ABCD　　60. AB　　61. ACDE
62. ABCD　　63. ABCD　　64. ABE
65. BCDE

1. C【解析】腋窝Ⅱ组淋巴结为位于胸小肌后方的腋窝淋巴结和胸大、小肌间淋巴结。

3. C【解析】乳房检查时宜先查健侧,再查患侧,不要用手指捏乳房组织。

4. B【解析】急性乳腺炎是急性化脓性感染,多为产后哺乳的产妇,尤以初产妇更为多见,发病多在产后3~4周。

5. E【解析】急性乳腺炎早期呈蜂窝组织炎表现而未形成脓肿之前不宜手术,应用抗生素可获得良好的效果。

6. E【解析】哺乳期妇女右侧乳房红肿、疼痛,伴发热,考虑为急性乳腺炎,局部波动感明显,说明已经形成脓肿,需切开引流。

7. E【解析】乳腺囊性增生病的主要表现是乳房胀痛和肿块,胀痛常具有周期性,多于月经前加重,月经后减轻或消失;肿块大小不一,质韧;少数患者可有乳头溢液。该患者有乳房胀痛和肿块,且有乳头溢液,腋窝淋巴结不大,细胞学检查未见异常细胞,不支持乳房恶性肿瘤,最可能的诊断是乳腺囊性增生病。

8. D【解析】急性乳腺炎脓肿形成后应及时切开引流,切开后以手指轻轻分离脓肿的多房间隔,以利引流;乳晕下脓肿应沿乳晕边缘做弧形切口,而深部脓肿或乳房后脓肿可沿乳房下缘做弧形切口,经乳房后间隙引流;脓腔较大时,在脓肿最低处加做切开对口引流;为避免损伤乳管形成乳瘘,应做放射状切开。

9. D【解析】中年女性,双侧乳房周期性胀痛,与月经相关,包块不规则,有触痛,符合乳腺囊性增生病的表现。

10. D【解析】乳腺囊性增生病行单纯乳房切除术的指征:①有不典型上皮增生,同时有对侧乳腺癌或乳腺癌家族史等高危因素者;②年龄大,肿块周围乳腺组织增生较明显者。

12. C【解析】乳腺癌发病,20岁以前年轻人少见,多在45~50岁,绝经后发病率继续上升,可能与老年人雌酮含量提高相关,而雌酮及雌二醇与乳腺癌的发病有直接关系。

14. E【解析】乳腺癌累及Cooper韧带,可使其缩短而致肿瘤表面皮肤凹陷,即所谓"酒窝征"。

17. C【解析】乳腺癌淋巴转移与淋巴液的输出途径有关,大部分淋巴液经胸大肌外侧缘淋巴管流到腋窝淋巴结,再流向锁骨下淋巴结。故乳腺癌淋巴转移最常见的途径是经胸大肌外侧缘淋巴管流到腋窝淋巴结。

19. B【解析】月经周期对乳房纤维腺瘤的大小无影响,受月经周期影响较大的为乳腺囊性增生病。

20. B【解析】急性乳腺炎为乳腺的急性化脓性感染,多见于产后哺乳的妇女,主要病因是乳汁淤积和细菌入侵。

21. B【解析】乳腺管内乳头状瘤多发生在乳头的壶腹部,瘤体小,有很多壁薄的血管,故易出血,可表现为反复乳头溢血溢液。大乳管乳头状瘤可在乳晕区触及小结节,直径数毫米,压迫结节可见乳头溢液。

22. D【解析】乳腺癌的癌块体积较大时,癌细胞可堵塞皮下淋巴管,引起淋巴回流障碍,出现真皮水肿,皮肤呈"橘皮样"改变;乳腺囊性增生病的乳头溢液为浆液性或浆液血性液体;乳管内乳头状瘤结节质软,可推动,患者一般无自觉症状;乳房纤维腺瘤肿块生长缓慢,表面光滑,活动度好;乳头湿疹样乳腺癌恶性程度低,发展慢。

25. D【解析】活组织病理学检查是确定肿块性质最可靠的方法。乳房X线检查主要用于乳腺癌的普查;B超主要用于鉴别乳房肿块的囊、实性;近红外线扫描主要用于显示乳腺肿块;MRI检查的软组织分辨率高,是对X线和B超的重要补充。

27. E【解析】本病考虑为乳腺囊性增生病,病因:①体内女性激素失调;②乳腺实质中女性激素受体的差异。本病的突出表现是周期性乳房胀痛和肿块。肿块为单个或多发,查体时发现单侧或双侧有弥漫性增厚,有癌变的可能,乳腺癌与乳腺囊性增生病可同时存在的可能,因此应定期复查,必要时行病理检查。治疗主要为对症治疗。

29. A【解析】手术切除是治疗乳房纤维腺瘤唯一有效的方法。

30. C【解析】当发现乳房肿块时,首先应进行体格检查,其次才进行必要的特殊检查。

31. D【解析】炎性乳腺癌可见于青年妇女,尤其在哺乳期或妊娠期,临床表现为乳房表面皮肤发红、水肿,皮温增高,呈炎症性改变,进展快。急性乳腺炎好发于哺乳期妇女,高热,外周血白细胞和中性粒细胞比例增高。结合题干中患者临床表现及血常规结果,首先考虑为炎性乳腺癌。

32. E【解析】乳头溢液涂片检查适用于反复出现乳头溢液而未扪及肿块者,以排除有无乳腺癌;钼靶摄片主要用于乳腺癌的普查;近红外线扫描主要用于显示乳房肿块及其周围血管情况;活组织病理检查是最可靠的方法,空芯针穿刺活检术病理诊断准确率可达90%~97%,且损伤较小,而肿块切除活检的损伤较大。

33. B【解析】全乳房切除术适用于原位癌、微小癌及年迈体弱不宜做根治术者。题中患者年龄较大,一般情况较差,故宜选择的术式为全乳房切除术。

34. C【解析】导管内癌属于非浸润性癌,此型属早期,预后较好。硬癌和单纯癌属于浸润性非特殊癌,黏液腺癌和髓样癌属于浸润性特殊癌。

35. D【解析】乳腺的淋巴网很丰富,其胸骨旁淋巴结可通过肋间淋巴管相互交通。

37. C【解析】肿块长径为4cm,属于T_2,左腋窝扪及孤立肿大的淋巴结,属于N_1,无远处转移属于M_0。

40. B【解析】癌基因表皮生长因子受体2(HER2)过度表达者,给予曲妥珠单抗进行靶向治疗有一定效果。雌激素受体(ER)、孕激素受体(PR)是决定是否进行内分泌治疗的指标。P53是一种突变的抑癌基因,阳性提示预后不佳,阴性提示预后较好。Ki-67是一种细胞增殖的标志物,其阳性率越高表示肿瘤细胞增殖活性越强,预后越差。

47~50. AEBC【解析】①青年女性,单发肿块,边界清楚,表面光滑,活动度好,为乳房纤维腺瘤的特点;②乳腺癌多见于绝经期妇女,肿块质硬,表面不光滑,与周围组织分界不清,活动度差,常见腋窝淋巴结肿大;③乳管内乳头状瘤表现为反复乳头溢血,肿块小常不能触及,挤压固定部位常有血性溢液;④与月经周期有关的乳房胀痛和边界不清的肿块为乳腺囊性增生病的特点。

57. ABCE【解析】乳腺癌目前病因未明,但与雌激素、月经初潮过早、绝经年龄晚、不孕及初次足月产的年龄晚等有关。一级亲属中有乳腺癌者,其家属常为高危人群。乳腺囊性增生病可进展为乳腺癌。

58. ABCE【解析】乳管内乳头状瘤的治疗以手术为主。

59. ABCD【解析】胸廓内动、静脉及其周围的淋巴结是乳腺癌扩大根治术的切除范围。

60. AB【解析】乳腺癌雌激素受体(ER)阳性者,对内分泌治疗有效,而ER阴性者,对内分泌治疗反应差。内分泌治疗的主要药物是他莫昔芬和芳香化酶抑制剂如阿那曲唑和依西美坦等。该患者ER阴性,故术后辅助治疗选择化学治疗和放射治疗。

61. ACDE【解析】已有远处转移,全身情况差,主要脏器有严重疾病、年老体弱不能耐受者均是手术禁忌。

63. ABCD【解析】Ⅱ期乳腺癌包括$T_{0\sim 1}N_1M_0$、$T_2N_{0\sim 1}M_0$、$T_3N_0M_0$,E项$T_0N_2M_0$属于Ⅲ期。

64. ABE【解析】保留乳房的乳腺癌切除术适用于临床Ⅰ期、Ⅱ期乳腺癌,乳房有适当体积,术后能保持外观效果者。

65. BCDE【解析】乳腺囊性增生病的治疗以对症为主。

二、名词解释

1. 酒窝征:乳腺癌患者肿瘤累及Cooper韧带,可使其缩短而致肿瘤表面皮肤凹陷,即"酒窝征"。

2. 乳房橘皮征:乳腺癌患者,表面皮肤可因皮下淋巴管被癌细胞阻塞而引起淋巴回流障碍,出现真皮水肿,在毛囊处形成很多点状凹陷,形成所谓的乳腺"橘皮样"改变,称为乳房橘皮征。

3. 炎性乳腺癌(inflammatory breast carcinoma):是一种特殊类型的乳腺癌,发展迅速,可在短期内侵及整个乳房,患乳淋巴管内充满癌细胞,临床上乳房明显增大,局部皮肤红肿,皮温增高,呈炎症样表现,故称为炎性乳腺癌,对侧乳房常被侵及,预后差。

4. 乳头湿疹样乳腺癌(Paget's carcinoma of the breast):又称乳房Paget's病,是一种特殊类型的乳腺癌,初发症状是乳头瘙痒、灼烧感,接着出现乳头和乳晕的皮肤变粗糙,糜烂如湿疹样改变,称为乳头湿疹样乳腺癌,属低度恶性。

5. 前哨淋巴结:指接受乳腺癌病灶引流的第一站淋巴结,可采用示踪剂显示后切除活检。

三、填空题

1. 腺垂体 卵巢 肾上腺皮质
2. 乳汁淤积 细菌入侵 金黄色葡萄球菌 消除感染,排空乳汁
3. 非浸润性癌 浸润性特殊癌 浸润性非特殊癌
4. 局部扩展 淋巴转移 血运转移 骨 肺 肝
5. 原发癌瘤 区域淋巴结 远处转移 手术治疗
6. Cooper 晚期乳癌或肉瘤
7. 乳房表浅淋巴管 淋巴回流
8. 2~3
9. 乳房纤维腺瘤 乳管内乳头状瘤 乳腺癌

10. 外上象限　无痛　单发

四、简答题

1. 简述炎性乳腺癌的临床特点。

答　炎性乳腺癌病情进展迅速、预后差，局部皮肤可出现炎症样改变，开始时比较局限，扩展至乳房大部分皮肤时，可致皮肤发红、水肿、增厚、粗糙、表面温度升高。

2. 简述乳头湿疹样乳腺癌的临床特点。

答　Paget's病少见，恶性程度低，发展慢。原发区在乳头区的大乳管内，渐移行至乳头。初发症状是乳头刺痒、灼痛，接着出现慢性湿疹样病变，乳头和乳晕的皮肤发红、糜烂、潮湿，有时覆盖黄褐色的鳞屑样痂皮，去除痂皮可见糜烂面。病变皮肤发硬，边界较清。病变继续发展，则乳头内陷、破损。有时可在乳晕深部扪到肿块。淋巴转移出现较晚。

3. 简述乳腺脓肿切开时的注意事项。

答　①为避免手术损伤乳管而致乳瘘，应按轮辐方向做切口；深部或乳房后脓肿可沿乳房下缘作弧形切口，经乳房后间隙引流之；乳晕下脓肿则沿乳晕边缘作弧形切口。②如炎症明显而未见波动，应在压痛最明显处穿刺，及早发现深部脓肿。③切开后应以手指探入脓肿轻轻分离多房脓肿的房间隔，以利引流。④为使引流通畅，可在探查脓肿时，找到脓肿的最低部位，另加切口做对口引流。

4. 简述乳腺癌的淋巴转移途径。

答　乳腺癌淋巴转移的主要途径：①癌细胞首先经胸大肌外侧缘淋巴管侵入同侧腋窝淋巴结，晚期侵入锁骨下淋巴结，逆行转移至锁骨上淋巴结；转移至锁骨上淋巴结的癌细胞，又可经胸导管（左）或右侧淋巴管侵入静脉血流而向远处转移。②癌细胞向内侧淋巴管，沿乳内血管的肋间穿支引流到胸骨旁淋巴结，然后达到锁骨上淋巴结，之后可经同样途径血行转移。上述的两个主要淋巴转移途径中，一般以前者居多，后者的原发灶则大多在乳房内侧象限和中央区。癌细胞也可通过逆行途径转移到对侧腋窝淋巴结。

五、论述题

1. 试述急性乳腺炎的病因、临床表现及治疗原则。

答　（1）病因：①乳汁淤积，有利于入侵细菌的生长繁殖；②细菌入侵，最常见的侵入途径为乳头破损后经淋巴管感染，致病菌以金黄色葡萄球菌为主。

（2）临床表现：乳房红、肿、痛、热。患者可有寒战、高热、脉搏加快等全身炎症表现，常有患侧腋窝淋巴结肿大、压痛，白细胞计数明显增高。感染严重者可并发脓毒症。

（3）治疗原则：消除感染、排空乳汁。早期以抗菌药物治疗，脓肿形成后应及时行脓肿切开引流。

2. 试述乳腺囊性增生病的病因、临床表现及治疗方法。

答　（1）病因：①体内雌、孕激素比例失调；②乳腺实质中雌、孕激素受体的差异。

（2）临床表现：突出表现是乳房胀痛和肿块。①胀痛常具有周期性，常发生或加重于月经前期，有时整个月经周期都有胀痛。当患者缺乏此特征时不能否定病变的存在。②扪诊时可见乳腺有单侧或者双侧的不同程度增厚，肿块大小不一，呈颗粒状、条索状、结节状或片状，质韧而不硬，与周围分界不明显，可有触痛。可有乳头多孔浆液性溢液，包块大小常随月经周期而变化。本病病程较长，发展缓慢。

（3）治疗方法：主要是对症治疗。可用中药逍遥散，症状严重时可用他莫昔芬治疗。乳腺癌与乳腺囊性增生病有同时存在的可能,因此应定期复查,必要时行病理检查。如有乳腺癌家族史或对侧乳腺癌等高危因素、年龄大、肿块周围乳腺组织增生明显者,可行单纯乳房切除术。

3. **试述乳腺癌的临床表现及治疗。**

答 (1)临床表现:乳房出现无痛、单发的肿块。查体时应注意两侧对比。常有局部隆起或凹陷,乳头不在同一水平或乳头内陷,肿块质硬、表面不光滑、分界不清,常可触及患侧腋窝淋巴结肿大。累及Cooper韧带时可使其缩短而致肿瘤表面皮肤凹陷,即"酒窝征";侵及乳头或乳晕周围乳管,可致乳头变形;侵及皮下淋巴管时,引起淋巴回流障碍,表现为皮肤"橘皮样"改变。

(2)治疗:包括手术治疗、化学治疗、内分泌治疗、放射治疗及靶向治疗。①手术治疗:有保留乳房的乳腺癌切除术、乳腺癌改良根治术、乳腺癌根治术、乳腺癌扩大根治术、全乳房切除术和前哨淋巴结活检术及腋淋巴结清扫术。手术方式的选择应结合患者本人的意愿、病理分型、疾病分期及辅助治疗的条件而定。②化学治疗:适用于浸润性乳腺癌伴腋窝淋巴结转移者,以及腋窝淋巴结阴性而有高危复发因素者。③内分泌治疗:适用于ER含量高者。④放射治疗:可以减少局部和区域复发、提高生存率、缩小手术范围、提高生存质量。对局部晚期患者可以改善症状甚至增加手术机会。⑤靶向治疗:曲妥珠单抗对HER2过度表达的患者有一定效果,可降低乳腺癌复发率,已用于临床。

六、病例分析题

1. (1)首先应考虑哪种疾病?

答 首先应考虑为乳腺癌。

(2)如根据其他检查结果上述诊断成立,则此病变为哪一期?

答 该肿块的大小为 6cm×5cm×4cm,癌瘤的长径 >5cm,属于 T_3;同侧腋窝淋巴结肿大且彼此融合,因为与周围组织粘连,所以固定不动,属于 N_2;无远处转移也没有锁骨上淋巴结转移,属于 M_0;即该患者的乳腺癌分期为 $T_3N_2M_0$,属于Ⅲ期。

2. (1)对本例患者,首先应考虑的诊断是炎性乳腺癌还是急性乳腺炎,为什么?

答 首先考虑为炎性乳腺癌。因为该患者系高龄产妇,乳房红肿发展很快,扪诊时整个乳房发硬,同时伴有右侧腋窝淋巴结肿大,且体温不高,所以应首先考虑为炎性乳腺癌。

(2)若要确诊,下一步的检查是切取活检吗,为什么?

答 不是。因为对怀疑为乳腺癌者,可将肿块连同周围乳腺组织一并切除,做快速病理检查,而不宜做切取活检。

(3)确诊以后,对该患者应如何处理?

答 由于炎性乳腺癌病情发展快,早期即出现转移,手术效果差,所以首先考虑化学疗法。

(王阳阳)

第24章 胸部损伤

【学/习/要/点】

一、掌握

1. 肋骨骨折的概述、病理生理、临床表现及治疗。
2. 气胸的病因、发病机制、分类、临床表现、诊断、鉴别诊断及治疗。
3. 血胸的病因、临床表现、诊断及治疗。

二、熟悉

1. 胸部损伤的紧急处理原则。
2. 创伤性窒息的定义及临床表现。
3. 肺损伤的病理机制及治疗原则。
4. 心脏损伤、膈肌损伤的临床表现及诊断。

【应/试/考/题】

一、选择题

【A型题】

1. 胸外伤中,最易发生骨折的肋骨是 （　　）
   A. 第1肋骨
   B. 第2、3肋骨
   C. 第4~7肋骨
   D. 第8~10肋骨
   E. 第11、12肋骨

2. 单侧多根多处肋骨骨折最严重的生理变化是 （　　）
   A. 疼痛,呼吸运动减弱
   B. 胸壁软化,反常呼吸
   C. 严重皮下气肿
   D. 咳嗽,血痰
   E. 出血,休克

3. 下列关于肋骨骨折一般处理原则的叙述,不正确的是 （　　）
   A. 提早下地活动
   B. 多根多处肋骨骨折做肋骨固定
   C. 酌情使用镇痛和镇静剂
   D. 使用抗生素控制感染
   E. 鼓励患者咳嗽、排痰

4. 患者,男,30岁。左胸外伤后1小时,胸痛、呼吸困难。查体：BP 120/80mmHg, P 100次/分。左前外侧胸壁皮下淤血,局部约6cm×6cm的区域反常呼吸运动。目前诊断考虑为 （　　）
   A. 气胸
   B. 血胸
   C. 肋骨骨折
   D. 支气管断裂
   E. 胸腹联合伤

5. 患者,男,43岁。从3m高处坠落致左胸外伤6小时。查体:T 36.5℃,P 95次/分,R 16次/分,BP 100/60mmHg。意识清楚,气管居中,反常呼吸运动,左胸壁可触及多根多处肋骨断端,左肺呼吸音明显减弱。首选的治疗方案是 (　　)
   A. 镇静止痛,鼓励排痰
   B. 胸壁加压包扎
   C. 开胸探查,肋骨固定
   D. 胸腔闭式引流
   E. 胸腔穿刺排气排液

6. 不适用于连枷胸的处理措施是 (　　)
   A. 开胸骨折固定
   B. 浮动胸壁牵引
   C. 胸壁加压、包扎固定
   D. 胸腔镜骨折固定
   E. 气管插管吸痰,给氧辅助呼吸

7. 患者,女,24岁。自行车撞伤右胸1日,胸痛,不敢深呼吸。查体:右锁骨中线第5肋有压痛。为明确有无肋骨骨折,在病史或查体方面最需补充的是 (　　)
   A. 受伤后有无呕吐
   B. 受伤后意识是否清楚
   C. 是否有血痰
   D. 局部是否有血肿
   E. 胸廓挤压试验是否阳性

8. 可导致纵隔扑动的疾病是 (　　)
   A. 闭合性气胸 B. 张力性气胸
   C. 开放性气胸 D. 血气胸
   E. 脓胸

9. 开放性气胸是指 (　　)
   A. 肺裂伤
   B. 支气管破裂
   C. 胸部存在伤口
   D. 胸部伤口深达肌层
   E. 胸部伤口与胸膜腔相通

10. 下列不属于张力性气胸病理生理改变的是 (　　)
    A. 严重皮下及纵隔气肿
    B. 血压下降、脉速

    C. 肺破口形成活瓣
    D. 纵隔扑动
    E. 患侧肺萎陷,纵隔向健侧移位

11. 张力性气胸造成呼吸、循环障碍的机制是 (　　)
    A. 胸壁软化,反常呼吸
    B. 肺组织挫伤,通气受阻
    C. 肺泡间质水肿,换气受阻
    D. 患侧肺萎陷,纵隔向健侧移位
    E. 严重皮下气肿,肺内气体流失

12. 下列病变中,可表现为一侧胸廓膨隆且呼吸音消失的是 (　　)
    A. 胸廓畸形   B. 肺炎
    C. 气胸   D. 肺气肿
    E. 胸膜肥厚

13. 患者,男,74岁。反复咳嗽、咳痰40年,再发加重伴气短2日。查体:口唇发绀,桶状胸。双肺叩诊呈过清音,左上肺呼吸音消失,双下肺散在干湿啰音,心率124次/分,心律不齐。目前除COPD急性加重外,最可能存在的诊断是 (　　)
    A. 肺血栓栓塞   B. ARDS
    C. 左心衰竭   D. 阻塞性肺不张
    E. 自发性气胸

14. 患者,男,64岁。左胸痛4日,胸闷、气促2日。查体:左下肺呼吸音消失,心率100次/分,律齐。为明确诊断,首选的检查是 (　　)
    A. 超声心动图
    B. 血心肌坏死标志物
    C. 胸部X线片
    D. 血D-二聚体
    E. 胸部B超

15. 患者,男,25岁。闭合性胸外伤5小时。查体:口唇发绀,端坐呼吸,左侧胸壁触及皮下气肿,气管偏右,左侧呼吸音消失。正确的急救措施是(　　)
    A. 加压吸氧   B. 左胸腔穿刺排气
    C. 心包穿刺   D. 急诊开胸探查
    E. 气管插管

· 159 ·

16. 患者,男,56岁。咳嗽、胸闷、憋气2日,持续不缓解。查体:左侧呼吸运动减低,叩诊呈鼓音,呼吸音明显减低。胸部X线片示左肺萎陷,压缩约90%。该患者最有效的治疗措施是　(　)
    A. 胸腔穿刺排气
    B. 解痉平喘
    C. 低流量吸氧
    D. 呼吸机辅助呼吸
    E. 胸腔闭式引流

17. 患者,男,24岁。被刀刺伤,当你赶到现场时,见患者意识清楚,血压、脉搏正常,刀口在右肩胛下第7肋间,可听见气体进出刀口的声音。立即采取的措施是　(　)
    A. 吸氧
    B. 输液
    C. 用无菌敷料包扎伤口
    D. 立即行胸腔闭式引流
    E. 胸腔穿刺

18. 血胸欲行胸腔闭式引流术的最佳引流位置是　(　)
    A. 腋前线第6～7肋间
    B. 腋前线与腋中线第6～7肋间
    C. 腋中线第6～7肋间
    D. 腋后线第6～7肋间
    E. 腋中线与腋后线之间第6～7肋间

19. 患者,男,35岁。右胸外伤后2小时,呼吸困难。查体:气管左移,右侧呼吸音消失,叩诊右侧呈实音。应考虑为(　)
    A. 血胸　　B. 肋骨骨折
    C. 脓胸　　D. 肺栓塞
    E. 张力性气胸

20. 患者,男,24岁。左胸锐器伤后1小时,血压90/60mmHg,心率90次/分。胸片示左肺压缩90%,伴宽大液平,行清创缝合闭式引流术,2小时引流量约700ml,测血压80/50mmHg,心率110次/分,伤后无尿。最关键的处理措施为　(　)
    A. 开胸探查　　B. 强心利尿
    C. 输血补液　　D. 吸氧
    E. 抗生素治疗

21. 患者,男,20岁。右侧胸部刀刺伤后2小时就诊。查体:T 36.5℃,P 120次/分,R 24次/分,BP 80/50mmHg,面色苍白,皮肤潮湿,右胸腋前线第5肋间可见一2cm伤口,有血液流出,右胸叩诊实音,呼吸音减弱。急性胸腔闭式引流,引流出血性液体约600ml,1小时内又引流出血性液体300ml。此时首先考虑的诊断是　(　)
    A. 进行性血胸
    B. 创伤性湿肺
    C. 心脏压塞
    D. 迟发性血胸
    E. 凝固性血胸

【B型题】

(22～24题共用备选答案)
A. 空气可自由进入胸膜腔
B. 空气不能自由进出胸膜腔
C. 空气只能进,不能出
D. 空气只能出,不能进
E. 空气有时能进有时能出

22. 闭合性气胸可见　　　　　(　)
23. 张力性气胸可见　　　　　(　)
24. 开放性气胸可见　　　　　(　)

(25～27题共用备选答案)
A. 不超过0.5L　　B. 0.5～1.0L
C. 0.5～1.5L　　D. 大于1.0L
E. 大于1.5L

25. 少量血胸的血胸量为　　　(　)
26. 中量血胸的血胸量为　　　(　)
27. 大量血胸的血胸量为　　　(　)

【X型题】

28. 进行性血胸的诊断依据包括　(　)
    A. 血压持续下降
    B. 胸腔引流连续3小时,总量300ml

C. 血红蛋白、红细胞反复测定呈持续性下降
D. 胸膜腔穿刺抽不出血,但X线示胸内阴影增大
E. 经输血补液后血压不回升,且逐渐下降

29. 下列关于胸腔闭式引流的叙述,不正确的是（　　）
A. 拔管时在患者深呼气屏气时拔出引流管
B. 气胸插管部位在腋中线与腋后线之间第6或第7肋间
C. 引流管深入胸腔内3～5cm
D. 闭式引流要保持胸腔内气、液体克服5～6cmH₂O的压力
E. 每日要观察导管内是否通畅与引流的质和量

30. 患者,男,20岁。胸痛伴呼吸困难1日。查体:瘦高体型。胸部X线检查示右侧气胸,纵隔明显左移。患者既往有类似症状,但程度较轻。此时可采取的诊治措施包括（　　）
A. 右侧胸腔闭式引流
B. 胸腔镜手术
C. 右侧胸腔穿刺抽气
D. 面罩吸氧
E. 无创通气

31. 肋骨骨折并发开放性气胸可见（　　）
A. 发绀
B. 呼吸困难
C. 伤侧呼吸音增强
D. 语颤减低
E. 血压下降

32. 患者,男,34岁。既往体健。半小时前从4m高处摔下,左胸疼痛,呼吸困难,急诊入院。意识清,查体合作,轻度发绀,左前胸壁10cm×10cm皮下瘀斑,胸壁浮动,可触及骨擦感,两肺未闻及湿啰音。胸部X线见左侧第4、5、6肋各有两处骨折,肋膈角稍钝。此时患者呼吸困难的原因主要是（　　）
A. 胸壁软化
B. 纵隔扑动

C. 静脉血回心障碍
D. 精神过度紧张
E. 缺氧、二氧化碳潴留

二、名词解释
1. 连枷胸
2. 张力性气胸
3. 纵隔扑动
4. 创伤性窒息

三、填空题
1. 根据暴力性质不同和是否造成胸膜腔与外界沟通,胸部损伤可分为_____和_____。
2. 肋骨骨折的处理原则为_____、_____和_____。
3. 气胸可分为_____、_____和_____三类。
4. 胸腔闭式引流时气胸的引流位置一般在_____,血胸则在_____。
5. 胸膜腔积血称为_____,与气胸同时存在称为_____。

四、简答题
1. 简述胸部损伤行急诊开胸探查的手术指征。
2. 简述胸腔闭式引流术的适应证。
3. 简述胸腔闭式引流术的方法。
4. 简述进行性血胸的判定标准。

五、论述题
1. 试述肋骨骨折的治疗原则。
2. 试述各类气胸的治疗。

六、病例分析题
患者,男,28岁。左胸部被汽车撞伤后2小时,伴胸痛、呼吸困难。查体:BP 80/50mmHg,P 138次/分,R 40次/分。意识清,查体合作,痛苦面容,呼吸急促,吸氧下呼吸紧迫反而加重,伴口唇发绀,颈静脉怒张不明显。左胸廓饱满,气管向右侧移动,左胸呼吸运动较右胸弱。左胸壁有骨擦音(第4、5、6肋),局部压痛明显,伴

有皮下气肿,自颈部、胸部直至上腹部均可触及皮下气肿。左胸部叩诊鼓音,呼吸音消失,未闻及啰音,右肺呼吸音较粗,未闻及啰音。左心界叩诊不清,心律齐,心率138次/分,心音较弱,未闻及杂音。腹部平软,无压痛、肌紧张,肠鸣音正常,肝脾未及,下肢无水肿,四肢活动正常,未引出病理反射。

问题:
1. 试述该患者的初步诊断及诊断依据。
2. 应该与哪些疾病相鉴别?
3. 该患者还需进一步做什么检查?
4. 试述该患者的治疗原则。

【参考答案】

一、选择题

【A型题】

1. C   2. B   3. D   4. C   5. A
6. C   7. E   8. C   9. E   10. D
11. D   12. C   13. E   14. C   15. B
16. E   17. C   18. E   19. A   20. A
21. A

【B型题】

22. B   23. C   24. A   25. A   26. B
27. D

【X型题】

28. ACDE   29. ABCD   30. ACDE
31. ABDE   32. ABCE

1. C【解析】①胸外伤中,第4~7肋骨长而薄,最易发生骨折;②第1~3肋骨粗短,且有锁骨、肩胛骨保护,不易发生骨折;③第8~10肋前端肋软骨形成肋弓与胸骨相连,第11、12肋前端游离,弹性都比较大,均不易骨折。

2. B【解析】单侧多根多处肋骨骨折可使局部胸壁失去完整肋骨支撑而软化,出现反常呼吸运动,即吸气时软化区胸壁内陷,呼气时外突,将严重影响呼吸和循环功能。

3. D【解析】①闭合性肋骨骨折无须使用抗生素。②肋骨骨折的治疗原则是有效镇痛、肺部物理治疗和早期下床活动。疼痛剧烈时可酌情使用镇痛和镇静剂,及时下床活动,鼓励患者咳嗽、咳痰,可减少肺部感染;多根多处肋骨骨折,可施行手术固定肋骨,以消除反常呼吸运动。

4. C【解析】①患者有胸部外伤史,出现多根多处肋骨骨折的特征性表现反常呼吸运动,故该患者可诊断为多根多处肋骨骨折。②气胸常表现为呼吸困难,纵隔向健侧移位,肺部叩诊呈鼓音;血胸主要表现为呼吸困难,纵隔向健侧移位,叩诊肺部呈浊音。无论是气胸还是血胸都不会出现反常呼吸运动。支气管断裂若裂口与胸膜相通,可表现为明显气胸,甚至张力性气胸。题干未提及腹部受伤表现,故不能诊断为胸腹联合伤。

5. A【解析】①根据左胸外伤史,反常呼吸运动,左胸壁可触及多根多处肋骨断端,左肺呼吸音明显减弱,可诊断为闭合性多根多处肋骨骨折。闭合性多根多处肋骨骨折的治疗原则是有效镇痛、呼吸管理。②胸壁加压包扎为多根多处肋骨骨折的急救方法,而不是治疗方案。开胸探查+肋骨固定适用于长期无法脱离呼吸机的胸壁浮动患者。胸腔闭式引流适用于合并气胸、开胸手术者。胸腔穿刺排气排液适合于液气胸患者。

6. C【解析】①连枷胸即反常呼吸运动,见于多根多处肋骨骨折。对于咳嗽无力、呼吸道分泌物潴留者应施行气管插管吸痰,给氧辅助呼吸,E项对。可在伤侧胸壁放置牵引支架,在体表用手术巾钳,夹住游离段肋骨,并固定在牵引支架上,以消除胸壁反常呼吸运动,B项对。近年来也使用电视胸腔镜直视下导入钢丝的方法固定连枷胸,D项对。长期胸壁浮动且不能脱离呼吸机者,可施行手术固定肋骨。因其他指征需要开胸手术时,也可同时施行肋骨固定手术,A项对。②对于连枷胸不宜进行胸壁加压,包扎固定,以免患肺受压,影响呼吸功能,C项错。

7. E【解析】胸壁畸形、胸廓挤压试验阳性为肋骨骨折的特有体征。肋骨骨折的断端可刺破肺组织引起咯血、血痰,也可刺伤软组织引起局部血肿,但这些体征均不是肋骨骨折的特有体征。肋骨骨折一般不会出现呕吐、意识障碍等表现。

8. C【解析】①开放性气胸患者在呼吸时,两侧胸膜腔压力不均衡,出现周期性变化,使纵隔在呼气时移向伤侧,吸气时移向健侧,称为纵隔扑动。纵隔扑动常见于开放性气胸、多根多处肋骨骨折。②闭合性气胸、张力性气胸、血气胸,都没有胸膜腔压力的周期性变化,因此不会出现纵隔扑动,而是纵隔向健侧移位。急性脓胸纵隔向健侧移位,慢性脓胸纵隔向患侧移位。

9. E【解析】开放性气胸是指胸部伤口与胸膜腔相通,外界空气经胸壁伤口,随呼吸自由进出胸膜腔。

10. D【解析】①张力性气胸为气管、支气管或肺损伤处形成活瓣,气体只进不出,逐渐累积增多,导致胸膜腔压力高于大气压,故又称为高压性气胸,C项对。张力性气胸患者中不少患者有脉细快,血压下降等循环障碍的表现,B项对。高于大气压的胸膜腔内压,驱使气体经支气管、气管周围疏松结缔组织或壁层胸膜裂伤处,进入纵隔或胸壁软组织,形成纵隔气肿或面颈部的皮下气肿,A项对。张力性气胸患者患侧肺严重萎陷,纵隔向健侧显著移位,

健侧肺受压,腔静脉回流障碍,E项对。②张力性气胸患者不会出现纵隔扑动,纵隔扑动见于开放性气胸、多根多处肋骨骨折的患者,D项错。

11. D【解析】①张力性气胸也称高压性气胸,由于高压,患侧肺可严重萎陷,纵隔向健侧移位,健侧肺受压,腔静脉回流障碍,造成呼吸循环障碍,D项对。②多根多处肋骨骨折造成呼吸循环障碍的机制是胸壁软化,反常呼吸运动。肺挫伤的病理机制是肺组织挫伤,通气受阻,损伤肺组织水肿,大面积肺间质水肿和肺泡水肿引起换气障碍。张力性气胸可有严重皮下气肿,但不是主要的发病机制。

12. C【解析】①气胸由于胸膜腔积气,可有一侧胸廓膨隆;由于肺组织压缩,可有患侧呼吸音消失,C项对。②胸廓畸形可有一侧胸廓膨隆,但不会出现呼吸音消失。③肺炎可有呼吸音消失,但不会出现一侧胸廓膨隆。④肺气肿可有两侧胸廓膨隆,但呼吸音不会消失。⑤胸膜肥厚由于瘢痕纤维收缩,可有患侧胸廓凹陷,呼吸音一般不会消失。

13. E【解析】①自发性气胸为慢性阻塞性肺疾病(COPD)常见的并发症,表现为用力后突发胸痛、呼吸困难,叩诊呈清音或鼓音,患肺呼吸音减弱或消失。结合病史和临床表现,该患者应诊断为自发性气胸。②肺血栓栓塞多表现为胸痛、呼吸困难和咯血。急性呼吸窘迫综合征(ARDS)常表现为严重呼吸困难,普通吸氧难以纠正的低氧血症,双肺叩诊呈实变征。急性左心衰竭常表现为端坐呼吸,双肺淤血体征。阻塞性肺不张的患肺叩诊呈浊音或实音。均与该患者不符。

14. C【解析】老年患者左胸痛,呼吸困难,左下肺呼吸音消失,应考虑自发性气胸。为明确诊断,应首选胸部X线检查。

15. B【解析】①皮下气肿是张力性气胸的特征性表现。该患者闭合性胸部外

伤,左胸壁皮下气肿,呼吸音消失,气管偏向右侧,考虑为左侧张力性气胸。其急救措施为迅速使用粗针头穿刺胸膜腔排气减压,并外接单向活瓣装置,B项对。②加压吸氧为急性呼吸窘迫综合征的治疗措施;心包穿刺是心脏压塞的急救措施;急诊开胸探查、气管插管均不是气胸的急救措施。

16. E【解析】①患者胸闷、憋气,左肺呼吸音减低,叩诊鼓音,胸片示左肺压缩,应诊断为气胸。肺萎陷<30%且症状不明显者,可不予治疗,积气可自行吸收;症状明显或积气量超过30%时,可行胸腔穿刺抽气;积气量超过50%时,宜行胸腔闭式引流术,排除积气。该患者肺萎陷90%,为大量气胸,宜给予胸腔闭式引流。②解痉平喘常用于支气管哮喘的治疗,低流量吸氧常用于COPD的治疗,呼吸机辅助呼吸常用于呼吸衰竭的治疗。

17. C【解析】①患者刀口在肩胛下第7肋间,可听见气体进出刀口的声音(称胸部吸吮伤口),应诊断为开放性气胸,其急救措施是用无菌敷料包扎伤口,使开放性气胸转变为闭合性气胸,立即转送医院处理,故选C项。②吸氧、输液、胸腔闭式引流,均为到医院之后的处理措施,而不是现场急救。胸腔穿刺主要适用于张力性气胸的急救。

18. E【解析】血胸闭式引流应在低点,一般选择腋中线与腋后线之间第6或第7肋间。气胸闭式引流应在高点,一般选在前胸壁锁骨中线第2肋间隙。

19. A【解析】①胸部外伤史,患侧呼吸音消失,叩诊呈实音,应诊断为血胸。若叩诊为鼓音,可诊断为气胸。②肋骨骨折若不合并血气胸,肺部不会出现呼吸音消失及实音。患者外伤后2小时,不可能发展为脓胸。肺栓塞多表现为胸痛、呼吸困难和咯血等,无胸部外伤史。

20. A【解析】患者左胸锐器伤,胸片提示左肺压缩90%,伴宽大液平,应考虑气胸合并血胸。胸腔闭式引流2小时引流量>400ml,且血压进行性降低,说明胸腔内出血仍然没有自止,需开胸探查止血。

21. A【解析】①患者右胸刀刺伤,活动性出血,右胸叩诊呈实音,失血性休克,提示出血量大。行胸腔闭式引流,引流出血性液体约600ml,1小时内又引流出血性液体300ml,说明胸腔内出血尚未停止,应诊断为进行性血胸。②创伤性湿肺常表现为胸痛、胸闷、咳嗽、血痰,严重者可有呼吸困难、发绀、血性泡沫痰、心动过速、血压降低等;心脏压塞常表现为呼吸困难、端坐呼吸、颈静脉怒张、心音低而遥远,心界扩大;患者受伤仅2小时,不可能诊断为迟发性血胸和凝固性血胸。

22~24. BCA【解析】闭合性气胸又称单纯性气胸,空气不能自由进出胸膜腔,胸腔内压低于大气压。张力性气胸又称高压性气胸,空气只能进入胸膜腔,不能出,胸腔内压持续升高、高压。开放性气胸又称交通性气胸,空气可自由进出胸膜腔,胸腔内压接近于零。

25~27. ABD【解析】一般而言,成人的血胸量不超过0.5L为少量血胸,0.5~1.0L为中量血胸,大于1.0L为大量血胸。

28. ACDE【解析】进行性血气胸的判定标准:①持续性的脉搏加快、血压降低,或经积极补充血容量后血压仍不稳定;②胸腔闭式引流量>200ml/h,持续3小时;③血红蛋白、红细胞计数、血细胞比容进行性降低,胸腔引流积血迅速凝固;④胸腔穿刺抽不出血,但X线示胸内阴影增大。

29. ABCD【解析】①胸腔闭式引流完成后,可嘱咐患者深吸气后屏气时拔出引流管,这样可使患者肺的膨胀更完全。②气管插管部位应在前胸壁锁骨中线第2肋间,腋中线与腋后线之间第6或第7肋间为血胸的插管部位。③引流管的侧孔应深入胸腔 2~3cm。④闭式引流要保证胸腔内气、液体克服 3~4cmH$_2$O 的压力才能通畅的引流出胸腔,而外界空气、液体不会吸入胸腔。⑤每日要观察导管是否通畅、引流液的性质,并记录每小时或 24 小时引流液量。

30. **ACDE**【解析】①青年患者自发性气胸,纵隔左移,可给予氧疗(面罩吸氧、无创通气),若患肺压缩30%以上,也可于患侧锁骨中线第 2 肋间行胸腔穿刺抽气;若呼吸困难改善不明显,则可行胸腔闭式引流。②只有经内科治疗无效的气胸患者才行手术治疗。

31. **ABDE**【解析】肋骨骨折并发开放性气胸时患者可见发绀、呼吸困难、语颤减低、伤侧呼吸音降低、血压下降等症状。

32. **ABCE**【解析】①患者骨擦感阳性,胸部X线示左侧4、5、6肋各有两处骨折,应诊断为多根多处肋骨骨折。患者胸壁浮动,说明有胸壁软化、反常呼吸运动。反常呼吸运动可使伤侧肺组织受到塌陷胸壁的压迫,呼吸时两侧胸膜腔压力不均衡,可造成纵隔扑动,影响肺通气功能,导致体内二氧化碳潴留,严重时可引发呼吸和循环衰竭。胸膜腔压力的不均衡,也可影响静脉回心血流。

二、名词解释

1. **连枷胸**:多根多处肋骨骨折使局部胸壁失去完整肋骨支撑而软化,出现反常呼吸运动,即吸气时软化区胸壁内陷,呼气时外突,称为连枷胸。

2. **张力性气胸**:为气管、支气管或肺损伤处形成活瓣,气体随每次吸气进入胸膜腔并积累增多,导致胸膜腔压力高于大气压,又称为高压性气胸。

3. **纵隔扑动**:呼、吸气时,出现两侧胸膜腔压力不均衡的周期性变化,使纵隔在吸气时移向健侧,呼气时移向伤侧,称为纵隔扑动,常见于开放性气胸。

4. **创伤性窒息**:是钝性暴力作用于胸部所致的上半身广泛皮肤、黏膜、末梢毛细血管淤血及出血性损害。

三、填空题

1. 钝性伤　穿透伤
2. 有效控制疼痛　肺部物理治疗　早期活动
3. 闭合性气胸　开放性气胸　张力性气胸
4. 前胸壁锁骨中线第 2 肋间　腋中线与腋后线间第 6 或第 7 肋间
5. 血胸　血气胸

四、简答题

1. 简述胸部损伤行急诊开胸探查的手术指征。

答 胸部损伤的急诊处理中有下列情况者应行急诊开胸探查手术:①心脏大血管损伤者;②食管破裂者;③伴有进行性血气胸者;④伴有严重的肺裂伤或气管、支气管损伤者;⑤胸腹或胸腹联合伤者;⑥胸壁有大块缺损者;⑦胸内存留有大块异物者。

2. 简述胸腔闭式引流术的适应证。

答 ①中、大量气胸患者,呼吸困难明显,肺压缩程度较重;②交通性开放性气胸或张力性气胸;③反复发生气胸、胸腔穿刺术治疗后气胸无改善的患者;④需使用机械通气或人工通气的气胸或血胸患者;⑤拔除胸腔引流管后气胸或血胸复发的患者;⑥剖胸手术。

3. 简述胸腔闭式引流术的方法。

答 ①定位:根据临床诊断确定插管部位,气胸引流位置为锁骨中线第 2 肋间隙,血胸引流位置为腋中线与腋后线间第 6 或第 7 肋间隙。②手术方法:消毒后行局部麻醉,切开皮肤后钝性分离肌层,经肋骨上缘、深入胸腔内 2~3cm 置入带侧孔的胸腔引流管。引流管外接闭式引流装置,保证胸腔内气、液体在克服 3~4cmH$_2$O 的压力下能够通畅的引流出胸腔,同时保证外界空气、液体不会吸入胸腔。③术后护理:术后经常挤压引流管以保持管腔通畅,并记录引流量。当引流管内无气体或液体排出1~2日,经透视或摄片证实肺已完全复张,可于患者深吸气后屏气时拔除引流管,并封闭伤口。

4. 简述进行性血胸的判定标准。

答 ①脉搏逐渐加快、血压降低;②虽经补充血容量血压仍不稳定,或血压升高后又逐渐下降;③外周血血红蛋白量、红细胞计数和血细胞比容进行性降低;④测胸腔积存血的血红蛋白和红细胞计数与外周血相接近,且离体后迅速凝固;⑤胸腔闭式引流量>200ml/h,持续3小时;⑥虽然胸腔穿刺或引流均无液体流出,但是X线检查胸腔积液影像继续增大。

五、论述题

1. 试述肋骨骨折的治疗原则。

答 肋骨骨折的治疗原则是有效镇痛、肺部物理治疗和早期活动。

(1)闭合性单处肋骨骨折:可采用多头胸带或弹性胸带固定胸廓,减少肋骨断端活动、减轻疼痛。胸背部、胸侧壁多根多处肋骨骨折、胸壁软化范围小而反常呼吸不重的患者也可使用此法。

(2)闭合性多根多处肋骨骨折:主要治疗原则为有效镇痛和呼吸道管理。①咳嗽无力、呼吸道分泌物潴留者:纤支镜吸痰、肺部物理治疗;②呼吸功能障碍者:气管插管正压机械通气;③长期胸壁浮动且不能脱离呼吸机者:手术或电视胸腔镜下固定肋骨。

(3)开放性肋骨骨折:胸壁伤口彻底清创后,用不锈钢丝或可吸收肋骨钉固定肋骨断端,缝合伤口。如果胸膜已经穿破,则需要做胸腔闭式引流术。

2. 试述各类气胸的治疗。

答 (1)闭合性气胸:少量气胸尤其是首次是发生的气胸,不需要特殊处理,胸腔内的积气多在1~2周内自行吸收。大量气胸需行胸膜腔穿刺,抽尽积气或胸腔闭式引流。

(2)开放性气胸:①急救处理,将开放性气胸立即变为闭合性气胸,并迅速转运。②进一步处理,给氧、清创、缝合胸壁伤口,尽快做胸腔闭式引流;若疑有胸腔内脏损伤或进行性出血者需行开胸探查术;给予抗生素预防感染,鼓励患者咳嗽咳痰。

(3)张力性气胸:急救时需迅速使用粗针头穿刺胸膜腔使张力性气胸变为开放性气胸,暂时减压,并外接单向活瓣装置。进一步处理应放置胸腔闭式引流,使用抗生素预防感染。

六、病例分析题

1. 试述该患者的初步诊断及诊断依据。

答 (1)初步诊断:①张力性气胸;②外伤性休克;③闭合性多根多处肋骨骨折。

(2)诊断依据:①张力性气胸(患者车祸致外伤性肋骨骨折,伴有休克、呼吸困难、发绀、广泛性皮下气肿、气管右移、左胸叩诊呈鼓音、呼吸音消失等症状);②外伤性休克(患者有车祸胸外伤病史,BP 80/50mmHg);③闭合性多根多处肋骨骨折(左胸第4、5、6肋有骨擦音,局限性压痛明显)。

2. 应该与哪些疾病相鉴别?

答 ①闭合性气胸;②心包压塞;③血胸;④闭合性单处肋骨骨折。

3. 该患者还需进一步做什么检查?

答 ①立即行胸腔穿刺、胸腔闭式引流;②完善胸部正侧位片、心电图、血气分析等检查,持续监测血压情况。

4. 试述该患者的治疗原则。

答 ①纠正休克,输血输液,保证呼吸道通畅,吸氧;②胸腔穿刺、闭式引流,必要时开胸探查;③使用抗生素防治感染;④对症治疗:镇痛、固定胸廓等。

(唐诗琪)

第25章　胸壁、胸膜疾病

【学习要点】

一、掌握

1. 脓胸的病因、临床表现、诊断及治疗。
2. 胸壁肿瘤的病理、分类、诊断及治疗。

二、熟悉

1. 漏斗胸、鸡胸的临床表现及治疗。
2. 胸壁结核的临床表现及治疗。

【应试考题】

一、选择题

【A型题】

1. 转移性胸壁肿瘤转移部位多见于 （　　）
   A. 肋骨　　　　　B. 皮下组织
   C. 胸骨　　　　　D. 肋间组织
   E. 壁层胸膜
2. 胸壁良性骨肿瘤多为 （　　）
   A. 骨纤维瘤　　　B. 骨瘤
   C. 软骨瘤　　　　D. 骨软骨瘤
   E. 脂肪瘤
3. 胸壁恶性肿瘤多为 （　　）
   A. 骨瘤　　　　　B. 脂肪瘤
   C. 软骨瘤　　　　D. 软骨肉瘤
   E. 骨软骨瘤
4. 原发性胸膜肿瘤多为 （　　）
   A. 胸膜间皮瘤
   B. 局限性胸膜间皮瘤
   C. 弥漫性恶性胸膜间皮瘤
   D. 脂肪瘤
   E. 软骨瘤
5. 下列关于脓胸致病菌的叙述，正确的是 （　　）
   A. 致病菌最初以肺炎链球菌和金黄色葡萄球菌多见
   B. 大肠埃希菌、铜绿假单胞菌、真菌等较以前大为减少
   C. 由于抗生素的应用，耐药性金黄色葡萄球菌大大增多
   D. 临床未见有厌氧菌所致脓胸者
   E. 以上均不对
6. 脓胸最常继发于 （　　）
   A. 肺部感染
   B. 食管穿孔
   C. 肺气肿破裂
   D. 支气管肺癌
   E. 支气管异物堵塞

· 167 ·

7. 下列选项中,可明确诊断脓胸的是( )
   A. 胸膜腔穿刺抽出脓液
   B. 胸部X线片见胸膜腔有致密阴影
   C. 白细胞计数升高
   D. 支气管镜检查
   E. CT检查

8. 患者,男,22岁。大叶性肺炎经治疗,体温已恢复正常,10日后又突起寒战、发热、胸痛、咳嗽。胸片示胸腔右侧平第3、4肋间大片致密阴影,纵隔向左侧移位。为明确诊断,应进一步做的检查是 ( )
   A. 体格检查
   B. 胸部超声
   C. 支气管纤维镜检查
   D. 右侧胸膜腔穿刺
   E. 胸部CT

9. 下列关于脓胸1期的说法,正确的是 ( )
   A. 胸液呈黏液性
   B. 白细胞计数升高
   C. 乳酸脱氢酶水平低于血清的1/2
   D. pH小于7.2
   E. 葡萄糖含量小于2.2mmol/L

10. 最常见的胸壁畸形是 ( )
    A. 鸡胸   B. 漏斗胸
    C. 串珠胸   D. 脊柱侧突
    E. 连枷胸

11. 漏斗胸的最佳手术时间是 ( )
    A. 1~2岁   B. 2~5岁
    C. 6~8岁   D. 0~1岁
    E. 8~10岁

12. 脓胸患者胸穿抽出脓液为暗灰色,较稠并有恶臭,称之为 ( )
    A. 混合性脓胸
    B. 腐败性脓胸
    C. 厌氧菌性脓胸
    D. 大肠埃希菌性脓胸
    E. 金黄色葡萄球菌性脓胸

13. 下列关于脓胸的叙述,不正确的是 ( )
    A. 主要是胸膜腔原发感染
    B. 脓胸多继发于肺炎
    C. 胸膜腔受致病菌感染,产生脓性渗液
    D. 分为急性脓胸和慢性脓胸
    E. 大肠埃希菌和真菌也可致脓胸

14. 患者,女,18岁。高热、咳嗽、胸痛,乏力,右肺湿啰音,痰培养见金黄色葡萄球菌生长,抗生素应用后缓解,1周后突发高热,胸痛。胸片示右侧下部胸腔大片致密阴影,见一大液平面,白细胞明显增高。目前最有效的治疗措施是 ( )
    A. 再次痰培养,选择敏感抗生素
    B. 足量应用抗生素
    C. 行右侧胸腔闭式引流术
    D. 支气管纤维镜检查,排除支气管新生物
    E. 胸腔扩清术及纤维膜剥除术

15. 下列关于急性脓胸治疗措施的叙述,不正确的是 ( )
    A. 抗生素治疗
    B. 胸膜腔穿刺抽脓
    C. 脓胸开放引流
    D. 闭式胸膜腔引流术
    E. 胸腔镜手术

16. 下列关于脓胸慢性机化期的叙述,正确的是 ( )
    A. 纤维蛋白沉着机化形成韧厚致密的纤维板
    B. 晚期毛细血管及炎性细胞增生形成肉芽肿
    C. 胸液中脓细胞及纤维蛋白增多
    D. 纤维蛋白沉积于脏、壁胸膜表面形成纤维素层
    E. 乳酸脱氢酶水平低于血清的1/2

17. 急性脓胸体格检查正确的是 ( )
    A. 病侧语颤增强
    B. 叩诊呈实音
    C. 听诊呼吸音减弱或消失

D. 触摸有胸膜摩擦音

E. 叩诊呈清音

18. 患者,女,18岁。低热、咳嗽、胸痛、乏力,抗生素应用后未缓解,胸壁无痛软块。应考虑为 （ ）

　　A. 胸壁结核

　　B. 肺炎链球菌肺炎

　　C. 支原体肺炎

　　D. 肺癌

　　E. 脓胸

19. 能够评估脓胸胸膜腔受累情况的检查是 （ ）

　　A. 肺部超声检查

　　B. 肺部CT

　　C. 胸腔穿刺术

　　D. 支气管镜检查

　　E. 细菌培养

【B型题】

(20～21题共用备选答案)

　　A. 肺炎链球菌

　　B. 军团菌

　　C. 厌氧菌

　　D. 耐药性金黄色葡萄球菌

　　E. 大肠埃希菌

20. 导致腐败性脓胸的致病菌是 （ ）

21. 继发于脓毒血症或败血症的脓胸的致病菌是 （ ）

(22～24题共用备选答案)

　　A. 肺炎旁积液期

　　B. 脓性纤维蛋白期

　　C. 慢性机化期

　　D. 坏死期

　　E. 增生期

22. 脓液呈浆液性,白细胞低属于 （ ）

23. 纤维蛋白沉积于脏壁胸膜表面形成纤维素层属于 （ ）

24. 毛细血管及炎性细胞增生形成肉芽组织属于 （ ）

【X型题】

25. 下列关于胸壁肿瘤的叙述,正确的是 （ ）

　　A. 转移性胸壁肿瘤转移部位多见于肋骨

　　B. 只有恶性肿瘤需要切除

　　C. 无法确定性质的肿瘤,在条件允许下均应及早行手术切除治疗

　　D. 不论良、恶性肿瘤均不需切除

　　E. 原发性胸壁肿瘤多见于后胸壁

26. 漏斗胸畸形严重者常用的手术治疗方法有 （ ）

　　A. 胸骨抬举术

　　B. 胸骨翻转术

　　C. 带蒂胸骨翻转术

　　D. 微创漏斗胸矫正术

　　E. 以上都不正确

27. 致病菌进入胸膜腔的途径包括（ ）

　　A. 化脓病灶直接侵入或破入胸膜腔

　　B. 外伤、手术污染胸膜腔

　　C. 肝脓肿经淋巴管侵犯胸膜腔

　　D. 败血症或脓毒血症时,经血液循环进入胸膜腔

　　E. 肺内感染灶的致病菌直接侵入胸膜腔

28. 脓胸的病程分期可分为 （ ）

　　A. 红色肝样变期

　　B. 肺炎旁积液期

　　C. 脓性纤维蛋白期

　　D. 慢性机化期

　　E. 肉芽肿期

29. 急性脓胸的治疗原则是 （ ）

　　A. 控制原发感染

　　B. 消灭脓腔

　　C. 排净脓液,使肺组织尽快复张

　　D. 纠正慢性中毒症状

　　E. 胸膜肺切除术

30. 慢性脓胸的常用手术方法是 （ ）

　　A. 胸膜纤维板剥脱术

　　B. 胸廓成形术

C. 胸膜肺切除术
D. 胸腔镜手术
E. 胸腔闭式引流

二、名词解释
1. funnel chest
2. pectus carinatum
3. empyema
4. 腐败性脓胸
5. 胸壁肿瘤

三、填空题
1. 脓胸按病理发展过程可分为_____和_____脓胸。
2. 脓胸按致病菌的不同可分为_____、_____和_____脓胸。
3. 脓胸的病程进展可分为_____、_____和_____。
4. 慢性脓胸的常用手术方法有_____、_____和_____。
5. 胸膜转移瘤最常继发于_____和_____。
6. 胸膜间皮瘤可分为_____和_____。

四、简答题
1. 简述慢性脓胸的病因。
2. 简述脓胸的致病菌进入胸膜腔的途径。

五、论述题
1. 试述急、慢性脓胸的治疗原则。
2. 试述脓胸的病程进展特点。

【参 / 考 / 答 / 案】

一、选择题

【A 型题】
1. A	2. A	3. D	4. A	5. C
6. A	7. A	8. D	9. C	10. B
11. B	12. B	13. A	14. C	15. C
16. A	17. C	18. A	19. B	

【B 型题】
20. C   21. A   22. A   23. B   24. C

【X 型题】
25. AC   26. ABCD   27. ABCDE
28. BCD   29. AC   30. ABC

1. A【解析】转移性胸壁肿瘤多转移至肋骨。
2. A【解析】胸壁良性肿瘤多为骨纤维瘤。
3. D【解析】胸壁恶性肿瘤多为各种肉瘤，其中最常见为软骨肉瘤，占30%～40%。
4. A【解析】原发性胸膜肿瘤多为胸膜间皮瘤。
5. C【解析】脓胸最初常见的致病菌以肺炎链球菌和肺炎球菌多见，由于抗生素的应用，这些细菌所致肺炎和脓胸已较前少见，而葡萄球菌特别是耐药性金黄色葡萄球菌大大增多，尤以小儿多见，不易控制。此外还有大肠埃希菌、铜绿假单胞菌、真菌等，虽略少见，但也较以前增多。若为厌氧菌感染，则形成腐败性脓胸。
6. A【解析】脓胸主要由于肺部的继发性感染所致。
7. A【解析】胸腔穿刺术可观察抽出的脓液外观性状、颜色等，把抽出的脓液送检，是确诊的主要方法。
8. D【解析】22 岁男性患者，大叶性肺炎后，发热胸痛，胸腔右侧大片致密阴影，可诊断为脓胸，胸腔穿刺是确诊脓胸的主要方法。
9. C【解析】脓胸 1 期又称肺炎旁积液期，乳酸脱氢酶水平低于血清的 1/2。
10. B【解析】最常见的胸壁畸形是漏斗胸。
11. B【解析】漏斗胸在 2～5 岁手术效果最好。
12. B【解析】胸腔穿刺抽出的脓液为暗灰

色,较稠并有恶臭,可判断出为厌氧菌感染,厌氧菌感染可致腐败性脓胸。

14. C【解析】18 岁女性患者,高热、抗生素治疗有效,右侧下部胸腔大片致密影,见一大液平面,可诊断为脓胸。胸腔闭式引流术是彻底排除脓液的方法之一,促使肺尽快复张。

15. C【解析】急性脓胸的治疗措施:①抗生素治疗;②胸腔穿刺抽脓;③胸腔闭式引流。胸腔镜手术近年来在急性脓胸的治疗中也取得了满意的效果。

16. A【解析】脓胸 3 期慢性机化期的纤维蛋白沉着机化形成韧厚致密的纤维板。

17. C【解析】急性脓胸体格检查病侧语颤减弱,叩诊呈浊音,听诊呼吸音减弱或消失。

18. A【解析】18 岁女性患者,低热,胸痛,乏力,胸壁无痛软块,首先考虑胸壁结核。

19. B【解析】胸部超声检查是最常用的检查,能够明确脓胸范围和准确定位,胸部 CT 能评估胸膜受累情况和胸管放置位置,胸腔穿刺术是确诊方法,细菌培养可以指导临床用药,支气管镜对于脓胸无诊断帮助。

20~21. CA【解析】①腐败性脓胸由厌氧菌感染造成;②继发于脓毒血症或败血症的脓胸多由肺炎球菌、链球菌感染造成;③小儿患儿多见由耐药性金黄色葡萄球菌造成的脓胸。

22~24. ABC【解析】①脓胸 1 期:即肺炎旁积液期,特点为脓液稀薄可流动,胸液呈浆液性,白细胞计数低,乳酸脱氢酶水平低于血清的 1/2,pH 和葡萄糖水平正常,无病原微生物生长;②脓胸 2 期:即脓性纤维蛋白期,特点为胸液脓性,脓细胞及纤维蛋白增多,纤维蛋白在脏、壁胸膜表面形成纤维素层,胸液被分隔成小腔,pH<7.2,葡萄糖含量<2.2mmol/L,乳酸脱氢酶水平>1000IU/L,纤维素膜质软易脱落;③脓胸 3 期:即慢性机化期,特点为纤维素层增厚,在脏、壁胸膜表面形成瘢痕组织,毛细血管和炎性组织形成肉芽组织,纤维蛋白沉着机化成韧厚致密的纤维板,形成脓腔壁。

25. AC【解析】胸壁肿瘤分为原发性和转移性,原发性可分为恶性和良性,多见于前胸壁和侧胸壁,性质不确定的胸壁肿瘤均应进行手术,转移性肿瘤多转移至肋骨。

26. ABCD【解析】漏斗胸常用手术治疗方法:①胸骨抬举术(Ravitch 手术);②胸骨翻转术(Wada 手术);③带蒂胸骨翻转术;④微创漏斗胸矫正术(Nuss 手术)。

27. ABCDE【解析】脓胸致病菌来源于:①不同部位化脓灶侵入或破入胸膜腔;②全身脓毒血症或败血症时,可通过血性传播进入胸膜腔;③因外伤或手术污染胸膜腔;④经淋巴管侵入胸膜腔。

28. BCD【解析】脓胸分为 1 期(肺炎旁积液期),2 期(脓性纤维蛋白期),3 期(慢性机化期)。

29. AC【解析】急性脓胸治疗原则:①使用抗生素控制原发感染;②排净脓液,使肺组织尽快复张。

30. ABC【解析】慢性脓胸常用手术治疗方法:①胸膜纤维板剥脱术;②胸廓成形术;③胸膜肺切除术。

二、名词解释

1. 漏斗胸(funnel chest):指胸骨连同肋骨向后向内凹陷形成舟状或漏斗状畸形,常以胸骨体与剑突交界处凹陷最深。

2. 鸡胸(pectus carinatum):是一种胸骨前凸的畸形,常伴有两侧肋软骨和肋骨凹陷。

3. 脓胸(empyema):指脓性渗出液积聚于胸膜腔内的化脓性感染。

4. 腐败性脓胸:厌氧菌导致脓液为暗灰色,较稠并有恶臭的感染,称之为腐败性脓胸。
5. **胸壁肿瘤**:一般是指起源于胸廓深部软组织、肌肉、骨骼的肿瘤。

三、填空题
1. 急性　慢性
2. 化脓性　结核性　特异病原性
3. 肺炎旁积液期　脓性纤维蛋白期　慢性机化期
4. 胸膜纤维板剥脱术　胸廓成形术　胸膜全肺切除术
5. 乳腺癌　肺癌
6. 弥漫型恶性胸膜间皮瘤　局限型胸膜间皮瘤

四、简答题
1. 简述慢性脓胸的病因。

答 ①急性脓胸治疗不及时,经6~8周进入慢性期;②急性脓胸处理不当,如引流太迟,引流位置不恰当或插入过深,引流管拔除过早,引流管过细;③脓腔内有异物存留,如弹片、死骨、棉球等,使胸膜腔内感染难以控制;④合并支气管瘘或食管瘘而未及时处理,或胸膜腔毗邻的慢性感染病灶反复侵入感染,致脓腔不能闭合;⑤有特殊病原菌存在,如结核菌、放线菌等慢性炎症所致的纤维层增厚,肺膨胀不全,使脓腔长期不愈。

2. 简述脓胸的致病菌进入胸膜腔的途径。

答 ①化脓病灶直接侵入或破入胸膜腔;②外伤、手术污染胸膜腔;③肝脓肿、膈下脓肿等经淋巴管侵犯胸膜腔;④脓毒血症或败血症时,经血液循环进入胸膜腔。

五、论述题
1. 试述急、慢性脓胸的治疗原则。

答 (1)急性脓胸的治疗原则:①控制原发感染,根据病原菌及药敏试验选用有效足量的抗生素;②通过胸腔穿刺或闭式引流的方法完全排净脓液,使肺组织尽快复张。

(2)慢性脓胸的治疗原则:①通过手术方法消灭致病原因和脓腔;②使受压的肺复张,尽快恢复肺通气功能。

2. 试述脓胸的病程进展特点。

答 (1)1期(肺炎旁积液区):浆液性渗出,白细胞计数低,乳酸脱氢酶水平低于血清的1/2,pH和葡萄糖正常,无病原微生物生长。

(2)2期(脓性纤维蛋白期):渗出液变为脓性,脓细胞及纤维蛋白原增多,纤维蛋白沉积形成纤维素层,易分隔形成多个脓腔。若及时清除脓液及纤维蛋白,肺仍可膨胀。

(3)3期(慢性机化期):纤维蛋白沉着机化形成纤维板,增厚的纤维板束缚肺的活动,使肺无法膨胀。

(陈　卓)

第26章 肺 疾 病

【学/习/要/点】

一、掌握

1. 支气管扩张手术治疗的适应证、禁忌证及术前准备。
2. 肺结核手术治疗的适应证、禁忌证、术前准备及术后处理。
3. 肺癌的临床表现、辅助检查及治疗。
4. 肺癌的TNM分期标准。

二、熟悉

1. 肺大疱的病因、病理、临床表现、诊断及治疗。
2. 肺棘球蚴病的诊断要点。
3. 侵袭性肺真菌感染的手术适应证。
4. 肺癌的病因、病理、转移途径及鉴别诊断。
5. 肺良性肿瘤和转移性肿瘤的临床特点、诊断及治疗。

【应/试/考/题】

一、选择题

【A型题】

1. 下列关于肺大疱的X线片表现的叙述，不正确的是（　　）
   A. 局部肺野透亮度增高
   B. 大小不等的薄壁空腔
   C. 空腔内肺纹理稀少
   D. 局部完全无肺纹理，肺组织向肺门方向压缩，弧度凸向外
   E. 肺大疱周围可见受压的肺组织

2. 肺大疱的主要并发症是（　　）
   A. 自发性气胸　　B. 肺炎
   C. 肺不张　　　　D. 肺脓肿
   E. 胸腔积液

3. 目前支气管扩张最重要的检查方法是（　　）
   A. 胸部X线
   B. 高分辨率CT
   C. 胸部MRI
   D. 纤维支气管镜
   E. 支气管造影

4. 下列关于支气管扩张手术治疗的叙述，不正确的是（　　）
   A. 经规范内科治疗仍存在大量脓痰、反复咯血者可考虑手术治疗
   B. 术中应采用双腔气管插管，加强吸痰，防止痰液流入健侧肺
   C. 病变局限于一叶肺、一段者，可作肺叶或肺段切除术

D. 病变侵犯一侧多叶或全肺,而对侧肺功能良好者,可做多叶或一侧全肺切除术

E. 双侧病变范围广泛,可分期行双侧手术

5. 支气管扩张术前准备尽可能将痰量控制在 （　　）
   A. 200ml/d 以下   B. 150ml/d 以下
   C. 100ml/d 以下   D. 50ml/d 以下
   E. 10ml/d 以下

6. 肺结核的手术禁忌证不包括 （　　）
   A. 肺结核处于活动期
   B. 结核性支气管狭窄
   C. 严重心、肝、肾功能不全
   D. 肺外其他脏器结核病未控制
   E. 糖尿病患者血糖未控制

7. 下列关于肺结核手术前后处理的叙述,不正确的是 （　　）
   A. 术前评估心、肺、肝、肾等脏器功能
   B. 术前应系统抗结核治疗,对耐药患者应采用新的抗结核药物
   C. 痰菌阳性者行支气管镜检查,明确有无支气管内膜结核
   D. 有内膜者继续抗结核治疗,直至病情稳定
   E. 术后继续抗结核治疗 2 个月

8. 肺棘球蚴病的诊断依据不包括 （　　）
   A. 流行病史和牧羊犬接触史
   B. X 线表现为密度均匀、边界清楚的圆形或椭圆形阴影
   C. 超声显示肺内有囊性病变
   D. 血常规示淋巴细胞百分比增高
   E. Casoni 试验阳性

9. 下列关于侵袭性肺真菌感染的叙述,不正确的是 （　　）
   A. 致病性真菌主要引起内源性感染
   B. 曲霉菌属于条件致病性真菌
   C. 患者多有明显的基础疾病
   D. 长期使用抗生素可导致发病率上升
   E. 严重者可引起坏死性肺炎

10. 下列关于肺癌的病因、病理的叙述,不正确的是 （　　）
    A. 指源于支气管黏膜上皮或肺泡上皮的恶性肿瘤,也称为支气管肺癌
    B. 长期大量吸烟是一个重要的危险因素
    C. 分布情况为右肺多于左肺,下叶多于上叶
    D. 鳞癌常为中心型
    E. 腺癌多为周围型

11. 下列关于肺癌临床表现的叙述,不正确的是 （　　）
    A. 早期周围型肺癌,往往无症状,大多在胸部 X 线检查时发现
    B. 随着病程进展,患者常出现刺激性咳嗽
    C. 继发肺部感染时,可咳出脓性痰液
    D. 常见痰中带血或大量咯血
    E. 临床可出现发热、胸痛、气促

12. 下列关于周围型肺癌的叙述,正确的是 （　　）
    A. 起源于较小的支气管
    B. 起源于肺叶支气管,位置靠近肺门
    C. 起源于肺段支气管开口以近的肺癌
    D. 起源于肺段支气管开口以远,位于肺周围部分的肺癌
    E. 起源于主支气管以远的肺癌

13. 癌肿侵犯肺门及纵隔淋巴结的 X 线检查可以看到 （　　）
    A. 阻塞性肺炎   B. "反 S 征"影像
    C. 胸腔积液   D. 肺不张
    E. 癌性空洞

14. 肺癌在较大支气管内长大后常出现 （　　）
    A. 声音嘶哑   B. 上腔静脉梗阻
    C. 大咯血   D. 痰量增多
    E. 刺激性咳嗽

15. 患者,女,30 岁。幼年时患支气管肺炎后经常感冒发热,反复咳嗽,近 2 年来,有时咳嗽伴有咯血,量不多,经抗感染和止血治疗后症状消失。胸部 X 线片示右下肺段纹理明显增多,增粗,未见影块。最可能的诊断是 （　　）
    A. 支气管扩张   B. 肺癌咯血

C. 肺结核球　　　D. 肺包虫病

E. 肺棘球蚴病

16. 患者,男,60岁。咳嗽、痰中带血半年余,吸烟40余年,20支/日。胸部X线片示右上肺近肺门处肿块影。为明确病理诊断,首选的检查是　　（　　）

　　A. 开胸活检

　　B. 胸腔镜＋活组织病理检查

　　C. 纵隔镜＋活组织病理检查

　　D. 纤维支气管镜＋活组织病理检查

　　E. 经胸壁肺穿刺活检

17. 患者,男,75岁。咳痰、痰中带血1月余。吸烟30年,30支/日。胸部X线片示右肺门肿块影伴右上肺不张。纤维支气管镜可见右上叶开口内新生物。首先考虑的肺癌类型是　　（　　）

　　A. 周围型　　　B. 中心型

　　C. 结节型　　　D. 弥漫型

　　E. 混合型

18. 早期肺癌最常见的症状是　　（　　）

　　A. 发热　　　　B. 气促

　　C. 胸痛　　　　D. 咳嗽

　　E. 反复大咯血

19. 对放射疗法最敏感的肺癌类型是（　　）

　　A. 鳞癌

　　B. 腺癌

　　C. 小细胞癌

　　D. 细支气管肺泡癌

　　E. 混合型肺癌

20. 早期支气管肺癌首选的治疗方法是（　　）

　　A. 手术切除癌灶

　　B. 健康情况好者行放射治疗

　　C. 各种免疫疗法

　　D. 放射治疗及化学治疗联合应用

　　E. 中医中药治疗

21. 下列临床表现中,不属于副瘤综合征的是（　　）

　　A. 骨关节病综合征

　　B. Cushing 综合征

　　C. Horner 综合征

D. Lambert‐Eaton 综合征

E. 神经肌肉综合征

22. 最有可能引起副瘤综合征的肺癌类型是（　　）

　　A. 鳞状细胞癌　　B. 腺癌

　　C. 小细胞癌　　　D. 肉瘤样癌

　　E. 腺鳞癌

23. 胸部CT检查对肺癌诊断的重要价值体现在（　　）

　　A. 可发现一般X线检查隐藏区的早期肺癌病变

　　B. 可评估肿瘤范围、有无淋巴结转移

　　C. 对肿块密度分辨率高,可显示直径更小、密度更低的病变

　　D. 可作为确定治疗方案的重要依据

　　E. 以上均是

24. 鉴别中心型肺癌和周围型肺癌最有价值的检查是（　　）

　　A. 肿瘤标志物　　B. 胸部正侧位X线

　　C. 胸部CT　　　 D. 胸部MRI

　　E. 痰细胞学检查

25. 目前肺癌筛查最有效的手段是（　　）

　　A. 胸部X线　　　B. 低剂量胸部CT

　　C. 胸部MRI　　　D. 纤维支气管镜

　　E. 肿瘤标志物检测

26. 患者,男,65岁。干咳2周,既往吸烟史40年,20支/日。胸部X线片示右上肺近胸膜处可见直径约1.5cm的类圆形结节。为协助诊断,首选的检查是（　　）

　　A. 血清肿瘤标志物

　　B. 胸部CT

　　C. 胸部MRI

　　D. 痰细胞学检查

　　E. 纤维支气管镜

27. 患者,男,60岁。胸痛2个月,胸部X线:右上肺内靠近胸膜处有一3.0cm×2.5cm阴影。对确诊最有价值的检查是（　　）

　　A. 肿瘤标志物检测

　　B. 支气管动脉造影

　　C. 胸部CT

　　D. 胸部MRI

　　E. CT或B超引导下经胸壁穿刺活检

28. 在肺癌TNM分期中,$T_2N_1M_0$属于（　　）
    A. ⅠA　　　　B. ⅠB
    C. ⅡA　　　　D. ⅡB
    E. ⅢA

29. 目前肺癌首选的手术方式是（　　）
    A. 肺楔形切除术
    B. 解剖性肺叶切除＋淋巴结清扫
    C. 支气管袖状肺叶切除术
    D. 肺癌扩大切除术
    E. 肺段切除术

30. 下列关于肺癌转移的叙述,不正确的是（　　）
    A. 淋巴转移是常见的扩散途径
    B. 可出现胸膜腔种植转移
    C. 可出现交叉转移
    D. 可出现跳跃转移
    E. 小细胞癌和腺癌的淋巴转移多见

31. 下列不属于远处转移临床表现的是（　　）
    A. 头痛等神经系统症状
    B. 骨痛、血钙升高
    C. 肝大、天门冬氨酸氨基转移酶升高
    D. 碱性磷酸酶降低
    E. 皮下触及结节

32. 肺癌最常见的转移部位是（　　）
    A. 胃　　　　B. 肠
    C. 脾　　　　D. 肾
    E. 脑

33. 下列关于肺转移性肿瘤的叙述,不正确的是（　　）
    A. 肺转移瘤手术常用方法是肺楔形切除术
    B. 肿瘤靠近肺门时可考虑肺段切除术或肺叶切除术
    C. 全肺切除术应特别慎重
    D. 双侧病变可考虑同期或分期手术
    E. 原发瘤切除到转移瘤出现的间隔时间越短,预后越好

34. 下列关于肺错构瘤的叙述,不正确的是（　　）
    A. 在肺良性肿瘤中,肺错构瘤较为常见

    B. 包膜完整,生长缓慢
    C. 多见于男性青壮年
    D. 肿瘤呈圆形、椭圆形,边界不清,有毛刺
    E. 可出现爆米花样钙化

【B型题】

(35~36题共用备选答案)
    A. 鳞癌　　　　B. 腺癌
    C. 腺鳞癌　　　D. 小细胞癌
    E. 大细胞癌

35. 早期出现纵隔淋巴结广泛转移的肺癌类型是（　　）

36. 最常出现癌性空洞的肺癌类型是（　　）

(37~39题共用备选答案)
    A. 肿瘤压迫臂丛神经
    B. 肿瘤压迫膈神经
    C. 肿瘤压迫上腔静脉
    D. 肿瘤压迫喉返神经
    E. 肿瘤压迫颈交感神经节

37. 肺癌患者发生声音嘶哑是由于（　　）

38. 肺癌患者发生Horner综合征是由于（　　）

39. 肺癌患者发生面部、颈部、上肢和上胸部静脉怒张是由于（　　）

【X型题】

40. 下列关于肺棘球蚴病临床表现的叙述,正确的是（　　）
    A. 生长缓慢,可多年无症状
    B. 穿破支气管后,可出现咳嗽、咳痰
    C. 穿破胸膜腔,可形成液气胸
    D. 压迫纵隔,使气管和心脏移位
    E. 少数患者可出现过敏症状

41. 下列关于肺鳞癌的叙述,正确的是（　　）
    A. 位置常靠近肺门部
    B. 多由肺段以下支气管发生
    C. 多有吸烟史

D. 生长速度缓慢
E. 淋巴转移通常早于血行转移

42. 确诊肺癌的依据是（　　）
A. 痰细胞学检查
B. 咳嗽、咯血、胸闷
C. 胸部X线检查有圆形阴影
D. 超声示胸腔积液
E. 纤维支气管镜及活组织检查

43. 纤维支气管镜在肺癌诊断中的作用为（　　）
A. 看到肿瘤后可取小块组织进行病理检查
B. 可经支气管刷取肿瘤表面组织行细胞学检查
C. 明确支气管周围淋巴结的情况
D. 对制定手术切除范围和方式具有重要意义
E. 发现气管内原位癌

44. 肺转移癌手术需具备的条件是（　　）
A. 原发肿瘤已得到较彻底的控制
B. 身体其他部位没有转移
C. 患者出现咳嗽、血痰、呼吸困难等症状
D. 肺部转移瘤能被全部切除
E. 患者能耐受相应的手术

二、名词解释
1. 中心型肺癌
2. 周围型肺癌
3. Pancoast 瘤
4. 副瘤综合征
5. 侵袭性肺真菌感染

三、填空题
1. 肺癌起源于_____或_____。
2. 肺癌的转移途径有_____、_____、_____和_____。
3. 肺癌的治疗方法主要有_____、_____、_____、_____和_____等。

4. 在各类肺癌中，_____对放射治疗敏感性最高，_____次之。
5. _____转移是肺癌常见的转移方式，癌细胞先侵入邻近的_____淋巴结，然后到_____淋巴结，最后累及_____淋巴结。
6. 肺癌的分布情况为_____肺多于_____肺，_____叶多于_____叶。
7. 肺癌最常见的症状是_____和_____，临床上应与_____、_____和_____相鉴别。
8. 肺大疱一般继发于_____的炎性病变，如_____、_____或_____。

四、简答题
1. 简述支气管扩张外科治疗的术前准备要点。
2. 简述肺结核的手术适应证。
3. 简述肺癌的临床常见病理分型。
4. 简述肺癌的扩大切除术和局部切除术。

五、论述题
试述晚期肺癌可产生的征象。

六、病例分析题
患者，男，65岁。因"咳嗽、痰中带血丝1月余"入院。吸烟40年，每日20支。查体：一般情况尚可，颈部及锁骨上均未扪及淋巴结，心肺腹未见明显异常。胸部X线检查示右肺门肿块阴影。
问题：
1. 试述该患者的初步诊断及诊断依据。
2. 需与哪些疾病进行鉴别？
3. 该患者还需进一步做哪些检查以助于诊断？

【参/考/答/案】

一、选择题

【A 型题】
1. D　2. A　3. B　4. E　5. D
6. B　7. E　8. D　9. A　10. C
11. D　12. D　13. B　14. E　15. A
16. D　17. B　18. D　19. C　20. A
21. C　22. C　23. C　24. C　25. B
26. B　27. E　28. C　29. B　30. E
31. D　32. E　33. E　34. D

【B 型题】
35. D　36. A　37. D　38. E　39. C

【X 型题】
40. ABCDE　41. ACDE　42. AE
43. ABDE　44. ABDE

1. D【解析】局部完全无肺纹理,肺组织向肺门方向压缩,弧度凸向外是气胸患者的胸部 X 线表现,弧度与肺大疱相反。

2. A【解析】肺大疱的主要并发症是自发性气胸,少数可并发自发性血气胸及继发感染。

3. B【解析】高分辨率 CT 薄层扫描对诊断支气管扩张具有很高的敏感性和特异性,可显示病变范围与程度,是目前诊断支气管扩张最重要的检查手段。

4. E【解析】支气管扩张双侧病变范围广泛,一般不宜手术治疗。

6. B【解析】结核性支气管狭窄是肺结核手术治疗的适应证,其余选项均为手术禁忌证。

7. E【解析】肺结核术后继续抗结核治疗至少 6~12 个月。

8. D【解析】肺棘球蚴病血常规示嗜酸性粒细胞比例升高,可达 25%~30%。

9. A【解析】侵袭性肺真菌感染按真菌的致病性可分为致病性真菌和条件致病性真菌,致病性真菌主要引起外源性感染,条件致病性真菌多为内源性感染。

10. C【解析】肺癌分布情况为右肺多于左肺,上叶多于下叶。

11. D【解析】早期肺癌一般无症状,大多在胸部 X 线检查时发现;癌肿在较大支气管内长大后,患者常出现刺激性咳嗽;当癌肿继续长大阻塞支气管且继发肺部感染时,可见脓性痰,痰量增多;临床还可出现发热、胸痛及气促;肺癌另一常见症状是血痰,多为血丝或痰中带血,但少见大量咯血。

12. D【解析】起源于肺段支气管开口以远,位于肺周围部分的肺癌称为周围型肺癌。

13. B【解析】肺癌时癌细胞转移到肺门及纵隔淋巴结,可致肺门阴影或纵隔阴影增宽,不张的上叶肺和肺门肿块在胸部 X 线表现为特征性 "反 S 征"。

14. E【解析】肺癌在较大支气管内长大后常出现刺激性咳嗽,极易误认为伤风感冒。

16. D【解析】吸烟的老年患者,长期咳嗽,痰中带血丝,首先考虑肺癌,胸片示近肺门处肿块影,考虑为中心型肺癌,为明确诊断,首选纤维支气管镜+活组织病理检查。开胸活检损伤大,不宜作为首选。胸腔镜活检、经胸壁肺穿刺活检常用于靠近胸壁的周围型肺癌的诊断。纵隔镜活检多用于纵隔病变。

17. B【解析】老年患者,长期大量吸烟,咳嗽、痰中带血,胸部 X 线片示肺门肿块影伴肺不张,应考虑肺癌。支气管镜检查提示肿块位于右上叶开口处,考虑中心型肺癌。

18. D【解析】早期肺癌一般无症状,但随着肿瘤进展,可出现不同的症状,临床常见症状包括咳嗽、血痰、发热、胸痛及气促,最常见的症状是咳嗽。
20. A【解析】早期肺癌外科手术治疗常常能达到治愈效果。
21. C【解析】副瘤综合征是指由于肿瘤的内分泌产物而引起的非转移性的全身症状,如骨关节病综合征、Cushing综合征、Lambert-Eaton综合征、男性乳腺增大、多发性肌肉神经痛等。Horner综合征是由于肺癌压迫颈交感神经所致。
22. C【解析】小细胞癌为神经内分泌起源,更有可能产生内分泌物质引起副瘤综合征。
24. C【解析】中心型肺癌是指起源于肺段支气管开口以近,位置靠近肺门的肺癌;周围型肺癌是指起源于肺段支气管开口以远,位于肺周围部分的肺癌。胸部CT分辨率高,是区分和诊断中心型肺癌和周围型肺癌最有价值的影像学检查。
25. B【解析】低剂量胸部CT是筛查肺癌的最有效手段,可早期发现肺内病变。
26. B【解析】老年男性,干咳,有长期吸烟史,胸部X线片示近胸膜处可见类圆形结节,首先考虑周围型肺癌,胸部CT检查对肺癌的诊断有重要价值。肺癌的肿瘤标志物敏感性和特异性均不高。MRI很少用于肺癌的诊断。该患者干咳,无痰,故不选痰细胞学检查。纤维支气管镜主要用于中心型肺癌的诊断。
27. E【解析】老年男性,胸部X线片示肺外周占位性病变,考虑周围型肺癌,为明确诊断,最有价值的是CT或B超引导下经胸壁穿刺活检。肿瘤标志物、支气管动脉造影、胸部CT、胸部MRI均不能明确诊断。
30. E【解析】淋巴转移是肺癌常见的扩散途径,小细胞癌和鳞癌较多见。肺癌可突破脏层胸膜,造成胸膜腔种植转移;锁骨上和颈部淋巴结转移一般发生在原发灶同侧,也可转移至对侧(交叉转移)。肺癌可以在肺内、肺门淋巴结无转移情况下发生纵隔淋巴结转移,为跳跃转移。肺腺癌淋巴转移相对较晚。
31. D【解析】肺癌脑转移可出现神经系统症状,骨转移可出现骨痛、碱性磷酸酶或血钙升高,肝转移可出现肝大、天门冬氨酸氨基转移酶(谷草转氨酶)、乳酸脱氢酶或胆红素升高,皮下转移可触及皮下结节。
32. E【解析】肺癌最常见的远处转移部位是肺、骨、脑、肝、肾上腺。
34. D【解析】肺错构瘤为较常见的肺良性肿瘤,呈圆形、椭圆形或分叶状块影,边界清楚。
37~39. DEC【解析】晚期肺癌压迫或侵犯喉返神经时,引起声带麻痹,声音嘶哑。上叶顶部肺癌可侵入纵隔和压迫颈交感神经节产生同侧上眼睑下垂、瞳孔缩小、眼球内陷、面部无汗等Horner综合征。压迫上腔静脉,引起上腔静脉梗阻综合征,表现为面部、颈部、上肢和上胸部静脉怒张,皮下组织水肿等。
41. ACDE【解析】肺鳞癌患者多有吸烟史,多起源于较大的支气管,常为中心型肺癌,生长较慢,病程长。通常先经淋巴转移,血行转移较晚。
42. AE【解析】痰细胞学检查找到癌细胞可明确诊断,多数患者还可判断肺癌的病理类型。纤维支气管镜对中心型肺癌诊断的阳性率较高,可在支气管腔内直接看到肿瘤,并可采取小块组织做病理检查。
43. ABDE【解析】纤维支气管镜显示的是腔内病变,不能明确支气管外的情况,故不能明确支气管周围淋巴结的情况。

二、名词解释

1. 中心型肺癌:起源于肺段支气管开口以

近,位置靠近肺门的肺癌称为中心型肺癌。
2. 周围型肺癌:起源于肺段支气管开口以远,位于肺周围部分的肺癌称为周围型肺癌。
3. 肺上沟瘤(Pancoast瘤):是一种特殊类型的肺癌,易侵入纵隔和压迫位于胸廓上口的器官或组织,如第1肋骨、锁骨下动脉和静脉、臂丛神经、颈交感神经等,产生剧烈胸肩疼、上肢静脉怒张、水肿、臂痛、上肢运动障碍及Horner综合征等表现。
4. 副瘤综合征:指由于肿瘤的内分泌产物而引起的非转移性的全身症状,如骨关节病综合征(杵状指、骨关节痛、骨膜增生等)、Cushing综合征、男性乳腺增大、多发性肌肉神经痛等。切除肺癌后症状可消失。
5. 侵袭性肺真菌感染:指真菌侵犯气管、支气管和肺部,引起气道黏膜炎症和肺部炎性肉芽肿,严重者可致坏死性肺炎。

三、填空题

1. 支气管黏膜上皮 肺泡上皮
2. 直接扩散 淋巴转移 血行转移
3. 外科手术治疗 放射治疗 化学治疗 靶向治疗 免疫治疗
4. 小细胞癌 鳞癌
5. 淋巴 肺段或肺叶支气管周围 肺门或隆突下 锁骨上前斜角肌和颈部
6. 右 左 上 下
7. 刺激性咳嗽 血痰 肺结核 肺炎症 肺其他肿瘤
8. 小支气管 肺炎 肺结核 肺气肿

四、简答题

1. **简述支气管扩张外科治疗的术前准备要点。**

答 ①重要脏器功能检查,评估患者手术耐受性;②高分辨CT检查,确定病变范围和手术方式;③纤维支气管镜检查,排除支气管内异物或肿瘤,或明确咯血的出血部位;④控制感染和减少痰量,争取排痰量<50ml/d;⑤痰细菌培养和药物敏感试验,以指导抗生素选择;⑥支持治疗,给予高蛋白质、高维生素饮食,纠正营养不良和贫血。

2. **简述肺结核的手术适应证。**

答 ①肺结核空洞、结核球;②毁损肺,即肺叶或一侧全肺毁损,肺功能基本丧失;③结核性支气管狭窄或支气管扩张;④久治不愈的慢性纤维干酪型肺结核、胸廓成形术后仍有排菌、诊断不明确的肺部可疑块状阴影或病因不明的肺不张等。

3. **简述肺癌的临床常见病理分型。**

答 ①鳞状细胞癌:患者多有吸烟史,大多起源于肺段以上大的支气管,多为中心型,分化程度不一,与其他类型肺癌相比生长缓慢,肿块较大时可发生中心坏死,形成厚壁空洞。通常先经淋巴转移,血行转移较晚。②腺癌:近年来已成为发病率最高的肺癌,多为周围型,生长缓慢。早期即可发生血行转移,淋巴转移相对较晚。③小细胞癌:高度恶性,与吸烟关系密切,中心型多见,属低分化神经内分泌癌,生长快。淋巴和血行转移早。对放射治疗和化学治疗较敏感,但可迅速耐药,预后差。

4. **简述肺癌的扩大切除术和局部切除术。**

答 ①扩大切除术:切除范围大于一个肺叶,包括一侧肺全切、支气管袖状肺叶切除术、双肺叶切除、肺动脉袖状肺叶切除术等。扩大切除术的风险比标准肺叶切除高,故需谨慎选用。②局部切除术:切除范围小于一个肺叶,包括楔形切除术、肺段切除术。与标准的肺叶切除相比,手术风险低,但局部复发率增加,适用于非常早期的肺癌和耐受不良的老年患者。

五、论述题

试述晚期肺癌可产生的征象。

答 ①压迫上腔静脉可引起上腔静脉梗阻综合征;②压迫或侵犯喉返神经可引起声音嘶哑;③压迫或侵犯膈神经可引起膈肌麻痹;④侵犯胸膜,可引起血性胸腔积液;⑤癌肿侵入纵隔,压迫食管,可引起吞咽困难;⑥肺上沟瘤可侵入纵隔和压迫位于胸廓上口的器官或组织,产生剧烈胸肩痛、臂痛、上肢静脉怒张、水肿、上肢运动障碍和颈交感神经综合征;⑦少数肺癌可产生内分泌物质,临床上表现为骨关节病综合征、Cushing 综合征和男性乳腺增大等非转移性的全身症状。

六、病例分析题

1. 试述该患者的初步诊断及诊断依据。

答 (1)初步诊断:右肺中心型肺癌。
(2)诊断依据:①老年男性,有吸烟史;②咳嗽、痰中带血丝;③胸部 X 线片示右肺门肿块阴影。

2. 需与哪些疾病进行鉴别?

答 需与其他可引起痰中带血丝的疾病进行鉴别,如肺结核、肺炎和支气管扩张。

3. 该患者还需进一步做哪些检查以助于诊断?

答 ①胸部 CT 检查:观察肺门肿块阴影的影像学特点,支气管有无狭窄阻塞,评估淋巴结转移情况,为肺癌的分期和手术方式选择提供依据;②痰细胞学检查:肺癌脱落的癌细胞可随痰液咳出,痰细胞学检查找到癌细胞,可明确诊断;③纤维支气管镜检查:可直接观察到支气管内的肿块,并可取活检或刷片以进一步明确诊断,对制定手术切除范围和方式有重要意义;④纵隔镜检查:可对支气管周围、隆突下区域淋巴结做组织活检,以明确有无淋巴结转移;⑤骨扫描:排除肿瘤骨转移。

(王阳阳)

第27章 食管疾病

【学习要点】

一、掌握
1. 食管癌的病因、病理、临床表现、诊断、鉴别诊断及治疗。
2. 食管癌的手术治疗适应证及禁忌证。
3. 腐蚀性食管灼伤的诊断及急诊处理。

二、熟悉
1. 腐蚀性食管灼伤的病理程度及病理过程。
2. 贲门失弛缓症的临床表现及影像学特点。
3. 胃食管反流病的诊断及手术适应证。
4. 食管憩室的临床表现、诊断及治疗。

【应试考题】

一、选择题

【A型题】

1. 颈段及胸上段食管癌多采用的治疗方法是 （ ）
   A. 手术切除
   B. 放射治疗
   C. 术前放射治疗+手术治疗
   D. 手术治疗+术后放射治疗
   E. 联合化学药物治疗

2. 进行性吞咽困难患者,突然出现吞咽困难改善或消失,多提示 （ ）
   A. 食管癌穿孔
   B. 食管痉挛缓解
   C. 水肿及炎症完全消退
   D. 癌肿组织细胞坏死
   E. 部分癌肿组织脱落

3. 食管癌主要发生于 （ ）
   A. 食管肌层
   B. 食管黏膜下腺体
   C. 食管旁淋巴组织
   D. 食管黏膜上皮细胞
   E. 食管黏膜下结缔组织

4. 下列关于食管癌病理的叙述,正确的是 （ ）
   A. 鳞癌占绝大多数,以下段最常见
   B. 以血行转移较为常见
   C. 一般不侵犯心包
   D. 原位癌指病灶尚局限于食管黏膜内
   E. 胸中段食管癌较多见,上段次之,下段较少

5. 食管癌病理分型不包括 （ ）
   A. 髓质型   B. 蕈伞型
   C. 溃疡型   D. 梗阻型
   E. 缩窄型

6. 食管癌的早期临床表现是 ( )
   A. 恶心　　　　B. 消瘦、乏力
   C. 有吞咽梗阻感　D. 病变部位出血
   E. 持续性胸痛

7. 下列关于早期食管癌X线表现的叙述，不正确的是 ( )
   A. 小龛影
   B. 局限性管壁僵硬
   C. 小的充盈缺损
   D. 管腔狭窄和梗阻
   E. 局限性黏膜皱襞增粗和断裂

8. 下列关于晚期食管癌临床表现的叙述，不正确的是 ( )
   A. 胸骨后烧灼感
   B. 声音嘶哑、进食呛咳
   C. X线示食管出现充盈缺损,管腔狭窄梗阻
   D. Horner综合征
   E. 持续性胸背痛

9. 患者,男,62岁。吞咽时哽噎感2个月,食管钡剂造影:食管偏心性充盈缺损,可见"小龛影",黏膜皱襞破坏,管壁僵硬。最可能的诊断是 ( )
   A. 食管静脉曲张　B. 食管平滑肌瘤
   C. 食管癌　　　　D. 食管憩室
   E. 贲门失弛缓症

10. 患者,男,55岁。嗜烟酒。近2周来出现吞咽时胸骨后烧灼痛,门诊食管吞钡X线检查未发现明显异常。为进一步明确诊断,应做的检查是 ( )
    A. 纤维胃镜检查　B. 胸骨X线检查
    C. 胸部CT　　　　D. 大便隐血试验
    E. 内镜超声

11. 患者,男,65岁。进行性吞咽困难2个月。胃镜检查:距门齿约30cm处食管后壁肿物,黏膜表面破溃,病理检查示高分化鳞状细胞癌。患者一般情况尚可,未见其他部位转移征象。最佳治疗方案是 ( )
    A. 营养支持治疗　B. 食管癌根治术
    C. 放射治疗　　　D. 化学治疗
    E. 放化疗联合

12. 食管癌患者出现持续性胸背痛多表示 ( )
    A. 癌肿较大
    B. 癌肿部位有炎症
    C. 有食管气管瘘
    D. 有远处转移
    E. 癌肿已侵犯食管外组织

13. 食管癌切除范围应距癌瘤 ( )
    A. 2cm　　　　　B. 3~4cm
    C. 3~5cm　　　 D. 5~8cm
    E. 10cm

14. 食管癌的手术禁忌证不包括 ( )
    A. 心肺功能差
    B. 食管-气管瘘
    C. 放射治疗后复发,无远处转移者
    D. Ⅳ期及部分Ⅲ食管癌(侵及主动脉及气管的T_4病变)
    E. 左锁骨上淋巴结转移

15. 食管癌术后早期较严重的并发症是 ( )
    A. 胸腔积液　　　B. 吻合口瘘
    C. 吻合口狭窄　　D. 肺部感染
    E. 反流性食管炎

16. 患者,女,35岁。间歇性吞咽困难半年。食管钡餐检查:"半月状"压迹,食管镜检查可见肿瘤表面黏膜光滑。应考虑的诊断是 ( )
    A. 食管囊肿　　　B. 食管平滑肌瘤
    C. 食管癌　　　　D. 食管憩室
    E. 食管裂孔疝

17. 患者,女,30岁。间歇性吞咽困难2年,食管吞钡造影示食管下端及贲门部呈鸟嘴状。首先考虑的诊断是 ( )
    A. 食管下段癌
    B. 食管炎
    C. 食管瘢痕性狭窄
    D. 贲门失弛缓症
    E. 食管憩室

18. 下列关于腐蚀性食管灼伤的叙述,不正确的是 ( )
    A. 强碱灼伤为较严重的溶解性坏死
    B. 伤后胸骨后剧烈灼痛,呕吐为反射性

C. 伤后 1~2 周进食梗阻症状进行性加重
D. 有腹痛和腹肌紧张应排除食管或胃穿孔
E. 必要时行食管造影确诊

19. 下列关于腐蚀性食管灼伤急诊处理的叙述,不正确的是 （　　）
   A. 立即口服植物油或蛋白水
   B. 保持呼吸道通畅,必要时气管切开
   C. 早期使用糖皮质激素
   D. 早期使用抗生素
   E. 可用酸碱中和的方法

20. 腐蚀性食管灼伤患者进行扩张疗法应在伤后 （　　）
   A. 1 周内　　　B. 1~2 周
   C. 2~3 周　　　D. 3~4 周
   E. 4~5 周

21. 下列关于贲门失弛缓症的叙述,不正确的是 （　　）
   A. 多见于老年男性
   B. 症状时轻时重
   C. 食管腔内压力测定可确诊
   D. 有时需行食管镜检查
   E. 可先行非手术治疗

22. 下列关于食管憩室的叙述,不正确的是 （　　）
   A. 与食管腔相通
   B. 牵引型称真性憩室
   C. 膨出型称假性憩室
   D. 早期可出现明显的吞咽困难
   E. 食管钡餐造影或胸部 CT 可确诊

【B 型题】

(23~24 题共用备选答案)
   A. 髓质型　　　B. 蕈伞型
   C. 溃疡型　　　D. 缩窄型
   E. 菜花型

23. 出现阻塞程度较轻的食管癌类型是 （　　）
24. 较早出现阻塞症状的食管癌类型是 （　　）

(25~26 题共用备选答案)
   A. 蕈伞型食管癌　B. 溃疡型食管癌
   C. 缩窄型食管癌　D. 贲门失弛缓症
   E. 食管良性狭窄

25. 梗阻症状出现较晚,造影有龛影的是 （　　）
26. 瘤体呈扁平肿块,向腔内突起的是 （　　）

(27~29 题共用备选答案)
   A. 持续性胸背痛　B. 声音嘶哑
   C. 饮水呛咳　　　D. Horner 综合征
   E. 恶病质状态

27. 食管癌侵犯喉返神经可出现 （　　）
28. 食管癌压迫颈交感神经可出现 （　　）
29. 食管癌侵入气管形成食管-气管瘘可出现 （　　）

【X 型题】

30. 与食管癌发病有关的是 （　　）
   A. 摄入亚硝胺含量高的食物
   B. 进食过硬、过热、过快
   C. 微量元素的缺乏
   D. 含农药氯硫磷的食物
   E. 吸烟和重度饮酒

31. 下列关于腐蚀性食管灼伤的叙述,正确的是 （　　）
   A. Ⅰ度灼伤不遗留瘢痕
   B. Ⅱ度灼伤累及食管肌层
   C. Ⅲ度累及食管全层
   D. 瘢痕狭窄的好发部位在食管生理狭窄处
   E. 病理演变过程可持续数周至数月

32. 胃食管反流病的手术适应证有（　　）
   A. 内科治疗失败
   B. 药物治疗有效但需长期维持
   C. 出现 Barrett 食管
   D. 出现食管狭窄
   E. 出现慢性食管外症状

二、名词解释

1. erosive burn of esophagus

2. achalasia
3. diverticulum of the esophagus

三、填空题

1. 胸段食管癌多见于_____，_____次之，_____较少。
2. 临床上食管癌可分为四型：_____、_____、_____和_____。
3. 中晚期食管癌典型的症状为_____。
4. 贲门失弛缓症的主要症状为_____和_____。
5. 食管癌的诊断主要依靠_____、_____和_____。
6. 早期食管癌的 X 线表现为_____、_____、_____和_____。
7. 食管癌的治疗原则是_____，即包括_____和_____。
8. 下段食管癌切除后吻合口通常在_____，而中段或上段食管癌吻合口选择在_____。
9. 食管癌常见的术后并发症为_____和_____。
10. 腐蚀性食管灼伤引起瘢痕狭窄的好发部位是_____、_____和_____。

四、简答题

1. 简述食管癌的扩散及转移途径。
2. 简述食管癌的临床表现。
3. 简述食管癌的手术适应证和禁忌证。
4. 简述腐蚀性食管灼伤的急诊处理。

五、病例分析题

患者，男，60 岁。因"吞咽困难 3 个月"入院。患者 3 个月前无明显诱因出现吞咽困难，初始为吞咽粗硬食物困难，逐渐加重，近期进食流质饮食亦有类似感觉，伴胸骨后疼痛，无反酸、烧心，无腹痛、腹胀。查体：消瘦，精神差。钡餐造影显示食管黏膜皱襞紊乱，可见充盈缺损。

问题：
1. 试述该患者的初步诊断及诊断依据。
2. 需与哪些疾病进行鉴别？
3. 该患者还需进一步做哪些检查？
4. 试述该患者的治疗原则。

【参 / 考 / 答 / 案】

一、选择题

【A 型题】

1. B	2. E	3. D	4. D	5. D
6. C	7. D	8. A	9. C	10. A
11. B	12. E	13. D	14. C	15. B
16. B	17. D	18. C	19. E	20. C
21. A	22. D			

【B 型题】

| 23. C | 24. D | 25. B | 26. A | 27. B |
| 28. D | 29. C | | | |

【X 型题】

30. ABCE   31. ABCDE   32. ABCDE

2. E【解析】食管癌患者进行性吞咽困难症状改善或消失，常提示炎症水肿暂时消退或部分癌肿脱落，易被误认为病情好转。

5. D【解析】食管癌病理分型包括髓质型、蕈伞型、溃疡型和缩窄型。

7. D【解析】管腔狭窄和梗阻是中晚期食管癌的表现。

8. A【解析】晚期食管癌侵犯喉返神经，可出现声音嘶哑；压迫颈交感神经节可产生 Horner 综合征；若侵入气管、支气管，可形成食管 - 气管或食管 - 支气管瘘，出现吞咽水或食物时剧烈呛咳，并发呼吸系统感染。持续性胸痛为晚期症状，提示癌已侵及食管外组织。晚期食管癌有明显的管腔狭窄和梗阻。胸骨后烧灼感在早期即可出现。

9. C【解析】老年男性，吞咽时哽噎感，应首先考虑食管癌或贲门失弛缓症，食管癌的钡剂造影可见充盈缺损、小龛影、黏膜皱襞破坏，管壁僵硬。故该患者诊断为食管癌。

10. A【解析】患者吞咽时胸骨后烧灼痛，有烟酒病史（吸烟、重度饮酒为重要致病因素），应首先考虑食管癌，对临床已有症状或怀疑而未能确诊者，应尽早做纤维胃镜检查，在直视下取活组织作病理学检查。

11. B【解析】老年男性，食管高分化鳞状细胞癌，位置距门齿约30cm，考虑为胸中段食管癌，患者一般情况可，能耐受手术，未见转移，最佳治疗方式为食管癌根治术。

14. C【解析】放射治疗后复发，无远处转移者是食管癌的手术适应证。

15. B【解析】食管癌术后早期较严重的并发症是吻合口瘘，胸内吻合口瘘死亡率极高。早期吻合口瘘可发生于术后2日内。

16. B【解析】食管平滑肌瘤黏膜完整，食管钡餐检查可出现"半月状"压迹，食管镜检查可见肿瘤表面黏膜光滑、正常。

17. D【解析】贲门失弛缓症的食管吞钡造影特征为食管体部蠕动消失，食管下端及贲门部呈鸟嘴状。

18. C【解析】腐蚀性食管灼伤后1～2周坏死组织开始脱落，出现湿润的肉芽组织，梗阻症状常可减轻。

19. E【解析】腐蚀性食管灼伤后慎用酸碱中和的方法，因为化学反应产生的热可造成二次损伤。

21. A【解析】20～50岁为贲门失弛缓症的高发年龄。女性多见。

22. D【解析】食管憩室早期无症状，憩室增大后可于吞咽时听到咕噜声。当憩室有食物潴留时，可出现颈部压迫感。

23～24. CD【解析】①溃疡型食管癌：瘤体黏膜面呈深陷而边缘清楚的溃疡，溃疡深入肌层，阻塞程度较轻；②缩窄型食管癌：瘤体形成环形狭窄，累及食管全部周径，较早出现阻塞症状。

30. ABCE【解析】吸烟和重度饮酒、摄入亚硝胺含量高或过硬、过热的食物、缺乏某些微量元素及维生素等都是食管癌发病的重要原因。

31. ABCDE【解析】腐蚀性食管灼伤按照灼伤的病理程度分为三度。①Ⅰ度：仅累及食管黏膜层，可痊愈，不遗留瘢痕；②Ⅱ度：累及食管肌层，可遗留瘢痕；③Ⅲ度：累及食管全层，可导致食管穿孔和纵隔炎。病理演变过程可持续数周至数月，食管的生理狭窄处常是瘢痕狭窄的好发部位。

32. ABCDE【解析】胃食管反流病的手术适应证：①内科治疗效果差，症状控制不理想或存在药物副作用；②需长期药物维持；③有Barrett食管、消化性狭窄等并发症；④存在食管裂孔疝；⑤反复出现食管外症状和并发症。

二、名词解释

1. 腐蚀性食管灼伤（erosive burn of esophagus）：多为误吞强酸或强碱等化学腐蚀剂引起食管化学性灼伤，强碱产生严重的溶解性坏死，强酸则产生蛋白凝固性坏死。

2. 贲门失弛缓症（achalasia）：指吞咽时食管体部无蠕动，食管下括约肌松弛不良，患者表现为间断性的吞咽困难。发病年龄多见于20～50岁。女性多见。

3. 食管憩室（diverticulum of the esophagus）：食管壁的一层或全层局限性膨出，形成与食管腔相通的囊袋，称为食管憩室。

三、填空题

1. 胸中段　下段　上段
2. 髓质型　蕈伞型　溃疡型　缩窄型
3. 进行性吞咽困难
4. 间断性咽下困难　胸骨后沉重感或阻塞感

5. 食管吞钡造影　纤维胃镜检查　食管测压
6. 食管黏膜皱襞增粗和断裂　小的充盈缺损　局限性管壁僵硬　小龛影
7. 多学科综合治疗　手术治疗　放射治疗　化学治疗
8. 主动脉弓上　颈部
9. 吻合口瘘　吻合口狭窄
10. 食管入口处　与左支气管交叉处　通过膈的食管裂孔处

四、简答题

1. 简述食管癌的扩散及转移途径。

答　①直接蔓延：癌组织穿透食管壁向周围组织及器官浸润。②淋巴道转移：转移部位与食管淋巴引流途径一致。颈段食管癌可转移至喉后、颈深和锁骨上淋巴结；胸段食管癌转移至食管旁或肺门淋巴结、胸顶纵隔淋巴结、贲门周围的膈下及胃周淋巴结。③血道转移：晚期可发生血道转移，常转移至肝、肺。

2. 简述食管癌的临床表现。

答　①早期：症状常不典型，常表现为吞咽固体食物时的不适感觉，如哽噎感、异物感、胸骨后烧灼、针刺或牵拉摩擦样疼痛。②中晚期：典型表现为进行性咽下困难，逐渐出现消瘦、脱水、无力。持续胸痛或背痛说明已经是晚期，癌已侵犯食管旁组织。癌肿侵犯喉返神经，可出现声音嘶哑；压迫颈交感神经节，可产生Horner综合征；侵入气管、支气管，可形成食管-气管瘘。若有肝、脑等脏器转移，可出现黄疸、腹水、昏迷等状态。

3. 简述食管癌的手术适应证和禁忌证。

答　(1) 手术适应证：①Ⅰ、Ⅱ期和部分Ⅲ期食管癌（$T_3N_1M_0$和部分$T_4N_1M_0$）；②全身情况良好，各主要脏器功能能耐受手术；③无远处转移；④对较大的鳞癌估计切除可能性不大而患者全身情况良好者，可先给予术前放化疗，待瘤体缩小后再做手术。

(2) 手术禁忌证：①Ⅳ期及部分Ⅲ期食管癌（侵及主动脉及气管的T_4病变）；②有严重心肺功能不全或合并其他重要器官系统严重疾病，不能承受手术者。

4. 简述腐蚀性食管灼伤的急诊处理。

答　①询问病史，确定腐蚀剂的种类、时间、浓度和量，初步判断损伤严重程度。②保持呼吸道通畅，如有喉头水肿应行气管切开。尽快建立静脉通道。③尽早吞服植物油或蛋白水，以保护食管和胃黏膜。无条件时可吞服生理盐水或清水稀释。④积极处理喉头水肿、休克、胃穿孔、纵隔炎等并发症。⑤防止食管狭窄，早期使用糖皮质激素和抗生素（疑有食管、胃穿孔者禁用激素）。

五、病例分析题

1. 试述该患者的初步诊断及诊断依据。

答　(1) 初步诊断：食管癌。

(2) 诊断依据：①进行性吞咽困难，伴胸骨后疼痛；②消瘦体征；③钡餐造影示食管黏膜皱襞紊乱，可见充盈缺损。

2. 需与哪些疾病进行鉴别？

答　贲门失弛缓症，胃食管反流病，食管良性肿瘤，食管良性狭窄等。

3. 该患者还需进一步做哪些检查？

答　①纤维胃镜+活组织病理学检查；②胸部CT；③肿瘤标志物。

4. 试述该患者的治疗原则。

答　采用多学科综合治疗：手术治疗、放射治疗、化学治疗及对症支持治疗等。

（王阳阳）

第28章　原发性纵隔肿瘤

【学/习/要/点】

一、掌握

1. 原发性纵隔肿瘤的分区法。
2. 常见纵隔肿瘤的起源及分类。
3. 原发性纵隔肿瘤的临床表现、诊断及治疗。

二、熟悉

1. 纵隔的解剖部位。
2. 纵隔肿瘤的病因。

【应/试/考/题】

一、选择题

【A型题】

1. 易咳出毛发样物的纵隔肿瘤是（　　）
   A. 畸胎瘤　　　　B. 神经源性肿瘤
   C. 支气管囊肿　　D. 食管囊肿
   E. 恶性淋巴瘤
2. 最常见的后纵隔肿瘤是（　　）
   A. 畸胎瘤　　　　B. 胸腺瘤
   C. 胸主动脉瘤　　D. 神经源性肿瘤
   E. 淋巴源性肿瘤
3. 好发于前上纵隔，可随吞咽动作上、下移动的纵隔肿瘤是（　　）
   A. 胸腺瘤　　　　B. 畸胎瘤
   C. 支气管囊肿　　D. 心包囊肿
   E. 胸骨后甲状腺肿
4. 重症肌无力患者易合并的纵隔肿瘤是（　　）
   A. 胸腺瘤
   B. 畸胎瘤
   C. 支气管囊肿
   D. 心包囊肿
   E. 神经源性肿瘤
5. 下列关于畸胎瘤与皮样囊肿的叙述，不正确的是（　　）
   A. 畸胎瘤多位于前纵隔
   B. 畸胎瘤里多含有毛发
   C. 10%的畸胎类瘤为恶性
   D. 胸部CT能显示肿瘤与邻近组织器官的关系
   E. 畸胎瘤多伴有重症肌无力
6. 下列关于神经源性纵隔肿瘤的叙述，不正确的是（　　）
   A. 多为后纵隔肿瘤
   B. 神经源性肿瘤多起源于交感神经
   C. 多分为自主神经系统肿瘤和起源于外围神经纵隔肿瘤两类
   D. 恶性的有神经母细胞瘤
   E. 神经源性肿瘤多数起源于外围神经的肿瘤

7. 下列关于原发性纵隔肿瘤的叙述,不正确的是 (　　)
   A. 恶性淋巴瘤不能手术,应该放射治疗
   B. 良性的原发性纵隔肿瘤没有临床症状的一般不需要手术
   C. 恶性纵隔肿瘤若已有远处转移,则不能手术
   D. 多数纵隔肿瘤是需要手术治疗的
   E. 恶性纵隔肿瘤若范围广泛,应给予放射治疗、化学治疗

【B型题】

(8~10题共用备选答案)
   A. Horner 综合征　　B. 声音嘶哑
   C. 胸痛、胸闷　　　D. 咳出毛发样物
   E. 截瘫
8. 纵隔肿瘤压迫交感神经干时会出现的症状是 (　　)
9. 纵隔肿瘤压迫喉返神经时会出现的症状是 (　　)
10. 神经源性肿瘤压迫脊髓时会出现的症状是 (　　)

【X型题】

11. 胸内异位组织肿瘤包括有 (　　)
    A. 甲状旁腺瘤　　B. 胸骨后甲状腺肿
    C. 支气管囊肿　　D. 食管囊肿
    E. 淋巴瘤
12. 原发性纵隔肿瘤的辅助检查有 (　　)
    A. CT
    B. B超
    C. 颈部肿大的淋巴结活检
    D. 纵隔镜
    E. 同位素扫描

二、名词解释
畸胎瘤

三、填空题
1. 为了解肿瘤在纵隔内的所在部位,可将纵隔分为若干部分。临床多见的"四分法"简单的划分法是以_____与_____的水平线为界,把纵隔分为上、下两部。
2. 神经源性肿瘤多起源于_____,多位于_____。
3. 胸腺瘤多位于_____,分_____、_____和_____三类。约15%合并_____。
4. 除_____适用放射治疗外,绝大多数原发纵隔肿瘤只要无其他禁忌证,均应_____治疗。
5. 纵隔肿瘤压迫大血管时可出现一系列相应的症状,压迫_____可致单侧上肢及颈静脉压增高,压迫_____可出现面部上肢肿胀发绀、前胸静脉迂曲等征象的上腔静脉综合征。

四、简答题
1. 简述原发性纵隔肿瘤的分类及好发部位。
2. 简述原发性纵隔肿瘤的临床表现。

五、病例分析题
患者,男,36岁。3个月前开始出现胸痛、胸闷,同时伴有眼睑下垂、斜视、易疲劳,最近四肢肌肉无力,于下午或者傍晚劳累后加重,晨起或休息后减轻。胸部X线正位片显示前上纵隔有一约3cm×5cm椭圆形阴影,边界清晰。
问题:
1. 该患者首先考虑的诊断是什么?
2. 进一步应进行的检查是什么?
3. 该患者的主要治疗是什么?

【参考答案】

一、选择题

【A型题】

1. A　2. D　3. E　4. A　5. E　6. E　7. B

【B型题】

8. A　9. B　10. E

[X型题]

11. AB　　　12. ABCD

4. A【解析】胸腺瘤有15%的患者合并重症肌无力,同样50%以上的重症肌无力患者有胸腺瘤。

5. E【解析】畸胎瘤和皮样囊肿多数位于前纵隔,畸胎瘤为实性,内多含毛发、牙齿、骨骼样物,约10%的畸胎类瘤属于恶性,胸部CT能显示肿瘤与邻近组织器官的关系。

6. E【解析】神经源性肿瘤好发于后纵隔,常起源于交感神经,起源于外围神经者较少。有良性和恶性肿瘤,肿瘤体积较小时多无症状,大时可有神经受压表现。

7. B【解析】原发性纵隔肿瘤一般无禁忌证者均应手术治疗,但有远处转移或侵犯邻近器官的恶性纵隔肿瘤不能手术,应给予放射治疗或化学治疗。恶性淋巴源性肿瘤宜给予放射治疗。

12. ABCD【解析】胸部CT或MRI是诊断原发性纵隔肿瘤的重要方法,可观察肿瘤的部位、光滑度、有无钙化及和邻近组织的关系;B超可观察囊性或实质性肿瘤;淋巴瘤和其他颈部肿瘤可行活检进行鉴别;纵隔镜也可查看纵隔肿瘤的类型。

二、名词解释

畸胎瘤:多位于前纵隔,呈实性,内含多个囊肿,由外、中、内三种胚层组织构成。囊内含有毛发、皮脂等,实体部分有骨、肌肉、支气管、肠壁及淋巴样组织等成分。

三、填空题

1. 胸骨角　第4胸椎下缘
2. 交感神经　后纵隔
3. 前上纵隔　皮质型　髓质型　混合型　重症肌无力
4. 恶性淋巴源性肿瘤　外科手术
5. 无名静脉　上腔静脉

四、简答题

1. 简述原发性纵隔肿瘤的分类及好发部位。

答　①神经源性肿瘤:多起源于交感神经,少数起源于外围神经,好发于后纵隔;②畸胎瘤和皮样囊肿:好发于前纵隔;③胸腺瘤:好发于前上纵隔;④纵隔囊肿:如支气管囊肿、食管囊肿、心包囊肿;⑤胸内异位组织肿瘤:胸骨后甲状腺肿、甲状旁腺瘤;⑥淋巴源性肿瘤。

2. 简述原发性纵隔肿瘤的临床表现。

答　(1)纵隔肿瘤的症状与肿瘤大小、部位、生长方式、质地、性质等有关。
(2)肿瘤因压迫或侵犯纵隔内的重要脏器而产生的临床表现,如压迫气管则有气促、干咳;压迫食管可引起吞咽困难;压迫上腔静脉导致面部、颈部和上胸部水肿及静脉怒张;压迫神经可有膈肌麻痹、声音嘶哑、肋间神经痛及交感神经干受压的Horner综合征。合并重症肌无力患者可出现上睑下垂、吞咽困难等肌无力表现。压迫脊神经可引起肢体瘫痪。
(3)特异性症状,如畸胎瘤易咳出含毛发、牙齿样物,胸骨后甲状腺肿随吞咽运动上、下移动,胸腺瘤易并发重症肌无力。

五、病例分析题

1. 该患者首先考虑的诊断是什么?

答　患者胸闷、胸痛伴重症肌无力,胸部X线正位片显示前上纵隔椭圆形阴影,边界清晰。临床上首先考虑的诊断为胸腺瘤。

2. 进一步应进行的检查是什么?

答　胸部CT或MRI,可了解肿瘤的部位、外形、有无钙化等情况;纵隔镜可进行鉴别诊断。

3. 该患者的主要治疗是什么?

答　手术治疗。

(李　青)

第29章 心脏疾病

【学习要点】

掌握
后天性心脏病的手术适应证。

熟悉
1. 心内直视手术的基本知识。
2. 先天性心脏病的基本知识。

【应试考题】

一、选择题

【A型题】

1. 动脉导管未闭凡明确诊断后都应采取（　　）
   A. 吸氧
   B. 手术治疗
   C. 药物治疗
   D. 强心、利尿
   E. 用抗生素防止心内膜炎

2. 下列关于冠状动脉粥样硬化性心脏病特点的叙述，不正确的是（　　）
   A. 主要病变为冠脉内膜脂质沉着，结缔组织增生、纤维化、钙化造成管壁增厚管腔阻塞
   B. 女性发病率及死亡率高于男性
   C. 中年以上多见
   D. 主要侵犯冠状动脉主干及近端大分支，为搭桥手术提供了先决条件
   E. 左冠状动脉及其分支（前降支及回旋支）的患病率较右冠状动脉高

3. 下列二尖瓣狭窄患者可行闭式二尖瓣交界分离术的是（　　）
   A. 心电图显示有心房颤动的患者
   B. 合并妊娠6个月的患者
   C. 3周来发热、血培养阳性的患者
   D. 超声心动图检查疑左心房内血栓的患者
   E. 心脏照片及超声心动图疑二尖瓣瓣膜有钙化的患者

4. 下列关于二尖瓣狭窄体征的叙述，不正确的是（　　）
   A. 心尖区第一心音亢进
   B. 肺动脉瓣区第二心音增强
   C. 心尖区舒张中期隆隆样杂音
   D. 胸骨左缘第3、4肋间听到收缩期喷射样杂音
   E. 胸骨左缘第3、4肋间可听到二尖瓣开瓣音

5. 心尖区听到舒张期隆隆样杂音，除考虑二尖瓣狭窄的诊断外，还有可能是（　　）
   A. 左心房黏液瘤
   B. 二尖瓣关闭不全
   C. 三尖瓣关闭不全
   D. 主动脉瓣关闭不全
   E. 肺动脉瓣关闭不全

6. 确诊心包积液最好的检查方法是（ ）
   A. 心音听诊
   B. 心电图检查
   C. 超声检查
   D. 胸部 X 线检查
   E. 动脉压、静脉压测定
7. 下列易产生左心室向心性肥厚的病变是（ ）
   A. 二尖瓣狭窄
   B. 主动脉瓣狭窄
   C. 主动脉瓣关闭不全
   D. 二尖瓣关闭不全
   E. 二尖瓣狭窄合并主动脉瓣关闭不全
8. 下列关于缩窄性心包炎临床表现的叙述，不正确的是（ ）
   A. 明确诊断后，应及早手术治疗
   B. 最常见的临床症状为颈静脉怒张、肝大、腹腔积液、下肢水肿
   C. 可有轻度贫血，超声心动图示心包增厚、粘连或积液
   D. 术前需改善患者情况，纠正电解质紊乱、低蛋白血症和贫血，给予低盐饮食和利尿药物
   E. 心浊音界常扩大明显，心脏搏动减弱或消失

【B 型题】

(9~10 题共用备选答案)
   A. 右心房大，右心室大
   B. 右心房大，左、右心室大
   C. 右心房大，左心房大，右心室大
   D. 左心房大，左、右心室大
   E. 右心室大
9. 原发孔型房间隔缺损的 X 线检查可见（ ）
10. 室间隔缺损的 X 线检查可见（ ）
   (11~12 题共用备选答案)
   A. 左心房增大   B. 左心室增大
   C. 右心房增大   D. 右心室增大
   E. 左心房、左心室增大

11. 风湿性二尖瓣狭窄，超声心动图显示（ ）
12. 肺动脉瓣狭窄，超声心动图显示（ ）

【X 型题】

13. 肺动脉口狭窄的类型有（ ）
   A. 右心室漏斗部狭窄
   B. 肺动脉瓣膜狭窄
   C. 肺动脉主干狭窄
   D. 肺小动脉广泛狭窄
   E. 主动脉起始段狭窄
14. 单纯性二尖瓣狭窄的 X 线检查可发现（ ）
   A. 无明显异常
   B. 左心房增大
   C. 出现双房影
   D. 主动脉结小，肺动脉段突出，肺门血管影增大，肺门区血管影纹增粗
   E. 二尖瓣瓣膜增厚

二、名词解释
1. PDA
2. 体外循环
3. ASD
4. VSD
5. tetralogy of fallot

三、填空题
1. 先天性动脉导管未闭的特征性心脏听诊杂音为_____。
2. 法洛四联症所指的是_____、_____、_____和_____四种心脏的畸形。
3. 肺动脉口狭窄常见的三种类型为_____、_____和_____，以_____最常见。
4. 根据是否存在体循环与肺循环之间的分流，先天性心脏病可分为三种类型，包括：_____、_____和_____。

四、简答题
简述心肌缺血再灌注损伤的机制。

【参/考/答/案】

一、选择题

【A 型题】

1. B 2. B 3. B 4. D 5. A
6. C 7. B 8. E

【B 型题】

9. B 10. D 11. A 12. D

【X 型题】

13. ABC 14. ABCD

1. B【解析】动脉导管未闭明确诊断后应行手术治疗,早产儿、反复感染肺炎的婴幼儿、呼吸窘迫、发育不良或心力衰竭的患者应及时进行手术;无明显临床表现并伴心影增大、肺充血等症状的患者,可进行择期手术;手术禁忌证为艾森曼格综合征。

2. B【解析】冠状动脉粥样硬化性心脏病多发生于中老年人群;男性的发病率及死亡率均高于女性;主要病变是冠状动脉内膜脂质沉着、结缔组织增生、纤维化、钙化造成血管壁增厚、管腔狭窄、阻塞;冠状动脉造影显示冠状动脉主干或主要分支狭窄明显,但是狭窄远端血流顺畅,且内科治疗不能缓解心绞痛的患者可进行冠状动脉旁路移植手术;左前降支发病率最高。

3. B【解析】闭式二尖瓣交界分离术的手术适应证:瓣膜活动好、无钙化,听诊时心尖部第一心音较脆,有开瓣音但无心房颤动、左心房内无血栓;术前已有感染的患者,待感染去除后可进行手术。

4. D【解析】二尖瓣狭窄体征:出现面颊、口唇轻度发绀,即"二尖瓣面容";心房颤动;心前区可有收缩期抬举性搏动;心尖区有舒张期震颤;听诊可听到二尖瓣杂音,即心尖区第一心音亢进且舒张中期可听到隆隆样杂音;二尖瓣开瓣音可在胸骨左缘第 3、4 肋间闻及;若瓣膜高度硬化,心尖区第一心音不脆,无二尖瓣开瓣音,肺动脉瓣区第二心音增强。

5. A【解析】心脏黏液瘤听诊时可在心尖区听到舒张期或收缩期杂音,以及肺动脉瓣第二心音增强。

6. C【解析】超声检查可提示心包积液、粘连或增厚,同时也可显示心房、心室或心功能的变化。

7. B【解析】二尖瓣狭窄、主动脉瓣关闭不全、二尖瓣关闭不全都可造成左心房增大,主动脉瓣狭窄可造成左心室壁肥厚。

8. E【解析】缩窄性心包炎在明确诊断后,应及早手术治疗;最常见的临床症状为肝大、颈静脉怒张、下肢水肿、腹腔积液;血象一般无明显改变,但可有轻度贫血;超声心动图示心包增厚、粘连、积液,心房扩大、心室缩小及心功能减退等;术前需对患者的营养状况进行改善,纠正患者电解质紊乱、低蛋白血症以及贫血等不良状况,并给予低盐饮食,服用利尿药物。

9~10. BD【解析】①原发孔型房间隔缺损的 X 线检查可见右心房增大,右心室增大,左心室扩大,肺动脉段突出,肺门血管增大显著;②室间隔缺损的 X 线检查示左心房增大,右心室扩大,左心室增大,肺动脉段突出,肺血增多,缺损小者可见肺充血、心影轻微改变。

11~12. AD【解析】①风湿性二尖瓣狭窄超声心动检查结果可示二尖瓣瓣膜增厚变形,活动改变,瓣口变小,左心房增大,同时还可见左心房内是否有血栓,瓣膜的钙化情况;②肺动脉瓣狭窄,超声心动图可见右心室肥厚,狭窄部位和狭窄的程度。

13. ABC【解析】肺动脉口狭窄可分为三种

类型:右心室漏斗部狭窄,肺动脉瓣膜狭窄和肺动脉瓣环,肺动脉主干狭窄,而以肺动脉瓣膜狭窄最为常见。

14. ABCD【解析】二尖瓣狭窄X线结果:轻度狭窄,无明显异常;中重度狭窄,可见左心房增大;心影右缘可见双房阴影;主动脉结变小,肺动脉段突出,左心房突出,肺门区血管影纹增粗。

二、名词解释

1. 动脉导管未闭(PDA):动脉导管是胎儿期连接主动脉峡部与左肺动脉根部之间的正常结构,经此通道胎儿血液由肺动脉流入主动脉。约85%婴儿在出生后2个月内动脉导管闭合,成为动脉韧带,逾期不闭合者称为动脉导管未闭。

2. 体外循环:是利用特殊人工装置将回心静脉血引出体外,在人工心肺机内进行气体交换、调节温度并过滤后,再由血泵输回体内动脉的生命支持技术。

3. 房间隔缺损(ASD):是心房间隔先天性发育不全所致的左、右心房间异常交通,可分为原发孔型和继发孔型,以后者居多。

4. 室间隔缺损(VSD):是胎儿期室间隔发育不全所致的心室间异常交通,引起血液自左向右分流,导致血流动力学异常。根据缺损解剖位置不同,分为膜部缺损、漏斗部缺损和肌部缺损。

5. 法洛四联症(tetralogy of fallot):指肺动脉口狭窄、室间隔缺损、主动脉骑跨和右心室肥厚等联合心脏畸形。

三、填空题

1. 胸骨左缘第2肋间闻及粗糙的连续性机器样杂音

2. 肺动脉口狭窄 室间隔缺损 主动脉骑跨 右心室肥厚

3. 右心室漏斗部狭窄 肺动脉瓣膜狭窄和肺动脉瓣环 肺动脉主干及分支狭窄 肺动脉瓣膜狭窄

4. 左向右分流型 右向左分流型 无分流型

四、简答题

简述心肌缺血再灌注损伤的机制。

答 ①能量消耗殆尽;②钙离子超负荷;③氧自由基毒性作用损伤心肌细胞。心肌细胞缺血缺氧时主要依靠无氧酵解提供能量,心肌细胞质膜功能由于无法进行氧化产能而出现障碍,细胞内电解质失调,大量钙离子流入细胞内,导致心肌持续性收缩,细胞内酶释放造成心肌细胞死亡;缺血后恢复供血,即再灌注,心肌细胞对氧的利用出现障碍,高能磷酸盐缺乏,心肌水肿,且顺应性降低,造成心肌损害进一步加重。

(黄安中)

第30章 胸主动脉疾病

【学/习/要/点】

一、掌握

1. 胸主动脉瘤的临床表现、诊断及治疗原则。
2. 胸主动脉瘤的手术指征及禁忌证。
3. 主动脉夹层的临床表现、诊断及治疗。

二、熟悉

1. 胸主动脉瘤的病因、分类及主要手术方法。
2. 主动脉夹层的病因、发病机制及解剖分类。

【应/试/考/题】

一、选择题

【A型题】

1. 下列关于胸主动脉瘤病因的叙述，不正确的是（　　）
   A. 主动脉囊性中层退化
   B. 细菌感染
   C. 动脉粥样硬化
   D. 动脉炎
   E. 主动脉外层进行性退变

2. 下列不属于胸主动脉瘤的是（　　）
   A. 囊性动脉瘤　　B. 夹层动脉瘤
   C. 梭形动脉瘤　　D. 心脏黏液瘤
   E. 假性动脉瘤

3. 下列胸主动脉瘤中发病率最高的类型是（　　）
   A. 升主动脉瘤
   B. 弓部动脉瘤
   C. 降主动脉瘤
   D. 胸-腹主动脉瘤
   E. 混合性动脉瘤

4. 胸主动脉瘤的死亡原因主要是（　　）
   A. 主动脉瓣关闭不全
   B. 动脉瘤破裂
   C. 吞咽困难
   D. 肺部感染
   E. 脑动脉栓塞

5. 能准确、直观地提供瘤体立体影像，对制定手术方案有指导意义且适宜急诊完善的影像学检查是（　　）
   A. 胸部X线　　B. CTA
   C. MRA　　　　D. 胸部超声
   E. 胸主动脉造影

6. 急性夹层是指从出现症状到诊断多长时间以内（　　）
   A. 2周内　　　B. 3周内
   C. 1个月内　　D. 2个月内
   E. 3个月内

【B型题】

(7~8题共用备选答案)
  A. 儿童　　　　B. 青壮年
  C. 男性　　　　D. 女性
  E. 中老年
7. 胸主动脉瘤常见于　　　　　（　）
8. 遗传性、感染性或创伤性动脉瘤好发于
　　　　　　　　　　　　　（　）

(9~10题共用备选答案)
  A. 搏动性肿块
  B. 面部、颈部和肩部静脉怒张
  C. 咳嗽、呼吸困难
  D. 胸骨左缘第3、4肋间舒张期杂音
  E. Horner综合征
9. 升主动脉瘤侵蚀胸骨及肋软骨而突出
　 于前胸可出现　　　　　　（　）
10. 胸主动脉瘤累及主动脉瓣可出现
　　　　　　　　　　　　　（　）

【X型题】

11. 主动脉夹层的病因有　　　（　）
  A. 高血压病　　B. 动脉粥样硬化
  C. 马方综合征　D. 动脉瘤
  E. 风湿性心脏病

12. 血管腔内修复术临床成功的标准是
　　　　　　　　　　　　　（　）
  A. 胸痛症状消失
  B. 动脉破口完全封闭
  C. 无明显内漏和严重并发症
  D. 假腔消失
  E. 假腔内血栓形成

二、名词解释
1. 胸主动脉瘤
2. 主动脉夹层

三、填空题
1. 胸主动脉瘤按发生部位不同,可分为
　_____、_____、_____
　和_____。
2. 胸主动脉瘤按瘤体形态不同,可分为
　_____、_____、_____
　和_____。
3. 主动脉瘤壁承受的张力与_____
　和_____呈正比。

四、简答题
1. 简述真性动脉瘤和假性动脉瘤在病理
　上的区别。
2. 简述胸主动脉瘤的手术指征和禁忌证。

【参考答案】

一、选择题

【A型题】
1. E　2. D　3. A　4. B　5. B
6. A

【B型题】
7. E　8. B　9. A　10. D

【X型题】
11. ABCD　12. BCDE

2. D【解析】胸主动脉瘤按瘤体形态分为囊性动脉瘤、梭形动脉瘤、混合性动脉瘤和夹层动脉瘤;按病理形态分为真性动脉瘤和假性动脉瘤。心脏黏液瘤不属于胸主动脉瘤。

3. A【解析】升主动脉瘤发病率最高,约占45%。

4. B【解析】胸主动脉瘤的主要死亡原因为动脉瘤破裂、主动脉-食管瘘、主动脉-支气管瘘等。

5. B【解析】CT血管造影(CTA)能准确直观地提供瘤体立体影像,对制定手术方案

有指导意义。MRA 能更精确地提供瘤体及管腔面的影像信息,但检查时间长,不适宜血流动力学不稳定的急诊患者。

6. A【解析】主动脉夹层按时间分类:①从出现症状到诊断在 2 周以内为急性夹层;②2 周至 2 月为亚急性夹层;③2 个月以后为慢性期夹层。

二、名词解释

1. 胸主动脉瘤:胸主动脉壁正常结构受损,在血流压力的作用下,胸主动脉局部或弥漫性扩张或膨出,达到正常胸主动脉直径的 1.5 倍以上,即成为胸主动脉瘤。
2. 主动脉夹层:各种病因引起主动脉中层弹力膜撕裂,血液进入主动脉壁中层,顺行和(或)逆行剥离形成壁间假腔隙,并通过一个或数个破口与主动脉真腔相交通,称为主动脉夹层。

三、填空题

1. 升主动脉瘤　弓部动脉瘤　降主动脉瘤　胸-腹主动脉瘤
2. 囊性动脉瘤　梭形动脉瘤　混合性动脉瘤　夹层动脉瘤
3. 动脉血压　瘤体半径

四、简答题

1. 简述真性动脉瘤和假性动脉瘤在病理上的区别。

答　真性动脉瘤的瘤壁具备全层动脉结构,即全层瘤变和扩大;假性动脉瘤无主动脉壁的全层结构,仅由动脉外膜、周围粘连组织和附壁血栓构成。

2. 简述胸主动脉瘤的手术指征和禁忌证。

答　(1)手术指征:①无症状、直径 > 5cm 者;②有疼痛症状或主动脉瘤破裂者;③直径增加 ≥1cm/年者;④升主动脉扩张 > 4.5cm 合并主动脉瓣膜疾病者;⑤胸主动脉假性动脉瘤。

(2)手术禁忌证:①患者有心、脑、肝、肾等重要脏器功能损害;②全身情况差,无法耐受手术治疗。

(王阳阳)

第31章 腹外疝

【学/习/要/点】

一、掌握

1. 腹外疝的病因、病理解剖及临床类型。
2. 腹股沟疝的临床类型、发病机制、临床表现、诊断、鉴别诊断及治疗。
3. 股疝的诊断及治疗。
4. 腹股沟斜疝、腹股沟直疝与股疝的鉴别。

二、熟悉

1. 腹股沟区与腹股沟管的解剖结构。
2. 嵌顿性疝和绞窄性疝的处理原则。
3. 复发性腹股沟疝的处理原则。
4. 其他腹外疝(如切口疝、脐疝)的类型、发病机制、诊断及治疗。

【应/试/考/题】

一、选择题

【A/型/题】

1. 最容易发生疝内容物坏死的临床类型是 （　　）
   A. 难复性疝　　B. 易复性疝
   C. 滑动性疝　　D. 嵌顿性疝
   E. 绞窄性疝
2. 临床上最常见的腹外疝是 （　　）
   A. 腹股沟斜疝　　B. 腹股沟直疝
   C. 股疝　　D. 脐疝
   E. 腹壁切口疝
3. 由肠壁的一部分构成疝内容物的是 （　　）
   A. 滑动疝　　B. Richter疝
   C. 嵌顿性疝　　D. 直疝
   E. 股疝
4. 下列关于腹外疝的叙述,正确的是（　　）
   A. 滑动疝多见于左侧
   B. 滑动疝属于难复性疝
   C. 疝内容物以大网膜最多见
   D. 直疝多见于中年肥胖者
   E. 儿童的嵌顿性疝容易发生绞窄
5. 腹股沟直疝患者精索在疝囊的 （　　）
   A. 前方　　B. 后方

C. 前外方　　　　D. 后外方

E. 前下方

6. 腹股沟直疝最有诊断意义的临床表现是　　　　　　　　　　（　）

   A. 按压深环疝仍复出
   B. 容易发生嵌顿
   C. 疝囊颈位于腹壁下动脉外侧
   D. 疝块呈梨形
   E. 最常见于中年人

7. 成人腹股沟斜疝的发病机制不包括　　　　　　　　　　　　（　）

   A. 腹横筋膜薄弱
   B. 鞘突未闭
   C. 腹横肌发育不全
   D. 腹内斜肌发育不全
   E. 弓状下缘位置偏高

8. 无须行急诊手术的腹外疝是　（　）

   A. Littre 疝　　　B. Richter 疝
   C. 难复性疝　　　D. 嵌顿性股疝
   E. Maydl 疝

9. 患者,男,60 岁。因右侧腹股沟斜疝行手术治疗,术中发现疝囊壁的一部分由盲肠组成。此时的诊断为（　）

   A. 滑动疝　　　B. 难复性疝
   C. 易复性疝　　　D. Richter 疝
   E. Littre 疝

10. 腹股沟管深环位于　　　　（　）

    A. 腹股沟中点上方 1cm
    B. 腹股沟中点上方 2cm
    C. 腹股沟中点
    D. 腹股沟中点下方 1cm
    E. 腹股沟中点下方 2cm

11. 临床上最易发生嵌顿的疝是　（　）

    A. 腹股沟直疝　　　B. 腹股沟斜疝
    C. 小儿脐疝　　　D. 白线疝
    E. 股疝

12. 下列关于腹股沟斜疝临床表现的叙述,不正确的是　　　　　（　）

    A. 发病占腹外疝的 75%～90%
    B. 可进入阴囊

C. 可有浅环扩大
D. 容易嵌顿
E. 压迫深环不能阻止疝内容物突出

13. 患者,男,70 岁。腹股沟疝修补术后 2 年,复发 2 个月,要求再次手术治疗。考虑患者年老、腹壁薄弱。最适宜的手术方式是　　　　　　　　　　　（　）

    A. Bassini 法　　　B. McVay 法
    C. Halsted 法　　　D. Ferguson 法
    E. Lichtenstein 法

14. 患者,男,73 岁。经腹股沟三角突出半球形包块,易还纳,未进入阴囊,不透光。最可能的诊断是　　　　（　）

    A. 腹股沟斜疝　　　B. 腹股沟直疝
    C. 股疝　　　D. 鞘膜积液
    E. 隐睾

15. 患者,男,70 岁。左侧腹股沟区有肿物隆起,平卧位后消失,咳嗽用力时明显,可进入阴囊,肿物复位后按压腹股沟中点上方 2cm 处,肿物不再复出。诊断为　　　　　　　　　　　（　）

    A. 股疝
    B. 隐睾
    C. 交通性鞘膜积液
    D. 腹股沟斜疝
    E. 腹股沟直疝

16. 行滑动性斜疝修补术时,应特别注意切开疝囊,因为容易误伤　（　）

    A. 空肠　　　B. 盲肠
    C. 肠系膜血管　　　D. 回肠
    E. 大网膜血管

17. 患儿,男,5 月龄。哭闹时,右侧腹股沟隆起肿块,平静时肿块可自行消失。最佳的处理方法是　　　　　（　）

    A. 绷带压住腹股沟深环,观察
    B. 尽早实施疝囊高位结扎术
    C. 施行加强前壁的疝修补术
    D. 施行加强后壁的疝修补术
    E. 施行无张力疝修补术

18. 加强腹股沟管前壁的疝修补方法是 （ ）
    A. Bassini 法　　B. Halsted 法
    C. Ferguson 法　D. McVay 法
    E. Shouldice 法

19. 患者,女,55 岁。肥胖。右腹股沟韧带下方卵圆窝处可见 3cm×3cm 半球状突起,局部有胀痛感。平卧时突起可变小、变软,但有时不能完全消失。查体:卵圆窝处咳嗽冲击感不明显。最常用的手术方式是 （ ）
    A. McVay 法　　B. Halsted 法
    C. Ferguson 法　D. Bassini 法
    E. Shouldice 法

20. 患者,男,25 岁。右腹股沟区可复性包块 2 年。查体:肿块还纳后,压迫内环口肿物不再复出,无压痛。手术中最有可能发现的是 （ ）
    A. 直疝三角部位腹壁薄弱
    B. 疝囊颈位于腹壁下动脉外侧
    C. 盲肠组成疝囊壁的一部分
    D. 疝内容物常为大网膜
    E. 精索在疝囊的前外方

21. 患者,男,45 岁。右阴囊可复性肿块 12 年,不能还纳 1 日,伴呕吐,停止排气排便。查体:心率 108 次/分,血压 150/100mmHg,右阴囊肿大,压痛明显,腹膨隆,肠鸣音亢进,白细胞 13×10^9/L,中性 85%。对该患者最佳的处理方法为 （ ）
    A. 立即剖腹探查
    B. 留急诊室观察
    C. 止痛、抗感染治疗
    D. 胃肠减压,择期行修补术
    E. 急作腹股沟疝手术,并作肠切除准备

22. 患者,男,72 岁。左侧腹股沟可复性包块 14 年,不能回纳 8 小时,以左腹股沟斜疝嵌顿急诊手术,术中见嵌顿小肠肠管色暗,无蠕动,行部分肠切除。此时不能行疝修补术的原因是 （ ）
    A. 术前准备不充分

B. 术后易出现腹胀
C. 患者年龄大,伤口愈合能力低
D. 术后易继发手术野感染
E. 术后易发生上呼吸道感染

23. 患者,女,60 岁。右侧股疝嵌顿 8 小时。查体:腹胀明显,右下腹局限性压痛(+),肌紧张,肠鸣音亢进。右侧腹股沟韧带下方隆起肿块,有压痛。手术时发现小肠坏死,行坏死小肠切除后。下一步正确的手术措施是 （ ）
    A. 单纯疝囊高位结扎术
    B. McVay 法疝修补术
    C. Bassini 法疝修补术
    D. Halsted 法疝修补术
    E. Ferguson 法疝修补术

【B/型/题】

(24～27 题共用备选答案)
    A. 疝内容物易回纳入腹腔
    B. 疝内容物不能完全回纳入腹腔
    C. 疝内容物有动脉性血液循环障碍
    D. 疝内容物为部分肠壁
    E. 疝内容物被疝环卡住不能回纳,但无动脉性循环障碍

24. 绞窄性疝为 （ ）
25. 易复性疝为 （ ）
26. 嵌顿性疝为 （ ）
27. 难复性疝为 （ ）

(28～30 题共用备选答案)
    A. 腹股沟直疝　B. 腹股沟斜疝
    C. 股疝　　　　D. 脐疝
    E. 切口疝

28. 多见于老年人的是 （ ）
29. 多见于中年女性的是 （ ）
30. 多见于儿童及青壮年的是 （ ）

(31～32 题共用备选答案)
    A. Ferguson 法
    B. Bassini 法
    C. Halsted 法

D. Shouldice 法

E. McVay 法

31. 在精索前方将腹内斜肌下缘、联合腱与腹股沟韧带缝合的疝修补方法是 （   ）

32. 重点放在腹横筋膜重叠缝合加强的疝修补方法是 （   ）

【X 型题】

33. 嵌顿性疝试行手法复位的适应证是 （   ）

    A. 腹壁缺损大,疝环较松

    B. 年老、体弱或者伴有严重疾病估计肠管无绞窄

    C. 嵌顿在 4 小时内,局部压痛不明显

    D. 局部压痛不明显,但是嵌顿时间 12 小时以上

    E. 无腹膜刺激征

34. 下列关于腹股沟斜疝的叙述,不正确的是 （   ）

    A. 经海氏三角突出

    B. 精索在疝囊后方

    C. 疝囊颈在腹壁下动脉外侧

    D. 多见于老年人

    E. 回纳疝块后压住深环,疝块仍可突出

35. 下列关于腹股沟直疝的叙述,正确的是 （   ）

    A. 多见于老年人

    B. 经 Hesselbach 三角突出,不进入阴囊

    C. 易嵌顿

    D. 精索在疝囊的前外方

    E. 疝囊颈在腹壁下动脉内侧

36. 下列关于股疝的叙述,正确的是 （   ）

    A. 多见于中年妇女

    B. 位于腹股沟韧带的下方

    C. 平卧时内容物回纳后,疝块常不完全消失

    D. 咳嗽时有冲击感

    E. 容易嵌顿

37. 下列关于腹股沟疝处理原则的叙述,正确的是 （   ）

    A. 1 岁以下,疝环直径小于 1.5cm 的婴幼儿可暂不手术

    B. 如果伴有引起腹内压增高的疾病,必须处理后再择期手术

    C. 无张力疝修补术强调必须高位结扎疝囊

    D. 加强腹股沟管前壁是最常用的方法

    E. 嵌顿时间在 3~4 小时内的疝,可以首先试行手法复位

38. 患者,男,27 岁。右侧腹股沟区发现可复性肿块 4 年,6 小时前患者发现肿块突然增大,伴剧烈疼痛。查体：右侧腹股沟区有 6cm×5cm 椭圆形肿块,触痛明显,腹部无压痛、反跳痛、腹肌紧张。下列处理措施不正确的是 （   ）

    A. 禁食、补液

    B. 手法复位

    C. 应用镇痛或镇静剂

    D. 急诊手术

    E. 应用抗生素

二、名词解释

1. 腹外疝
2. 难复性疝
3. 逆行性嵌顿性疝
4. 直疝三角（Hesselbach 三角,海氏三角）
5. 股疝

三、填空题

1. 腹外疝发生的两个主要病因是_____和_____。
2. 典型的腹外疝由_____、_____、_____和_____组成。
3. 腹股沟疝分为_____和_____两种,划分这两种疝的重要分界动脉是_____。

4. _____是最多见的腹外疝,发病率占全部腹外疝的_____,或占腹股沟疝的_____。
5. 成人腹股沟管的长度为_____,腹股沟管的内口即_____,外口即_____,腹股沟管的走向为_____、_____和_____斜行。
6. 修补或加强腹股沟管后壁常用的方法有四种:_____、_____、_____和_____。

四、简答题
1. 简述腹股沟斜疝与腹股沟直疝的区别。
2. 简述需与腹股沟斜疝相鉴别的疾病。
3. 简述腹股沟管的解剖结构。
4. 简述腹外疝的病因。

五、论述题
1. 试述传统疝修补术的手术方法及适应证。
2. 试述嵌顿性疝和绞窄性疝的处理原则。

六、病例分析题
患者,男,56岁。右下腹可复性包块20余年,行走时包块出现,有下坠感,有时包块在久站后可坠入右侧阴囊,平卧后可消失,无其他不适感。查体:T 36.5℃,P 75次/分,R 21次/分,BP 115/76mmHg,右腹股沟区可见一拳头大小的包块(立位),呈梨形,远端达右耻骨结节处。平卧时,右腹股沟仍较饱满,有包块感,外环口扩大并有冲击感,肿块消失后压住内环口改站立位肿块不再出现。肿块坠入阴囊行透光试验(-)。
问题:
1. 试述该患者的初步诊断及诊断依据。
2. 应与哪些疾病进行鉴别?
3. 该患者还需进一步做何检查以助于诊断?
4. 试述该患者的治疗方案。

参 / 考 / 答 / 案

一、选择题

【A 型题】
1. E 2. A 3. B 4. B 5. C
6. A 7. B 8. C 9. A 10. B
11. E 12. E 13. C 14. B 15. D
16. B 17. A 18. C 19. A 20. B
21. E 22. D 23. A

【B 型题】
24. C 25. A 26. E 27. B 28. A
29. C 30. B 31. A 32. D

【X 型题】
33. BCE 34. ADE 35. ABDE
36. ABCE 37. ABE 38. BC

1. E【解析】嵌顿性疝合并肠壁血运障碍者称为绞窄性疝,最容易发生疝内容物坏死。
2. A【解析】临床上最常见的腹外疝是腹股沟斜疝,占全部腹外疝的75%~90%。
3. B【解析】Richter疝是指嵌顿的疝内容物为肠管壁的一部分。滑动疝是指疝内容物成为疝囊壁的一部分,属于难复性疝。嵌顿性疝是指疝内容物突出后不能回纳入腹腔者。直疝是指疝囊经直疝三角突出的腹股沟疝。股疝是指疝囊经股环、股管向卵圆窝突出的疝。
4. B【解析】①滑动疝属于难复性疝,多见于右侧;②腹外疝最常见的疝内容物是小肠,难复性疝最常见的疝内容物是大网膜;③腹股沟直疝多见于年老体弱者;④儿童的腹股沟斜疝,因疝环周围组织富于弹性,虽易发生嵌顿,但不易绞窄。

5. C【解析】腹股沟直疝的疝内容物是经直疝三角突出腹外的,腹壁下动脉位于直疝三角的外侧边,腹股沟管的内侧边,男性腹股沟管内有精索通过,因此腹股沟直疝精索位于疝囊的前外方。腹股沟斜疝精索位于疝囊的后方。

6. A【解析】①腹股沟直疝的疝内容物由直疝三角由后向前突出,因此按压腹股沟管深环后疝块仍可突出;②腹股沟直疝的疝环口较大,不易发生嵌顿,容易发生嵌顿的是腹股沟斜疝、股疝;③腹股沟直疝的疝囊颈位于腹壁下动脉内侧,腹股沟斜疝的疝囊颈位于腹壁下动脉的外侧;④腹股沟直疝多见于老年人,疝块呈半球形,基底较宽。

7. B【解析】①腹股沟斜疝的发病机制分为先天性和后天性两种,鞘突未闭或闭锁不全是先天性斜疝的发病机制,多见于小儿。②成人腹股沟斜疝多为后天性腹壁薄弱或缺损所致,如腹横筋膜薄弱或缺损、腹内斜肌和腹横肌发育不全等。弓状下缘与腹股沟韧带在腹肌松弛时是分离的,但在腹内斜肌收缩时,弓状下缘被拉直而靠向腹股沟韧带,可以起到覆盖精索并加强腹股沟管前壁的作用,因此腹股沟斜疝常发生于腹内斜肌弓状下缘发育不全或位置偏高者。

8. C【解析】①嵌顿性疝需要急诊手术,Richter疝嵌顿的疝内容物是肠管壁的一部分。Littre疝嵌顿的疝内容物为Meckel憩室。Maydl疝为逆行性嵌顿性疝,是指嵌顿的肠管包含几个肠袢,呈W形。②难复性疝是指疝内容物不容易回纳入腹腔,并没有完全嵌顿,也没有肠管血运障碍,无须急诊手术。

9. A【解析】右腹股沟斜疝患者,术中发现疝囊壁的一部分由盲肠组成,说明疝内容物盲肠组成了疝囊壁的一部分,故属于滑动性疝。

10. B【解析】腹股沟管的内环即为深环(也称腹环),外口即为浅环(也称皮下环)。深环位于腹股沟中点上方2cm。

11. E【解析】疝囊通过股环、经股管向卵圆窝突出的疝称为股疝。由于股管几乎是垂直向下的,疝块在卵圆窝处向前转折时形成一锐角,加上股环的口径较小,周围多为坚韧的韧带,因此,股疝发生嵌顿的概率很高,是最易发生嵌顿的腹外疝。

12. E【解析】腹股沟斜疝是最常见的腹外疝,占腹外疝的75%~90%。腹股沟斜疝可经腹股沟管深环→腹股沟管→腹股沟管浅环→进入阴囊。当疝内容物回纳入腹腔后,用手指通过阴囊皮肤伸入浅环,可感到浅环扩大。与腹股沟直疝相比,斜疝较易嵌顿,但不是最易嵌顿的,最易嵌顿的腹外疝是股疝。由于斜疝的疝囊经深环突出,因此压迫腹股沟韧带中点上方2cm处(即深环的体表投影处),可阻止疝内容物的突出。

13. E【解析】①平片无张力疝修补术(Lichtenstein法)是使用一张适当大小的高分子补片材料置于腹股沟管深面,以加强腹股沟管后壁,比传统的疝修补手术复发率低,主要用于复发疝、复杂疝的治疗。该患者为老年复发疝,且腹壁薄弱,应选用Lichtenstein法修补。②其余选项均属于传统疝修补方法,复发率高,不宜选用。

14. B【解析】①老年男性最常见的是腹外疝是腹股沟直疝而不是斜疝。"疝块呈半球形,不进入阴囊,易还纳"是腹股沟直疝的特点。故该患者应诊断为腹股沟直疝。②"不透光",可排除鞘膜积液。隐睾常位于腹股沟管内,不能还纳。股疝于腹股沟韧带下方的股管突出。

15. D【解析】腹股沟区包块站立位出现,平卧位时消失,可排除隐睾。包块可进入阴囊,排斥股疝和腹股沟直疝,因为股疝和腹股沟直疝的疝内容物均不能进入阴囊。压迫腹股沟管深环后,肿物不再复出,应诊断为腹股沟斜疝。

16. B【解析】滑动疝是指疝内容物成为疝囊壁的一部分。右侧滑动疝的疝内容物多为盲肠、阑尾和膀胱,左侧滑动疝的疝内容物多为乙状结肠和膀胱。由于这些疝内容物已经成为疝囊的组成部分,因此切开疝囊时,应特别注意不要误伤这些正常的组织结构。以上选项中,仅盲肠为滑动疝的常见内容物。

17. A【解析】5个月大的婴儿,右侧腹股沟区可复性肿块,应诊断为腹股沟斜疝。因为婴幼儿腹肌可随躯体生长逐渐强壮,疝有自行消失的可能。故1岁以下的儿童可暂不行手术治疗,使用绷带压住腹股沟深环,保守观察。其余选项均为1岁以上的儿童或成人腹股沟疝的治疗方法。

18. C【解析】Ferguson 法为加强腹股沟管前壁的方法,其余选项均为加强后壁的方法。

19. A【解析】40岁以上的肥胖女性是股疝的好发人群,该患者出现卵圆窝处难复性肿块,咳嗽冲击感不明显,考虑为股疝。最常用的手术方式是 McVay 法。其余选项为腹股沟直疝或斜疝的常用手术方法。

20. B【解析】患者右腹股沟区可见可复性包块,压迫内环口疝内容物不再复出,应诊断为右侧腹股沟斜疝,术中可见疝囊颈位于腹壁下动脉外侧。A项、E项为腹股沟直疝的特点,C项为滑动疝的特点,D项为难复性疝的特点。

21. E【解析】右阴囊可复性肿块12年,不能还纳1日,伴呕吐,停止排气排便,应诊断为右腹股沟斜疝嵌顿;"腹膨隆,肠鸣音亢进",提示嵌顿的疝内容物为肠管;"不能还纳1日",说明嵌顿的肠管可能已经绞窄坏死,因此,最佳治疗方法是急诊疝修补术,并做坏死肠段切除的准备。

22. D【解析】绞窄性腹股沟斜疝因嵌顿肠管坏死,容易继发手术野感染,通常采用疝囊高位结扎术,而不施行疝修补术,因感染常使疝修补失败,腹壁的缺损可在以后择期手术予以加强。

23. A【解析】嵌顿性疝肠管已经绞窄坏死,行肠切除肠吻合后,只能行单纯疝囊高位结扎术,而不能同时一期做疝修补术。

24~27. CAEB【解析】①绞窄性疝为嵌顿性疝合并肠壁血运障碍;②易复性疝是指疝内容物很容易回纳入腹腔的疝;③嵌顿性疝是指疝内容物被疝环卡住不能还纳的疝,但无动脉性循环障碍;④难复性疝是指疝内容物不能回纳或不能完全回纳入腹腔内,但不引起严重症状者。

28~30. ACB【解析】①腹股沟直疝多见于老年男性;②股疝多见于40岁以上的妇女;③腹股沟斜疝多见于儿童及青壮年;④脐疝多见于小儿和成人,切口疝好发于经腹直肌切口感染者。

31~32. AD【解析】①Ferguson 法是指在精索前方将腹内斜肌下缘与联合腱缝至腹股沟韧带上,以加强腹股沟管前壁的方法;②Shouldice 法将疝修补的重点放在加强内环及腹横筋膜上,为加强腹股沟管后壁的方法。

33. BCE【解析】具备以下情况的嵌顿性疝可先试行手法复位:①嵌顿发生在3~4小时以内,无显著局部压痛,也无腹部压痛或腹肌紧张等腹膜刺激症状者;②年老体弱或伴有其他严重疾病,估计肠袢尚未绞窄坏死者。复位时切忌粗暴,手法轻柔,复位后需严密观察患者腹部的情况,预防腹膜炎和肠梗阻的发生,一旦出现这些情况,应尽早行手术探查。

34. **ADE**【解析】腹股沟斜疝多见于儿童与青壮年,疝块呈椭圆形或梨形,有蒂,经腹股沟管突出,可进入阴囊,精索在疝囊的后方,疝囊颈在腹壁下动脉外侧,回纳疝块后压住内环口,疝块不再突出。

35. **ABDE**【解析】腹股沟直疝多见于老年人,由直疝三角(Hesselbach 三角)突出,精索在疝囊的前外方,疝囊颈在腹壁下动脉内侧,疝块呈半球形,基底较宽,回纳疝块后压住内环疝块仍可突出,直疝很少进入阴囊,极少嵌顿。容易发生嵌顿的是腹股沟斜疝和股疝。

36. **ABCE**【解析】股疝好发于 40 岁以上的妇女,易嵌顿,易绞窄,疝块位于腹股沟韧带下方卵圆窝处,呈半球状,疝内容物常为大网膜或小肠,平卧回纳后疝块常不能完全消失。因疝囊颈较小,故咳嗽冲击感不明显。

37. **ABE**【解析】①1 岁以下婴幼儿的腹股沟疝可暂不手术,因为婴幼儿腹肌可随躯体的生长逐渐强壮,疝有自行消失的可能;②腹外疝的病因之一就是腹内压增高,因此伴有腹内压增高的疾病(如前列腺肥大、慢性咳嗽、便秘等)的患者,术前必须做适当处理后再择期手术,以免疝复发;③无张力疝修补术是将疝内容物还纳后,用锥型网填塞疝环,然后用平片置于精索后加强腹股沟管后壁,因此与传统疝修补术不同,不做疝囊高位结扎;④腹外疝最常用的手术方法是疝修补术,而不是加强腹股沟管前壁;⑤嵌顿时间在 3～4 小时内的腹外疝,可先试行手法复位。

38. **BC**【解析】①患者右侧腹股沟区可复性肿块 4 年,考虑为腹股沟疝。6 小时前肿块增大、剧痛,说明疝发生嵌顿。题中患者嵌顿的时间已超过 3～4 小时,且局部触痛明显,估计嵌顿的肠管已经绞窄坏死,故应急诊手术,切除坏死肠管做肠吻合,并同时行疝囊高位结扎。②禁食、补液为术前准备内容,应用抗生素为一般性治疗措施。题中患者肠管已绞窄坏死,严禁手法复位,应急诊手术处理;严禁应用镇痛或镇静剂后保守治疗观察,以免延误病情造成严重后果。

二、名词解释

1. *腹外疝*:指由腹腔内的脏器或组织连同腹膜壁层,经腹壁薄弱点或孔隙,向体表突出者。

2. *难复性疝*:疝内容物不能回纳或不能完全回纳入腹腔内,但并无严重症状者,称为难复性疝。

3. *逆行性嵌顿性疝*:嵌顿的内容物通常为一段肠管,有时嵌顿肠管可包括几个肠袢,或呈 W 形,疝囊内各嵌顿肠袢之间的肠管可隐匿在腹腔内,这种情况称为逆行性嵌顿性疝。

4. *直疝三角(Hesselbach 三角,海氏三角)*:外侧边是腹壁下动脉,内侧边为腹直肌外侧缘,底边为腹股沟韧带。此处腹壁缺乏完整的腹肌覆盖,且腹横筋膜较周边薄,故易发生疝。腹股沟直疝在此由后向前突出,故称直疝三角。

5. *股疝*:疝囊通过股环、经股管向卵圆窝突出的疝,称为股疝。

三、填空题

1. 腹壁强度降低　腹内压力增高
2. 疝环　疝囊　疝内容物　疝外被盖
3. 斜疝　直疝　腹壁下动脉
4. 斜疝　75%～90%　85%～95%
5. 4～5cm　深环　浅环　由外向内　由上向下　由深向浅
6. Bassini 法　Halsted 法　McVay 法　Shouldice 法

四、简答题

1. 简述腹股沟斜疝与腹股沟直疝的区别。

答 斜疝和直疝的鉴别见下表。

腹股沟斜疝与腹股沟直疝的鉴别

鉴别要点	斜疝	直疝
好发人群	儿童及青壮年	老年人
突出途径	经腹股沟管突出	由直疝三角突出
进入阴囊	可进入	很少进入
回纳疝块后压住深环	疝块不再突出	疝块仍可突出
精索与疝囊的关系	精索在疝囊后方	精索在疝囊前外方
疝囊颈与腹壁下动脉的关系	疝囊颈在腹壁下动脉外侧	疝囊颈在腹壁下动脉内侧
疝顿机会	较多	较少

2. 简述需与腹股沟斜疝相鉴别的疾病。

答 斜疝需与下述疾病相鉴别。①睾丸鞘膜积液：肿块局限在阴囊内，其上界可以清楚地摸到，透光试验阳性，但疝块不透光；②交通性鞘膜积液：肿块的外形与睾丸鞘膜积液相似，典型表现为起床后或站立活动时肿块出现并逐渐增大，平卧或睡觉后逐渐缩小，透光试验阳性；③精索鞘膜积液：肿块小，在腹股沟管内牵拉同侧睾丸可见肿块移动；④隐睾：肿块较小，挤压时可出现胀痛，患侧阴囊内睾丸缺失可明确诊断；⑤急性肠梗阻：无疝病史，腹股沟区无疝内容物嵌顿，摸不到疝内容物。

3. 简述腹股沟管的解剖结构。

答 腹股沟管位于腹壁前、腹股沟韧带内上方，腹内斜肌、腹横肌弓状下缘与腹股沟韧带之间的空隙处。成年人腹股沟管长 4～5cm。有内、外两口，内口即深环，外口即浅环。深环为其起点，其走向为由外向内、由上向下、由深向浅斜行；皮肤、皮下组织和腹外斜肌腱膜组成其前壁；腹横筋膜和腹膜为其后壁，腹股沟镰位于内侧 1/3 处；腹内斜肌、腹横肌的弓状下缘为上壁；腹股沟韧带和腔隙韧带为下壁。女性腹股沟管内有子宫圆韧带通过，男性有精索通过。

4. 简述腹外疝的病因。

答 （1）腹壁薄弱或缺损：有先天性和后天性两种。①先天性，如精索或子宫圆韧带穿过腹股沟管、股动静脉穿过股管等处；②后天性，手术切口愈合不良、外伤、老年体弱等均可造成腹壁的缺损和薄弱。

（2）腹内压升高：是一种诱发因素，如慢性咳嗽、排尿困难、慢性便秘、妊娠、重体力劳动及举重运动等。

五、论述题

1. 试述传统疝修补术的手术方法及适应证。

答 （1）加强腹股沟管前壁常用的方法：Ferguson 法，即将腹内斜肌下缘与联合腱在精索的前方缝至腹股沟韧带上。腹横筋膜无显著缺损、腹股沟管后壁健全者较适用此法。

（2）加强腹股沟管后壁常用的方法。①Bassini 法：将腹内斜肌下缘和联合腱在精索后方缝至腹股沟韧带上，将精索置于腹内斜肌与腹外斜肌腱膜之间。腹横筋膜松弛、腹股沟韧带薄弱者适用此法,临床应用最广泛。②Halsted法:在精索后方把腹内斜肌下缘和联合腱缝至腹股沟韧带上,同时把腹外斜肌腱膜也在精索后方缝合,移精索至腹壁皮下层与腹外斜肌腱膜之间。③McVay法:将腹内斜肌下缘和联合腱在精索后方缝至耻骨梳韧带上。后壁严重薄弱者及股疝者适用此法。④Shouldice法:将疝修补重点放在内环和腹横筋膜。成人腹股沟斜疝、直疝较大者适用此法。

2. 试述嵌顿性疝和绞窄性疝的处理原则。

答 (1)嵌顿性疝手法复位的适应证:①嵌顿发生在3~4小时以内,腹膜刺激症状不明显者;②估计肠祥尚未绞窄坏死的年老体弱者或伴有其他严重疾病者。
(2)除外手术复位的情况,发生嵌顿性疝时尽早手术,绞窄性疝发生后也应立即手术治疗。
(3)术中证明肠管尚具有生命力,可回纳腹腔。
(4)如肠管确已坏死,则在患者全身情况允许的前提下,切除该段肠管并进行一期吻合;如患者全身情况不允许肠切除吻合,可将坏死肠管置于腹外,7~14日后,再施行肠切除吻合术。
(5)高位结扎疝囊,一般不宜做疝修补术,以免因感染而致修补失败。

六、病例分析题

1. 试述该患者的初步诊断及诊断依据。

答 (1)初步诊断:右侧腹股沟斜疝。
(2)诊断依据:①56岁男性,右下腹可复性包块20余年;②右腹股沟区可见一拳头大小的包块(立位),可坠入阴囊,平卧肿块消失后压住内环口改站立位肿块不再出现;③透光试验(-)。

2. 应与哪些疾病进行鉴别?

答 ①腹股沟直疝;②鞘膜积液;③腹股沟淋巴结肿大。

3. 该患者还需进一步做何检查以助于诊断?

答 B超或CT检查。

4. 试述该患者的治疗方案。

答 做好术前准备,行手术治疗,疝囊高位结扎+修补术或无张力疝修补术。

(唐诗琪)

第32章 腹部损伤

【学/习/要/点】

一、掌握

1. 腹部损伤概论。
2. 腹部闭合性损伤的临床表现、辅助检查、诊断要点及处理。
3. 脾、肝、胰、胃和十二指肠损伤的临床特点及治疗。
4. 小肠、结肠、直肠损伤的临床特点及治疗。

二、熟悉

1. 腹膜后血肿的临床特点及治疗。
2. 损伤控制外科的病理生理及治疗。

【应/试/考/题】

一、选择题

【A/型/题】

1. 对腹膜刺激最轻的是 （　　）
   A. 血液　　　　B. 肠液
   C. 胰液　　　　D. 胆汁
   E. 胃液
2. 腹部空腔脏器破裂最主要的临床表现是 （　　）
   A. 胃肠道症状　B. 腹膜刺激征
   C. 全身感染症状　D. 气腹征
   E. 肠麻痹
3. 腹部损伤患者观察期间,按常规要求,每次检查腹部的间隔时间为 （　　）
   A. 30 分钟　　　B. 35 分钟
   C. 40 分钟　　　D. 45 分钟
   E. 50 分钟
4. 破裂后液体进入腹腔引起腹膜刺激征最严重的腹部实质脏器是 （　　）
   A. 肾上腺　　　B. 肾脏
   C. 肝脏　　　　D. 胰腺
   E. 脾脏
5. 腹部损伤时作诊断性腹腔穿刺,抽出不凝固血液,最可能的诊断为 （　　）
   A. 空腔脏器破裂
   B. 误穿入腹腔血管
   C. 前腹壁血肿
   D. 实质性器官破裂
   E. 后腹膜间隙血肿
6. 腹部闭合性损伤,确诊有无内脏损伤最简便、最可靠的诊断方法为 （　　）
   A. X 线　　　　B. CT
   C. 白细胞计数　D. B 超
   E. 腹腔穿刺

7. 下列情况禁用诊断性腹腔穿刺的是
   （　　）
   A. 小儿及老人
   B. 精神状态不正常者
   C. 严重腹胀者
   D. 昏迷者
   E. 病史不清者

8. 腹部闭合性损伤剖腹探查手术时，应最先探查
   （　　）
   A. 胰腺　　　　B. 结肠
   C. 肝脾　　　　D. 胃十二指肠
   E. 盆腔器官

9. 腹部闭合性损伤时，最常受到损伤的空腔脏器是
   （　　）
   A. 胃　　　　　B. 十二指肠
   C. 小肠　　　　D. 升结肠
   E. 乙状结肠

10. 腹部闭合性损伤合并休克的处理原则是
    （　　）
    A. 急诊剖腹探查
    B. 输血并给止血药
    C. 积极抗休克同时剖腹探查
    D. 输血并给抗生素
    E. 积极抗休克，休克纠正后手术探查

11. 患者，女，50岁。车祸致腹部损伤3小时。伤后腹痛、腹胀。在急诊室非手术治疗观察期间，最重要的措施是
    （　　）
    A. 实验室检查的动态监测
    B. 腹部B超的动态检查
    C. 腹部X线检查
    D. 全面了解损伤经过
    E. 观察腹部体征的变化

12. 患者，男，40岁。腹部撞伤3小时，持续性腹痛，未排尿。查体：T 37.5℃，P 110次/分，BP 90/60mmHg，腹式呼吸受限，腹稍胀，全腹肌紧张，压痛（+），腹部移动性浊音（+），肠鸣音消失。实验室检查：Hb 100g/L，WBC 12×10^9/L。最佳的治疗方案是（　　）
    A. 胃肠减压观察
    B. 广谱抗生素治疗观察

C. 急诊剖腹探查
D. 导尿、留置尿管观察
E. 抗休克治疗观察

13. 腹部闭合性损伤中最易损伤的实质性器官是
    （　　）
    A. 肝脏　　　　B. 脾脏
    C. 胰腺　　　　D. 肾脏
    E. 肾上腺

14. 肝脾损伤后可能发生的主要危险是
    （　　）
    A. 腹腔内出血　　B. 腹膜炎
    C. 全身感染　　　D. 肠麻痹
    E. 胃肠道出血

15. 患者，男，25岁。因腹部外伤急诊入院，行剖腹探查，见肝右叶8cm长裂口，较深，有不易控制的动脉行出血。术中最有效的止血方法是
    （　　）
    A. 用纱布或绷带条压迫止血
    B. 全身和局部同时应用止血药物
    C. 填塞大网膜后缝合裂口
    D. 阻断肝门血流后止血
    E. 明胶海绵或氧化纤维填入裂口

16. 患者，男，35岁。由6m高处跌下2小时。查体：BP 104/70mmHg，P 120次/分。腹肌紧张，有压痛和反跳痛，肠鸣音弱。Hb 80g/L。X线检查：右侧第9、10肋骨骨折，右侧膈肌升高。最可能的诊断是
    （　　）
    A. 肝破裂　　　　B. 胃破裂
    C. 脾破裂　　　　D. 横结肠破裂
    E. 胰腺断裂

17. 诊断脾破裂最有价值的是（　　）
    A. 左上腹部有外伤史
    B. 有休克表现
    C. 有进行性贫血
    D. 腹部有压痛和反跳痛
    E. 腹腔穿刺抽出不凝血液

18. 脾破裂术前最重要的治疗措施是（　　）
    A. 控制感染　　　B. 应用止血药
    C. 止痛　　　　　D. 补充血容量
    E. 补充营养

19. 脾切除术后引起凶险性感染的病原菌主要是 （ ）
   A. 肺炎球菌
   B. 大肠埃希菌
   C. 金黄色葡萄球菌
   D. 痢疾杆菌
   E. 草绿色链球菌

20. 患者,男,20岁。左上腹被自行车把碰伤2小时,伤后腹痛、呕吐一次,为胃内容物,自觉头晕、乏力、口渴、心慌。查体:BP 85/60mmHg,P 110次/分,面色苍白,四肢湿冷,左上腹见 4cm×5cm 皮下瘀斑,全腹有压痛、轻度肌紧张和反跳痛,以左上腹显著,叩诊有移动性浊音,听诊肠鸣音较弱。根据患者的症状和体征,最可能的诊断是 （ ）
   A. 肝破裂   B. 脾破裂
   C. 胰腺损伤   D. 空回肠破裂
   E. 结肠破裂

21. 患者,女,30岁。上腹胀伴恶心、呕吐20日。进食后上腹胀明显,恶心,有时呕吐所进食物,无发热,5个月前曾撞伤上腹部。查体:无贫血,无黄染,上腹部隆起,可触及 18cm×4cm 囊性包块,不活动,无压痛。钡餐透视见胃大弯受压上抬,横结肠下移。最可能的诊断是 （ ）
   A. 胰腺囊肿   B. 腹膜后血肿
   C. 胰腺假性囊肿 D. 肠系膜囊肿
   E. 胰腺囊腺瘤

22. 患者,男,24岁。练双杠时撞击上腹部,突发腹痛4小时。疼痛加重,伴背部疼痛、恶心、呕吐,呕吐物中有胃液和胆汁。既往有胆囊炎病史。腹部X线平片检查:横结肠肝区胀气,腹膜后有气体征象。粪隐血(-)。最可能的诊断是 （ ）
   A. 右肾破裂   B. 肝破裂
   C. 胆囊破裂   D. 十二指肠破裂
   E. 结肠破裂

23. 患者,男,25岁。腰背及腹部挤压伤后1小时。查体:BP 140/80mmHg,P 96次/分。痛苦貌,腹部膨隆,轻压痛,无反跳痛,肠鸣音弱,腰肋部可见瘀斑。急症剖腹探查见后腹膜完整,腹膜后见 10cm×8cm×2cm 血肿,最重要的观察其大小无变化。该患者最重要的术后治疗是 （ ）
   A. 纠正水电解质平衡紊乱
   B. 防治感染
   C. 防治肝肾功能障碍
   D. 纠正贫血
   E. 纠正低蛋白血症

【B型题】

(24~25题共用备选答案)
A. X线检查有膈下游离气体
B. 移动性浊音阳性
C. 白细胞计数增高
D. 腹腔穿刺抽出不凝血液
E. 腹部立位X线平片可见气液平面

24. 诊断脾破裂最有意义的检查结果是 （ ）
25. 诊断胃穿孔最有价值的检查结果是 （ ）

(26~27题共用备选答案)
A. 不凝的血性液体
B. 黄绿色透明液体,无臭味
C. 稀脓性液体,略带臭味
D. 淡黄色透明液体
E. 黄绿色稠厚液体,带有粪便样特殊臭味

26. 脾破裂时腹腔穿刺液为 （ ）
27. 胃十二指肠急性穿孔时腹腔穿刺液为 （ ）

(28~31题共用备选答案)
A. 腹膜炎出现早
B. 腹膜炎严重,呈板状腹
C. 腹膜炎出现较晚,但较重
D. 腹膜炎出现较晚且较轻
E. 无腹膜刺激征

28. 结肠破裂的特点是 （ ）

29. 胰腺破裂的特点是　　　　（　）
30. 小肠破裂的特点是　　　　（　）
31. 胃穿孔的特点是　　　　　（　）

【X 型题】

32. 腹部闭合性损伤时,支持腹腔内脏损伤诊断的是　　　　　　（　）
    A. 早期出现休克
    B. 腹膜刺激征
    C. 有气腹征
    D. 移动性浊音(+)
    E. 肠鸣音活跃
33. 对疑有腹腔内空腔脏器破裂的腹部闭合性损伤患者,在观察期间内处理正确的是　　　　　　　　　（　）
    A. 使用广谱抗生素
    B. 注射止痛剂
    C. 禁饮食
    D. 胃肠减压
    E. 补充血容量
34. 腹部损伤后手术探查的可靠指征是（　）
    A. 腹痛
    B. 肠鸣音消失
    C. 膈下有游离气体
    D. 血压有下降趋势
    E. 脉搏增快,体温升高
35. 患者,男,25 岁。创伤 10 分钟来院,查体:意识清楚,面色苍白,右股外侧可见 3cm 长创口,无出血,肢体无反常活动,血压 90/60mmHg,脉搏 122 次/分,呼吸 28 次/分,患者自觉腹胀,排气一次。正确的急诊处理有（　）
    A. 生命体征监护
    B. 右股 X 线检查
    C. 腹部超声检查
    D. 建立静脉输液通道
    E. 立位胸腹部透视检查
36. 下列关于结肠损伤的叙述,正确的是（　）
    A. 结肠损伤发生率低于小肠损伤

B. 结肠内细菌多,一旦损伤继发腹腔感染较严重
C. 腹部闭合性损伤中,结肠损伤易漏诊
D. 结肠内细菌多,一旦损伤腹膜炎均很早表现出来
E. 部分结肠位居腹膜后,损伤常导致腹膜后感染

二、名词解释

1. 闭合性腹部损伤
2. 真性破裂
3. 穿透伤

三、填空题

1. 实质性脏器损伤的主要临床表现为＿＿＿＿,空腔脏器损伤的主要临床表现为＿＿＿＿。
2. 诊断性腹腔穿刺的阳性率可达＿＿＿＿,穿刺点多选于＿＿＿＿或＿＿＿＿。
3. 按病理解剖脾破裂可分为＿＿＿＿、＿＿＿＿和＿＿＿＿,临床所见脾破裂,约85% 是＿＿＿＿。
4. ＿＿＿＿为胃肠道破裂的证据,立位腹部平片可表现为＿＿＿＿阴影。

四、简答题

1. 简述如何判断有无内脏损伤。
2. 简述腹部损伤急诊手术探查的指征。
3. 简述剖腹探查和处理腹腔的顺序。
4. 简述各类脏器损伤的特征性表现。

五、论述题

1. 试述对于暂时不能明确有无腹腔内脏损伤而生命体征稳定的患者进行严密观察的内容、要求及处理。
2. 试述肝脏损伤处理的基本要求和手术治疗。

六、病例分析题

患者,男,35 岁。左上腹外伤后 9 小时,伴口渴、心悸、烦躁 2 小时。患者今日晨起在

工地工作时被拖拉机撞伤左上腹,当时感疼痛剧烈,随即至当地医院就诊,行 X 线检查发现有肋骨骨折,卧床休息和局部固定后感觉好转,但仍有左上腹痛伴恶心。下午起床活动时觉全腹疼痛发胀,伴头晕、心悸,2 小时来口渴、烦躁。查体:T 37.6℃,P 110 次/分,BP 90/60mmHg。意识清,颜面、结膜明显苍白,心肺(-),左季肋部皮下瘀斑,压痛。腹稍胀,全腹有明显压痛,以左上腹为著,肌紧张不明显,但有明显反跳痛,移动性浊音(±),肠鸣音减弱。实验室检查:Hb 80g/L,WBC 90×10^9/L。

问题:
1. 试述该患者的初步诊断及诊断依据。
2. 应与哪些疾病进行鉴别?
3. 该患者还需进一步做何检查以助于诊断?
4. 试述该患者的治疗原则。

【参/考/答/案】

一、选择题

【A 型题】
1. A   2. B   3. A   4. D   5. D
6. E   7. C   8. C   9. C   10. C
11. E   12. C   13. B   14. A   15. D
16. A   17. E   18. D   19. A   20. C
21. C   22. D   23. B

【B 型题】
24. D   25. A   26. A   27. B   28. C
29. D   30. A   31. B

【X 型题】
32. ABCD   33. ACDE   34. BCDE
35. ACDE   36. ABCE

1. A【解析】空腔脏器损伤后,其内容物流入腹腔刺激腹膜产生腹膜刺激征,通常胃液、胆汁、胰液刺激最强,肠液次之,血液最轻。

2. B【解析】胃肠道、胆道、膀胱等空腔脏器破裂的主要临床表现是弥漫性腹膜炎。除胃肠道症状及稍后出现的全身性感染表现外,最为突出的症状是腹膜刺激征,其程度因空腔脏器内容物不同而异。伤者可有气腹征,而后可有肠麻痹,但都不是最主要的临床表现。

3. A【解析】腹部损伤患者观察期间应每 15～30 分钟测一次脉率、呼吸和血压;每 30 分钟检查一次腹部体征;每 30～60 分钟测定一次红细胞数、血红蛋白和血细胞比容。

4. D【解析】①脾、肾、肾上腺损伤常表现为腹腔内出血,由于不含消化液,故腹膜刺激征并不严重。②肝破裂伴较大肝内胆管断裂时,因有胆汁漏出而出现明显的腹膜刺激征。胰腺损伤若伴有胰管断裂,胰液溢入腹腔可对腹膜产生强烈的刺激,而引起强烈的腹膜刺激征。

5. D【解析】①腹部闭合性损伤作诊断性腹腔穿刺,若抽出不凝血液,提示实质性脏器破裂所致内出血,因腹膜的去纤维化作用而使血液不凝固。②空腔脏器破裂出血量少,腹腔穿刺一般不能抽出血液,有时可抽出少量胃肠内容物。③若误穿入腹腔血管,则抽出的血液多很快凝固;若误入前腹壁血肿、后腹膜间隙血肿,则因出血聚集在血肿内,诊断性腹腔穿刺多不能抽出血液。

6. E【解析】①腹部闭合性损伤后,进行诊断性腹腔穿刺阳性率可达 90% 以上,对于判断腹腔内脏有无损伤和哪一类脏器损伤有很大帮助,为目前确诊有无内脏损伤最简便、最可靠的诊断方法。②X 线片主要用于空腔脏器破裂的诊断。B 超、CT 对实质性脏器损伤的诊断有很大价值,但不是首选的检查项目,因为休克患者不宜过多搬动、浪费太多时间作此种检查。白细胞计数无特异性,对腹部闭合性损伤诊断价值不大。

7. C【解析】严重腹胀者进行诊断性腹腔穿刺时,穿刺针易进入胀气的肠腔抽出肠内容物引起误诊误判,故属禁忌证。诊断性腹腔穿刺的其他禁忌证:广泛腹膜粘连、包虫病、大月份妊娠、巨大卵巢囊肿、躁动不能配合者。

8. C【解析】腹部闭合性损伤术中探查原则是:先探查实质性脏器(肝脾),再探查膈肌,然后探查空腔脏器,最后探查盆腔。即肝脾→膈肌→胃→十二指肠→空回肠→大肠及其系膜→盆腔脏器→胃后壁和胰腺→必要时探查十二指肠二、三、四段。

9. C【解析】①小肠在腹腔中分布广,容积大,相对表浅,又无骨骼保护,因此是腹部闭合性损伤时最易受累的空腔脏器。②胃由于有肋弓保护,且活动度较大,柔韧性较好,壁厚,腹部闭合性损伤时很少受累。十二指肠由于位置深,且有肋弓保护,故十二指肠外伤少见。结肠损伤的发生率仅次于小肠,多为开放性损伤,闭合性损伤少见。

10. C【解析】腹部闭合性损伤如肝脾破裂等,常合并出血性休克,由于休克的原因是实质性脏器破裂出血或大血管损伤,因此必须一边抗休克治疗,一边准备手术。如不经术前补液,抗休克治疗而直接手术治疗,则手术风险很大;如只行补液、输血、止血等保守治疗,有许多患者出血并不能自止,从而失去抢救机会。有些患者出血量大、病情凶险,只有手术治疗才能彻底止血,使休克纠正,所以不能等待休克纠正后再手术治疗。

11. E【解析】①腹部闭合性损伤的患者,若暂时不能明确诊断,可严密观察。实验室检查的动态监测范围太广,不可能作为正确答案。腹部B超的动态检查可用于实质性脏器损伤的诊断,腹部X线检查只能用于空腔脏器损伤的诊断,两者均不全面,故不选B项、C项。"全面了解损伤的经过"也不可能作为正确的答案,因为了解损伤经过,即病史。②观察期间反复检查伤情,严密观察腹部体征的变化,故答案选E项。

12. C【解析】患者腹部撞伤3小时,全腹肌紧张,压痛,肠鸣音消失,说明有腹膜刺激征。腹部移动性浊音阳性,此为腹腔内实质性脏器破裂出血所致。患者目前血压 90/60mmHg,应诊断为腹部闭合性脏器损伤实质性脏器破裂出血伴休克。应行必要的术前准备,边抗休克,边急症剖腹探查。

13. B【解析】脾是腹腔脏器最容易受损的实质性脏器,脾损伤的发生率在腹部创伤中高达40%～50%,肝脏损伤在腹部损伤中占20%～30%,右肝破裂较左肝为多,其次为胰腺、肾、肾上腺等。请注意区分:腹部闭合性损伤中最容易受损的器官是脾,腹部最易受损的实质性脏器也是脾,腹部闭合性损伤中最易受损的空腔脏器是小肠。

14. A【解析】①肝脾是实质性脏器,损伤后主要的危险是腹腔内出血,如面色苍白、脉率增快、脉搏微弱、血压下降,甚至休克、死亡。②腹膜炎、全身感染、肠麻痹是腹部空腔器官受损的主要表现,故不选B项、C项、D项。肝脾损伤后出血会进入游离腹腔,不可能进入胃肠道,只有消化道出血才会进入胃肠道。

15. D【解析】①肝破裂开腹手术时,进腹后若发现有不易控制的动脉性出血,应用纱布压迫创面暂时止血,同时用手指或橡皮管阻断肝十二指肠韧带控制出血,以利于探查和处理,因为肝十二指肠韧带内含有门静脉、肝动脉等,故选D项。②A项只是临时性止血措施。填塞大网膜后缝合裂口主要适合于中等裂口的出血,故不选B项。明胶海绵或氧化纤维填入裂口只适合于小裂口出血,故不选E项。全身和局部同时应用止血药物主要用于广泛性

· 213 ·

渗血,对动脉性出血不适合,故不选C项。

16. A【解析】①患者右侧下位肋骨骨折,有"腹痛、腹膜刺激征"为空腔脏器损伤的表现;"失血征、血压降低、脉率增快"为实质性脏器损伤的表现;患者右侧膈肌因积血上顶而抬高,应诊断为肝破裂。肝破裂常有空腔脏器受损和实质性脏器受损的双重表现。②胃、横结肠均为空腔脏器,受损后仅表现为腹膜刺激征。脾脏为实质性脏器,受损后常表现为失血征。胰腺为实质性脏器,损伤后常表现为失血征;但由于胰液的刺激,也可由腹膜刺激征,病灶部位常位于左上腹部。

17. E【解析】①脾脏是典型的实质性脏器,损伤后主要表现为腹腔内出血,只要血容量>100ml 诊断性腹腔穿刺抽出不凝血,即可确诊。休克、进行性贫血都是脾破裂的晚期表现,其早期诊断价值有限。②左上腹外伤对脾破裂具有辅助诊断价值。脾破裂腹膜刺激征轻微。

18. D【解析】①脾破裂的主要表现为腹腔内出血,由于出血量大,常导致失血性休克,因此在急诊行脾切除前,应积极纠正休克,以增强患者的手术耐受能力。而休克的本质是组织细胞供血不足,因此,术前最重要的治疗措施是积极补充血容量,选 D 项。②脾破裂早期感染不是主要矛盾,因此,无须抗感染治疗。脾破裂一般出血凶猛,不经手术治疗,应用止血药物往往难以奏效,故不选 B 项。脾破裂属于实质性脏器破裂,腹痛一般不重,无须止痛治疗。对于急性外伤者,补充营养不是主要的治疗措施。

19. A【解析】脾脏为免疫器官,婴幼儿免疫功能尚未发育完全,抗感染能力较差,若切除脾脏易导致脾切除后凶险性感染(OPSI),其致病菌以肺炎球菌多见。本病死亡率较高。

20. C【解析】①自行车把手撞伤上腹部,为胰腺损伤的典型受伤机制。患者有失血征(口渴、面色苍白、低血压、脉率增快),轻微腹膜刺激征,移动性浊音阳性,应诊断为胰腺损伤。该患者的临床表现与脾破裂相似,不要误诊为脾破裂,两者的鉴别要点是外伤史:胰腺损伤为方向盘伤或把手伤,脾脏破裂为左上腹或左下胸外伤,解题时牢记此知识点。②肝破裂位于右上腹,与本例不符。空回肠破裂、结肠损伤都是典型的空腔脏器损伤的表现,即严重的腹膜刺激征+轻微的失血征。

21. C【解析】①患者曾有上腹部撞伤史,现上腹部出现巨大囊性包块,应考虑胰腺假性囊肿。钡餐透视见胃大弯受压上抬,横结肠下移,提示囊性包块位于胰腺。上腹胀满、恶心呕吐,为假性囊肿压迫胃肠所致,故选 C 项。②胰腺损伤后,部分患者渗液被局限在网膜囊内,3~4 周后可形成一具有纤维壁的胰腺假性囊肿。由于没有真正的囊壁,因此称为假性囊肿,而不是胰腺囊肿,故不选 A 项。③胰腺损伤后即使出现腹膜后血肿,也大多在 1 个月以内被完全吸收,不可能在伤后 5 个月还有囊性包块存在,故不选 B 项。④上腹部外伤引起肠系膜囊肿罕见,肠系膜囊肿活动度好,多位于中腹部。⑤胰腺囊腺瘤为良性肿瘤,与胰腺外伤无关。

22. D【解析】①十二指肠分为球部、降部、水平部和升部 4 部。球部和升部被腹膜包围,位于腹腔内,破裂后肠内容物及肠腔内气体可进入游离腹腔,形成膈下游离气体。降部和水平部位于腹膜后,破裂后肠腔内气体沿腹膜后、右肾前间隙、肠系膜根部等部位扩散,因此十二指肠降部和水平部破裂可表现为腹膜后气体积聚。该患者腹部 X 线片示"腹膜后有气体征象",应诊断为十二指肠降部或水平部破裂,故选 D 项。②肝、肾为实质性脏器,破裂后不会有气体积聚于腹膜后,故可排除

A项、B项。胆囊破裂罕见。结肠破裂后肠内容物和肠内气体可进入游离腹腔,而不能进入腹膜后,故不选E项。

23. B【解析】患者腰背及腹部挤压伤,腰肋部可见瘀斑,剖腹探查见腹膜后巨大血肿,应诊断为腹膜后血肿。术后治疗最重要的措施是防治感染,因为感染是腹膜后血肿最重要的并发症。

24~25. DA【解析】①脾脏为典型的实质性脏器,脾破裂后若腹腔内出血量>100ml,则诊断性腹腔穿刺可抽出不凝血,阳性率90%以上。脾破裂腹腔出血量>1000ml时腹部移动性浊音阳性。可见对于腹腔内出血的诊断,诊断性腹腔穿刺比移动性浊音敏感性高得多,故最佳答案是D项而不是B项。②胃穿孔后胃内气体进入腹腔,腹部立位X线平片检查可见膈下游离气体,阳性率可达80%左右,故选A项。胃穿孔出血量少,腹腔穿刺不会抽出不凝血。白细胞计数增高特异性不强,只能作为诊断参考。腹部立位X线平片见多个气液平面提示急性肠梗阻。

26~27. AB【解析】①脾破裂出血为不凝血,这是由于腹膜的去纤维化作用;②胃十二指肠急性穿孔后,大量胃内容物流入腹腔,腹腔穿刺液应与胃液相似,即黄绿色透明液体,无臭味。

28~31. CDAB【解析】①因结肠内容物液体成分少而细菌含量多,故结肠破裂后腹膜炎出现较晚,但较严重。②胰腺损伤后,腹腔内出血量一般不多,因此失血征不明显。由于胰腺属于腹膜后位器官,因此胰腺损伤后,早期外溢的胰液主要积聚在后腹膜的网膜囊内,对壁腹膜的刺激作用较弱,因此腹膜刺激症状较轻。只有到晚期外渗的胰液经网膜孔进入游离腹腔,才会出现弥漫性腹膜炎。故胰腺损伤后腹膜炎出现较晚且较轻。③腹膜炎出现较早为小肠破裂的特点。④腹膜炎严重,呈板状腹,为胃穿孔的特点。腹部闭合性损伤一般均会有腹膜刺激征。

32. ABCD【解析】有下列情况之一者,应考虑腹内脏器损伤:①早期出现休克者(尤其是出血性休克);②持续性甚至进行性腹痛伴恶心、呕吐等;③有明显腹膜刺激征;④有气腹表现;⑤腹部出现移动性浊音阳性;⑥有便血、呕血或尿血;⑦直肠指检发现前壁有压痛或波动感,或指套染血。腹腔内脏损伤常表现为肠鸣音减弱或消失,而不是亢进,肠鸣音亢进常见于机械性肠梗阻。

33. ACDE【解析】①诊断不明的腹部闭合性损伤患者,观察期间禁止使用止痛剂,以免掩盖病情。②注射广谱抗生素,以预防和治疗可能存在的腹内感染。暂禁饮食,以免万一有胃肠道穿孔而加重腹腔污染。疑有空腔脏器破裂或有明显腹胀时,应行胃肠减压。积极补充血容量,可防治休克。

34. BCDE【解析】腹部闭合伤剖腹探查的指征为:①腹痛和腹膜刺激征进行性加重或范围扩大者;②肠鸣音逐渐减弱、消失或出现明显腹胀者;③全身状况恶化,出现口渴、烦躁、脉率加快或体温及白细胞计数上升者;④红细胞计数进行性下降者;⑤血压不稳定甚至下降者;⑥胃肠道出血、胃肠穿孔见膈下游离气体者;⑦积极救治休克而情况不见好转或继续恶化者。腹痛是腹部损伤的常见症状,即使腹壁损伤也可出现腹痛,因此,腹痛不是手术探查的指征。

35. ACDE【解析】①患者创伤后10分钟,血压90/60mmHg,脉搏122次/分,提示休克,应密切监测生命体征,立即建立静脉输液通道,积极补液抗休克治疗。患者自觉腹胀,提示合并腹部闭合性损伤,需做腹部 B 超、X 线检查。②虽然患者右股有创口,但无活动性出血,肢体无反常活动,可排除股骨干完全性骨折,目前暂无致命伤,无须急诊拍摄右股 X 线片。

36. ABCE【解析】结肠损伤发病率较小肠低,但由于结肠内容物液体成分少而细菌含量多,故腹膜炎出现较晚,但较严重。一部分结肠位于腹膜后,受伤后容易漏诊,常常导致严重的腹膜后感染。

二、名词解释

1. 闭合性腹部损伤:由跌落、撞击、挤压等钝性暴力所致的损伤,腹壁皮肤完整但皮下组织可有各种损伤。可能仅局限于腹壁,也可能同时兼有内脏损伤。
2. 真性破裂:肝或脾破损导致实质破裂同时累积被膜者,称为真性破裂。
3. 穿透伤:指开放性损伤伴有腹壁破损者,绝大多数伴有内脏损伤。

三、填空题

1. 腹腔内出血　弥漫性腹膜炎
2. 90% 以上　脐和髂前上棘连线的中、外 1/3 交界处　经脐水平线与腋前线相交处
3. 中央型破裂　被膜下破裂　真性破裂　真性破裂
4. 腹腔游离气体　膈下新月形

四、简答题

1. 简述如何判断有无内脏损伤。

答　有下列情况之一者,应考虑腹内脏器损伤:①休克出现较早,尤其可见血容量不足所致休克;②腹痛,呈持续性、进行性,伴恶心、呕吐等;③腹膜刺激征明显;④有气腹表现;⑤腹部移动性浊音阳性;⑥有便血、呕血或尿血;⑦直肠指检前壁压痛或波动感,或指套染血。

2. 简述腹部损伤急诊手术探查的指征。

答　腹部闭合性损伤剖腹探查的指征:①全身情况恶化,伴有口渴、烦躁、脉率增快等,或者出现体温和白细胞计数升高,或红细胞计数进行性下降者;②出现腹痛和腹膜刺激征,且症状进行性加重或范围扩大者;③肠鸣音逐渐减弱、消失或出现明显腹胀者;④胃肠道出血、胃肠穿孔见膈下游离气体,或者出现移动性浊音者;⑤血压不稳定甚至下降,积极救治休克而情况不见好转或继续恶化者;⑥消化道出血者;⑦腹腔穿刺抽出物含气体、不凝血、胆汁或胃肠内容物者;⑧指肠指检有明显触痛。

3. 简述剖腹探查和处理腹腔的顺序。

答　①探查顺序:肝脾→膈肌、胆囊→胃→十二指肠第一段→空回肠→大肠及其系膜→盆腔脏器→胃后壁和胰腺→必要时探查十二指肠二、三、四段。②处理顺序:原则上先处理出血性损伤→后处理穿孔性损伤;对于穿破性损伤,先处理污染重的损伤,后处理污染轻的损伤,如结肠→回肠→空肠→胃。

4. 简述各类脏器损伤的特征性表现。

答　下列各项表现对于确定哪类脏器破裂有一定的价值:①胃肠道损伤患者常伴有恶心、呕吐、便血、气腹等表现;②泌尿系脏器损伤患者常伴有排尿困难、血尿、外阴或会阴牵涉痛等症状;③同侧肩部有牵扯痛者,提示上腹部脏器损伤,其中以肝脾破裂常见;④有下位肋骨骨折者,提示肝或脾破裂的可能;⑤骨盆骨折的患者常伴有直肠、膀胱、尿道损伤。

五、论述题

1. 试述对于暂时不能明确有无腹腔内脏损伤而生命体征稳定的患者进行严密观察的内容、要求及处理。

答　(1)严密观察内容:①测血压、脉率

和呼吸，每15~30分钟一次；②检查腹部体征，每30分钟一次；③测定红细胞数、血红蛋白和血细胞比容，每30~60分钟测定一次；④必要时可重复诊断性腹腔穿刺或灌洗术。

(2) 观察期间的要求：①不能随便搬动伤者，以免加重伤情；②禁用或慎用止痛剂，以免掩盖伤情；③暂禁食水，以免万一有胃肠道穿孔而加重腹腔污染。

(3) 观察期间要进行以下处理：①防治休克，积极补充血容量；②给予广谱抗生素预防和治疗可能存在的腹内感染；③胃肠减压，疑有空腔脏器破裂或患者明显腹胀时。

2. 试述肝脏损伤处理的基本要求和手术治疗。

答 (1) 肝外伤手术治疗的基本要求：确切止血、彻底清创、消除胆汁外溢、处理其他脏器损伤和建立通畅的引流。

(2) 手术治疗：①暂时控制出血，开腹后若发现肝破裂出血凶猛者，可用纱布压迫创面暂时止血，同时阻断肝十二指肠韧带以控制出血。常温下每次阻断入肝血流不宜超过20分钟，有肝硬化者不宜超过15分钟。②清创缝合术适用于裂口不深、出血不多、创缘较整齐的患者。③肝动脉结扎术适用于裂口内有不易控制的动脉性出血。④肝切除术适用于大块肝组织破裂，特别是粉碎性肝破裂或肝组织挫伤严重者。⑤纱布填塞法适用于裂口较深、肝组织已有大块缺损而止血不满意、又无条件行进大手术者。

六、病例分析题

1. 试述该患者的初步诊断及诊断依据。

答 (1) 诊断：①脾破裂，腹腔内出血；②肋骨骨折。

(2) 诊断依据：①左上腹部外伤史；②胸片证实肋骨骨折；③腹痛遍及全腹，伴有失血症状；④腹腔内出血体征。

2. 应与哪些疾病进行鉴别？

答 ①单纯肋骨骨折及软组织挫伤；②其他腹腔脏器损伤：如肝、小肠；③血胸。

3. 该患者还需进一步做何检查以助于诊断？

答 ①腹部B超：有无肝脾及血肿块；②腹部平片：有无膈下游离气体；③胸片：了解肋骨情况及有无胸腔积液；④腹腔穿刺。

4. 试述该患者的治疗原则。

答 ①严密观察病情，复查血红蛋白、脉搏、血压，必要时输血；②开腹探查：行脾切除手术，条件许可时缝合裂口或脾部分切除术。

(唐诗琪)

第33章　急性化脓性腹膜炎

【学习要点】

一、掌握

1. 急性化脓性腹膜炎的临床表现、诊断及鉴别诊断。
2. 急性化脓性腹膜炎手术与非手术治疗的选择、手术指征及处理方法。
3. 膈下脓肿、盆腔脓肿的诊断及治疗。

二、熟悉

1. 急性弥漫性腹膜炎的病因、分类及病理生理。
2. 腹膜的解剖、功能及生理。
3. 肠间脓肿的病因及治疗原则。
4. 腹腔间隔室综合征的诊断及处理。

【应试考题】

一、选择题

【A型题】

1. 诊断性腹腔穿刺抽出黄色浑浊液体,含胆汁但无臭味,可能是（　　）
   A. 结核性腹膜炎
   B. 急性胰腺炎
   C. 急性阑尾炎
   D. 胃十二指肠急性穿孔
   E. 绞窄性肠梗阻

2. 急腹症患者腹腔内穿刺液为带臭味的血性液体,最可能是（　　）
   A. 腹腔结核
   B. 绞窄性肠梗阻
   C. 急性出血坏死性胰腺炎
   D. 十二指肠溃疡穿孔
   E. 胆囊穿孔

3. 继发性腹膜炎的病原菌感染一般是（　　）
   A. 大肠埃希菌
   B. 链球菌
   C. 金黄色葡萄球菌
   D. 铜绿假单胞菌
   E. 混合感染

4. 胃肠内容物或致病菌进入腹腔后,机体的反应正确的是（　　）
   A. 腹膜充血水肿
   B. 腹膜失去固有光泽
   C. 产生大量清晰的浆液性渗出液
   D. 渗出液中含有大量中性粒细胞
   E. 以上都正确

5. 继发性腹膜炎的腹痛特点是（　　）
   A. 阵发性全腹绞痛
   B. 逐渐加重的阵发性腹痛
   C. 剧烈、持续性全腹痛,原发部位最显著

D. 高热后全腹痛
E. 疼痛与进食有关
6. 继发性腹膜炎有休克表现,应首选的治疗方法是 （ ）
   A. 积极抗休克,不考虑手术治疗
   B. 积极抗休克,如休克纠正则用非手术治疗
   C. 积极抗休克的同时进行手术
   D. 立即手术
   E. 积极抗休克,如休克不能纠正应延缓手术
7. 下列关于急性化脓性腹膜炎体征的叙述,不正确的是 （ ）
   A. 腹式呼吸减弱
   B. 有腹肌紧张
   C. 腹壁肿胀及静脉曲张
   D. 全腹压痛及反跳痛
   E. 肠鸣音减弱或消失
8. 急性弥漫性腹膜炎最主要的症状是 （ ）
   A. 体温升高、脉搏加快
   B. 感染中毒症状
   C. 腹式呼吸减弱或消失
   D. 腹痛
   E. 恶心、呕吐
9. 婴幼儿原发性腹膜炎细菌进入腹腔的途径为 （ ）
   A. 上行性感染   B. 透壁性感染
   C. 血行播散   D. 下行性感染
   E. 直接扩散

（10～12题共用题干）
患者,男,48岁。诊断为急性弥漫性化脓性腹膜炎48小时,病因不明,查体：BP 80/100mmHg, P 100次/分,意识清,面色苍白,四肢湿冷,心肺听诊未闻及异常,腹平坦,全腹均有压痛,反跳痛（+）,肌紧张（+）,肠鸣音弱。

10. 患者出现的休克应属于 （ ）
    A. 出血性休克   B. 感染性休克
    C. 损伤性休克   D. 神经性休克
    E. 心源性休克

11. 患者出现休克的原因是 （ ）
    A. 大量毒素的吸收
    B. 大量液体丧失于腹腔
    C. 中毒性心肌炎
    D. 毒素吸收和血容量减少
    E. 急性呼吸衰竭
12. 为明确诊断,最有价值的辅助检查是 （ ）
    A. 白细胞分类计数
    B. 血、尿淀粉酶测定
    C. 直肠指检
    D. 腹部X线平片
    E. 腹腔穿刺

（13～16题共用题干）
患者,男,30岁。2小时前突然上腹部刀割样痛,迅速波及全腹,不敢直腰走路。查体：舟状腹,腹肌强直,有腹膜刺激征,肠鸣音消失,肝浊音界缩小。

13. 首先应考虑的诊断是 （ ）
    A. 阑尾穿孔   B. 溃疡穿孔
    C. 胆囊穿孔   D. 绞窄性肠梗阻
    E. 急性出血性胰腺炎
14. 能进一步明确诊断的简便方法是 （ ）
    A. 血淀粉酶测定
    B. 白细胞计数及分类
    C. X线腹部平片
    D. 尿淀粉酶测定
    E. 腹腔穿刺抽液检查淀粉酶量
15. 在明确诊断前对该患者的处理措施中不能使用的是 （ ）
    A. 禁食、持续胃肠减压
    B. 输液
    C. 静脉滴注抗生素预防感染
    D. 6～8小时后症状不见缓解应考虑手术治疗
    E. 镇痛药
16. 下列腹腔脓肿发生在左膈下的疾病是 （ ）
    A. 十二指肠溃疡穿孔
    B. 胆囊感染
    C. 胃穿孔
    D. 阑尾炎穿孔
    E. 胆管化脓性感染

· 219 ·

【B 型题】

(17~20题共用备选答案)
A. 腹式呼吸基本消失
B. 腹部压痛最显著的部位
C. 腹肌强直呈板状
D. 右下腹柔软无压痛
E. 腹胀、肠鸣音消失

17. 对弥漫性腹膜炎的病因诊断有参考价值的为 （   ）
18. 可以排除阑尾炎的体征为 （   ）
19. 溃疡急性穿孔的体征为 （   ）
20. 老年人腹膜炎的重要体征为 （   ）

【X 型题】

21. 诊断性腹腔穿刺的适应证包括（   ）
    A. 急性肠梗阻
    B. 急性腹膜炎原因不明
    C. 原有溃疡病穿孔,腹痛合并右膈下游离气体
    D. 疑有腹内脏器出血者
    E. 急性胆囊炎
22. 急性腹膜炎手术时,放置引流管的目的是 （   ）
    A. 控制炎症
    B. 减轻中毒症状
    C. 引流腹腔内积气
    D. 促进炎症局限
    E. 引流残余液体和继续产生的渗液
23. 急性腹膜炎的主要临床表现包括（   ）
    A. 腹膜刺激征
    B. 肠鸣音增强
    C. 发热、腹痛
    D. 白细胞计数增高
    E. 脉搏快,体温下降
24. 腹膜炎形成后的转归是 （   ）
    A. 局限性腹膜炎自行修复痊愈
    B. 形成局限性脓肿
    C. 感染扩散,形成弥漫性腹膜炎
    D. 形成粘连性肠梗阻
    E. 上述均不可能

25. 下列关于化脓性腹膜炎手术指征的叙述,正确的是 （   ）
    A. 弥漫性腹膜炎无局限趋势
    B. 观察12小时症状、体征加重
    C. 保守治疗无效
    D. 中毒症状明显,有休克表现
    E. 原发性腹膜炎
26. 对腹膜的叙述,正确的是 （   ）
    A. 衬于腹、盆腔壁内面的为壁腹膜
    B. 覆盖于腹、盆腔脏器表面的为脏腹膜
    C. 脏、壁腹膜相互移行、延续
    D. 腹膜腔为一不规则的潜在性腔隙
    E. 腹膜腔为封闭的腔隙
27. 下列关于化脓性腹膜炎的叙述,正确的是 （   ）
    A. 继发于脏器破裂、穿孔、吻合口瘘
    B. 婴幼儿原发性腹膜炎多为血行感染
    C. 主要的临床症状是腹痛、压痛和腹肌紧张
    D. 镜检时以溶血性链球菌多见
    E. 原发性腹膜炎应尽早手术
28. 腹膜刺激征可见于 （   ）
    A. 绞窄性肠梗阻
    B. 急性出血坏死性胰腺炎
    C. 消化道穿孔
    D. 急性腹膜炎
    E. 急性肝炎
29. 右膈下脓肿的X线表现是 （   ）
    A. 膈下气液面
    B. 肋膈角模糊或有积液
    C. 胃受压移位
    D. 患侧膈肌升高,运动受限
    E. 健侧膈肌升高,运动受限
30. 诊断盆腔脓肿的主要根据是 （   ）
    A. 膀胱刺激症状
    B. 下腹坠胀不适
    C. 里急后重
    D. 直肠前壁触痛、肿块,有波动感
    E. 尿频,黏液便
31. 弥漫性腹膜炎术后放置引流管的指征是 （   ）
    A. 病灶未能彻底清除
    B. 腹腔继续有渗液或出血

C. 预防胃肠穿孔修补术后发生渗漏
D. 胃肠术后穿孔或形成局限性脓肿
E. 大量坏死组织无法彻底清除

32. 可引起继发性腹膜炎的疾病有（ ）
A. 胃十二指肠溃疡急性穿孔
B. 外伤性内脏破裂
C. 女性生殖器官化脓性炎症
D. 肝硬化腹水合并感染
E. 急性阑尾炎

33. 可导致腹腔间隔室综合征的因素有（ ）
A. 腹部深度烧伤焦痂
B. 胃肠扩张和肠系膜静脉栓塞
C. 腹腔内大出血和器官严重水肿
D. 腹壁缺血水肿
E. 重症胰腺炎

二、名词解释
1. secondary peritonitis
2. subphrenic abscess
3. primary peritonitis
4. ACS

三、填空题
1. 壁腹膜由_____和_____的分支支配，痛觉敏感，定位_____；脏腹膜主要受自主神经支配，来自_____和_____末梢，痛觉定位多局限于_____，重刺激时常引起心率变慢、血压下降和_____。
2. 继发性腹膜炎是临床上最常见的腹膜炎，急性继发性化脓性腹膜炎最常见于_____引起的_____，_____也是急性继发性腹膜炎的常见原因。引起继发性腹膜炎的细菌以_____最为常见，其次是厌氧拟杆菌、链球菌、变形杆菌等。
3. 突然发病的腹膜炎，开始时体温可以正常，然后_____。年老衰弱的患者，体温不一定随病情加重而升高。脉搏通常随体温的升高而加快。如果脉搏增快而体温反而下降，多为_____的征象之一，必须及早采取有效措施。
4. 肠梗阻时，腹部 X 线检查可见肠腔普遍胀气并有_____等肠麻痹征象；胃肠穿孔时，多数可见_____，这在诊断上具有重要意义。
5. 腹膜炎的标志性体征是_____、_____和_____。
6. 原发性腹膜炎细菌进入腹腔的途径一般为_____、_____、_____和_____。
7. 腹膜炎直肠指检_____提示盆腔脓肿。

四、简答题
1. 简述急性腹膜炎术中腹腔放引流管的指征。
2. 简述继发性腹膜炎的手术适应证。

五、论述题
试述腹腔脓肿的病因和治疗原则。

六、病例分析题
患者，男，38 岁。上腹部有反复发作绞痛史 2 年。本次起病为饮酒 3 小时后出现上腹部偏左剧烈疼痛，疼痛向肩背部放射，并很快转为全腹痛。患者烦躁、四肢发冷，体温 38.9℃，脉搏 118 次/分，血压 83/53mmHg，腹胀，全腹压痛、反跳痛。
问题：
1. 该患者最可能的诊断是什么？
2. 首先要做的检查与处理有哪些？

【参 / 考 / 答 / 案】

一、选择题

【A 型题】
1. D 2. B 3. A 4. E 5. C
6. C 7. C 8. D 9. C 10. B
11. D 12. E 13. B 14. C 15. E
16. C

【B型题】

17. B　　18. D　　19. C　　20. E

【X型题】

21. BD　　　　22. ABDE　　　23. ACD
24. ABCD　　　25. ABCD　　　26. ABCD
27. ABC　　　 28. ABCD　　　29. ABD
30. ABCDE　　31. ABCDE　　32. ABCE
33. ABCDE

1. D【解析】诊断性腹腔穿刺抽出黄色浑浊液体,含胆汁但无臭味,可能是胃十二指肠穿孔;急性重症胰腺炎抽出液体为血性、胰淀粉酶含量高;急性阑尾炎穿孔抽出液体稀薄脓性略有臭味;结核性腹膜炎抽出液体为草绿色透明液体。

3. A【解析】继发性化脓性腹膜炎的病原菌感染一般是混合感染,以大肠埃希菌最多,其次是厌氧拟杆菌、链球菌、变形杆菌。

5. C【解析】腹痛是继发性腹膜炎的主要症状,疼痛程度随炎症程度等而轻重不同,但一般都很剧烈,不能忍受,且持续性全腹痛,原发部位最显著。

7. C【解析】急性化脓性腹膜炎的早期临床表现为腹膜刺激症状,如腹痛、压痛、腹肌紧张和反跳痛等,腹痛可致腹式呼吸减弱。后期由于感染和毒素吸收,主要表现为全身感染中毒症状。当腹膜炎进入严重阶段时,常出现高热、大汗、口干、脉快、呼吸浅促、肠鸣音减弱等全身中毒表现。腹壁静脉曲张可见于肝硬化患者。

8. D【解析】体温升高、脉搏加快,感染中毒症状,腹式呼吸减弱或消失,腹痛、恶心、呕吐等均为急性弥漫性腹膜炎的症状,其最主要的症状是腹痛,呈持续性剧痛。

22. ABDE【解析】急性腹膜炎时放置引流管的目的是将腹腔内残留液、继续产生的渗液,通过引流管排出体外,以减轻腹腔内感染,防止腹腔脓肿的发生。

26. ABCD【解析】女性腹膜腔不是封闭的,通过输卵管、子宫、阴道与体外相通。

27. ABC【解析】原发性腹膜炎以溶血性链球菌多见,继发性腹膜炎以大肠埃希菌多见。需要及时手术的是大多数的继发性腹膜炎。

28. ABCD【解析】绞窄性肠梗阻、急性出血坏死性胰腺炎、消化道穿孔、急性腹膜炎等均可引起腹膜的化学刺激和细菌感染,从而引起腹膜炎症,出现腹膜刺激征。

29. ABD【解析】膈下脓肿的X线检查可见膈肌升高,活动度受限,肋膈角模糊或有积液,有时可见膈下气液面,左侧膈下脓肿可见胃受压情况。

30. ABCDE【解析】盆腔脓肿多见于阑尾穿孔或结直肠术后,可出现体温升高、直肠或膀胱刺激症状(如里急后重、大便次数多而量小、黏液便、尿频和排尿困难等)。直肠指检可于前壁触及向直肠腔内突出、触痛、有波动感的肿物。

32. ABCE【解析】继发性腹膜炎的病因可见于两种情况:腹腔空腔脏器穿孔、外伤引起的腹壁或内脏破裂(如胃十二指肠溃疡急性穿孔、外伤性内脏破裂)、腹腔内脏器炎症扩散(如女性生殖器官化脓性炎症、急性阑尾炎)。肝硬化腹腔积液合并感染所致腹膜炎为原发性腹膜炎。

33. ABCDE【解析】腹腔间隔室综合征伴有腹内压增加,可导致腹内压增加的因素:①腹壁因素,如腹部深度烧伤焦痂,腹壁缺血、水肿;②腹腔因素,如胃肠扩张和肠系膜静脉栓塞、腹腔内大出血、严重器官水肿、重症胰腺炎等。

二、名词解释

1. 继发性腹膜炎(secondary peritonitis):继发性化脓性腹膜炎是最常见的腹膜炎。腹腔内空腔脏器穿孔、外伤引起的腹壁或内脏破裂,是急性继发性化脓性腹膜炎最常见的原因。

2. 膈下脓肿(subphrenic abscess):脓液积聚在一侧或两侧的膈肌下与横结肠及其系膜的间隙内者,称为膈下脓肿。

3. 原发性腹膜炎（primary peritonitis）：又称自发性腹膜炎，腹腔内无原发性病灶，致病菌多为溶血性链球菌、肺炎双球菌或大肠埃希菌。
4. 腹腔间隔室综合征（ACS）：当腹腔内压力升高到一定水平，发生腹腔内高压，引起少尿，肺、肾及腹腔内脏灌注不足，导致多器官功能衰竭的一组综合征，又称腹腔间隔室综合征。

三、填空题
1. 肋间神经　腰神经　准确　交感神经　迷走神经　脐周和腹中部　肠麻痹
2. 腹腔空腔脏器穿孔、外伤　腹壁或内脏破裂　腹腔内脏器炎症扩散　大肠埃希菌
3. 逐渐升高　病情恶化
4. 多个小气液面　膈下游离气体存在
5. 腹部压痛　腹肌紧张　反跳痛
6. 血行播散　上行性感染　直接扩散　透壁性感染
7. 直肠前窝饱满及触痛

四、简答题
1. 简述急性腹膜炎术中腹腔放引流管的指征。

答　①坏死病灶未能完全清除或坏死组织较多无法有效清除；②为预防胃肠道穿孔而进行的修补术后产生渗漏；③手术部位有较多渗出物；④在某一部位已形成局限性脓肿。

2. 简述继发性腹膜炎的手术适应证。

答　①经保守治疗6~8小时后，腹膜炎表现不减反重者；②常见的引起腹膜炎的原发病如穿孔、坏疽、梗阻、腹腔脏器损伤破裂等较重者；③腹腔内有较重的炎症表现，积液量多，并见肠麻痹或中毒症状严重，甚至感染性休克者；④病因不明者。

五、论述题
试述腹腔脓肿的病因和治疗原则。

答　（1）膈下脓肿。①病因：患者平卧时膈下部位最低，急性腹膜炎时腹腔内的脓液易积聚于此；②治疗原则：主要采用手术治疗，如经皮穿刺置管引流术、切开引流术，同时给予补液、输血、营养支持、抗生素等对症支持治疗。

（2）盆腔脓肿。①病因：盆腔化脓性疾病的结果。②治疗原则：脓肿较少或尚未形成时，给予抗生素、热敷及物理透热等非手术疗法；脓肿较大者给予手术治疗。

（3）肠间脓肿。①病因：脓液被包围在肠管、肠系膜与网膜之间，形成脓肿，因脓肿周围粘连广泛，常伴发粘连性肠梗阻。如脓肿穿入肠管或膀胱，则形成内瘘，脓液随大、小便排出。②治疗原则：确诊而又保守治疗无效时，应考虑剖腹探查解除梗阻并引流。

六、病例分析题
1. 该患者最可能的诊断是什么？

答　急性胰腺炎合并休克。

2. 首先要做的检查与处理有哪些？

答　（1）进一步应做血、尿淀粉酶检查或诊断性腹腔穿刺以明确诊断。
（2）处理措施：抗休克、禁食、胃肠减压和应用抗生素预防感染。

（黄安中）

第34章 胃十二指肠疾病

【学/习/要/点】

一、掌握

1. 胃十二指肠溃疡外科治疗的适应证、手术原则、手术方式选择、主要手术方法及术后并发症。
2. 胃十二指肠溃疡急性穿孔、大出血、瘢痕性幽门梗阻的临床表现、诊断及治疗。
3. 胃癌的临床表现、早期诊断及治疗。
4. 先天性肥厚性幽门狭窄的发病机制、临床表现及手术特点。

二、熟悉

1. 胃和十二指肠的解剖。
2. 胃十二指肠溃疡的发病机制。
3. 良性十二指肠淤滞症的临床表现及治疗。
4. 胃淋巴瘤及胃肠道间质瘤的诊断及治疗。

【应/试/考/题】

一、选择题

【A型题】

1. 患者,男,52岁。主诉慢性间歇性胃痛,胃镜:胃小弯侧胃角远端有一个直径2cm溃疡,活检未见恶性组织,4个月的H_2受体阻滞剂和抗酸药物试验治疗后溃疡无改变。此时正确的治疗为 （　　）
   A. 重复药物治疗
   B. 毕Ⅰ式胃大部切除 + 迷走神经切断术
   C. 毕Ⅰ式胃大部切除术
   D. 溃疡局部切除术
   E. 迷走神经切断术 + 幽门成形术

2. 毕Ⅱ式胃大部切除术后碱性反流性胃炎的治疗宜采用 （　　）
   A. 药物治疗
   B. 饮食调整
   C. 再行胃切除术
   D. 胃迷走神经切断
   E. 改行胃空肠 Roux－en－Y 式吻合术

3. 胃十二指肠溃疡出血最好发的部位是 （　　）
   A. 胃底
   B. 胃大弯
   C. 十二指肠球部后壁
   D. 十二指肠球部前壁
   E. 幽门

4. 患者,女,33岁。于入院前10小时感脐周隐痛不适伴数次呕吐,呕吐物为胃内容物,4小时后转移至右下腹疼痛,呈持续性。查体:右下腹压痛,无肌紧张及反跳痛。急诊以"腹痛待查"收入病房。根据病史和体格检查,该患者最可能的诊断是 ( )
   A. 卵巢囊肿蒂扭转
   B. 胃十二指肠溃疡穿孔
   C. 急性胆道感染
   D. 急性阑尾炎
   E. 急性肠系膜淋巴结炎

5. 胃溃疡致瘢痕性幽门梗阻最典型的临床表现是 ( )
   A. 腹痛   B. 腹胀
   C. 贫血   D. 恶病质
   E. 呕吐

6. 早期胃癌是指 ( )
   A. 局限于胃窦内
   B. 局限于黏膜及黏膜下层
   C. 直径在2cm内
   D. 无淋巴结转移
   E. 尚未侵及浆膜层

7. Virchow淋巴结是指 ( )
   A. 非特异性淋巴结炎
   B. 淋巴结结核
   C. 肺癌向右锁骨上窝转移所致
   D. 胃癌向右锁骨上淋巴结转移所致
   E. 胃癌向左锁骨上淋巴结转移所致

8. 先天性肥厚性幽门狭窄所特有的临床表现是 ( )
   A. 胃蠕动波
   B. 呕吐
   C. 黄疸
   D. 剑突与脐之间肿块
   E. 消瘦、脱水

9. 下列关于溃疡病急性穿孔诊断的叙述,不正确的是 ( )
   A. 应有溃疡病史
   B. 肝浊音界缩小或消失
   C. X线检查可见膈下游离气体
   D. 有腹肌紧张或"板状腹"表现
   E. 数小时后白细胞计数升高

10. 上消化道大出血最常见的原因是( )
    A. 应激性溃疡
    B. 肝硬化食管静脉曲张破裂
    C. 消化性溃疡
    D. 胃癌
    E. 胆道感染出血

11. 术前判断肿瘤N分期和M分期的首选方法是 ( )
    A. 电子胃镜检查
    B. X线钡餐检查
    C. 胃液脱落细胞学检查
    D. CT检查
    E. 肿瘤标记物

12. 十二指肠憩室好发于 ( )
    A. 降部   B. 水平部
    C. 球部前壁   D. 球部后壁
    E. 升部

13. 胃大部切除术治疗十二指肠溃疡的原理主要是 ( )
    A. 切除溃疡病变
    B. 预防癌变
    C. 阻断迷走神经刺激
    D. 降低胃酸分泌
    E. 解除梗阻

14. 患者,男,62岁。慢性上腹痛、腹胀20余年,腹痛无规律,10年前胃镜诊为慢性萎缩性胃炎。2个月来上腹痛加重,早饱,偶有呕吐,体重下降7kg,查体:贫血貌。该患者最可能的诊断是 ( )
    A. 肝癌
    B. 胆囊癌
    C. 十二指肠溃疡伴幽门梗阻
    D. 胃癌
    E. 功能性消化不良

15. 患者,男,32岁。已诊断为十二指肠球部溃疡并幽门梗阻,经禁食、胃肠减压、补液等治疗3日后缓解。其幽门梗阻的原因可能为 ( )
    A. 因溃疡瘢痕狭窄造成的幽门梗阻
    B. 因胃内良性肿瘤造成的幽门梗阻

C. 因胃癌造成的幽门梗阻
D. 因食物消化不良造成的幽门梗阻
E. 因炎症水肿造成的幽门梗阻

16. 胃溃疡合并完全性幽门梗阻,手术前准备最重要的是 ( )
    A. 口服液状石蜡
    B. 口服肠道制菌剂
    C. 静脉营养
    D. 持续胃肠减压,高渗温盐水洗胃
    E. 清洁灌肠

17. 提高胃癌治愈率的关键在于 ( )
    A. 采取综合治疗措施
    B. 早期诊断
    C. 放射治疗
    D. 化学治疗
    E. 根治性手术

18. 诊断早期胃癌最可靠的方法是( )
    A. X线钡餐造影
    B. 四环素荧光试验
    C. 纤维胃镜检查并活检
    D. 脱落细胞学检查
    E. B超

19. 胃癌的主要转移方式为 ( )
    A. 血行转移   B. 直接蔓延
    C. 淋巴结转移   D. 腹腔种植
    E. 直接至卵巢

20. 下列关于胃癌根治切除术的叙述,正确的是 ( )
    A. 近端应切除食管下端1~2cm
    B. 胃切断线至少距肿瘤边缘3cm
    C. 如果怀疑淋巴结转移应该进行D_1淋巴结清扫
    D. 切除线应距癌肿边缘5cm以上
    E. 远端切除十二指肠第一部2~3cm

21. 患者,男,42岁。毕Ⅱ式胃大部切除术后两年上腹有烧灼痛,抗酸剂治疗无效,有时呕吐,内含胆汁。呕吐后腹痛无缓解,体重减轻。胃镜:黏膜充血、水肿、易出血。该患者最可能的诊断是( )
    A. 输入袢梗阻
    B. 输出袢梗阻
    C. 碱性反流性胃炎
    D. 吻合口梗阻
    E. 吻合口溃疡

(22~25题共用题干)
患者,男,50岁。既往有十二指肠溃疡病史10年,近1个月加重,今晨突然腹痛难忍,呈刀割样,自上腹开始,很快扩散至全腹,来院就诊。查体:面色苍白,冷汗,肢体发凉,BP 105/90mmHg,P 90次/分,查体:表情痛苦,不敢深呼吸,全腹压痛,反跳痛,肌紧张明显。

22. 该患者最可能的诊断是 ( )
    A. 急性胰腺炎
    B. 急性阑尾炎
    C. 胃十二指肠溃疡急性穿孔
    D. 急性梗阻性化脓性胆管炎
    E. 急性胆囊炎

23. 为明确诊断,首选的辅助检查是( )
    A. 腹部立位X线平片
    B. B超
    C. 血清淀粉酶
    D. 血常规
    E. 直肠指检

24. 该患者如拍腹部立位X线平片,出现下述哪种征象,有助于上述诊断 ( )
    A. 无明显异常所见
    B. 左膈升高,胃受压右移,胃结肠间距增宽
    C. 腰大肌阴影消失
    D. 见多数液平面和胀气肠袢
    E. 膈下见新月形的游离气体影

25. 宜采取下列哪项处理措施 ( )
    A. 半卧位休息   B. 胃肠减压和针刺
    C. 补液   D. 全身应用抗生素
    E. 以上均正确

【B型题】

(26~27题共用备选答案)
A. 种植转移   B. 淋巴转移
C. 血行转移   D. 直接浸润
E. 跳跃转移

26. 给胃癌患者实施直肠指检的目的是了解有无 ( )

27. 胃癌患者肺转移途径是 ( )

(28~31题共用备选答案)
A. 壁细胞
B. 黏液细胞
C. 主细胞
D. G 细胞
E. D 细胞

28. 分泌生长抑素的是 （ ）
29. 分泌抗贫血因子的是 （ ）
30. 分泌胃泌素的是 （ ）
31. 分泌胃蛋白酶原和凝乳酶原的是
（ ）

【X型题】

32. 胃十二指肠溃疡穿孔行保守治疗的主要措施包括 （ ）
    A. 持续胃肠减压
    B. 使用广谱抗生素、抑酸剂、胃黏膜保护剂
    C. 维持体液及营养代谢平衡
    D. 治疗期间观察病情变化
    E. 维持半卧位

33. 胃或十二指肠溃疡施行缝合术时要注意 （ ）
    A. 溃疡疑有恶变者，取组织做病理检查
    B. 缝针贯穿全壁层时，不要缝到对面胃壁
    C. 穿孔处胃壁水肿明显时，打结要松紧适宜
    D. 穿孔处水肿时，为避免缝线切割组织结扎缝线前可先覆盖大网膜
    E. 缝针贯穿全壁层时，为了缝合得当应缝到对面胃壁

34. 胃大部切除术后，碱性反流性胃炎的典型临床表现是 （ ）
    A. 剑突下持续烧灼痛，进食加重，抑酸剂无效
    B. 胆汁性呕吐，呕吐后腹痛仍旧
    C. 脂肪泻
    D. 体重下降
    E. 胆汁性呕吐，呕吐后腹痛缓解

35. 胃大部切除术适应证除十二指肠溃疡保守治疗无效以外，还包括 （ ）
    A. 合并出血者
    B. 并发穿孔者
    C. 伴有幽门梗阻者
    D. 并发癌变者
    E. 合并轻度溃疡者

36. 区分水肿性幽门梗阻和瘢痕性梗阻的保守治疗方法有 （ ）
    A. 行胃肠减压 B. 高渗盐水洗胃
    C. 补充水、电解质 D. 补充营养
    E. 维持酸碱平衡

37. 胃大部切除术后，远期并发症包括
（ ）
    A. 倾倒综合征
    B. 腹泻
    C. 碱性反流性胃炎
    D. 残胃癌
    E. 溃疡复发

38. 十二指肠溃疡的外科治疗适应证包括
（ ）
    A. 急性穿孔
    B. 瘢痕性幽门梗阻
    C. 溃疡大出血
    D. 经内科治疗无效
    E. 多发溃疡

39. 下列属于胃癌的癌前状态的是（ ）
    A. 胃溃疡
    B. 胃息肉
    C. 胃腺瘤
    D. 胃黏膜肠上皮化生
    E. 残胃炎

40. 下列属于消化性溃疡并发症的是（ ）
    A. 胃癌   B. 出血
    C. 穿孔   D. 贫血
    E. 幽门梗阻

二、名词解释

1. 幽门梗阻
2. dumping syndrome
3. 先天性肥厚性幽门狭窄
4. superior mesenteric artery syndrome
5. 早期胃癌

三、填空题

1. 胃溃疡多发生在_____,以胃角多见;十二指肠溃疡多见于_____,发生在球部以下的溃疡称为_____。
2. 十二指肠溃疡多见于中青年男性,主要表现为_____,_____是十二指肠溃疡的特征性症状。
3. 十二指肠溃疡穿孔多发生在_____,而胃溃疡穿孔多发生在_____。
4. 急性胃十二指肠溃疡穿孔以_____为主要术式,穿孔时间短,腹腔污染轻者可选择_____;穿孔时间长,腹腔污染严重者应选择_____。
5. 目前公认的胃癌根治手术的标准术式是_____。
6. 胃癌的癌灶直径在_____以下称小胃癌,_____以下称微小胃癌。
7. 女性患者胃癌可形成卵巢转移性肿瘤,称为_____。
8. 胃癌的淋巴结转移通常是循序渐进的,但也可发生_____,即第一站无转移而第二站有转移。
9. 终末期胃癌可经胸导管向_____或经_____转移至脐部。
10. 行胃癌根治术时,手术切缘最少应距离肿瘤边缘_____。

四、简答题

1. 简述胃十二指肠溃疡大出血的诊断和鉴别诊断。
2. 简述胃十二指肠溃疡瘢痕性幽门梗阻的临床表现。
3. 简述胃十二指肠溃疡的术后并发症。
4. 简述胃癌的切除范围和淋巴结清扫范围。

五、论述题

试述胃十二指肠溃疡穿孔的临床表现及鉴别诊断。

参 / 考 / 答 / 案

一、选择题

【A 型题】

1. C	2. E	3. C	4. D	5. E
6. B	7. E	8. D	9. A	10. C
11. D	12. A	13. D	14. D	15. E
16. D	17. B	18. C	19. C	20. D
21. C	22. C	23. A	24. E	25. E

【B 型题】

| 26. A | 27. C | 28. E | 29. A | 30. D |
| 31. C | | | | |

【X 型题】

32. ABCDE	33. ABCD	34. ABCD
35. ABCD	36. ABCD	37. ABCDE
38. ABCD	39. ABCDE	40. ABCE

2. E【解析】胃空肠 Roux-en-Y 式吻合术是胃大部切除后,关闭十二指肠断端,残胃与空肠吻合,该术式可防止胆胰液流入残胃引起反流性胃炎。

3. C【解析】胃十二指肠溃疡出血多为动脉性出血,好发于十二指肠球部后壁、胃小弯。

5. E【解析】瘢痕性幽门梗阻突出的症状是顽固性、大量呕吐隔餐或隔夜食物,呈腐败酸臭味。

9. A【解析】有些患者没有溃疡病史也会突然发生急性穿孔。

10. C【解析】上消化道大出血最常见的病因依次为胃十二指肠溃疡、食管-胃底静脉曲张破裂、急性胃黏膜损害、胃癌。

11. D【解析】术前判断肿瘤 N 分期和 M 分期的首选方法是 CT 检查;电子胃镜检查是诊断胃癌最有效的方法,也是判断肿瘤 T 分期的最佳方法;X 线钡餐检查对胃上部癌是否侵犯食管有诊断价值。

14. D【解析】慢性萎缩性胃炎为胃癌的癌前病变,患者出现贫血,体重下降应考虑胃癌。

16. D【解析】胃溃疡合并完全性幽门梗阻,手术前准备最重要的是持续胃肠减压,高渗温盐水洗胃,以减轻胃壁水肿,利于手术。

18. C【解析】纤维胃镜检查能够直接观察胃黏膜病变的部位和范围,并可以对可疑病灶钳取小块组织做病理检查,是诊断胃癌的最有效方法。

20. D【解析】胃癌根治切除近端应切除食管下端 3~4cm,如果怀疑淋巴结转移应该进行 D_2 淋巴结清扫,切除线应距癌肿边缘 5cm 以上,远端切除十二指肠第一部 3~4cm。

26~27. AC【解析】①胃癌常见的转移途径有直接浸润、淋巴转移、血行转移、种植转移。直肠前凹的转移癌有时可通过直肠指诊发现。②胃癌常见的转移途径有直接浸润、淋巴转移、血行转移、种植转移。癌细胞可以通过血行转移至肺。

32. ABCDE【解析】胃十二指肠溃疡穿孔行保守治疗的主要措施:持续胃肠减压,输液以维持水、电解质平衡,并给予营养支持,使用抗生素控制感染,使用抑酸剂、胃黏膜保护剂等。治疗期间密切观察病情变化。非手术治疗 6~8 小时后病情仍继续加重,应立即手术治疗。

36. ABCDE【解析】鉴别水肿性幽门梗阻和瘢痕性梗阻的方法是行胃肠减压,高渗盐水洗胃,补充水电解质,维持酸碱平衡和营养等保守治疗,观察患者症状是否好转。

38. ABCD【解析】十二指肠溃疡内科治疗绝大多数有效,外科治疗限于:①发生严重并发症,如急性穿孔、大出血或瘢痕性幽门梗阻;②内科治疗无效。

二、名词解释

1. 幽门梗阻:胃十二指肠溃疡患者因幽门管、幽门溃疡或十二指肠球部溃疡反复发作形成瘢痕狭窄,合并幽门痉挛、水肿造成幽门梗阻。主要表现为腹痛与反复发作的呕吐。

2. 倾倒综合征(dumping syndrome):胃大部切除术后,原有的控制胃排空的幽门窦、幽门括约肌及十二指肠球部解剖结构不复存在,加上部分患者胃肠吻合口过大(特别是毕Ⅱ式),导致胃排空过速所产生的一系列综合征。

3. 先天性肥厚性幽门狭窄:是新生儿期幽门肥大增厚而致的幽门机械性梗阻,病因不明,可能与幽门肌层中肌间神经丛缺如、血中胃泌素水平增高及幽门肌持续紧张有关。

4. 肠系膜上动脉综合征(superior mesenteric artery syndrome):指十二指肠水平部受肠系膜上动脉压迫导致的肠腔梗阻,又称良性十二指肠淤滞症。

5. 早期胃癌:病变局限于黏膜或黏膜下层,不论病灶大小或有无淋巴结转移。

三、填空题

1. 胃小弯　球部　球后溃疡
2. 上腹部或剑突下疼痛　饥饿痛和夜间痛
3. 球部前壁　胃小弯
4. 穿孔缝合术　腹腔镜方式　开腹方式
5. D_2 淋巴结清扫的胃切除术
6. 10mm　5mm
7. Krukenberg 瘤
8. 跳跃式淋巴结转移
9. 左锁骨上淋巴结转移　肝圆韧带
10. 5cm

四、简答题

1. 简述胃十二指肠溃疡大出血的诊断和鉴别诊断。

答 (1)诊断:有典型溃疡病史者,发生呕血或柏油样便,诊断一般不困难。同时伴有腹痛的患者,应考虑有无伴有溃疡穿孔。无溃疡病史者,诊断出血部位较困难。
(2)鉴别诊断:需与食管胃底曲张静脉破裂、胃癌及应激性溃疡所致出血相鉴别。①食管胃底曲张静脉破裂出血者有肝硬化病史,表现为典型的肝病面容,腹壁浅静脉曲张,可见蜘蛛痣、肝掌等;②应激性溃疡患者多有严重感染、创伤、非甾体抗炎药等应激因素。胃镜检查及选择性动脉造影多能确定病变性质和出血部位。

2. 简述胃十二指肠溃疡瘢痕性幽门梗阻的临床表现。

答 腹痛、反复呕吐是幽门梗阻的突出症状,病变早期可见上腹部胀闷不适,腹痛呈阵发性,伴嗳气、恶心。随病情发展,可见呕吐,呕吐物为腐败酸臭的宿食,不含胆汁。病情严重者发生脱水,可见皮肤干燥、皱缩、弹性降低,眼睛凹陷,尿量减少、浓缩、尿色深。查体可见上腹部胃型,可闻及"振水音"。

3. 简述胃十二指肠溃疡的术后并发症。

答 (1)早期并发症:术后出血,术后胃瘫,十二指肠残端破裂,术后胃壁缺血坏死、吻合口破裂或瘘,术后肠梗阻。
(2)晚期并发症:倾倒综合征、碱性反流性胃炎、溃疡复发、营养性并发症、残胃癌。

4. 简述胃癌的切除范围和淋巴结清扫范围。

答 (1)胃癌切除的范围:距肿瘤边缘5cm以上;肿瘤远侧部位应切除十二指肠第一部3~4cm,近侧部位应切除食管下端3~4cm,要求切缘无肿瘤残留。
(2)淋巴结清扫:不同术式淋巴结清扫范围不同,用D表示(具体见下表)。

胃癌 D_2 级根治术淋巴结清扫范围

	全胃切除术	远端胃切除术	适用范围
D_0 手术	淋巴结清扫未达到 D_1 手术	淋巴结清扫未达到 D_1 手术	—
D_1 手术	第1~7组	第1、3、4、5、6、7组	T_1N_0 期且不适合内镜下切除的早期胃癌
D_2 手术	D_1 + 第 8a、9、10、11p、11d、12a 组	D_1 + 第8a、9、11p、12a 组	T_2~T_4 期或临床发现淋巴结转移的肿瘤

五、论述题

试述胃十二指肠溃疡穿孔的临床表现及鉴别诊断。

答 (1)临床表现:患者多有溃疡病史,穿孔前常有服用皮质激素药物、进食刺激性食物、情绪激动或过度疲劳等诱发因素。具体表现:①突然发生剧烈腹痛是穿孔的最初、最常见和最重要的症状。疼痛最初开始于上腹部或穿孔的部位,呈刀割或烧灼样痛,很快扩散至全腹。②腹式呼吸减弱或消失,全腹压痛,以穿孔处最明显,腹肌紧张呈"板状",反跳痛明显。③腹部立位X线检查约有80%患者膈下见到新月状的游离气体影。
(2)鉴别诊断:①急性阑尾炎起病时多为转移性右下腹疼痛,可为阵发性逐渐加重,不伴有休克症状,X线检查可鉴别。②急性胰腺炎发病前多有进食高脂肪饮食史,X线检查膈下无游离气体,血清淀粉酶升高,超声检查可见胰腺肿胀。③急性胆囊炎多有胆道疾病史,疼痛多局限于右上腹部,并向右肩背部放射。右上腹多能触及肿大的胆囊,超声检查可发现胆囊炎或胆囊内结石。

(王平丽)

第35章 小肠疾病

【学/习/要/点】

一、掌握

1. 肠梗阻的病因、分类、病理生理、诊断及治疗。
2. 单纯性肠梗阻和绞窄性肠梗阻的鉴别。
3. 机械性肠梗阻和麻痹性肠梗阻的鉴别。
4. 高位肠梗阻与低位肠梗阻的鉴别。

二、熟悉

1. 肠炎性疾病的手术治疗适应证。
2. 肠套叠的临床特点及治疗原则。
3. 小肠肿瘤的临床表现及治疗。
4. 先天性肠闭锁和肠狭窄、先天性肠旋转不良的临床特点。

【应/试/考/题】

一、选择题

【A/型/题】

1. 克罗恩病最常累及的部位是　　（　　）
   A. 回肠　　　　B. 右半结肠
   C. 回肠末段　　D. 空肠
   E. 乙状结肠与直肠

2. 机械性肠梗阻出现阵发性腹部绞痛的原因是　　（　　）
   A. 梗阻部位以上肠段膨胀
   B. 梗阻部位以上肠段强烈蠕动
   C. 梗阻肠壁神经丛受压
   D. 腹腔内渗液刺激
   E. 以上都不是

3. 下列不属于闭袢性梗阻的是　　（　　）
   A. 肠扭转
   B. 结肠肿瘤所致肠梗阻
   C. 逆行性嵌顿疝
   D. 肠袢被套入由粘连带构成的环孔形的疝内
   E. 肠套叠

4. 急性肠梗阻治疗中，首要的措施是　　（　　）
   A. 胃肠减压
   B. 纠正水、电解质紊乱及酸碱失衡
   C. 及时手术
   D. 输血
   E. 应用抗生素

5. 绞窄性肠梗阻是指　　（　　）
   A. 肠壁肌肉因神经功能障碍而引起的肠梗阻

B. 肠内容物运行停止所致的肠梗阻
C. 肠壁肌肉强烈痉挛引起肠梗阻
D. 肠壁血运障碍所致的肠梗阻
E. 肠壁肿瘤引起的肠梗阻

6. 患者,男,25岁。饱食后劳动时突然发生腹部强烈绞痛,继而休克,既往无腹痛史。最可能的诊断是 ( )
   A. 肠套叠
   B. 急性肠系膜上动脉栓塞
   C. 小肠扭转
   D. 乙状结肠扭转
   E. 以上都不是

7. 不属于小肠良性肿瘤的是 ( )
   A. 平滑肌瘤   B. 脂肪瘤
   C. 平滑肌肉瘤 D. 纤维瘤
   E. 血管瘤

8. 下列关于小肠扭转的叙述,不正确的是 ( )
   A. 多发生于男性青壮年
   B. 突然发病,腹部有剧烈绞痛
   C. 以往无腹痛或腹部手术史
   D. 有机械性肠梗阻的临床特征
   E. 腹痛时患者常俯卧以减轻疼痛

9. 婴儿肠套叠的三大典型症状是 ( )
   A. 腹痛、面色苍白、哭闹
   B. 腹痛、呕吐、血便
   C. 腹痛、肿块、血便
   D. 腹痛、呕吐、肿块
   E. 腹痛、肿块、哭闹

10. 绞窄性肠梗阻的腹痛特点是 ( )
    A. 阵发性绞痛
    B. 持续性钝痛
    C. 持续性剧痛
    D. 放射性腹痛
    E. 持续性隐痛,阵发性胀痛

11. 下列关于急性肠系膜上动脉栓塞临床表现的叙述,不正确的是 ( )
    A. 既往史中常有冠心病或心房颤动史
    B. 剧烈腹部绞痛,药物难以缓解
    C. 早期出现明显的腹膜刺激征
    D. 频繁呕吐
    E. 可于早期出现休克

12. 高位小肠梗阻的临床特点是 ( )
    A. 以腹痛和呕吐为主,腹胀不明显,无排便排气停止
    B. 以腹痛、呕吐和排便排气停止为主,但腹胀不明显
    C. 以呕吐和排便、排气停止为主,腹痛轻微,无腹胀
    D. 存在腹痛、呕吐、腹胀及排便排气停止
    E. 以腹痛和腹胀为主,无呕吐,无排便排气停止

13. 高位小肠梗阻引起的酸碱平衡失调常是 ( )
    A. 代谢性碱中毒
    B. 代谢性酸中毒
    C. 呼吸性碱中毒
    D. 呼吸性碱中毒合并代谢性酸中毒
    E. 呼吸性酸中毒

14. 单纯性、机械性肠梗阻的临床表现不包括 ( )
    A. 阵发性腹部绞痛
    B. 不同程度的呕吐
    C. 早期仍可有排便排气
    D. 腹部呈均匀隆起
    E. 肠鸣音亢进

15. 患者,男,60岁。阵发性腹痛1周,伴恶心、腹胀2日入院,无发热。查体:腹部膨隆,见肠型,肠鸣音亢进,有气过水声。腹部X线平片见腹中部扩张小肠呈"阶梯状"液平,结肠内少量积气。最可能的诊断是 ( )
    A. 低位肠梗阻
    B. 高位肠梗阻
    C. 麻痹性肠梗阻
    D. 坏死性小肠炎
    E. 乙状结肠扭转

16. 粘连性肠梗阻的治疗原则为 ( )
    A. 必须立即手术
    B. 均可非手术治疗
    C. 根据梗阻的类型而定
    D. 手术治疗为主
    E. 非手术治疗为主

17. 肠梗阻时肠腔内大量气体主要是因为
（　　）
   A. 肠蠕动增加
   B. 肠内容物的发酵
   C. 细菌繁殖
   D. 血液弥散
   E. 吞入咽下的气体
18. 下列不属于绞窄性肠梗阻典型临床表现的是（　　）
   A. 腹痛发作急骤,起始即为持续性腹痛,早期可出现休克
   B. 腹膜炎体征
   C. 均匀腹胀
   D. 出现血便,呕吐物、穿刺液可呈血性
   E. 腹部X线见孤立扩大的肠袢
19. 肠梗阻的四大共同表现为　（　　）
   A. 腹痛、肠型、呕吐、便秘
   B. 便秘、呕吐、腹胀、腹痛
   C. 便秘、腹痛、腹胀、肠鸣音亢进
   D. 便秘、腹痛、肠鸣音减弱、腹胀
   E. 腹痛、便秘、肠型、腹胀
20. 患者,男,28岁。急性阑尾炎穿孔术后6小时,腹部疼痛不适,呈持续性,伴恶心、呕吐、排便排气消失,腹部检查见全腹膨胀,未见蠕动波,肠鸣音消失,全腹均有压痛,轻度反跳痛。腹部X线平片见小肠及结肠均有充气及液平面。最可能的诊断是（　　）
   A. 急性低位小肠机械性不完全性肠梗阻
   B. 急性高位小肠机械性不完全性肠梗阻
   C. 急性结肠不完全性肠梗阻
   D. 麻痹性肠梗阻
   E. 急性小肠完全机械性梗阻
21. 一般不引起麻痹性肠梗阻的是（　　）
   A. 腹膜内严重感染
   B. 腹膜后血肿
   C. 腹部大手术
   D. 低钾血症、低镁血症
   E. 肠道肿瘤

22. 乙状结肠扭转的临床特点不包括
（　　）
   A. 多见于老年人
   B. 常有习惯性便秘
   C. 既往可有多次腹痛发作,经排便、排气后缓解
   D. 腹胀不明显且呕吐不明显
   E. 钡剂灌肠X线检查可见"鸟嘴"征
23. 引起机械性肠梗阻的原因不包括（　　）
   A. 肠套叠　　　B. 肿瘤
   C. 蛔虫梗阻　　D. 铅中毒
   E. 嵌顿疝

【B型题】

(24～25题共用备选答案)
   A. 颠簸疗法
   B. 空气或钡剂灌肠
   C. 氧气疗法
   D. 口服植物油
   E. 单纯胃肠减压
24. 肠套叠时选用的非手术疗法是（　　）
25. 单纯性粘连性肠梗阻时选用的非手术疗法是　　　　　　　　　（　　）
(26～29题共用备选答案)
   A. 低位肠梗阻
   B. 急性完全性肠梗阻
   C. 粘连性肠梗阻
   D. 绞窄性肠梗阻
   E. 动力性肠梗阻
26. 长期无症状,突然出现梗阻症状,腹痛重,出现腹膜刺激征　　　（　　）
27. 肠管迅速膨胀,肠壁变薄,可引起等渗性脱水　　　　　　　　　（　　）
28. 持续性腹痛,血便,肠鸣音减弱或消失,有腹膜刺激征　　　　　（　　）
29. 呕吐粪样内容物,高度腹胀　（　　）
(30～32题共用备选答案)
   A. 绞窄性肠梗阻　B. 麻痹性肠梗阻
   C. 蛔虫性肠梗阻　D. 单纯性肠梗阻
   E. 肠系膜血管栓塞性肠梗阻
30. 腹胀均匀,肠鸣音减弱或消失（　　）

31. 腹部可有痛性包块伴休克　　（　）
32. 腹部可扪及条索样团块　　　（　）

（33～35题共用备选答案）
   A. 呕吐早且频繁,腹胀不明显
   B. 呕吐频繁,继而完全性停止排气排便
   C. 呕吐可有可无,有多次少量排气排便
   D. 呕吐晚而次数少,腹胀明显
   E. 既不呕吐,也无腹胀

33. 高位肠梗阻　　　　　　　　（　）
34. 乙状结肠扭转　　　　　　　（　）
35. 低位肠梗阻　　　　　　　　（　）

（36～39题共用备选答案）
   A. 粘连性肠梗阻
   B. 蛔虫性肠梗阻
   C. 肠扭转
   D. 肠套叠
   E. 肠系膜血管缺血性疾病

36. 患者,男,80岁。经常饱餐后上中腹痛,仰卧位加重伴慢性腹泻,突起腹部绞痛、呕吐、腹泻、腹胀伴休克。考虑为（　）

37. 患儿,男,18月龄。突然哭闹不安,面色苍白、出汗、伴呕吐,脐上方可扪及表面光滑、稍可活动的肿块。考虑为（　）

38. 患者,男,70岁。经常便秘及腹痛,突发腹部绞痛,腹胀明显,无呕吐。考虑为（　）

39. 患儿,男,10岁。驱蛔治疗后有便蛔虫史,突起脐周阵发性腹痛和呕吐,腹部可扪及可以变形、变位的团块,5岁时有过阑尾切除、腹腔引流史。考虑为（　）

【X型题】

40. 先天性肠旋转不良的临床表现是（　）
   A. 发病年龄不定
   B. 间歇性呕吐,呕吐物含胆汁
   C. 十二指肠不完全梗阻
   D. 梗阻反复发生
   E. 轻度扭转变换体位后不能自动复位缓解

41. 容易引起血便的急性肠梗阻是（　）
   A. 急性肠扭转　　B. 急性肠套叠
   C. 乙状结肠扭转　D. 肠系膜血管栓塞
   E. 麻痹性肠梗阻

42. 小儿肠套叠的特点是（　）
   A. 多见于幼儿
   B. 多为回肠末端套入结肠
   C. 患儿阵发性哭闹不安
   D. 有果酱样血便
   E. 腹部不可触及包块

43. 肠梗阻手术时判断肠管失去活性的根据是（　）
   A. 肠壁变黑并塌陷
   B. 肠壁失去张力和蠕动,对刺激无反应
   C. 相应系膜无动脉搏动
   D. 等渗盐水纱布热敷、1%普鲁卡因溶液系膜根部封闭后仍无好转
   E. 肠壁无水肿

44. 肠梗阻时肠管膨胀的原因是（　）
   A. 肠壁血管通透性增加,大量液体渗入肠腔
   B. 咽下气体
   C. 肠道内细菌分解,肠内容物产生气体
   D. 肠黏膜吸收障碍
   E. 梗阻肠管肠壁肥大扩张变薄

二、名词解释
1. intestinal obstruction
2. 绞窄性肠梗阻
3. volvulus
4. 类癌综合征
5. short bowel syndrome

三、填空题
1. 肠梗阻的共同临床表现是_____、_____、_____和_____。

2. 肠结核的好发部位是_____和_____,在病理形态上可表现为_____和_____。
3. 肠系膜上动脉血栓形成的患者,常先有_____的征象,表现为_____,以致患者不敢进食而日渐消瘦,和伴有_____等肠道吸收不良的症状。
4. 增生型肠结核的特点是_____和_____,黏膜折叠隆起呈_____,也可有_____。由于肠壁增厚和变硬,以及与_____,容易导致_____和_____。
5. 高位梗阻的呕吐_____,吐出物为_____;呕吐物如果呈棕褐色或血性,是_____的表现;麻痹性肠梗阻时,呕吐多呈_____。
6. 一般在肠梗阻发生_____,X 线检查即显示出肠腔内气体;立位或侧卧位透视或拍片,可见_____和_____。
7. 肠系膜血管缺血性疾病可由_____、_____和_____引起。

四、简答题
1. 简述小儿肠套叠的典型症状及手术指征。
2. 简述机械性肠梗阻和麻痹性肠梗阻的鉴别要点。
3. 简述肠梗阻的诊断及治疗原则。

五、论述题
1. 试述肠梗阻时的主要病理生理变化。
2. 试述肠梗阻的病因和分类。

六、病例分析题
患者,男,40 岁。持续性脐周痛,阵发性加剧,肛门停止排便排气 2 日,伴有呕吐,呕吐物为食物。查体:一般情况良好,体温 37.5℃,脉搏 84 次/分,血压 120/80mmHg,腹部轻度膨隆,未见肠型,右下腹麦氏切口皮肤瘢痕愈合好,肠鸣音亢进,偶闻气过水声,腹部无明显压痛,未扪及肿块,无腹外疝。
问题:
1. 首先考虑的诊断是什么?
2. 腹部立位 X 线平片检查:结肠内有气体存在,小肠部分肠袢充气扩张,但不明显。对此患者的治疗原则是什么?
3. 经上述综合治疗后,患者曾肛门排便一次,肛门排气多次,但患者在入院后的第 3 日,即起病后的第 5 日的中午进软食后,突感腹痛加重,为阵发性绞痛,呕吐剧烈,呕吐物为咖啡色。查体:腹部不胀,但右下腹明显压痛,似可扪及一肠袢,且有压痛,腹腔穿刺抽出少许血性液体。复查 X 线平片显示空肠、回肠换位。对此病情变化应如何考虑?
4. 由于血压有下降趋势,脉搏加快,患者一般情况加重。对此患者的处理是什么?

【参考答案】

一、选择题

【A 型题】

1. C 2. B 3. E 4. B 5. D
6. C 7. C 8. E 9. C 10. C
11. C 12. A 13. A 14. D 15. A
16. C 17. E 18. C 19. B 20. D
21. E 22. D 23. D

【B 型题】

24. B 25. E 26. C 27. B 28. D
29. A 30. D 31. A 32. C 33. A
34. D 35. D 36. E 37. D 38. C
39. B

【X 型题】

40. ABCD 41. BD 42. ABCD
43. ABCD 44. ABCD

1. C【解析】克罗恩病可累及胃肠道的任何部位,最多见于回肠末段。

2. B【解析】机械性肠梗阻出现腹痛的原因是梗阻部位以上的肠段强烈蠕动,之后由于肠管肌过度疲劳而呈暂时性弛缓状态,腹痛随之消失。

3. E【解析】只要肠袢两端完全阻塞,均为闭袢性梗阻,如肠扭转。结肠梗阻时因回盲瓣的单向活瓣作用,肠内容物只能从小肠流入结肠,而不能反流,也为闭袢性梗阻。逆行性嵌顿疝,嵌顿肠管可包括几个肠袢,形如W,几个嵌顿肠袢之间的肠管可隐藏在腹腔内,一旦发生绞窄,不仅疝囊内肠管可坏死,腹腔中间的肠袢也可坏死。粘连带构成环形孔后,肠袢套入,发生梗阻,也可成为闭袢性梗阻。肠套叠是指肠的一段套入其相连的肠管腔内,不属于闭袢型肠梗阻。

4. B【解析】水、电解质紊乱和酸碱失衡是肠梗阻最突出的生理紊乱,应及早给予纠正。

7. C【解析】常见的小肠良性肿瘤有腺瘤、平滑肌瘤、脂肪瘤、血管瘤、纤维瘤等,恶性肿瘤有腺癌、平滑肌肉瘤、恶性淋巴瘤、类癌等。

8. E【解析】小肠扭转时患者常采取低半卧位以减轻腹肌紧张,缓解疼痛、利于呼吸。

9. C【解析】肠套叠常见于小儿,其三大典型症状是腹痛、血便和腹部肿块。

10. C【解析】机械性肠梗阻为阵发性绞痛,发展为绞窄性肠梗阻时,表现为持续性的剧烈腹痛。

11. C【解析】肠系膜上动脉栓塞多见于老年人,栓子多来自心脏,因肠系膜血管栓塞的病因、部位、范围及发病的急缓不同,临床表现各不相同。起病急、进展快,剧烈的腹部绞痛,一般药物难以缓解,较轻的腹部体征与患者严重的症状不相称,这是急性肠缺血的特

征性表现。一般病程进展至后期,肠绞窄继发腹腔内严重感染后才会出现较明显的腹膜炎体征。

13. A【解析】高位小肠梗阻时因不能进食且大量呕吐,可致胃酸和Cl⁻大量丢失,导致代谢性碱中毒。低位小肠梗阻由于丢失大量的碱性消化液,加上酸性代谢产物增多,可致严重的代谢性酸中毒。

14. D【解析】机械性肠梗阻时腹部视诊可见肠型和蠕动波,肠扭转时多不对称,麻痹性肠梗阻时腹部多均匀隆起。

15. A【解析】高位肠梗阻的呕吐发生早且频繁,腹胀不明显;低位肠梗阻时腹胀显著,呕吐出现晚且次数少,并可吐粪样物。X线检查有助于鉴别低位肠梗阻时扩张的肠袢在腹中部呈"阶梯状"排列。

17. E【解析】肠梗阻时肠内气体68%由吞咽而来,32%从血液中弥散入肠及肠内容物分解产生。故肠梗阻时给予持续胃肠减压,保持胃空虚,就可能使肠胀气不再加剧。

18. C【解析】有下列表现者,考虑绞窄性肠梗阻的可能:①起病急骤,起始即为持续性剧烈腹痛,或在阵发加重之间仍有持续性疼痛;②呕吐频繁,呕吐物或穿刺液、肛门排出物、胃肠减压抽出物呈血性;③早期出现休克,抗休克治疗不见好转;④腹膜刺激征明显;⑤腹部不对称,此为闭袢型肠梗阻的特征,易发生绞窄;⑥腹部X线显示孤立胀大的肠袢,不随时间而改变。

19. B【解析】肠梗阻共同的临床表现为腹痛、呕吐、腹胀、肛门停止排便排气,即"痛、吐、胀、闭"。

22. D【解析】乙状结肠扭转的临床表现除腹部绞痛外,还有明显的腹胀,而呕吐一般不明显。

23. D【解析】机械性肠梗阻是临床上最常见的类型,病因:①肠外因素,如粘连带

压迫、嵌顿疝、肿瘤压迫等；②肠壁因素，如肠套叠、肿瘤、先天性畸形等；③肠腔内因素，如蛔虫梗阻、异物、粪块堵塞等。慢性铅中毒可致痉挛性肠梗阻。

26～29. **CBDA**【解析】①粘连性肠梗阻：主要是机械性肠梗阻的表现，多有腹腔手术、创伤或感染的病史，可长期无症状，突然出现腹痛重，腹膜刺激征阳性等急性梗阻的表现；②急性完全性肠梗阻：近侧肠内粪便和气体不能排出，梗阻肠管迅速膨胀变薄，肠腔压力升高，体液丧失可致等渗性脱水；③绞窄性肠梗阻：持续剧烈腹痛，腹部固定压痛、腹膜刺激征阳性，肠鸣音减弱或消失，肛门排出物为血性；④低位肠梗阻：呕吐出现晚，初为胃内容物，后为发酵、腐败呈粪样的肠内容物，腹胀显著，遍及全腹。

40. **ABCD**【解析】先天性肠旋转不良的发病年龄不定，临床表现差异较大，发生新生儿期的典型临床表现是：出生后有正常胎粪排出，间歇性呕吐，呕吐物含胆汁，多为十二指肠不完全梗阻，且梗阻反复发生，时重时轻，重者可出现消瘦、脱水、体重下降。轻度扭转可因改变体位等自动复位缓解。

41. **BD**【解析】急性小肠扭转和乙状结肠扭转突出的表现是腹部绞痛，无便血。

43. **ABCD**【解析】肠梗阻手术时出现下列表现，说明肠管无生机：肠壁变黑并塌陷；肠壁失去张力和蠕动，呈麻痹扩大状态，对刺激无收缩反应；相应系膜终末动脉无搏动；如不好判断，可用盐水纱布热敷，1%普鲁卡因溶液做肠系膜根部封闭，若观察15～30分钟后仍无好转，说明肠管已坏死，应做肠切除术。

44. **ABCD**【解析】肠梗阻时肠管膨胀的原因很多，主要有肠壁血管通透性增加、咽下气体、肠道内细菌分解、肠内容物产生气体、肠黏膜吸收障碍等。

二、名词解释

1. **肠梗阻（intestinal obstruction）**：由于各种原因引起肠内容物不能顺利通过肠道，从而引起腹痛、呕吐、腹胀及停止自肛门排气排便等临床表现，称为肠梗阻。

2. **绞窄性肠梗阻**：由于肠系膜血管受压、血栓形成或血管腔栓塞形成而使相应肠段血运障碍，而引起肠坏死、穿孔。

3. **肠扭转（volvulus）**：一段肠袢及其系膜沿系膜长轴扭转360°～720°而造成的闭袢型肠梗阻。

4. **类癌综合征**：消化道类癌转移至肝脏时，可出现以发作性潮红、腹泻及哮喘为主的特征性全身症状，称为类癌综合征。

5. **短肠综合征（short bowel syndrome）**：小肠被广泛切除后，残存的功能性肠管不能维持患者营养需要的吸收不良综合征。

三、填空题

1. 腹痛　呕吐　腹胀　停止排便排气
2. 回盲部　远端回肠　溃疡型　增生型
3. 慢性肠系膜上动脉缺血　饱餐后腹痛　慢性腹泻
4. 黏膜下层大量结核性肉芽肿　纤维组织增生　假性息肉样变化　浅小的溃疡　周围组织粘连　肠腔狭窄　梗阻
5. 出现较早　胃、十二指肠内容　肠管血运障碍　溢出性
6. 4～6小时　液平面　胀气肠袢
7. 肠系膜上动脉栓塞　肠系膜上动脉血栓形成　肠系膜上静脉血栓形成

四、简答题

1. **简述小儿肠套叠的典型症状及手术指征。**

答 ①典型症状：腹痛、血便和腹部包块，表现为突然性、阵发性的剧烈腹痛，患儿哭闹不安，伴有呕吐和果酱样血便。②手术指征：复位失败；发病时间>48小时；疑有肠坏死；空气灌肠复

位后出现腹膜刺激征及全身情况恶化。
2. 简述机械性肠梗阻和麻痹性肠梗阻的鉴别要点。

答 ①机械性肠梗阻常可见肠型和蠕动波,麻痹性肠梗阻则腹胀均匀;②机械性肠梗阻肠鸣音亢进,有气过水声或金属声,麻痹性肠梗阻时肠鸣音减弱或消失;③机械性肠梗阻早期腹胀可不显著,麻痹性肠梗阻显著;④机械性肠梗阻胀气限于梗阻以上的部分肠管,即使晚期并发绞窄和麻痹,肠也不会全部胀气,麻痹性肠梗阻多继发于腹腔内严重感染,腹膜后出血,腹部大手术后,X线检查可显示大、小肠全部充气扩张。

3. 简述肠梗阻的诊断及治疗原则。

答 (1) 诊断:①根据肠梗阻的共同临床表现,即腹痛、呕吐、腹胀、肛门停止排便排气,判断是否为肠梗阻;②判断是机械性还是动力性肠梗阻;③判断是单纯性还是绞窄性肠梗阻;④判断是高位还是低位肠梗阻;⑤判断是完全还是不完全性肠梗阻;⑥分析引起肠梗阻的原因。

(2) 治疗原则:纠正肠梗阻所致的全身性生理紊乱并解除梗阻,依据肠梗阻的病因、性质、部位及全身情况、病情轻重等决定。

五、论述题

1. 试述肠梗阻时的主要病理生理变化。

答 (1) 局部变化:肠腔膨胀,积气积液,缺血坏死,溃破穿孔。

(2) 全身变化:水、电解质和酸碱失衡,血容量下降,休克,呼吸和循环功能障碍等。

2. 试述肠梗阻的病因和分类。

答 (1) 按梗阻病因分类:①机械性肠梗阻,常见原因有粘连带压迫、疝嵌顿、肿瘤、先天性畸形、粪块堵塞等;②动力性肠梗阻,由于神经抑制或毒素刺激;③血运性肠梗阻,肠系膜血管栓塞或血栓形成,肠管血运障碍,失去蠕动能力。

(2) 按肠壁有无血运障碍分类:①单纯性肠梗阻,无血运障碍;②绞窄性肠梗阻,存在肠管血运障碍,可致肠坏死、穿孔。

(3) 按梗阻部位分类:高位梗阻、低位梗阻和结肠梗阻。

(4) 按梗阻程度分类:完全性肠梗阻和不完全性肠梗阻。

六、病例分析题

1. 首先考虑的诊断是什么?

答 粘连性肠梗阻。

2. 腹部立位平片检查:结肠内有气体存在,小肠部分肠袢充气扩张,但不明显。对此患者的治疗原则是什么?

答 输液,胃肠减压,纠正水、电解质紊乱及酸碱失衡,定期观察。

3. 经上述综合治疗后,患者曾肛门排便一次,肛门排气多次,但患者在入院后的第3日,即起病后的第5日的中午进软食后,突感腹痛加重,为阵发性绞痛,呕吐剧烈,呕吐物为咖啡色。查体:腹部不胀,但右下腹明显压痛,似可扪及一肠袢,且有压痛,腹腔穿刺抽出少许血性液体。复查X线平片显示空肠、回肠换位。对此病情变化应如何考虑?

答 有肠绞窄或肠扭转发生。

4. 由于血压有下降趋势,脉搏加快,患者一般情况加重。对此患者的处理是什么?

答 肠扭转属于较重的机械性肠梗阻,可短期内发生肠绞窄、坏死,病死率较高。及时将扭转的肠袢回转复位可显著降低死亡率。故该患者应立即给予手术治疗。

(王平丽)

第36章 阑尾疾病

【学/习/要/点】

一、掌握

1. 阑尾的解剖生理特点。
2. 急性阑尾炎的病因、病理。
3. 急性阑尾炎的临床表现、诊断、鉴别诊断、治疗及手术并发症。
4. 特殊类型阑尾炎的特点及处理原则。

二、熟悉

1. 慢性阑尾炎的诊断及治疗。
2. 阑尾肿瘤的生物学分类及特点。

【应/试/考/题】

一、选择题

【A型题】

1. 阑尾位置常有变异是由于 （　　）
   A. 阑尾系膜过长
   B. 盲肠不固定
   C. 中肠旋转异常
   D. 局部慢性炎症影响
   E. 胚胎发育过程中退化不全

2. 下列关于阑尾的叙述,不正确的是 （　　）
   A. 阑尾动脉是终末动脉
   B. 阑尾组织中含丰富淋巴滤泡
   C. 阑尾炎发病时的脐周痛属于内脏性疼痛
   D. 成人切除阑尾将损害机体的免疫功能
   E. 阑尾深部黏膜有嗜银细胞,与类癌发生有关

3. 患者,男,30 岁。出现转移性右下腹痛 36 小时,出现寒战、黄疸、体温 39.2℃。诊断应考虑急性阑尾炎并发 （　　）
   A. 急性黄疸性肝炎 B. 急性胆囊炎
   C. 肝脓肿   D. 化脓性门静脉炎
   E. 化脓性胆管炎

4. 阑尾切除术后最常见的并发症是 （　　）
   A. 切口感染   B. 切口出血
   C. 阑尾残株炎   D. 盆腔脓肿
   E. 肠梗阻

5. 诊断急性阑尾炎最有价值的体征是 （　　）
   A. 右下腹有肌紧张
   B. 右下腹有反跳痛
   C. 右下腹有明显固定的压痛点
   D. 阑尾体表对应处有压痛
   E. 结肠充气试验阳性

6. 阑尾尖端指向下列哪个部位时可同时出现膀胱、直肠的刺激症状　（　）
   A. 回肠前位　　B. 盲肠后位
   C. 盆位　　　　D. 盲肠下位
   E. 回肠下位

7. 患者,男,28岁。上腹部隐痛不适,伴恶心,无呕吐,6小时后疼痛扩展至右肋腹,并逐渐加剧,无放射,腹痛后不思进食。查体:体温37.2℃,巩膜无黄染,右肋腹部有固定压痛,肌紧张、反跳痛,未扪及肿块。直肠指检(－)。首先应考虑的诊断为　　　　　　　　（　）
   A. 急性阑尾炎(高位)
   B. 急性胆囊炎
   C. 右侧输尿管结石
   D. 溃疡病穿孔
   E. 右侧肾盂肾炎

8. 引起急性阑尾炎最重要的原因是（　）
   A. 暴饮暴食　　B. 过度疲劳
   C. 饭后运动　　D. 阑尾管腔堵塞
   E. 肠炎

9. 阑尾脓肿消散后,应采取的措施是（　）
   A. 停用抗生素
   B. 继续使用抗生素
   C. 间歇期行阑尾切除术
   D. 让患者出院
   E. 每年用X线随访复查

10. 阑尾发生类癌的解剖学基础是（　）
    A. 阑尾淋巴组织丰富
    B. 阑尾远端是盲管
    C. 阑尾动脉是终末动脉
    D. 阑尾黏膜深部有嗜银细胞
    E. 阑尾容易感染

11. 下列关于急性阑尾炎体征的叙述,不正确的是　　　　　　　　　　（　）
    A. 直肠指检发现直肠前方有触痛,提示盆位阑尾炎
    B. 闭孔内肌试验阳性,提示阑尾位置较低
    C. 右下腹有肌紧张和反跳痛,提示炎症侵及壁腹膜
    D. 腰大肌试验阳性,提示盲肠后位阑尾炎
    E. 结肠充气试验阴性,可排除急性阑尾炎

12. 下列关于阑尾解剖的叙述,不正确的是　　　　　　　　　　　　（　）
    A. 阑尾是一个富有淋巴组织的盲管
    B. 阑尾基底部与盲肠的位置关系是固定的
    C. 成人阑尾直径随年龄增长而缩小
    D. 阑尾神经传入的脊髓节段在 $T_{10} \sim T_{11}$
    E. 阑尾血供丰富,阑尾动脉有丰富的侧支循环

13. 不符合小儿急性阑尾炎特点的是（　）
    A. 穿孔后不易局限化
    B. 病情轻
    C. 以手术治疗为主
    D. 早期即出现高热、呕吐
    E. 穿孔率较高

14. 急性阑尾炎右下腹痛产生的机制是（　）
    A. 内脏神经反射
    B. 回肠痉挛
    C. 阑尾浆膜充血
    D. 炎症刺激壁腹膜
    E. 阑尾高度肿胀

15. 下列关于不同类型阑尾炎疼痛的叙述,不正确的是　　　　　　　　（　）
    A. 单纯性阑尾炎表现为轻度隐痛
    B. 化脓性阑尾炎呈阵发性胀痛和剧痛
    C. 坏疽性阑尾炎呈持续性剧烈腹痛
    D. 穿孔性阑尾炎穿孔后腹痛消失
    E. 盲肠后位阑尾炎疼痛在右侧腰部

16. 引起阑尾炎最常见的致病菌为（　）
    A. 金黄色葡萄球菌
    B. 大肠埃希菌
    C. 变形杆菌
    D. 链球菌
    E. 真菌

17. 急性化脓性阑尾炎的主要病理改变是 (　　)
   A. 炎症限于阑尾黏膜下层
   B. 炎症限于阑尾黏膜层
   C. 炎症限于浆膜层
   D. 腹腔内有脓性液体
   E. 阑尾腔内积脓

18. 单纯性阑尾炎的腹痛性质为 (　　)
   A. 隐痛或刀割样痛
   B. 隐痛或钝痛
   C. 钝痛或剧痛
   D. 胀痛或跳痛
   E. 钝痛或钻痛

19. 老年人急性阑尾炎的临床特点是 (　　)
   A. 阑尾容易缺血、坏死
   B. 腹痛、恶心明显
   C. 常有寒战、高热
   D. 右下腹压痛明显
   E. 显著腹肌紧张

【B型题】

(20~22题共用备选答案)
   A. 回肠前位　　B. 盆位
   C. 盲肠后位　　D. 盲肠外侧位
   E. 回肠后位

20. 相当于0~3点位,尖端指向左上 (　　)
21. 相当于3~6点位,尖端指向盆腔 (　　)
22. 相当于9~12点位,尖端向上,位于腹膜后 (　　)

(23~24题共用备选答案)
   A. 新生儿急性阑尾炎
   B. 小儿急性阑尾炎
   C. 妊娠期急性阑尾炎
   D. 老年人急性阑尾炎
   E. 异位阑尾炎

23. 临床表现是非特殊性的,穿孔率高达80%的是 (　　)
24. 临床表现和病理表现不一致的是 (　　)

【X型题】

25. 阑尾切除时需放置腹腔引流的是 (　　)
   A. 阑尾周围脓肿切开引流术
   B. 阑尾坏疽、穿孔、腹腔脓汁较多
   C. 局部有较多炎症坏死组织
   D. 妊娠期化脓性阑尾炎手术
   E. 阑尾周围组织水肿严重估计有肠内容物渗漏可能

26. 急性阑尾炎与右侧输尿管结石的鉴别点为 (　　)
   A. 输尿管绞痛可向会阴放射
   B. 急性阑尾炎有转移性右下腹痛史
   C. 输尿管结石腹部平片中可显示有结石
   D. 急性阑尾炎有右下腹压痛及肌紧张
   E. 尿中无红细胞

27. 急性阑尾炎的转归有 (　　)
   A. 炎症消退　　B. 炎症局限化
   C. 炎症扩散　　D. 并发其他炎症
   E. 阑尾周围脓肿

28. 对诊断急性阑尾炎最有意义的体征及对明确诊断最具有决定性作用的检查是 (　　)
   A. 腹腔镜检查
   B. 白细胞数和中性粒细胞比例增高
   C. 直肠指检右前方触痛
   D. 右下腹压痛
   E. 超声发现肿大的阑尾或脓肿

29. 下列关于阑尾炎手术治疗的叙述,正确的是 (　　)
   A. 小儿急性阑尾炎应及早手术
   B. 妊娠期阑尾炎考虑手术为主
   C. 老年人急性阑尾炎应及时手术
   D. 急性化脓性阑尾炎应立即手术
   E. 阑尾周围脓肿一经诊断应立即切开引流

30. 急性阑尾炎的并发症是 (　　)
   A. 腹腔脓肿
   B. 内、外瘘形成
   C. 化脓性门静脉炎
   D. 粘连性肠梗阻
   E. 粪瘘

31. 患者,女,29岁。妊娠6个月。转移性右下腹疼痛3小时就诊。诊断为阑尾炎。宜采取的措施为 （ ）
    A. 应早期行阑尾切除术
    B. 围术期加用黄体酮
    C. 尽量不用腹腔引流
    D. 术后可应用广谱抗生素
    E. 手术切口需偏低
32. 急性阑尾炎未经治疗,可能会发展为 （ ）
    A. 阑尾穿孔并腹膜炎
    B. 化脓性门静脉炎
    C. 肝脓肿
    D. 阑尾周围脓肿
    E. 出血
33. 阑尾的解剖特点是 （ ）
    A. 远端为盲端
    B. 系膜短于阑尾长度
    C. 位置不恒定
    D. 动脉为终末动脉
    E. 阑尾动脉与静脉伴行,最终回流入下腔静脉
34. 需与急性阑尾炎鉴别的疾病有（ ）
    A. 右侧输尿管结石
    B. 急性肠系膜淋巴结炎
    C. 急性胃肠炎
    D. Meckel憩室炎
    E. 肠扭转
35. 急性阑尾炎的手术选择是 （ ）
    A. 单纯性阑尾炎行阑尾切除术,切口一期缝合
    B. 化脓性或坏疽性阑尾炎,行阑尾切除术
    C. 阑尾周围脓肿,无局限,行切开引流术
    D. 穿孔性阑尾炎切除阑尾,清除腹腔脓液,彻底冲洗腹腔
    E. 阑尾周围脓肿,已局限,病情平稳,给予抗生素加支持疗法
36. 妊娠期急性阑尾炎的特点是 （ ）
    A. 大网膜难以包裹炎症的阑尾
    B. 肌紧张不明显
    C. 压痛部位上移
    D. 炎症不易局限
    E. 腹膜炎易在腹腔内扩散
37. 慢性阑尾炎的临床表现是 （ ）
    A. 右下腹经常疼痛
    B. 阑尾部位局限性压痛
    C. 反复急性发作
    D. 压痛位置不固定
    E. 钡剂灌肠阑尾无变形及充盈缺损

二、名词解释
1. Rovsing征
2. 阑尾周围脓肿
3. 阑尾残株炎
4. 麦氏点

三、填空题
1. 急性阑尾炎的临床病理分型:_____、_____、_____和_____。
2. 急性化脓性阑尾炎时,菌栓脱落可引起_____和_____。
3. 慢性阑尾炎的重要体征是_____。X线钡餐检查可见_____、_____和_____等。
4. 急性阑尾炎时阑尾静脉中的感染性血栓,沿_____,导致门静脉炎症。如病情加重会产生_____和_____,治疗延误可发展为_____。
5. 急性阑尾炎的转归有_____、_____和_____。
6. 阑尾的血运由_____供给,它是_____的分支。急性阑尾炎发病开始时,常表现为_____,属于_____。
7. 阑尾炎症严重,又未予切除和其他治疗,可使炎症扩散,发展为_____、_____和_____等。
8. 阑尾炎时的腹膜刺激征象有_____、_____和_____,这是

_____出现的一种防御反应,常提示阑尾炎已发展到_____、_____或_____阶段。
9. 急性阑尾炎的并发症有_____、_____和_____。
10. 阑尾切除术后并发症有_____、_____、_____和_____。
11. 阑尾切除术后最常见的并发症是_____,可通过_____、_____和_____预防。

四、简答题
1. 简述阑尾的解剖特点。
2. 简述急性阑尾炎的病因。
3. 简述急性阑尾炎的并发症。
4. 简述阑尾切除术后的并发症。
5. 简述小儿急性阑尾炎的临床特点。

五、论述题
1. 试述阑尾炎的鉴别诊断。
2. 试述阑尾炎术后并发症的防治。
3. 试述腹腔镜阑尾切除术的技术要点。

六、病例分析题
患者,男,32岁。突感脐周部隐痛不适伴数次恶心、呕吐,吐出物为胃内容物,无暗红色物质,4小时后转移至右下腹疼痛,呈持续性、阵发性加剧,渐起高热且有寒战。查体:体温38.2℃,双眼巩膜可疑黄染,肝脾肋下未触及,肝区叩痛可疑阳性,右下腹压痛,无肌紧张及反跳痛。急诊以"腹痛待查"收入病房。
问题:
1. 根据病史和体格检查,该患者最可能的诊断是什么?说明原因。
2. 经各项检查确诊为阑尾炎,术中探查发现阑尾充血肿胀,表面有较多的脓性分泌物,周围肠管充血,表面纤维素渗出,大网膜轻度包裹,局部少量浑浊悬液。对该患者最合适的处理是什么?为什么?

【参|考|答|案】

一、选择题

【A型题】
1. B 2. D 3. D 4. A 5. C
6. C 7. A 8. D 9. C 10. D
11. E 12. E 13. B 14. D 15. D
16. B 17. E 18. B 19. A

【B型题】
20. A 21. B 22. C 23. A 24. D

【X型题】
25. ABCE 26. ABCD 27. ABC
28. AD 29. ABCD 30. ABC
31. ABCD 32. ABCD 33. ABCD
34. ABCD 35. ABCDE 36. ABCDE
37. ABC

1. B【解析】阑尾起于盲肠末端,其根部与盲肠的关系固定,故阑尾的位置主要取决于盲肠的位置,随盲肠位置的变化而变化。
2. D【解析】阑尾属于淋巴器官,其淋巴组织在出生后出现,12~20岁达峰,后逐渐减少,30岁后滤泡明显减少,60岁后则完全消失,故切除成人阑尾,对机体的免疫功能无影响。
6. C【解析】盆位阑尾炎时炎症可刺激直肠和膀胱,引起排便、里急后重的症状。
8. D【解析】阑尾管腔阻塞是急性阑尾炎最常见的病因,堵塞的最常见原因是淋巴滤泡增生。

10. D【解析】阑尾黏膜深部有嗜银细胞,是发生阑尾类癌的组织学基础。

12. E【解析】阑尾动脉系回结肠动脉的分支,是一种无侧支的终末动脉。

13. B【解析】小儿急性阑尾炎的病情发展较快且较重,早期即出现高热、呕吐等症状。穿孔率高,并发症及死亡率也较高。

14. D【解析】阑尾炎早期出现脐周牵涉痛属于内脏性疼痛,当病变进展,炎症渗出刺激壁腹膜时,出现右下腹疼痛。

15. D【解析】穿孔性阑尾炎穿孔后因阑尾压力骤减,腹痛可暂时减轻,但随着炎症扩散,出现腹膜炎后,腹痛又会加剧。

16. B【解析】阑尾炎的致病菌多为肠道内的各种革兰氏阴性菌和厌氧菌,最常见的为大肠埃希菌。

19. A【解析】老年人对疼痛感觉不敏感,且腹肌薄弱,防御功能减退,所以主诉不强烈,体征也不典型,临床表现轻而病理改变重,体温及白细胞升高不明显,故易误诊和延误治疗。又由于老年人动脉硬化,阑尾动脉也会发生改变,易导致阑尾缺血、坏死。

20～22. ABC【解析】阑尾的位置有以下分法:相当于0～3点位,尖端指向左上是回肠前位;相当于3～6点位,尖端指向盆腔是盆位;相当于9～12点位,尖端向上,位于腹膜后是盲肠后位;相当于6～9点,尖端向右下是盲肠下位;相当于9～10点,位于腹腔内,盲肠外侧是盲肠外侧位;相当于0～3点,在回肠后方是回肠后位。

25. ABCE【解析】放置引流管适用于急性阑尾炎术后有组织坏死或渗出者,如阑尾坏疽伴穿孔,伴腹膜炎或腹腔内积液、积脓,阑尾残端周围组织水肿严重,估计有肠内容物渗漏可能者。但妊娠期急性阑尾炎放置引流管可刺激子宫引起早产或流产,故尽量不用腹腔引流。

29. ABCD【解析】阑尾周围脓肿一经诊断应立即在超声引导下穿刺抽脓冲洗或放置腹腔引流管,必要时手术切开引流。

30. ABC【解析】急性阑尾炎的并发症有腹腔脓肿、内外瘘形成、化脓性门静脉炎。粘连性肠梗阻为阑尾切除术后并发症。

33. ABCD【解析】阑尾的解剖特点:远端为盲端,系膜短于阑尾长度,位置不恒定,动脉为无侧支终末动脉,阑尾静脉与动脉伴行,最终流入门静脉。

37. ABC【解析】慢性阑尾炎的临床表现:右下腹经常疼痛,阑尾部位局限性压痛,反复急性发作,压痛位置固定。钡剂灌肠X线检查示阑尾变形、形态扭曲、边缘毛糙呈分节状,可见单个或多个充盈缺损。

二、名词解释

1. 结肠充气试验(Rovsing征):患者仰卧,检查者用右手按压其左下腹部,再用左手压迫近侧结肠部,结肠内积气即可传至盲肠和阑尾部位,引起右下腹疼痛者为阳性。用于急性阑尾炎的辅助诊断。

2. 阑尾周围脓肿:急性阑尾炎化脓坏疽或穿孔时,若病情进展较慢,大网膜可移至右下腹部,将阑尾包裹并形成粘连,即形成阑尾周围脓肿。

3. 阑尾残株炎:切除阑尾时如残端保留太长超过1cm,或肠石残留,术后残株可炎症复发,仍表现为阑尾炎的症状,称为阑尾残株炎。

4. 麦氏点:阑尾体表投影约在脐与右髂前上棘连线中外1/3交界处,急性阑尾炎时有压痛。

三、填空题

1. 急性单纯性阑尾炎　急性化脓性阑尾炎　坏疽性及穿孔性阑尾炎　阑尾周围脓肿

2. 化脓性门静脉炎　细菌性肝脓肿

3. 阑尾部位的局限性压痛　阑尾变形

形态扭曲　边缘毛糙
4. 肠系膜上静脉至门静脉　感染性休克　脓毒症　细菌性肝脓肿
5. 炎症消退　炎症局限化　炎症扩散
6. 阑尾动脉　回结肠动脉　脐周的牵涉痛　内脏性疼痛
7. 弥漫性腹膜炎　化脓性门静脉炎　感染性休克
8. 腹肌紧张　反跳痛　肠鸣音减弱或消失　壁腹膜受到炎性刺激　化脓坏疽　穿孔
9. 腹腔脓肿　内、外瘘形成　化脓性门静脉炎
10. 切口感染　出血　粪瘘　阑尾残株炎　粘连性肠梗阻
11. 切口感染　术中加强切口保护　切口冲洗　彻底止血　消灭死腔

四、简答题

1. 简述阑尾的解剖特点。

答　阑尾位于右髂窝内，形似蚯蚓，盲肠末端为其起点，盲端为其远端，阑尾根部与盲肠的关系恒定，故其位置随盲肠的位置而变异。阑尾长度长于其系膜，故而阑尾蜷曲。阑尾动脉为回结肠动脉的分支，为一无侧支的终末动脉，当血运障碍时易出现坏死。

2. 简述急性阑尾炎的病因。

答　阑尾管腔阻塞是最常见的病因，其他病因可见细菌入侵、阑尾先天畸形（如过长、过度扭曲、血运不佳等）等。

3. 简述急性阑尾炎的并发症。

答　①腹腔脓肿：可在阑尾周围、盆腔、膈下等处形成脓肿，其中阑尾周围脓肿最常见；②内、外瘘形成：阑尾周围脓肿引流不及时，可形成内瘘和外瘘，脓液经瘘管排出；③化脓性门静脉炎：感染性血栓沿肠系膜上静脉至门静脉导致化脓性门静脉炎，表现为寒战、高热、轻度黄疸、剑突下压痛、肝大等。

4. 简述阑尾切除术后的并发症。

答　①切口感染：最常见，多见于化脓性或穿孔性阑尾炎；②出血：系膜结扎线松脱可引起腹腔内大出血；③粪瘘：少见；④阑尾残株炎：切除阑尾时残端保留太长超过1cm，术后可炎症复发；⑤粘连性肠梗阻：与手术损伤、局部炎症重、术后卧床等有关。

5. 简述小儿急性阑尾炎的临床特点。

答　小儿大网膜发育不全，无法起到足够的保护作用，故小儿急性阑尾炎病情发展快且重，早期即出现高热、呕吐；右下腹体征不明显，但有局部压痛和肌紧张；穿孔率较高，并发率及死亡率也较高。

五、论述题

1. 试述阑尾炎的鉴别诊断。

答　需要与阑尾炎鉴别的疾病很多，其中最主要的有下列疾病。

（1）急性肠系膜淋巴结炎：儿童多发，常继发于上呼吸道感染，腹部压痛位置随体位变动而改变，多偏内侧，范围广且不固定。超声或CT可鉴别。

（2）妇产科急腹症。①异位妊娠破裂：有停经史及阴道不规则出血史，多为突然性下腹痛，有急性失血症状和腹腔内出血体征。妇科检查可有宫颈举痛、附件肿块、阴道后穹隆穿刺有血等。②卵巢滤泡或黄体囊肿破裂：排卵期或月经中期以后多发，其表现与异位妊娠较相似，但程度轻于异位妊娠。③急性输卵管炎、急性盆腔炎：逐渐产生下腹痛，伴腰痛、发热，腹部压痛位置较低，直肠指检盆腔呈对称性压痛；血白细胞计数升高，脓性白带，阴道后穹隆穿刺可见脓液。④卵巢囊肿蒂扭转：腹痛剧烈而明显，腹、盆腔检查可触及痛性肿块。超声检查可鉴别。

（3）胃十二指肠溃疡穿孔：多在慢性溃疡病史的发展基础上出现突发的剧烈腹痛，查体时见腹壁呈木板状。腹部透视膈下可见游离气体，诊断性腹腔穿刺可抽出上消化道液体。

(4)右侧输尿管结石:表现为突发剧烈右下腹绞痛,难以忍受,疼痛沿输尿管向会阴、外生殖器放射,右下腹压痛不明显。腹部平片可见泌尿结石,尿常规有多量红细胞。

(5)急性胃肠炎、胆道系统感染性疾病等。

2. <u>试述阑尾炎术后并发症的防治。</u>

答 (1)出血:预防为其防治的关键,若发现出血表现,立即给予输血补液,紧急手术止血。

(2)粘连性肠梗阻:确认后应尽早手术,术后尽早下床活动。

(3)粪瘘:经保守治疗,多数粪瘘可自行愈合。

(4)切口感染:最常见。排脓,引流,定期换药。

(5)阑尾残株炎:症状较重时需手术切除其残株。

3. <u>试述腹腔镜阑尾切除术的技术要点。</u>

答 ①静脉复合麻醉后定位。②定位:腹腔镜自脐上导入,左右腹侧选取穿刺点导入器械,维持气压在12mmHg左右,头低足高左侧倾斜位,利于暴露阑尾。③探找目标:常规探查腹腔,其顺序为肝、胆、胃、十二指肠、结肠、脾、膈肌、小肠、阑尾、腹股沟内环区、女性需探查子宫及附件。可沿结肠带寻找阑尾。④阑尾系膜的处理:于阑尾根部紧贴阑尾系膜打孔,用丝线或血管夹结扎系膜根部后切断或用超声刀离断。⑤阑尾根部的处理:阑尾根部提起,并使用血管夹夹闭阑尾,距血管夹上1cm上钛夹。于两者之间切断阑尾,阑尾残端用电凝烧灼黏膜,残端无须包埋。

六、病例分析题

1. <u>根据病史和体格检查,该患者最可能的诊断是什么?说明原因。</u>

答 该患者有转移性右下腹痛,疼痛呈持续性,且阵发性加剧,查体:右下腹有压痛,体温升高,最可能的诊断是急性阑尾炎。

2. <u>经各项检查确诊为阑尾炎,术中探查发现阑尾充血肿胀,表面有较多的脓性分泌物;周围肠管充血,表面纤维素渗出,大网膜轻度包裹,局部少量浑浊悬液。对该患者最合适的处理是什么?为什么?</u>

答 依据术中所见,该患者的病理类型为急性化脓性阑尾炎。对该患者最合适的处理是切除阑尾、吸尽脓液、冲洗腹腔。

(房祥杰)

第37章 结、直肠与肛管疾病

【学/习/要/点】

一、掌握
1. 结、直肠与肛管的解剖生理,直肠指检的意义、体位和特殊检查方法。
2. 肠息肉及肠息肉病的临床特点及治疗。
3. 结直肠癌的临床表现、诊断及治疗。
4. 肛裂、直肠肛管周围脓肿、肛瘘、痔的病因、临床表现及治疗。

二、熟悉
1. 溃疡性结肠炎的外科治疗。
2. 直肠肛管先天性疾病的临床特点及治疗。
3. 直肠脱垂的临床表现及治疗。
4. 便秘的外科治疗。

【应/试/考/题】

一、选择题

【A型题】

1. 结肠肝曲癌肿应切除的范围为（　　）
   A. 癌肿近远端各5cm肠段
   B. 升结肠及横结肠各切除一半及其系膜淋巴结
   C. 全部升结肠及其系膜淋巴结
   D. 末端回肠及右侧结肠至横结肠中部及其系膜淋巴结
   E. 全部升结肠和全部横结肠及其系膜淋巴结

2. 便血患者必须要直肠指诊的目的在于（　　）
   A. 检查有无内痔
   B. 检查有无肛裂
   C. 检查有无肛瘘
   D. 了解有无肛管直肠肿瘤
   E. 了解有无直肠脱垂

3. 直肠癌血行播散常先侵犯的脏器是（　　）
   A. 肺　　　　　B. 肝
   C. 骨骼　　　　D. 子宫
   E. 前列腺

4. 提高直肠癌诊断率的首要措施是（　　）
   A. 粪便隐血试验
   B. 钡剂灌肠检查
   C. 直肠指检
   D. 乙状结肠镜检查
   E. CEA测定

5. 患者,女,46岁。3个月前患者坐骨肛管间隙脓肿行切开引流术,经换药已愈。近日发现肛门左侧有一小口向外流出少量脓液,有时小口封闭,轻度疼痛,几日后再次破溃,如此反复变化。该患者最可能的诊断是 ( )
   A. 肛周脓肿　　B. 肛瘘
   C. 内痔　　　　D. 肛裂
   E. 血栓性外痔

6. 肛裂"三联症"是指 ( )
   A. 内痔、外痔、肛裂
   B. 肛裂、内痔、前哨痔
   C. 内痔、外痔、前哨痔
   D. 肛裂、前哨痔、相应位置的肛乳头肥大
   E. 肛裂、外痔、前哨痔

7. 由于内痔的动脉供应,其好发部位多在截石位的 ( )
   A. 3、5、10点　　B. 1、5、9点
   C. 3、7、9点　　D. 1、6、11点
   E. 3、7、11点

8. 溃疡性结肠炎最常见的早期症状是( )
   A. 黏膜脓血便　　B. 痉挛性疼痛
   C. 腹胀　　　　　D. 里急后重
   E. 血性腹泻

9. 下列关于结肠癌特征的叙述,正确的是 ( )
   A. 隆起型肿瘤主体向肠腔内突出,向周围浸润少
   B. 左半结肠癌在腹部不可能扪及肿块
   C. 溃疡型癌的肿瘤细胞分化程度高,转移较晚
   D. 浸润型癌分化程度高,预后较好
   E. 右半结肠癌过于巨大者要分两期手术

10. 肛门部手术时,切断何种组织,即可引起大便失禁 ( )
    A. 外括约肌浅部
    B. 外括约肌深部
    C. 外括约肌皮下部
    D. 肛提肌
    E. 肛管直肠环

11. 患者,男,42岁。近1个月来粪便中有黏液或脓血,每日大便5~6次,肛门坠胀感。首选的检查是 ( )
    A. 大便常规及大便培养
    B. 直肠指检
    C. 纤维结肠镜检查
    D. 超声检查
    E. X线钡剂灌肠检查

12. 患者,男,65岁。黏液脓血便4个月,一般情况尚好。直肠指检:距肛门7cm,直肠左侧壁触及一菜花样肿块,可推动。直肠镜检查见该肿块大小约2.5cm×2.6cm。病理检查提示高分化腺癌。无远处转移现象。手术方式应选用 ( )
    A. Miles手术　　B. Bacon手术
    C. Dixon手术　　D. Hartmann手术
    E. 乙状结肠造口术

13. 患者,女,30岁。便秘2年,近半月来排便时肛门疼痛,粪便表面及便纸上附有鲜血。该患者最可能的诊断是 ( )
    A. 内痔　　　　B. 外痔
    C. 直肠癌　　　D. 肛瘘
    E. 肛裂

14. 下列关于结肠癌的叙述,不正确的是 ( )
    A. 左半结肠癌以梗阻症状、排便习惯及粪便性状改变为主
    B. 肝脏是结肠癌血行播散最常侵及的脏器
    C. 左半结肠癌时便血多为暗红色,与粪便相混
    D. 右半结肠癌时全身症状明显
    E. 腹痛常为定位不确切的持续性隐痛

15. 目前认为与直肠癌发生无关的因素是 ( )
    A. 痔
    B. 日本血吸虫病
    C. 溃疡性结肠炎
    D. 高蛋白高脂肪饮食
    E. 直肠腺瘤

【B型题】

(16～19题共用备选答案)
A. 肛门周围脓肿
B. 坐骨肛管间隙脓肿
C. 骨盆直肠间隙脓肿
D. 肛瘘
E. 肛裂

16. 肛门周围局部持续跳动性疼痛,排便时加剧 （　　）
17. 肛门周围局部从持续性胀痛而逐渐加剧为持续性跳痛,合并排尿困难、里急后重,排便时疼痛加重,伴有全身乏力、发热、食欲缺乏 （　　）
18. 全身感染症状显著而局部症状、体征不明显,有会阴部坠胀感,便意不尽,排尿困难 （　　）
19. 排便时和排便后剧烈疼痛,且流鲜血,便秘 （　　）

(20～21题共用备选答案)
A. 瘘管切除　　B. 挂线疗法
C. 肛瘘切除　　D. 无须特殊治疗
E. 分期治疗

20. 低位单纯性肛瘘应行 （　　）
21. 高位单纯性肛瘘应行 （　　）

(22～23题共用备选答案)
A. 排便时痔不脱出肛门,便时滴血
B. 排便时痔不脱出肛门,痔核较小
C. 排便时痔脱出肛门,便后可自行复位
D. 咳嗽、负重、劳累时痔脱出,且不能自行还纳
E. 肛门外剧痛脱出,且不能自行还纳

22. Ⅱ度内痔表现为 （　　）
23. Ⅲ度内痔表现为 （　　）

(24～27题共用备选答案)
A. 外痔剥离术　　B. 注射疗法
C. 冷冻疗法　　　D. 痔单纯切除术
E. 吻合器痔上黏膜环切钉合术

24. 混合痔应行 （　　）
25. 疼痛严重的血栓性外痔应行 （　　）
26. 严重的环形痔应行 （　　）
27. Ⅰ、Ⅱ度出血性内痔应行 （　　）

【X型题】

28. 下列关于肠息肉的叙述,不正确的是 （　　）
A. 肠黏膜表面的局限性突起,只发生在结肠
B. 结直肠息肉好发于升结肠
C. 错构瘤性息肉包括幼年性息肉和Peutz-Jeghers综合征
D. 增生性息肉是一种良性非肿瘤性息肉,大多可自行消失
E. 炎性息肉一般无恶变倾向

29. 直肠脱垂的治疗方法有 （　　）
A. 婴幼儿非手术治疗为主
B. 注射硬化剂至脱垂部位的黏膜下层内
C. 直肠悬吊固定术
D. Delorme手术
E. Altemeier手术

30. 肛裂的典型临床表现是 （　　）
A. 疼痛　　　　B. 便秘
C. 出血　　　　D. 肛周脓肿
E. 发热、寒战

31. 痔单纯切除术适用于 （　　）
A. 外痔　　　　B. 内痔
C. 混合痔　　　D. 痔脱出嵌顿
E. 血栓性外痔

32. 组成齿状线的解剖结构有 （　　）
A. 肛柱　　　　B. 肛瓣
C. 肛乳头　　　D. 肛窦
E. 肛管

33. 肛管直肠环由哪些结构组成 （　　）
A. 肛管外括约肌浅、深部
B. 耻骨直肠肌
C. 肛管内括约肌
D. 直肠壁纵肌的下部
E. 髂骨尾骨肌

34. 位于肛提肌以下的直肠肛管周围间隙有 （　　）
A. 坐骨直肠间隙　B. 骨盆直肠间隙
C. 肛周皮下间隙　D. 直肠后间隙
E. 直肠系膜

35. 齿状线在解剖和临床上的意义是
 （　　）
   A. 齿状线上、下血液供应不同
   B. 齿状线上、下静脉回流不同
   C. 齿状线上、下神经分布不同
   D. 齿状线上、下淋巴回流不同
   E. 齿状线以上的血液供应来自肛管动脉
36. 直肠肛管检查的常规体位有（　　）
   A. 膝胸位　　　B. 截石位
   C. 蹲位　　　　D. 右侧卧位
   E. 平卧位
37. 引起肛裂的原因是（　　）
   A. 肛管反复手术
   B. 大便干燥、便秘引起排便时机械性损伤
   C. 因解剖因素，排便时肛管后壁承受压力最大
   D. 肛管皮肤薄
   E. 直肠肛管周围脓肿
38. 急性肛裂的治疗是（　　）
   A. 1:5000高锰酸钾温水坐浴
   B. 口服液体石蜡
   C. 局部麻醉下扩张肛管
   D. 多吃蔬菜、水果以纠正便秘
   E. 抗生素治疗
39. 挂线疗法治疗肛瘘的优点是（　　）
   A. 使组织压迫坏死
   B. 不会造成严重的肛门失禁
   C. 炎症反应引起的纤维化使切断的肌肉与周围组织粘连
   D. 肛管括约肌被逐渐切断不致改变位置
   E. 挂线同时能引流瘘管，将瘘管内渗液排除
40. 下列应考虑结肠癌可能的是（　　）
   A. 便次增加、腹泻、便秘、粪便带黏液脓血
   B. 结肠息肉病史10年
   C. 腹部包块
   D. 肠腔狭窄梗阻
   E. 癌肿破溃出血

41. 直肠癌常见的淋巴结转移有（　　）
   A. 腹主动脉周围淋巴结
   B. 腹股沟淋巴结
   C. 直肠上动脉周围淋巴结
   D. 闭孔淋巴结
   E. 肠系膜血管根部淋巴结
42. 肛垫包括（　　）
   A. 内括约肌　　B. 结缔组织
   C. Treitz肌　　D. 血管
   E. 淋巴组织
43. 直肠癌的检查方法有（　　）
   A. 直肠指检
   B. 直肠镜或乙状结肠镜检查
   C. 影像学检查
   D. 大便隐血检查
   E. 肿瘤标记物
44. 肛提肌的组成有（　　）
   A. 耻骨直肠肌　B. 耻骨尾骨肌
   C. 肛管内括约肌　D. 髂骨尾骨肌
   E. 肛管外括约肌

二、名词解释
1. 齿状线
2. 白线
3. 肛管直肠环
4. 内痔
5. 膝胸位
6. 肛裂"三联症"
7. anal fissure
8. 直肠肛管周围脓肿
9. anal fistula
10. 肠息肉病
11. 前哨痔

三、填空题
1. 直肠下端由于与口径较小的肛管相接，其黏膜呈现_____个隆起的纵行皱襞，称为_____。肛柱基底之间有半月形皱襞，称为_____。
2. 肛管是消化道的末端，上自_____，下至_____，长_____。其内层在上部是移行上皮，下部是_____。

3. 直肠肛管的供应动脉来自_____、_____、_____和_____。
4. 直肠肛管的两个静脉丛回流入_____和_____。
5. 先天性巨结肠的手术要求切除_____和_____，以达到正常排便的功能。
6. 肛裂是_____肛管皮肤层裂伤后的小溃疡，方向为_____，绝大多数在肛管的_____，也可在_____。
7. 肛裂"三联症"是指_____、_____和_____同时存在。
8. 外括约肌分_____、_____和_____，为_____肌。
9. 直肠癌的直接浸润是癌肿直接向_____浸润性生长蔓延，向_____浸润发生较晚。癌肿浸润肠壁一圈需_____年。
10. 肛瘘的治疗方法有_____和_____。
11. 肛肠外科将需要临床特殊处理的慢性便秘归纳为_____和出口梗阻型便秘，引起出口梗阻型便秘的主要疾病有_____、_____、_____和_____。

四、简答题
1. 简述肛管外括约肌环的生理作用。
2. 简述齿状线的临床意义。
3. 简述结、直肠及肛管的检查方法。
4. 简述急性肛裂的非手术治疗。
5. 简述肛瘘手术治疗的原则和方法。
6. 简述痔的治疗原则及方法。
7. 简述直肠癌的淋巴转移。

五、论述题
1. 试述直肠癌的手术治疗。
2. 试述直肠癌的临床表现及诊断。

六、病例分析题
患者，男，46岁。近1个月来每日凌晨4～5时感便意急迫，排软便，但仍成形，每日2～3次，排便时伴有腹痛。查体无明显异常，直肠指检阴性，实验室检查：血、尿、粪常规均正常。
问题：
1. 为明确诊断，此时最合适的检查是什么？其原因是什么？
2. 进一步检查确诊为乙状结肠癌，B超检查发现右肝后叶2.5cm低回声结节。对该患者应采取何种治疗方案？为什么？

【参/考/答/案】

一、选择题

【A型题】
1. D   2. D   3. B   4. C   5. B
6. D   7. E   8. E   9. A   10. E
11. B   12. C   13. E   14. C   15. A

【B型题】
16. A   17. B   18. C   19. E   20. C
21. B   22. C   23. D   24. D   25. A
26. E   27. B

【X型题】
28. AB   29. ABCDE   30. ABC
31. BC   32. ABCD   33. ABCD
34. AC   35. ABCD   36. ABC
37. BC   38. ABCD   39. ABCDE
40. ABCD 41. ABC   42. BCD
43. ABCDE 44. ABD

1. D【解析】结肠癌的治疗原则是以手术切除为主的综合治疗，其根治性手术的切除范围包括癌肿所在肠袢及其系膜和区域淋巴结。结肠肝曲癌肿需切除右半结肠,范围包括右半横结肠以近及回肠末段和相应系膜、胃第6组淋巴结。

3. B【解析】直肠癌最常见的血行转移是侵入静脉后沿门静脉转移至肝,直肠癌手术时有10%~15%的患者已有肝转移。

4. C【解析】直肠指检是诊断低位直肠癌最重要的体格检查,可查出癌肿的部位、与肛缘的距离、大小、范围、固定程度及其与周围组织的关系,直肠癌患者大部分为低位直肠癌,可通过直肠指检触及。

6. D【解析】肛裂、前哨痔和肛乳头肥大常同时存在,称为肛裂"三联症",为肛裂的典型临床表现。

7. E【解析】内痔的好发部位是截石位的3、7、11点,典型临床表现是出血和脱出,间歇性便后出鲜血是其常见症状。

8. E【解析】溃疡性结肠炎临床上最常见的早期症状是血性腹泻,多为脓血便,腹痛为痉挛性疼痛,部分患者可有里急后重。

10. E【解析】肛管直肠环是由肛管内括约肌、直肠壁纵肌的下部、肛管外括约肌的浅、深部和邻近的部分肛提肌纤维组成的肌环,若此环被破坏,可致大便失禁。

13. E【解析】根据患者临床表现排便痛、便秘和大便带血考虑为肛裂。肛裂患者有典型的临床表现,即疼痛、便秘和出血,疼痛多剧烈,有典型的周期性。排便时疼痛,便后数分钟缓解,随后因肛门括约肌收缩痉挛,再次剧痛,称为肛裂疼痛周期。

14. C【解析】右半结肠癌以腹痛、腹部肿块及全身症状为主,左半结肠癌以梗阻症状、排便习惯及粪便性状改变为主。由于左半结肠中粪便渐趋成形,血液和黏液不与粪便相混,部分患者的粪便中肉眼可见鲜血和黏液。

20~21. CB【解析】肛瘘不治疗会反复发作直肠肛管周围脓肿,甚至诱发癌变,故需积极治疗。①低位单纯性肛瘘宜给予肛瘘切除术,切开瘘管并将瘘管壁全部切除至正常组织,创面不缝合或部分缝合(如面积较大时);②距肛门3~5cm,有内、外口的低位或高位单纯性肛瘘宜给予挂线疗法。

24~27. DAEB【解析】①混合痔及Ⅱ~Ⅳ度内痔:痔单纯切除术;②血栓性外痔:血栓外痔剥离术;③环形痔,Ⅲ、Ⅳ度内痔及非手术治疗失败的Ⅱ度内痔:吻合器痔上黏膜环切钉合术;④Ⅰ、Ⅱ度出血性内痔:注射硬化剂。

33. ABCD【解析】肛管直肠环是由肛管内括约肌、直肠壁纵肌的下部、肛管外括约肌的浅、深部和邻近的部分肛提肌(耻骨直肠肌)纤维组成的肌环,绕过肛管和直肠分界处,在直肠指检时可清楚扪及。若此环被破坏,可致大便失禁。

34. AC【解析】肛提肌以下的间隙有坐骨直肠间隙、肛周皮下间隙和肛管后间隙。

36. ABC【解析】直肠肛管的常见检查体位有左侧卧位、膝胸位、截石位和蹲位。

37. BC【解析】肛裂的原因尚不清楚,可能与多种因素有关,长期便秘、粪便干结引起的排便时机械性损伤是大多数肛裂形成的直接原因,腹泻亦可引起肛裂。排便时,肛管后壁承受压力最大,故后正中线处易受损伤。

43. ABCDE【解析】直肠癌常用的检查方法有以下几种:大便潜血试验、直肠指检、内镜检查、影像学检查(直肠腔内超声、胸腹盆增强CT、盆腔增强MRI等)和肿瘤标记物检查。

44. ABD【解析】肛提肌是位于直肠周围并与尾骨肌共同形成盆膈的一层宽薄的肌,左右各一。根据其肌纤维的不同排布分别称之为耻骨直肠肌、耻骨尾骨肌和髂骨尾骨肌。

二、名词解释

1. **齿状线**：是肛柱、肛瓣和肛窦在直肠与肛管交界处形成的一条锯齿状线。
2. **白线**：直肠指检时可扪及肛管内括约肌与肛管外括约肌皮下部之间的一浅沟，称为白线。
3. **肛管直肠环**：由肛管内括约肌、直肠壁纵肌下部、肛管外括约肌的浅、深部及邻近的部分肛提肌纤维组织组成，环绕在直肠与肛管移行处的外围，是括约肛管的重要结构。
4. **内痔**：由肛垫的支持结构、动静脉吻合支及静脉丛发生病理改变，导致肛垫充血增生肥大移位而形成。
5. **膝胸位**：患者双膝跪于检查床上，头颈部及前胸部垫枕头，两前臂屈曲于胸前，臀部抬高，两膝略分开，是检查直肠肛管的常用体位。
6. **肛裂"三联症"**：肛裂、前哨痔、肛乳头肥大常同时存在，称为肛裂"三联症"。
7. **肛裂（anal fissure）**：齿状线以下肛管皮肤层裂伤后形成的小溃疡称为肛裂。
8. **直肠肛管周围脓肿**：是指直肠肛管周围软组织或其周围间隙发生的感染，并形成脓肿。
9. **肛瘘（anal fistula）**：指肛管周围的肉芽肿性管道，由内口、瘘管、外口三部分组成。
10. **肠息肉病**：肠道内息肉数目多于100颗，并具有其特殊临床表现，称为息肉病。
11. **前哨痔**：指慢性肛裂下端的一个突出肛门外的袋状皮垂，形似外痔，称为前哨痔。

三、填空题

1. 8~10　肛柱　肛瓣
2. 齿状线　肛门缘　1.5~2cm　复层扁平上皮
3. 直肠上动脉　直肠下动脉　肛管动脉　骶正中动脉
4. 门静脉　下腔静脉
5. 缺乏神经节细胞的肠段　明显扩张肥厚、神经节细胞变性的近端结肠
6. 齿状线以下　与肛管纵轴平行　后正中线　前正中线
7. 肛裂　前哨痔　肛乳头肥大
8. 皮下部　浅部　深部　随意
9. 肠壁深部　肠壁纵轴　1.5~2
10. 堵塞法　手术治疗
11. 结肠慢传输型便秘　直肠前突　直肠黏膜脱垂　耻骨直肠肌综合征　盆底痉挛综合征

四、简答题

1. **简述肛管外括约肌环的生理作用。**

   答 肛管外括约肌组成三个肌环：收缩时将肛管向上抬举的上环，即深部；收缩时向后牵拉的中环，即浅部；收缩时向前皮下牵拉的下环，即皮下部。三个环同时收缩将肛管向不同方向牵拉，加强肛管括约肌功能，使肛管紧闭。

2. **简述齿状线的临床意义。**

   答 ①齿状线上、下神经支配：以上由交感神经和副交感神经支配，故齿状线以上直肠黏膜无痛感。齿状线以下由阴部神经的分支支配，神经感觉纤维异常敏感。故内痔的注射及手术治疗均需在齿状线以上进行，无麻醉情况下累及齿状线以下部位将引起剧烈疼痛。②齿状线上、下血液供应不同：以上是由直肠上、下动脉供应，齿状线以下属肛管动脉供应。③齿状线上、下静脉回流不同：以上是直肠上静脉丛，通过直肠上静脉回流至门静脉，齿状线以下为直肠下静脉丛，分别通过髂内静脉及阴部内静脉回流至下腔静脉。④齿状线上、下淋巴回流不同：向上沿直肠上动脉到肠系膜下动脉旁淋巴结，以下的淋巴引流主要入腹股沟淋巴结及髂外淋巴结。

3. **简述结、直肠及肛管的检查方法。**

   答 直肠肛管的检查方法有视诊、触诊、直肠指检、肛门镜检查、结肠镜检查、CT、直肠腔内超声及结直肠超声内镜检查等。

4. 简述急性肛裂的非手术治疗。

答 ①坐浴治疗:排便后用1:5000高锰酸钾温水清洗肛门后坐浴,至少5分钟,保持局部清洁;②口服用药:缓泻剂或液状石蜡可使大便松软、润滑、易排;③多吃蔬菜水果促进排便;④局部麻醉后侧卧位,用手指逐渐扩张肛管,持续扩张5分钟。

5. 简述肛瘘手术治疗的原则和方法。

答 ①肛瘘的治疗原则是将瘘管切开或切除,形成敞开的创面,促使愈合;②手术方法有瘘管切开术、挂线疗法、肛瘘切除术。

6. 简述痔的治疗原则及方法。

答 痔以非手术治疗为主,无症状的痔无须治疗,有症状者的治疗目的是减轻或消除症状。非手术治疗主要有一般治疗、注射疗法、胶圈套扎法及多普勒超声引导下痔动脉结扎术。手术治疗仅适用于非手术治疗失败或不适宜非手术治疗的患者,主要手术方法有痔单纯切除术、吻合器痔上黏膜环切钉合术及血栓外痔剥离术。

7. 简述直肠癌的淋巴转移。

答 淋巴转移是直肠癌主要的扩散途径。①上段直肠癌沿直肠上动脉、肠系膜下动脉及腹主动脉周围淋巴结向上转移。逆行向下转移发生在淋巴结转移流出梗阻时。②下段直肠癌主要向上方和侧方转移,齿状线周围的癌肿可向下及侧方转移,向下可转移至腹股沟淋巴结。

五、论述题

1. 试述直肠癌的手术治疗。

答 (1)局部切除术:适用于T_1以内的直肠癌,切缘至少大于3mm,可经肛或骶后入路行局部切除术。
(2)根治性切除术:①腹会阴切除术(Miles手术),经腹部、会阴两个径路切除整个肿瘤,并进行淋巴结清扫;②低位前切除术(Dixon手术),切除肿瘤后一期吻合,恢复肠管连续性,是目前应用最多的根治术;③经腹直肠癌切除、近端造口、远端封闭手术(Hartmann手术),切除肿瘤后近端结肠造口,封闭远端残腔。
(3)姑息手术:主要适用于晚期直肠癌患者,以解除痛苦及处理并发症为主。

2. 试述直肠癌的临床表现及诊断。

答 (1)临床表现:直肠癌早期无明显症状,癌肿影响排便或破溃出血时出现症状。①直肠刺激症状,如频繁便意,排便习惯改变,肛门下坠感,排便不尽感及里急后重感,癌肿破溃出血可致大便带血及黏液,甚至出现脓血便;②癌肿侵犯可致肠腔狭窄,可有不全性肠梗阻表现;③癌肿侵犯周围组织或转移远处器官可引起相应的临床表现,如尿频、尿痛、血尿、阴道异常分泌物等。
(2)诊断:根据患者的病史、查体结果、内镜和影像学检查,一般可做出诊断。

六、病例分析题

1. 为明确诊断,此时最合适的检查是什么?其原因是什么?

答 最合适的检查为结肠镜检查,镜下可直接发现病灶并取组织行病理学检查以明确诊断。

2. 进一步检查确诊为乙状结肠癌,B超检查发现右肝后叶2.5cm低回声结节,对该患者应采取何种治疗方案?为什么?

答 该患者为乙状结肠癌肝转移,应行根治性乙状结肠切除术加肝转移灶切除术。

(房祥杰)

第38章 肝疾病

【学/习/要/点】

一、掌握

1. 原发性肝癌的诊断、鉴别诊断及治疗。
2. 肝脓肿的病因、临床表现及治疗。

二、熟悉

1. 肝良性肿瘤的病因、诊断、鉴别诊断及治疗。
2. 肝囊肿的病因、诊断、鉴别诊断及治疗。
3. 肝棘球蚴病的临床表现、诊断及治疗。

【应/试/考/题】

一、选择题

【A型题】

1. 原发性肝癌主要转移的部位是（　　）
   A. 肝内
   B. 肺
   C. 左锁骨上淋巴结
   D. 骨
   E. 腹腔内种植

2. 诊断肝囊肿的首选方法是（　　）
   A. X 线　　　　B. CT
   C. MRI　　　　D. 超声
   E. 症状及体征

3. 患者,男,45岁。有慢性肝炎史10年。近来腹胀伴皮肤、巩膜黄染,自己在上腹摸到拳头大质硬包块。最可能的诊断是（　　）
   A. 转移性肝癌
   B. 肝脓肿
   C. 原发性肝癌
   D. 肝硬化
   E. 活动性肝炎

4. 患者,女,38岁。小肝癌切除后10年。近来发现甲胎蛋白浓度升高,B超示肝内2cm可疑占位灶。最可能的诊断是（　　）
   A. 肝血管瘤
   B. 肝腺瘤
   C. 肝硬化结节
   D. 局部脂肪浸润
   E. 肝癌复发

5. 患者,男,38岁。肝右叶10cm肝癌。手术时发现若一次切除后余肝太小,则首选治疗方案是（　　）
   A. 肝动脉栓塞化疗
   B. 冷冻治疗
   C. 肿瘤局部无水酒精注射
   D. 放弃治疗
   E. 肝右叶切除

6. 细菌性肝脓肿和阿米巴肝脓肿的最主要鉴别依据为 (　　)
   A. 粪常规　　　B. 血常规
   C. B超　　　　D. 脓肿穿刺
   E. CT检查
7. 下列关于继发性肝癌的叙述,不正确的是 (　　)
   A. 腹部以外的癌肿也可转移到肝脏
   B. 常以原发癌肿的症状为主要表现
   C. 与原发性肝癌难以鉴别
   D. 一般均可采用手术切除
   E. 预后不良
8. 细菌性肝脓肿影像学检查首选超声,其肝脏超声声像表现为 (　　)
   A. 单个或多个囊肿
   B. 单个或多个钙化灶
   C. 单个或多个结节性占位
   D. 单个或多个胆囊管囊状扩张
   E. 单个或多个液性暗区
9. 在正常的情况下,肝脏每分钟血流量是多少 (　　)
   A. 1000ml　　　B. 500ml
   C. 1500ml　　　D. 2000ml
   E. 2500ml
10. 微小肝癌的直径为 (　　)
    A. ≤2cm
    B. >2cm,≤5cm
    C. >5cm,≤10cm
    D. ≤5cm
    E. >10cm
11. 细菌性肝脓肿多发性小囊肿的主要治疗措施是 (　　)
    A. 抗生素治疗　　B. 穿刺抽脓
    C. 切开引流　　　D. 理疗
    E. 内引流术
12. 肝癌的早期表现多为 (　　)
    A. 肝区疼痛、肿块
    B. 乏力、消瘦
    C. 黄疸
    D. 腹腔积液
    E. 无特异性表现

【B型题】

(13~14题共用备选答案)
A. 肝脓肿
B. 原发性肝癌
C. 肝硬化伴门静脉高压
D. 继发性肝癌
E. 肝棘球蚴病
13. 患者,女,49岁。高热、寒战,右上腹疼痛,食欲减退、乏力、腹胀。查体:肝大。应考虑为 (　　)
14. 患者,男,45岁。体检时发现血清AFP 600μg/L。应考虑为 (　　)

(15~18题共用备选答案)
A. 手术切除
B. 经肝动脉化学治疗和栓塞
C. 全身化学治疗和中医治疗
D. 肝肿瘤局部无水酒精注射
E. 生物治疗
15. 患者,女,57岁。CT示肝左外叶8cm占位,伴门静脉左支癌栓,肝肾功能正常。首选治疗方案为 (　　)
16. 患者,男,65岁。B超见肝门区肝癌5cm,贴近下腔静脉,巨脾,少量腹腔积液。首选治疗方案为 (　　)
17. 患者,女,50岁。乙状结肠癌手术切除后1年,肝内多个占位,伴肺转移。治疗方案可选 (　　)
18. 患者,男,52岁。小肝癌切除后1年,随访发现肝右后叶2.5cm占位,伴甲胎蛋白升高,肝、肾功能正常。治疗方案可选 (　　)

【X型题】

19. 原发性肝癌的中、晚期表现是 (　　)
    A. 肝区疼痛
    B. 肝大
    C. 乏力、消瘦、食欲减退
    D. 贫血、黄疸
    E. 腹胀

20. 治疗肝癌破裂出血的方法包括（　　）
   A. 放射治疗
   B. 纱布填塞
   C. 非手术治疗
   D. 肝动脉栓塞或结扎
   E. 手术切除
21. 肝棘球蚴病的临床表现有（　　）
   A. 阻塞性黄疸　　B. 脾大
   C. 发热　　　　　D. 恶心、呕吐
   E. 肝区疼痛

二、名词解释
1. Glisson 鞘
2. Couinaud 分段法
3. 细菌性肝脓肿
4. 肝蒂

三、填空题
1. 肝的基本结构是_____。
2. 原发性肝癌按病理组织学类型可分为_____、_____和_____三型。
3. 肝棘球蚴病继发细菌感染,多由_____引起。
4. 细菌性肝脓肿常用的手术切开引流途径是_____。慢性肝脓肿,往往需施行_____治疗。

5. 肝癌患者行肝移植术的米兰标准为_____；_____；_____。
6. 非寄生虫性肝囊肿可分为_____、_____、_____和_____。
7. 肝内胆管癌最常见的症状是_____和_____。
8. 肝棘球蚴病在行内囊摘除术时,关键是_____和_____。
9. 治疗肝海绵状血管瘤,最有效的方法是_____。

四、简答题
1. 简述原发性肝癌的转移途径。
2. 简述细菌性肝脓肿手术治疗的适应证。

五、论述题
试述原发性肝癌的手术治疗方法。

六、病例分析题
患者,男,45岁。右上腹隐痛伴低热3个月,右上腹剧痛及全腹痛1小时。查体:体温38℃,巩膜微黄,腹壁有抵抗感,肝肋下5cm。质地软、轻压痛。脾肋下未扪及,腹部有弥漫性压痛,有可疑移动性浊音,腹腔穿刺抽出不凝固血液。
首先考虑什么诊断？有哪些处理原则？

【参/考/答/案】

一、选择题

【A 型题】
1. A　2. D　3. C　4. E　5. A
6. D　7. D　8. E　9. C　10. A
11. A　12. E

【B 型题】
13. A　14. B　15. A　16. B　17. C
18. A

【X 型题】
19. ABCDE　20. BCDE　21. ABCDE

2. D【解析】诊断肝囊肿的首选方法是超声检查,而 A 项、B 项、C 项亦可用于肝囊肿的检查。X 线检查可显示膈肌或胃肠是否受压或移位等;CT、MRI 则可明确囊肿大小、数目、形态、部位等。

3. C【解析】肝大为中、晚期肝癌最常见的主要体征,呈进行性增大,质地坚硬,边缘不规则，表面不平，呈大小结节或巨块；而该患者有慢性肝炎病史，腹胀伴皮肤、巩膜黄染，同时上腹可摸到质硬包块，首先应考虑原发性肝癌的可能。

4. E【解析】患者有肝癌切除病史，现发现甲胎蛋白浓度升高，B超示肝内2cm可疑占位，最可能的诊断是肝癌再次复发。

5. A【解析】肝动脉栓塞化疗用于治疗不可切除的肝癌或肝癌切除术后的辅助治疗，一些不适应一期手术切除的大或巨大肝癌，经此方法治疗后肿瘤缩小，部分患者可获得手术切除的机会。

6. D【解析】脓肿穿刺是鉴别细菌性肝脓肿和阿米巴肝脓肿最主要的鉴别依据。细菌性肝脓肿的脓液多为黄白色，涂片和培养可发现细菌；而阿米巴肝脓肿多为棕褐色脓液，无臭味，镜检可找到阿米巴滋养体。

7. D【解析】继发性肝癌均由其他部位的癌肿转移而来。临床表现常以原发癌肿的症状为主，并与原发性肝癌难以鉴别，预后不良。治疗原则是先切除原发癌灶，再争取切除肝脏的转移癌。如原发癌不能切除，肝脏的转移癌即使切除也无意义。

8. E【解析】超声是细菌性肝脓肿的首选检查，可明确其部位和大小，同时可探及肝内单个或多个液性暗区。

9. C【解析】肝的血液供应25%~30%来自肝动脉，70%~75%来自门静脉。肝的总血流量约占心排血量的1/4，可达到1500ml/min。

10. A【解析】中华医学会外科学会将肝癌分为：①微小肝癌（直径≤2cm）；②小肝癌（>2cm，≤5cm）；③大肝癌（>5cm，≤10cm）；④巨大肝癌（>10cm）。

11. A【解析】多发性小脓肿治疗应选择非手术治疗，主要为应用抗生素，未明确病原菌之前需经验性应用广谱抗生素，明确病原菌之后需选用敏感抗生素进行治疗。

12. E【解析】肝癌早期无特异性表现，出现症状或体征时已进入中晚期。

13~14. AB【解析】①肝脓肿的典型症状是寒战、高热、肝区疼痛和肝大；②患者体检时血清AFP 600μg/L，已超过400μg/L，首先考虑原发性肝癌。

15~18. ABCA【解析】①肝左外叶8cm占位提示大肝癌，但其肝、肾功能正常，可首选手术切除治疗。②经肝动脉化学治疗和栓塞：用于治疗不可切除的肝癌或作为肝癌切除术后的辅助治疗；一些不适合做一期手术切除的大肝癌或巨大肝癌，经此方法治疗后肿瘤可缩小，部分患者可获得手术切除的机会。③对于肝癌复发的患者，肝内多个占位，伴肺转移，已不适再做手术治疗，此时需行全身化学治疗和中医治疗；待病情稳定后再做进一步治疗。④肝癌复发患者，若其一般情况良好、肝功能正常，病灶局限，可再次行手术切除。

19. ABCDE【解析】原发性肝癌早期无特异性表现，中、晚期多表现为肝区疼痛、肝大、乏力、消瘦、食欲减退、腹胀、贫血、黄疸等。

20. BCDE【解析】肝癌破裂出血的治疗：出血量不大且全身情况较好者可急诊做肝动脉栓塞或结扎；如具备技术条件亦可做肝切除术；若肿瘤巨大或范围广，出血多者可只做纱布填塞止血，尽快结束手术，待患者病情稳定后再做进一步治疗。

21. ABCDE【解析】肝棘球蚴病主要表现为恶心、呕吐、阻塞性黄疸、脾大等，继发细菌感染可出现发热、肝区疼痛等表现，程度较细菌性肝脓肿轻。

二、名词解释

1. **Glisson 鞘**：在肝实质中，门静脉、肝动脉和肝内胆管的管道分布、走行大体一致，共同被包裹在纤维鞘内，此纤维鞘被称为 Glisson 鞘。
2. **Couinaud 分段法**：临床上以门静脉及肝静脉在肝内分布为基础，把肝分为8段，此分段法被称 Couinaud 分段法。
3. **细菌性肝脓肿**：全身性细菌感染，特别是腹腔内感染时，细菌经胆道、肝动脉和门静脉等途径入肝，如患者抵抗力弱，可发生肝脓肿，称为细菌性肝脓肿。
4. **肝蒂**：出入肝门的门静脉、肝动脉、淋巴管、淋巴结和神经等被结缔组织包绕，构成肝蒂，又称肝十二指肠韧带。

三、填空题
1. 肝小叶
2. 肝细胞型　胆管细胞型　混合型
3. 胆瘘
4. 经腹腔镜切开引流　肝切除
5. 单个肿瘤<5cm　2个或3个肿瘤，直径均<3cm　无血管侵犯或肝外转移
6. 先天性囊肿　创伤性囊肿　炎症性囊肿　肿瘤性囊肿
7. 右上腹疼痛　体重减轻
8. 避免囊液外溢　头节的灭活
9. 手术切除

四、简答题
1. 简述原发性肝癌的转移途径。

答 (1)肝内转移：原发性肝癌最早在肝内发生转移(易侵犯门静脉分支，在肝内播散)。

(2)肝外转移。①血行转移：最常见的转移部位是肺，其次为骨、脑。②淋巴转移：最常转移到肝门淋巴结，其次为胰周、腹膜后、主动脉旁及锁骨上淋巴结。③种植转移：少见，可发生于肝癌中、晚期。

2. 简述细菌性肝脓肿手术治疗的适应证。

答 细菌性肝脓肿的手术治疗适应证：①脓肿较大且分隔较多；②慢性肝脓肿；③胆源性肝脓肿；④已穿破胸腔或腹腔。

五、论述题
试述原发性肝癌的手术治疗方法。

答 (1)手术切除：主要适用于癌肿局限一叶或未超过半肝，无严重肝硬化，肝功能代偿良好，癌肿未侵犯第一、第二肝门及下腔静脉，以及无心、肺、肾功能严重损害者。

(2)对不能切除的肝癌的外科治疗：采用肝动脉结扎、肝动脉栓塞、肝动脉灌注化疗、液氮冷冻等方法。

(3)根治性切除术后复发肝癌的再手术治疗：一般情况良好者，可再次手术。

(4)肝癌破裂出血的患者：可行肝动脉结扎或填塞止血。

(5)肝移植。

六、病例分析题
首先考虑什么诊断？有哪些处理原则？

答 原发性肝癌破裂出血可能性最大。治疗原则为先纠正全身情况防治休克，B超检查腹部情况，必要时行剖腹探查。

(高正杰)

第39章 门静脉高压症

【学习要点】

一、掌握

门静脉高压症的诊断和治疗原则。

二、熟悉

1. 门静脉高压症的病因、病理及临床表现。
2. 巴德-吉亚利综合征的诊断及治疗原则。

【应试考题】

一、选择题

【A型题】

1. 门静脉高压症的侧支循环中不包括（　　）
   A. 由食管、胃底静脉入上腔静脉
   B. 由脐及脐旁静脉入上、下腔静脉
   C. 由直肠上静脉入下腔静脉
   D. 由腰静脉入腹膜后下腔静脉属支
   E. 肠系膜上、下静脉分支与下腔静脉分支在腹膜后相吻合

2. 门静脉高压症最主要的临床表现是（　　）
   A. 肝掌
   B. 脾大、脾功能亢进
   C. 蜘蛛痣
   D. 肝病面容
   E. 男性乳房发育

3. 门静脉主干由哪两条静脉汇合组成（　　）
   A. 肠系膜上静脉和肠系膜下静脉
   B. 肠系膜上、下静脉和脾静脉
   C. 肠系膜上静脉和冠状静脉
   D. 肠系膜下静脉和脾静脉
   E. 肠系膜下静脉和冠状静脉

4. 门静脉高压症最危险的并发症是（　　）
   A. 肝性脑病
   B. 脾功能亢进
   C. 全血细胞减少
   D. 腹腔积液
   E. 食管胃底静脉曲张破裂出血

5. 门静脉压力达多少可称为门静脉高压症（　　）
   A. 18cmH$_2$O
   B. 25cmH$_2$O
   C. 30cmH$_2$O
   D. 60cmH$_2$O
   E. 50cmH$_2$O

6. 门静脉高压症的病理变化不包括（　　）
   A. 脾大、脾功能亢进
   B. 门静脉交通支扩张
   C. 肝静脉血液淤积引起急性大出血
   D. 肝功能损害，清蛋白合成受障碍
   E. 毛细血管滤过压增加，致使腹腔积液形成

7. 在我国,引起肝窦和窦后阻塞性门静脉高压症的最常见原因是 (　　)
   A. 门静脉炎　　B. 门静脉阻塞
   C. 肝硬化　　　D. 肝血管瘤
   E. 肝囊肿

8. 门静脉高压症患者出现腹腔积液的主要原因是 (　　)
   A. 门静脉压力升高　B. 肝门受阻
   C. 下腔静脉淤血　　D. 肝功能减退
   E. 雌激素升高

9. 门静脉高压症时受影响最早、最显著的侧支血管为 (　　)
   A. 脐静脉
   B. 食管下段、胃底静脉
   C. 直肠上静脉
   D. 腹腔后静脉
   E. 腹壁上静脉

10. 诊断门静脉高压症最有意义的是 (　　)
    A. 脾大、脾功能亢进
    B. 呕血、黑便
    C. 腹腔积液
    D. 肝功能障碍
    E. 食管胃底静脉曲张

11. Child-Pugh 肝功能分级依据,不包括 (　　)
    A. 血清胆红素值
    B. 血浆清蛋白值
    C. 食管静脉曲张程度
    D. 是否存在腹腔积液及其程度
    E. 凝血酶原时间

12. 外科治疗门静脉高压症的主要目的是 (　　)
    A. 消除产生腹腔积液的原因
    B. 改善肝功能
    C. 防治食管胃底曲张静脉破裂出血
    D. 解决低蛋白血症
    E. 改善免疫功能

13. 控制门静脉高压症、食管胃底静脉破裂急性出血的首选方法是 (　　)
    A. 输血
    B. 手术治疗
    C. 三腔管止血
    D. 内镜下食管静脉曲张套扎术 + 药物止血
    E. 内镜下注射硬化剂

14. 门静脉血流受阻后,首先出现的是 (　　)
    A. 充血性脾大
    B. 门静脉高压性胃病
    C. 脾功能亢进
    D. 肝性脑病
    E. 腹腔积液

15. 外科治疗肝硬化门静脉高压症公认的重点是 (　　)
    A. 治疗和预防出血
    B. 控制腹腔积液
    C. 预防肝癌
    D. 防治门静脉高压性胃病
    E. 治疗脾功能亢进

16. 门静脉高压症手术,术后最易发生肝性脑病的术式是 (　　)
    A. 非选择性门体分流术
    B. 食管下端胃底切除术
    C. 限制性门体分流术
    D. 远端脾－肾静脉分流术
    E. 贲门周围血管离断术

17. 贲门周围血管离断术需离断的血管不包括 (　　)
    A. 胃冠状静脉　　B. 胃短静脉
    C. 胃网膜右静脉　D. 胃后静脉
    E. 左膈下静脉

18. 肝硬化门脉高压症患者出现全血细胞减少,最主要的原因是 (　　)
    A. 营养不良　　B. 消化道出血
    C. 肝功能减退　D. 脾功能亢进
    E. 病毒感染

【B型题】

(19~23题共用备选答案)
A. 肝前型门静脉高压症
B. 肝内型门静脉高压症
C. 肝后型门静脉高压症

D. 外伤后门静脉高压症
E. 心源性门静脉高压症
19. 血吸虫性肝硬化门静脉高压症属于
（　　）
20. 门静脉海绵样变属于　　　（　　）
21. 肝炎后肝硬化门静脉高压症属于（　　）
22. 肝癌伴门静脉癌栓引起的门静脉高压属于
（　　）
23. 巴德-吉亚利综合征属于　（　　）
（24~26题共用备选答案）
A. 13~24cmH₂O　B. 30cmH₂O
C. 30~50cmH₂O　D. 12cmH₂O
E. 18cmH₂O
24. 正常门静脉压力的平均值是（　　）
25. 多数门静脉高压患者的门静脉压力范围是
（　　）
26. 正常门静脉压力的范围是（　　）

【X型题】

27. 肝硬化门脉高压症合并肝癌的患者，接受肝移植术后，可以获得的益处有
（　　）
A. 消除肝硬化
B. 解除脾功能亢进
C. 降低食管静脉破裂出血风险
D. 不再发生肝癌
E. 纠正低蛋白血症
28. 三腔管使用的目的是　　（　　）
A. 压迫食管下段曲张静脉达到止血目的
B. 压迫胃底曲张静脉达到止血目的
C. 吸去胃内积血
D. 冲洗胃腔观察止血效果
E. 注入各种药物，如止血药等
29. 门静脉高压症合并食管胃静脉破裂出血，手术的基本要求是　　　（　　）
A. 简便易行　　B. 无术后肝性脑病
C. 再出血率低　D. 止血彻底
E. 预防再出血

30. 门静脉高压形成腹腔积液的机制包括
（　　）
A. 低蛋白血症
B. 继发性醛固酮增多
C. 淋巴液生成增加
D. 交通支开放
E. 血浆胶体渗透压增高

二、名词解释
1. 门静脉高压症
2. 巴德-吉亚利综合征
3. 分流术
4. hypersplenism

三、填空题
1. 门静脉主干是由_____和_____静脉汇合而成。
2. 根据门静脉血流受阻的部位，肝内型门静脉高压症可分为_____、_____和窦型三型。在我国90%以上的门静脉高压症是由于_____引起的_____。
3. 门静脉系与腔静脉系之间存在有4个交通支：_____、_____、_____和_____。最主要的是_____。
4. 门静脉高压症形成后可引起的病理变化有_____、_____、_____和_____。
5. 肝内窦前阻塞性门静脉高压症的常见病因是_____。
6. 食管静脉曲张时，食管吞钡X线检查表现为：食管轮廓呈_____，曲张静脉呈_____。
7. 三腔管压迫止血的原理是利用_____分别压迫_____和_____以达止血目的。
8. 门静脉高压症的手术可分两类：一类是通过_____，来降低门静脉压力；另一类是_____，从而达到止血的目的。
9. 巴德-吉亚利综合征主要的诊断方法是_____、_____和（或）_____。
10. 食管胃底静脉重度曲张，特别是镜下

见曲张静脉表面有_____者,发生急性大出血的可能性较大,可考虑做预防性手术。

四、简答题
1. 简述门静脉系统与腔静脉系统的交通支。
2. 简述门静脉高压症行断流手术的目的及主要优缺点。
3. 简述巴德-吉亚利综合征的治疗方法。

五、论述题
试述门静脉高压症的外科治疗。

六、病例分析题
患者,男,60岁。突然呕鲜血200ml,排黑便300ml,即来就诊。平时血压多在180/105mmHg。查体:血压105/60mmHg,心率114次/分,无杂音,腹胀,肝肋下未触及,脾肋下3cm,腹部叩诊呈移动性浊音。心电图检查:$S_{V_1} + R_{V_5} = 58mm$,V_4、V_5导联ST段水平下移3mm。
问题:
1. 请做出诊断。
2. 请给出治疗措施。

【参 / 考 / 答 / 案】

一、选择题

【A型题】
1. D　2. B　3. B　4. E　5. B
6. C　7. C　8. A　9. B　10. E
11. C　12. C　13. D　14. A　15. A
16. A　17. C　18. D

【B型题】
19. B　20. A　21. B　22. A　23. C
24. E　25. C　26. A

【X型题】
27. ABCE　28. ABCDE　29. ABCD
30. ABC

1. D【解析】腹膜后交通支是在腹膜后有许多肠系膜上、下静脉分支与下腔静脉分支相互吻合。腰静脉并不是门静脉系统的静脉。

2. B【解析】门静脉高压症的主要临床表现为脾大、脾功能亢进,腹腔积液及侧支循环的建立与开放,而其他选项均为其不典型表现。

6. C【解析】门静脉高压症是由于多种原因引起门静脉压力增高、血流受阻而形成。主要病因是肝炎后肝硬化,肝窦和窦后的阻塞使门静脉的血流受阻,门静脉压力也就随之增高。所以门静脉高压症的病理变化中并没有肝静脉血液淤积,另外即使有肝静脉淤血,也不会直接造成急性大出血。

7. C【解析】在我国,引起门静脉高压症最重要、最常见的原因是肝炎肝硬化。

9. B【解析】门静脉高压症的四个交通支中最有临床意义的是食管下段、胃底曲张静脉,门静脉血流经胃冠状静脉、胃短静脉,通过食管胃底静脉丛与奇静脉、半奇静脉的吻合支,汇入上腔静脉。食管胃底静脉离门静脉主干和腔静脉最近,压力差最大,故而受到的影响最早、最显著。

11. C【解析】Child-Pugh肝功能分级依据包括血清胆红素、血浆清蛋白、凝血酶原延长时间、腹腔积液、肝性脑病。

13. D【解析】目前对于控制门静脉高压症食管胃底静脉破裂急性出血公认的首选方法是内镜下食管静脉曲张套扎术,而且与药物联合治疗更有效,成功率可达80%~100%。

14. A【解析】门静脉高压症时,脾静脉血回流受阻,脾窦扩张,脾髓组织增生,首先出现充血性脾大。

16. **A**【解析】非选择性门体分流术,术后肝性脑病发生率高达30%~50%。

17. **C**【解析】贲门周围血管分4组:冠状静脉(包括胃支、食管支、高位食管支或同时存在的异位高位食管支)、胃短静脉、胃后静脉和左膈下静脉。贲门周围血管离断术时应彻底切断以上4组静脉。高位食管支的离断是手术成败的关键。

19~23. **BABAC**【解析】门静脉高压症按阻力增加的部位分为肝前、肝内和肝后;肝前型常见病因为肝外门静脉血栓形成(脐炎、腹腔感染等)、先天性畸形(闭锁、狭窄或海绵样变)和外在压迫(转移癌、胰腺炎等);肝内型我国最常见的是肝炎肝硬化,血吸虫病;肝后型常见病因为巴德-吉亚利综合征、缩窄性心包炎、严重右心衰等。

27. **ABCE**【解析】肝移植替换了病肝,可从根本上消除肝硬化,使肝功能恢复正常,肝细胞合成蛋白质的功能也可恢复,因肝硬化产生的低蛋白血症得以纠正。肝移植还可使门静脉系统血流动力学恢复到正常,从而解除了脾功能亢进,降低食管静脉破裂出血风险。肝癌发病不仅与肝硬化有关,还与病毒性肝炎、黄曲霉素及某些化学致癌物质、水土等因素有关,所以解除了肝硬化这一因素,并不能保证不再发生肝癌。

二、名词解释

1. **门静脉高压症**:门静脉血回流失常和内压增高引起的一系列病症,继而出现脾大、脾功能亢进,腹腔积液,食管胃底静脉曲张等表现。

2. **巴德-吉亚利综合征**:由于肝静脉和(或)其开口以上的下腔静脉阻塞病变所引起的门静脉高压症,伴有或不伴有下腔静脉高压为特征的一组疾病,属于肝后型门静脉高压症。

3. **分流术**:用手术吻合血管的方法,将门静脉系和腔静脉系连通起来,使压力较高的门静脉血液直接分流到腔静脉中去,从而降低门静脉压力,达到止血的效果。

4. **脾功能亢进(hypersplenism)**:门静脉高压使肠道抗原物质经门体侧支循环进入体循环,被脾脏摄取,抗原刺激脾脏单核-巨噬细胞增生,吞噬大量血细胞,导致外周全血细胞减少,称为脾功能亢进。

三、填空题

1. 肠系膜上、下静脉　脾
2. 窦前　窦后　肝炎后肝硬化　肝窦和窦后阻塞性门静脉高压
3. 胃底、食管下段交通支　直肠下端、肛管交通支　前腹壁交通支　腹膜后交通支　胃底、食管下段交通支
4. 脾大　脾功能亢进　交通支扩张　腹腔积液
5. 血吸虫病
6. 虫蚀样改变　蚯蚓样或串珠状负影
7. 充气的气囊　胃底　食管下段曲张静脉
8. 各种不同的分流术　阻断门奇静脉间的反常血流
9. B超检查　下腔静脉造影　肝静脉造影
10. 红色征

四、简答题

1. **简述门静脉系统与腔静脉系统的交通支。**

答 门静脉系统与腔静脉系统之间有四个交通支:胃底-食管下段交通支、直肠下端-肛管交通支、前腹壁交通支、腹膜后交通支。正常情况下这些交通支都很细小、血流量很少,门静脉高压时,正常的肝内门静脉通路受阻,上述的四个交通支大量开放,并且扩张、扭曲形成静脉曲张。

2. 简述门静脉高压症行断流手术的目的及主要优缺点。

答 （1）目的：通过阻断门奇静脉间的反常血流而止血。
（2）优点：手术操作简单、创伤小，对肝脏门静脉血供影响较少，适应证广，手术死亡率和并发症发生率低，术后生存质量高。
（3）缺点：术后门静脉高压和再出血率仍会较高。

3. 简述巴德－吉亚利综合征的治疗方法。

答 巴德－吉亚利综合征的治疗方法：①急性肝、腔静脉血栓引起者——纤溶疗法；②局限性下腔静脉阻塞（A型病变）——首选球囊扩张和支架疗法；③下腔静脉长段狭窄或阻塞（B型病变）——肠系膜上静脉－右心房人工血管转流术、下腔静脉－右心房人工血管转流术、脾静脉－右心房人工血管转流术和肠系膜上－颈内静脉转流术；④肝静脉阻塞（C型病变）——多种门体分流术；⑤晚期患者——可考虑肝移植手术。

五、论述题

试述门静脉高压症的外科治疗。

答 门静脉高压症的外科治疗，主要是针对门静脉高压症的并发症进行治疗。
（1）食管胃底曲张静脉破裂出血
1）非手术治疗：对肝功能储备Child-PughC级的患者，尽可能采用非手术治疗。①输血、输液、防治休克；②使用血管加压素、生长抑素进行止血；③内镜治疗，内镜下硬化剂注射、内镜下曲张静脉套扎术的使用，但是对破裂出血者无效；④三腔管压迫止血；⑤经颈静脉肝内门体分流术。
2）手术治疗可分为急诊、择期和预防三种手术。手术方式：①门体分流手术，通过分流手术，降低门静脉压力；②断流手术，阻断门奇静脉间的反常血流，从而达到止血的目的。
（2）脾大合并脾功能亢进：脾切除术是最有效的方法。如同时伴有明显的食管胃底静脉曲张，脾切除的同时应考虑同时行贲门周围血管离断术。
（3）顽固性腹腔积液：腹腔穿刺外引流、TIPS、腹腔－上腔静脉转流术或腹水皮下转流术等治疗。

六、病例分析题

1. 请做出诊断。

答 （1）门静脉高压症引起的食管胃底曲张静脉破裂出血。
（2）高血压，3级。

2. 请给出治疗措施。

答 治疗原则：非手术治疗，包括镇静、保肝、止血药、内镜治疗，三腔管压迫等。该患者曾有高血压病史，心电图示左心室肥大，心肌缺血，故不能使用垂体后叶素。

（高正杰）

第40章 胆道疾病

【学/习/要/点】

一、掌握

1. 急性胆囊炎的临床表现、诊断、鉴别诊断及治疗原则。
2. 胆囊结石、肝内外胆管结石的临床表现、诊断、鉴别诊断及治疗原则。
3. 急性梗阻性化脓性胆管炎的临床表现、诊断、鉴别诊断及治疗原则。

二、熟悉

1. 胆道蛔虫病的诊断及治疗。
2. 胆石症、胆囊炎、胆管炎的病因及病理。
3. 慢性胆囊炎的临床表现、诊断及治疗原则。
4. 原发性硬化性胆管炎的临床表现、诊断及治疗原则。
5. 胆管损伤的临床表现、诊断及治疗原则。
6. 胆囊息肉和良性肿瘤及恶性肿瘤的临床表现、诊断及治疗原则。

【应/试/考/题】

一、选择题

【A 型题】

1. 下列关于肝外胆道解剖特点的叙述，不正确的是 （　　）
   A. 胆管常有变异
   B. 胆囊动脉常有变异
   C. 胆总管下端多数与主胰管汇合
   D. Oddi 括约肌由胰管括约肌、壶腹括约肌构成
   E. 胆囊分为底、体、颈三部
2. 胆固醇结石形成的主要原因是 （　　）
   A. 慢性胆道感染
   B. 胆汁中胆固醇浓度增加
   C. 胆道内蛔虫残体存留
   D. 胆汁中胆盐和磷脂相对减少
   E. 胆道梗阻
3. 肝外胆管结石急性发作的典型表现是 （　　）
   A. 疼痛、发热、胆囊肿大
   B. 疼痛、白细胞增高、腹膜炎
   C. 发热、淀粉酶增高、黄疸
   D. 胆囊结石、胆总管及肝内胆管结石
   E. 腹痛、寒战高热、黄疸
4. "白胆汁"是 （　　）
   A. 水
   B. 渗出的组织间液
   C. 脓液
   D. 淋巴液
   E. 分泌的黏液

5. 易诱发急性胰腺炎的是 （　　）
   A. 增强 CT
   B. B 超
   C. 经皮肝穿刺胆道造影(PTC)
   D. MRI
   E. 经内镜逆行胰胆管造影(ERCP)
6. 下列关于肝门部胆管闭锁婴儿手术时机的叙述,正确的是 （　　）
   A. 出生后尽量早手术
   B. 宜在出生后 2 月内手术
   C. 宜在出生后 3~6 个月时手术
   D. 应在半年后考虑手术
   E. 等婴儿长大后再手术
7. 下列关于胆囊癌的叙述,正确的是
   （　　）
   A. 约 1/3 胆囊癌合并胆囊结石
   B. 多发生于胆囊颈部
   C. 以腺癌多见
   D. 男性多发
   E. 预后较好
8. 下列关于胆管癌的叙述,不正确的是
   （　　）
   A. 好发于 50~70 岁
   B. 上段胆管癌又称为肝门部胆管癌
   C. 生长快,易发生远处转移
   D. 乳头状癌好发于胆管下段
   E. 组织类型中以腺癌最为常见
9. 急性梗阻性化脓性胆管炎最常见的梗阻原因是 （　　）
   A. 胆道先天畸形　　B. 胰头癌
   C. 胆管炎性狭窄　　D. 结石
   E. 胆管癌
10. 胆道感染最常见的致病菌为 （　　）
    A. 大肠埃希菌　　B. 产气杆菌
    C. 铜绿假单胞菌　D. 变形杆菌
    E. 副大肠埃希菌
11. 胆道疾病首选的诊断方法为 （　　）
    A. 口服胆囊造影
    B. 静脉胆道造影
    C. 超声检查
    D. 经皮肝穿刺胆管造影(PTC)
    E. 内窥镜逆行胰胆管造影(ERCP)

12. 慢性胆囊炎较少出现的临床表现是
    （　　）
    A. 胆绞痛　　　　B. 腹胀
    C. 厌食　　　　　D. 中上腹隐痛
    E. 畏寒、高热、黄疸
13. 胆总管探查指征不包括 （　　）
    A. 过去或现在有黄疸病史者
    B. 胆总管扩张、肥厚者
    C. 术中胆总管扪及异物或块状物者
    D. 胆囊萎缩者
    E. 多发性胆囊结石者
14. 胆道感染致感染性休克时,最恰当的处理措施为 （　　）
    A. 禁忌手术
    B. 紧急手术
    C. 需经抗休克血压回升后手术
    D. 大量抗生素控制感染后手术
    E. 抗休克同时进行解除胆道梗阻
15. 下列关于胆道蛔虫病临床表现的叙述,不正确是 （　　）
    A. 中上腹"钻顶样"剧烈绞痛
    B. 突然发病,突然缓解
    C. 常有蛔虫吐出
    D. 常伴中上腹部反跳痛及肌强直
    E. 可伴轻度黄疸
16. 急性胆囊炎最严重的并发症是（　　）
    A. 细菌性肝脓肿
    B. 胆囊积脓
    C. 胆囊坏疽穿孔引起胆汁性腹膜炎
    D. 并发急性胰腺炎
    E. 胆囊十二指肠内瘘
17. 患者,女,42 岁。3 年来经常夜间上腹部不适,2 日前食用油腻食物后突发上腹痛,为阵发性绞痛,畏寒,发热,呕吐,尿色逐渐加深。入院时查体:体温 38℃,轻度黄疸,腹稍胀,有右上腹压痛,肌紧张,肠鸣音弱。实验室检查: 白细胞 $20 \times 10^9/L$,中性粒细胞 80%,血清淀粉酶 128U/L(Somogyi 法)。首先应考虑诊断为 （　　）
    A. 高位急性阑尾炎　B. 溃疡穿孔
    C. 急性胰腺炎　　　D. 急性胆囊炎
    E. 胆道蛔虫病

18. 无症状性胆囊结石,应考虑及时手术治疗的是　　　　　　　　(　)
    A. 高龄患者
    B. 结石直径小于1cm
    C. 瓷性胆囊
    D. 发现胆囊结石3年
    E. 口服胆囊造影胆囊显影
19. 急性梗阻性化脓性胆管炎的治疗原则,最主要的是　　　(　)
    A. 纠正水、电解质紊乱
    B. 使用足量有效的广谱抗生素
    C. 恢复血容量
    D. 改善和维持主要脏器功能
    E. 紧急手术
20. 胆总管远端单发1.0cm的嵌顿结石目前常用的术式是　　(　)
    A. 胆囊造瘘术
    B. 肝内胆管空肠吻合术
    C. 胆总管切开取石 + 胆总管空肠 Roux - en - Y 型吻合术
    D. Oddi 括约肌切开取石 + 成形术
    E. 胆总管切开取石 + T 管引流术
21. 胆道疾病的常见并发症不包括(　)
    A. 胆囊穿孔
    B. 胆道出血
    C. 胆囊癌
    D. 胆源性肝脓肿
    E. 胆源性胰腺炎
22. 急性胆囊炎需要急诊手术的指征是　　　　　　　　　　　(　)
    A. 发作24小时内
    B. 发作72小时以后
    C. 经非手术治疗无效者
    D. 伴右肩部疼痛者
    E. 既往多次发作
23. 肝外胆管结石伴有胆囊结石或胆囊炎的治疗应首选　　　(　)
    A. 药物溶石疗法
    B. 体外震波碎石法
    C. 经皮胆囊取石术
    D. 胆总管切开取石、T 管引流术 + 胆囊切除术
    E. 胆囊切除

【B型题】

(24~25题共用备选答案)
    A. 胆道蛔虫病
    B. 急性梗阻性化脓性胆管炎
    C. 肝脓肿
    D. 急性水肿型胰腺炎
    E. 急性结石性胆囊炎
24. 胆囊结石最常见的并发症　　　(　)
25. 最易引起休克的胆道疾病　　　(　)
(26~29题共用备选答案)
    A. 右上腹阵发性绞痛
    B. 右上腹隐痛
    C. 剑突下阵发性绞痛
    D. 右上腹持续性疼痛
    E. 剑突下钻顶样剧烈绞痛,阵发性加剧
26. 急性结石性胆囊炎　　　　　　(　)
27. 慢性胆囊炎　　　　　　　　　(　)
28. 肝外胆管结石　　　　　　　　(　)
29. 胆道蛔虫病　　　　　　　　　(　)

【X型题】

30. 正常胆道系统的功能有　　　　(　)
    A. 浓缩胆汁　　　B. 贮存胆汁
    C. 排出胆汁　　　D. 分泌功能
    E. 吸收功能
31. 当结石停留于胆管内时可导致(　)
    A. 急性和慢性胆管炎
    B. 全身感染
    C. 胆源性胰腺炎
    D. 肝损害
    E. 胆囊肿大
32. 胆囊炎、胆结石的手术指征为　(　)
    A. 肝内外胆管结石合并梗阻、感染
    B. 胆道梗阻和感染反复发作
    C. 由于瘢痕和结石引起胆道梗阻
    D. 胆囊结石较大或合并胆囊化脓
    E. 单纯性胆囊炎
33. 引起胆囊炎的病因有　　　　　(　)
    A. 胆囊管梗阻
    B. 胆囊收缩功能减低

C. 致病菌大多自血循环入侵
D. 胰液反流
E. 饮酒

34. 急性梗阻性化脓性胆管炎常见的病因是 （　　）
    A. 胆管结石　　B. 胆管蛔虫
    C. 胆管狭窄　　D. 括约肌痉挛
    E. 自身免疫因素

35. 胆道蛔虫病的并发症有 （　　）
    A. 肝脓肿　　　B. 急性腹膜炎
    C. 胆囊穿孔　　D. 急性胰腺炎
    E. 胆道出血

36. 下列关于急性胆囊炎的叙述，正确的有 （　　）
    A. 持续性上腹痛，阵发性加剧
    B. 一般有寒战
    C. 只有少数患者出现黄疸
    D. 大多数患者在活动后发病
    E. 突发上腹剧烈钻顶样绞痛

37. 下列关于胆囊结石的叙述，正确的有 （　　）
    A. 可继发感染，引起急性胆囊炎
    B. 可导致胆囊积液
    C. 可导致急性梗阻性化脓性胆管炎和全身感染
    D. 静止性胆囊结石可无须处理
    E. 所有的胆囊结石全部需要手术治疗

二、名词解释
1. Charcot 三联征
2. Mirizzi 综合征
3. Murphy 征阳性
4. 白胆汁
5. 胆道蛔虫病
6. 胆囊三角

三、填空题
1. 肝外胆道包括_____、_____、_____和_____。
2. 胆囊三角的三个边界是_____、_____和_____。
3. 胆总管根据解剖关系，从上到下可分为四段，分别是_____、_____、_____和_____。
4. 胆石症是一种常见疾病，按结石部位可分为_____、_____和_____。
5. 胆囊呈梨形，分_____、_____和_____三部分，颈部呈袋状扩大，称_____袋，胆囊结石常滞留于此。
6. 急性梗阻性化脓性胆管炎可出现五联征是指_____、_____、_____、_____和_____。
7. 肝外胆管结石切开取石后放置T形管引流，放置T形管的作用是_____、_____。
8. 急性梗阻性化脓性胆管炎的治疗原则是_____。
9. 胆固醇类结石包括_____结石和_____结石。
10. 胆道出血的原因大致可分为：_____、_____、_____和_____胆道出血。
11. 胆管损伤的处理应根据发现的时间、损伤程度、周围组织的炎症情况、患者全身情况尤其肝脏功能而采取恰当手术方式，特别强调的是_____处理最为重要。
12. 胆囊癌首选手术切除，手术切除的范围依据_____确定。

四、简答题
1. 简述胆道闭锁的病理及其临床表现。
2. 简述胆总管探查的手术指征。

五、论述题
试述胆道疾病的并发症。

六、病例分析题
患者，女，45岁。有十二指肠球部溃疡史。参加宴会后半小时突发腹痛，以上腹部为主，伴恶心、呕吐，腹泻一次，即到当地医院就诊。给予诺氟沙星、小檗碱、654-2片口服后腹痛缓解，呕吐、腹泻停止，在家休息10小时后，上述症状再次出现来我院就诊。查体:体温38.8℃,上腹部压痛,以偏右侧为明显,伴肌紧张和反跳痛,腹部透视,膈下无游离气体,左下腹有一较粗肠曲并伴有气泡。实验室检查:白细胞11.2×10^9/L,中性粒细胞82%。

问题:
1. 请做出初步诊断。
2. 请给出治疗原则。

【参/考/答/案】

一、选择题

【A型题】

1. D	2. D	3. E	4. E	5. E
6. B	7. C	8. C	9. D	10. A
11. C	12. E	13. D	14. E	15. D
16. C	17. D	18. C	19. E	20. D
21. C	22. C	23. D		

【B型题】

| 24. E | 25. B | 26. A | 27. B | 28. C |
| 29. E | | | | |

【X型题】

30. ABCD	31. ABCD	32. ABCD
33. ABD	34. ABC	35. ACD
36. AC	37. ABCD	

1. **D**【解析】Oddi括约肌主要包括三部分:胆管括约肌、胰管括约肌和壶腹括约肌。

2. **D**【解析】胆固醇结石的形成与很多因素相关,任何影响胆固醇与胆汁酸磷脂浓度比例和造成胆汁淤积的因素都能导致其结石形成,但其主要原因多与胆汁中胆盐和磷脂的相对减少有关。

3. **E**【解析】肝外胆管结石一般无明显症状,但继发胆管炎时可因急性发作出现典型Charcot三联征:腹痛、寒战高热和黄疸。

4. **E**【解析】所谓白胆汁,是因胆囊管梗阻时,胆汁中的胆红素被吸收,从而使胆囊黏膜分泌黏液增加,以致胆囊内积存的液体呈无色透明状,即称为白胆汁。

6. **B**【解析】肝门部胆管闭锁为肝外胆道闭锁中最为常见的,一旦确诊应在出生后2个月内进行手术治疗,此时尚未发生不可逆肝损伤,手术治疗是其唯一有效的治疗方法。

8. **C**【解析】胆管癌癌肿生长缓慢,很少发生远处转移。

9. **D**【解析】在中国,结石是引起急性梗阻性化脓性胆管炎最常见的原因,胆道寄生虫和胆道狭窄次之;欧美国家常见的病因为恶性肿瘤、胆道良性病变引起的狭窄。

10. **A**【解析】胆道感染的致病菌主要为革兰氏阴性杆菌,其中以大肠埃希菌最为常见,亦可见于克雷伯杆菌、粪肠球菌、铜绿假单胞菌等。

12. **E**【解析】慢性胆囊炎的临床表现多不典型,但多数患者曾有胆绞痛病史,多数患者可有中上腹隐痛、腹胀、厌食、恶心、呕吐等,若出现畏寒、高热或黄疸则提示病情严重,如胆囊坏疽、穿孔或胆囊积脓,或者合并有急性胆管炎。

15. **D**【解析】胆道蛔虫病的特点是"症征不符",即剧烈腹痛与较轻的腹部体征的不相符。但剑突下钻顶样剧烈绞痛,呈阵发性加剧是其典型表现;同时也会出现突然发病,突然缓解,可伴轻度黄疸或有蛔虫吐出。查体一般仅有右上腹或剑突下轻度深压痛。

16. **C**【解析】急性胆囊炎有很多并发症,其中最严重的并发症是胆囊坏疽穿孔引起胆汁性腹膜炎,这时全身中毒症状明显,如不及时有效治疗,患者将死于感染中毒性休克。

17. **D**【解析】急性胆囊炎开始发作时可仅有上腹部不适,逐渐发展至阵发性绞痛,常于夜间发作,多因饱餐、进食油腻食物诱发。

19. E【解析】急性梗阻性化脓性胆管炎发病急且进展快,一旦确诊应立即手术治疗以解除胆道梗阻并引流,当胆管内压力降低后,患者情况可暂时改善,利于争取时间做进一步治疗。

20. D【解析】胆总管远端单个结石嵌顿,可行 Oddi 括约肌切开取石+成形术。胆总管切开取石+T 管引流术主要适用于胆总管结石且上、下端均通畅的患者。胆总管切开取石+胆管空肠 Roux-en-Y 型吻合术主要适用于胆总管远端炎性狭窄梗阻无法解除、胆总管扩张的患者。

22. C【解析】急性胆囊炎急诊手术的指征:①发病在 48~72 小时内者;②经非手术治疗无效或病情恶化者;③有胆囊穿孔、弥漫性腹膜炎,并发急性化脓性胆管炎、急性坏死性胰腺炎等并发症者。

23. D【解析】肝外胆管结石可采取胆总管切开取石、T 管引流术进行治疗,但若伴有胆囊结石或胆囊炎时应在采用上述治疗的同时行胆囊切除治疗。

24~25. EB【解析】急性结石性胆囊炎可能是结石直接损伤受压部位的胆囊黏膜引起的炎症。胆道梗阻及细菌感染是急性梗阻性化脓性胆管炎常见的发病原因。当发生急性胆管炎时,胆道梗阻未解除、胆管内细菌引起的感染未及时控制,逐渐发展至急性梗阻性化脓性胆管炎并威胁患者生命。而该病的临床表现不仅有 Charcot 三联征,还有休克、神经中枢系统受抑制的表现,称为 Reynolds 五联征。

26~29. ABCE【解析】急性结石性胆囊炎时主要表现为右上腹阵发性绞痛。慢性胆囊炎时以右上腹隐痛为主。肝外胆管结石多表现为腹痛、寒战高热和黄疸,腹痛多为剑突下阵发性绞痛,也可发生在右上腹。胆道蛔虫病则以剑突下钻顶样剧烈绞痛,阵发性加剧为典型表现。

31. ABCD【解析】胆石症当结石停留于胆管内时,可因长期刺激导致急、慢性胆管炎,诱发胆源性胰腺炎,严重时可导致肝损害,甚至可致全身感染。

35. ACD【解析】蛔虫是人体内最常见的肠道寄生虫,在遇到 Oddi 括约肌功能失调时,蛔虫可钻入胆道,因机械刺激引起括约肌痉挛,进而导致胆绞痛和诱发急性胰腺炎。若蛔虫将肠道的细菌带入胆道,则会造成胆道感染,严重者可引起急性化脓性胆管炎、肝脓肿;若经胆囊管钻至胆囊,甚至引起胆囊穿孔。

36. AC【解析】急性胆囊炎急性发作或病情发展时主要表现为上腹痛,可呈阵发性加剧,多因饱餐、进食油腻食物而诱发,只有少数人会出现黄疸的情况,若出现寒战高热则提示病情严重,如胆囊坏疽、穿孔或胆囊积脓,或合并急性胆管炎。突发上腹剧烈钻顶样绞痛多是胆道蛔虫症的典型表现。

37. ABCD【解析】当胆囊结石长期嵌顿或阻塞胆囊管未合并感染时,胆囊黏膜吸收胆汁中的胆色素,并分泌黏液性物质,导致胆囊积液;若未及时治疗,可继发感染,引起急性胆囊炎;严重时可导致急性梗阻性化脓性胆管炎和全身感染。对于静止性胆囊结石可无须处理,若有症状和(或)并发症的胆囊结石,则需要及时治疗。

二、名词解释

1. Charcot 三联征:指胆管结石继发胆管炎症时出现的腹痛、寒战高热和黄疸。

2. Mirizzi 综合征:持续嵌顿和压迫胆囊壶腹部和颈部的较大结石,可引起肝总管狭窄或胆囊肝总管管瘘,以及反复发作的胆囊炎、胆管炎及梗阻性黄疸,称 Mirizzi 综合征。

3. Murphy 征阳性:检查者左手放于患者右季肋部,拇指放在右腹直肌外缘与肋弓交界处,患者深吸气时因疼痛而突然中止。

4. 白胆汁:胆囊管发生梗阻后,胆囊内胆汁中的胆色素被吸收,只存留胆囊黏膜分泌的无色透明黏液。

5. 胆道蛔虫病:蛔虫是人体内最常见的肠道寄生虫,由于饥饿、胃酸降低或驱虫不当等因素,蛔虫可钻入胆道引起一系列临床症状,称为胆道蛔虫病。
6. 胆囊三角:由肝总管、肝下缘、胆囊管所构成的三角区称为胆囊三角(Calot 三角)。

三、填空题
1. 左肝管 右肝管 肝总管 胆总管 胆囊 胆囊管
2. 胆囊管 肝总管 肝脏下缘
3. 十二指肠上段 十二指肠后段 胰腺段 十二指肠壁内段
4. 胆囊结石 肝内胆管结石 肝外胆管结石
5. 底 体 颈 Hartmann
6. 腹痛 寒战高热 黄疸 休克 神经中枢系统受抑制
7. 支撑胆管 引流胆汁
8. 立即解除胆道梗阻并引流
9. 纯胆固醇 混合性
10. 感染性 创伤性 肿瘤性 血管性
11. 首次合理
12. 胆囊癌分期

四、简答题
1. 简述胆道闭锁的病理及其临床表现。

答 (1)病理:胆道闭锁多为先天性发育畸形,仅少数人呈狭窄性改变。胆道闭锁可造成肝淤胆肿大、变硬,呈暗绿色或褐绿色,肝细胞损害至肝功能异常,若梗阻不能及时解除,最终可引起胆汁性肝硬化。肝外胆道闭锁主要分为3型:Ⅰ型——只涉及胆总管;Ⅱ型——肝胆管闭锁;Ⅲ型(最常见)——肝门部肝胆管闭锁。
(2)临床表现:出生后1~2周出现黄疸,呈进行性加重;出生后1月出现消化道症状,如食欲缺乏、营养不良、肝大、腹部膨隆。随病情进展,最终可引起胆汁性肝硬化和门静脉高压症。

2. 简述胆总管探查的手术指征。

答 ①胆总管有梗阻(梗阻性黄疸、胆总管结石等)且术中证实胆总管有病变(结石、蛔虫、肿块);②胆总管扩张直径超过1cm,胆囊壁增厚,胆管穿刺抽出脓性、血性胆汁或泥沙样胆色素颗粒;③胆囊结石小,但有可能通过胆囊管进入胆总管者。

五、论述题
试述胆道疾病的并发症。

答 (1)胆囊穿孔:胆囊发生梗阻化脓性炎症后,其内压增高,胆囊壁的动脉血栓形成并缺血,黏膜溃疡形成,最终导致穿孔。穿孔部位常在胆囊颈部和底部。
(2)胆道出血:多因胆管炎引起多发性肝脓肿,直接破溃入门静脉或肝动脉分支所致。
(3)胆源性肝脓肿:致病菌多为革兰氏阴性杆菌和厌氧菌。
(4)胆管炎性狭窄:由于胆管急性炎症反复发作,最终导致胆管炎性狭窄,常见于左、右肝管开口处,左肝管横部及胆总管下段。
(5)胆源性胰腺炎:是急性胰腺炎最常见病因(占60%)。

六、病例分析题
1. 请做出初步诊断。

答 初步诊断:急性胆囊炎。

2. 请给出治疗原则。

答 ①尽量用非手术治疗:禁食,胃肠减压,纠正水、电解质及酸碱平衡紊乱,抗感染,解痉止痛;②如出现坏疽或穿孔性胆囊炎,需行胆囊切除术。

(陶义鹏)

第41章 胰腺疾病

【学/习/要/点】

一、掌握

1. 急性胰腺炎的病理、临床表现、诊断及治疗。
2. 胰头癌和壶腹周围癌的临床表现及诊断。

二、熟悉

1. 慢性胰腺炎、胰腺假性囊肿的病理、临床表现、诊断及治疗。
2. 胰岛素瘤和胃泌素瘤的临床表现、诊断及治疗。

【应/试/考/题】

一、选择题

【A型题】

1. 在我国,急性胰腺炎最主要的病因是 （ ）
   A. 胆结石　　　B. 过量饮酒
   C. 暴饮暴食　　D. 高脂血症
   E. 高钙血症

2. 胰腺癌的组织类型中最常见的是 （ ）
   A. 腺泡细胞癌　　B. 乳头状癌
   C. 腺鳞癌　　　　D. 黏液性囊腺癌
   E. 导管腺癌

3. 急性胰腺炎发生自体消化过程中最先激活的酶为 （ ）
   A. 脂肪酶　　　　B. 弹力纤维酶
   C. 胶原酶　　　　D. 磷脂酶
   E. 胰蛋白酶

4. 急性胰腺炎时,血清淀粉酶升高的规律为 （ ）
   A. 发病后2小时升高,12~24小时达高峰
   B. 发病数小时开始升高,24小时达高峰
   C. 发病后24小时开始升高,48小时达高峰
   D. 发病后48小时开始升高,72小时达高峰
   E. 取决于发病后的腹痛程度

5. 重症急性胰腺炎最常见的并发症是（ ）
   A. 胰周围脓肿　　B. 败血症
   C. 休克　　　　　D. 化脓性腹膜炎
   E. 急性肾衰竭

6. 急性胰腺炎炎症波及全胰腺时的主要表现为 （ ）
   A. 腹部压痛
   B. 一般情况差
   C. 呕吐
   D. 腹胀和肠鸣音稍减弱
   E. 剧烈上腹痛并呈束带状向腰背部放射

7. 急性水肿性胰腺炎的体征不包括（　　）
   A. 持续性腹痛
   B. 腹胀
   C. 恶心、呕吐
   D. 腹肌紧张、压痛和反跳痛
   E. 肠鸣音减弱或消失
8. 下列关于急性水肿性胰腺炎的叙述，不正确的是（　　）
   A. 可见轻度黄疸
   B. 疼痛一般剧烈
   C. 常继发于胆道疾病
   D. 大多数患者可出现休克
   E. 少数患者可发生假性囊肿
9. 急性胰腺炎时最常用的检查是（　　）
   A. 血常规　　　　B. MRI
   C. CT　　　　　D. B超
   E. 血、尿淀粉酶测定
10. 胰腺癌首选的影像学检查方法是（　　）
    A. B超　　　　　B. CT
    C. X线钡餐造影　D. 核素扫描
    E. 选择性血管造影
11. 下列关于壶腹周围癌的叙述，不正确的是（　　）
    A. 包括壶腹癌、胆总管下端癌和十二指肠癌
    B. 恶性程度明显高于胰头癌
    C. 组织学类型主要为腺癌
    D. 壶腹癌黄疸出现早，可有波动性
    E. 十二指肠腺癌黄疸出现较晚
12. 急性胰腺炎病情严重的重要指标是（　　）
    A. 血淀粉酶>256U/L(Somogyi法)
    B. 血白细胞>15×10⁹/L
    C. 发病48小时C反应蛋白增高>150mg/ml
    D. 血糖超过11.1mmol/L，尿糖阳性
    E. 血清脂肪酶>1.5U/L
13. 胰头癌的首发症状是（　　）
    A. 进行性黄疸
    B. 消化不良、厌食
    C. 腹痛、腹部不适

   D. 肝脾大
   E. 消瘦乏力
14. 急性水肿性胰腺炎的治疗措施为（　　）
    A. 静脉补液　　B. 胃肠减压
    C. 解痉镇痛　　D. 应用抗生素
    E. 以上都对
15. 急性出血坏死性胰腺炎的临床表现不包括（　　）
    A. 腹痛　　　　B. 腹胀
    C. 腹膜炎　　　D. 低血糖
    E. 休克
16. 下列哪项不是急性胰腺炎的基本病理改变（　　）
    A. 萎缩　　　　B. 水肿
    C. 出血　　　　D. 坏死
    E. 充血
17. 胰头十二指肠切除术不能用于（　　）
    A. 胰头癌的治疗
    B. 胰体尾癌的治疗
    C. 胆总管下端癌的治疗
    D. 壶腹癌的治疗
    E. 十二指肠腺癌的治疗
18. 慢性胰腺炎的病因中最常见的是（　　）
    A. 长期高蛋白饮食
    B. 遗传因素
    C. 长期大量饮酒和吸烟
    D. 胆石症
    E. 自身免疫性因素
19. 胰腺神经内分泌肿瘤中最常见的是（　　）
    A. 胰高血糖素瘤　B. 生长抑素瘤
    C. 生长激素瘤　　D. 胰岛素瘤
    E. 胃泌素瘤
20. 患者，男，61岁。进行性黄疸，上腹及腰背部疼痛，腹胀。查体：腹膜炎体征，且在左腰部、季肋部和下腹部皮肤可见大片青紫色瘀斑。为确诊应首选（　　）
    A. 血淀粉酶　　B. 尿淀粉酶
    C. CT检查　　　D. B超
    E. 血清脂肪酶

【B型题】

(21~22题共用备选答案)
- A. 增高最早
- B. 增高稍晚
- C. 增高最晚
- D. 不增高
- E. 持续增高

21. 急性胰腺炎时,尿淀粉酶 (　　)
22. 急性胰腺炎时,血清淀粉酶 (　　)

(23~24题共用备选答案)
- A. 波动较大
- B. 进行性加重
- C. 呈波动性
- D. 发生快而后逐渐消退
- E. 持续性轻度黄疸

23. 胰头癌所致黄疸 (　　)
24. 壶腹癌所致黄疸 (　　)

(25~28题共用备选答案)
- A. 血淀粉酶
- B. 尿淀粉酶
- C. C反应蛋白增高
- D. CA19-9
- E. 转肽酶

25. 急性胰腺炎时,提示病情严重的是 (　　)
26. 急性胰腺炎时,升高最早的是 (　　)
27. 常用于胰腺癌辅助诊断的血清学标记物是 (　　)
28. 在急性胰腺炎发病后24小时升高的是 (　　)

【X型题】

29. 慢性胰腺炎的表现为 (　　)
    - A. 腹痛
    - B. 黄疸
    - C. 体重下降
    - D. 脂肪泻
    - E. 糖尿病

30. 急性胰腺炎的手术适应证为 (　　)
    - A. 急性水肿性胰腺炎
    - B. 合并胆道疾病
    - C. 继发胰腺感染
    - D. 虽经合理支持治疗,但临床症状仍继续恶化
    - E. 以上都不是

31. 急性胰腺炎发病的基本条件为 (　　)
    - A. 胃酸分泌增加
    - B. 胰脂肪酶是激活其他酶的主要原因
    - C. 胰液外渗与胰实质接触
    - D. 胰腺中的消化酶被某种因素所激活,发生自体消化,引起水肿、出血等
    - E. 以上都是

32. 对胰岛素瘤具有诊断价值的是 (　　)
    - A. 发生低血糖症状时给予葡萄糖后症状缓解
    - B. 反复测定空腹葡萄糖可低至2.2mmol/L
    - C. 发生症状性低血糖时血清胰岛素水平正常
    - D. 空腹或运动后出现低血糖症状
    - E. 有精神系统的症状可以排除本病

33. 抑制胰液分泌可采用 (　　)
    - A. 胰蛋白酶抑制剂
    - B. 生长抑素
    - C. H_2受体阻滞剂
    - D. 质子泵抑制剂
    - E. 阿托品

34. 急性胰腺炎的局部并发症有 (　　)
    - A. 胰腺及胰组织坏死
    - B. 胰腺及胰周脓肿
    - C. 胰腺假性囊肿
    - D. 出血
    - E. 脓毒症

二、名词解释

1. 胆源性胰腺炎
2. 壶腹周围癌
3. 胰腺假性囊肿
4. Vater壶腹

三、填空题

1. 胰腺的外分泌为_____,由_____和_____产生。胰液分泌量每日为_____,其主要成分是_____和_____。

2. 急性胰腺炎常见的病因有_____、_____、_____、_____和_____等。
3. 急性出血坏死性胰腺炎的病变以_____为特征。
4. 胰酶的测定对急性胰腺炎的诊断有重要意义,目前常测定_____和_____。
5. 慢性胰腺炎最常见的症状是_____,呈_____,常因_____、_____和_____诱发。
6. 胰腺癌多发生于_____,其次是_____,_____较少。组织学类型以_____最多,少见为_____和_____。
7. 胰腺癌最常见的首发症状是_____。
8. 急性胰腺炎按病理改变过程可分为_____和_____。按临床病情分为_____、_____和_____。

9. 急性胰腺时_____增高提示病情较重。

四、简答题
1. 简述胆源性胰腺炎的处理方法。
2. 简述胰腺假性囊肿常用的手术方法。
3. 简述急性胰腺炎的基本病理改变。

五、病例分析题
患者,男,45岁。上腹痛6小时,涉及左肩,伴有呕吐3次,体温38.5℃,脉率90次/分,血压110/70mmHg,呼吸28次/分,巩膜轻度黄染,心、肺无明显异常,全腹饱满有压痛,上腹压痛较重,腹肌紧张,反跳痛不明显,肠鸣音减弱,移动性浊音可疑阳性。血常规:白细胞 $16×10^9/L$,中性85%;血胆红素 20.5μmol/L,血淀粉酶 360U/L(Somogyi法)。
问题:
1. 初步诊断是什么?需进一步做哪些检查?
2. 治疗原则是什么?

【参/考/答/案】

一、选择题

【A型题】
1. A   2. E   3. E   4. B   5. C
6. E   7. D   8. D   9. E   10. B
11. B   12. C   13. C   14. E   15. D
16. A   17. B   18. C   19. D   20. C

【B型题】
21. B   22. A   23. B   24. C   25. C
26. A   27. D   28. B

【X型题】
29. ABCDE   30. BCD   31. CD
32. ABD   33. ABCD   34. ABCD

1. A【解析】在我国,诱发急性胰腺炎最主要的病因是胆道疾病;结石阻塞胆总管时可致胆汁反流入胰管,胰液进入腺泡周围组织,胰蛋白酶原被激活,对胰腺进行自我消化而诱发。

2. E【解析】黏液性囊腺癌、腺泡细胞癌、腺鳞癌均为胰腺癌较少见的组织类型,而胰腺癌的组织类型中最常见的是导管腺癌。乳头状癌是壶腹周围癌较少见的组织类型。

3. E【解析】急性胰腺炎在发生自体消化的过程中最先激活的是胰蛋白酶原,而后又激活磷脂酶A、弹力蛋白酶、糜蛋白酶和胰舒血管素等对胰腺进行自我消化,从而诱发急性胰腺炎。

4. B【解析】当发生急性胰腺炎时最先升高的是血清淀粉酶,发病数小时即开始升高,24小时达高峰,4～5日后逐渐下降至正常;尿淀粉酶在 24 小时才开始升高,48 小时达峰,1~2 周恢复正常。

5. C【解析】当患者出现重症急性胰腺炎时,多为出血坏死性急性胰腺炎,可表现为腹膜炎、脓血性腹腔积液;严重者表现为脉搏细速、血压下降甚至休克,早期休克多为低血容量所致,后期常继发感染导致休克原因复杂化且难以纠正,最终导致多脏器功能衰竭,病死率较高。

6. E【解析】急性胰腺炎时最主要的症状是腹痛,当病变累及全胰腺时,疼痛范围较宽,且表现为剧烈上腹痛并呈束带状向腰背部放射。

7. D【解析】急性水肿性胰腺炎的常见表现为腹痛、腹胀、恶心、呕吐;出现腹肌紧张、压痛和反跳痛等腹膜炎的体征多为重症急性胰腺炎。

8. D【解析】急性胰腺炎常继发于胆道疾病,可有轻度黄疸,疼痛多较剧烈,少数患者可因胰液渗漏积聚,被周围组织及器官包裹进而形成假性囊肿;而休克多发生于急性出血坏死性胰腺炎。

9. E【解析】发生急性胰腺炎时血、尿淀粉酶的测定最常用的检查方法,而 B 超多因胃肠气体干扰影响其准确性,CT 是最具诊断价值的影像学检查,MRI 可提供与 CT 类似的诊断信息。

10. B【解析】胰头癌首选的影像学检查方法是 CT,可为胰腺肿瘤的定性、定位诊断提供非常重要的影像学依据,尤其是在术前对胰腺肿瘤可切除性评估具有重要意义。

11. B【解析】壶腹周围癌主要包括壶腹癌、胆总管下端癌和十二指肠癌。壶腹周围癌的主要组织类型为腺癌,恶性程度低于胰头癌,黄疸出现早,呈波动性。十二指肠腺癌位于十二指肠乳头附近,黄疸出现较晚,进展缓慢。

12. C【解析】发病 48 小时 C 反应蛋白增高 >150mg/ml 是提示急性胰腺炎病情严重的指标之一,血钙降低也是其指标之一。

13. C【解析】上述选项均为胰头癌的临床表现,但胰头癌的首发症状常为腹痛、腹部不适。

14. E【解析】急性水肿性胰腺炎主要以非手术治疗为主,治疗措施:静脉补液,纠正水、电解质及酸碱平衡紊乱;禁食、胃肠减压以减少胰液分泌,减轻腹胀;解痉止痛;广谱抗生素防治继发性细菌感染。

15. D【解析】急性出血坏死性胰腺炎又称重症胰腺炎,病变多以胰腺实质出血、坏死为特征,除有腹痛、腹胀、腹膜炎的体征外,严重者可出现休克、多脏器功能障碍。实验室检查可见血白细胞增高、高血糖、低钙血症、血气分析异常等。

16. A【解析】不同程度的水肿、出血、坏死、充血均是急性胰腺炎的基本病理改变,而腺体萎缩和纤维化多为慢性胰腺炎的病理改变。

17. B【解析】胰头十二指肠切除术(Whipple 手术)的手术切除范围包括胰头、远端胃、十二指肠、上段空肠、胆囊和胆总管,故不能用于胰体尾癌的治疗。

18. C【解析】乙醇和烟草对胰腺具有直接毒性作用,长期大量饮酒和吸烟是导致慢性胰腺炎最常见的危险因素,遗传、自身免疫等也可导致慢性胰腺炎的发生。

19. D【解析】胰腺神经内分泌肿瘤依据其激素分泌状态和临床表现分为功能性和无功能性,功能性则包括有胰岛素瘤和胃分泌素瘤,其中最常见的是胰岛素瘤。

20. C【解析】根据该患者的临床表现:进行性黄疸,上腹及腰背部疼痛,腹胀、腹膜炎体征,左腰部、季肋部和下腹部皮肤大片青紫色瘀斑,初步考虑为急性出血坏死性胰腺炎,CT 不仅能诊断急性胰腺炎,而且可鉴别是否合并组织坏死,是最具有诊断价值的影像学检查。

21~22. BA【解析】①发生急性胰腺炎时尿淀粉酶一般在 24 小时才开始

增高;②血清淀粉酶增高最早,在发病数小时就开始升高。

23~24. BC【解析】①胰头癌导致的黄疸因癌肿压迫或浸润胆总管所致,多呈进行性加重;②壶腹癌所致的黄疸与肿瘤组织坏死脱落有关,呈波动性。

25~28. CADB【解析】①C反应蛋白增高(发病48小时＞150mg/ml),提示急性胰腺炎病情严重;②急性胰腺炎时升高最早的是血淀粉酶;③最常用于胰腺癌辅助诊断及术后随访的血清学标记物是CA19-9;④尿淀粉酶在急性胰腺炎发病后24小时升高,48小时达峰,1~2周恢复正常。

29. ABCDE【解析】腹痛、黄疸、体重下降、脂肪泻和糖尿病均是慢性胰腺炎的表现,其中腹痛、体重下降、脂肪泻和糖尿病被称为慢性胰腺炎的四联症。

30. BCD【解析】急性胰腺炎的手术适应证为:不能排除其他急腹症的急性腹膜炎;合并穿孔、大出血或胰腺假性囊肿;胰腺周围组织坏死继发感染及伴有胆总管下端梗阻或胆道感染者。

31. CD【解析】急性胰腺炎发病的基本条件为胰液外渗与胰实质接触,导致胰腺中的消化酶被激活,发生自体消化,引起不同程度的水肿、出血、充血、坏死等。

32. ABD【解析】胰岛素瘤有典型的Whipple三联征表现,即空腹或运动后出现低血糖症状;低血糖症状发作时血糖＜2.2mmol/L;进食或静脉注射葡萄糖可迅速缓解症状。发生低血糖时血清胰岛素水平是升高的。

33. ABCD【解析】非手术治疗适用于轻症胰腺炎及尚无外科治疗指征的中度重症和重症急性胰腺炎,包括禁食、胃肠减压、补液、抗休克、镇痛解痉、抑制胰液分泌、营养支持及应用抗生素等措施,其中具有抑制胰液分泌的药物有PPI制剂、H_2受体阻滞剂、生长抑素、胰蛋白酶抑制剂等。

二、名词解释

1. 胆源性胰腺炎:由于在解剖上胆总管与胰管常有共同通路,当胆总管下端结石嵌顿、胆道蛔虫症、胆道括约肌水肿和痉挛、壶腹部狭窄时,引起共同通路梗阻,胆汁逆流入胰腺而引起的胰腺炎,称为胆源性胰腺炎。

2. 壶腹周围癌:指胆总管末段、壶腹部及十二指肠乳头附近的癌肿,主要包括壶腹癌、十二指肠癌和胆总管下端癌三种,统称为壶腹周围癌。在临床上与胰头癌有很多共同点。

3. 胰腺假性囊肿:急、慢性胰腺炎和胰腺外伤、手术等导致胰液渗漏积聚,刺激胰腺周围组织器官的腹膜形成囊肿,但囊内壁上无上皮细胞,称为胰腺假性囊肿。

4. Vater壶腹:指胆总管与近85%的主胰管汇合形成"共同通道",其膨大部分即称为Vater壶腹。

三、填空题

1. 胰液　腺泡细胞　导管细胞　750～1500ml　碳酸氢盐　消化酶
2. 胆道疾病　过量饮酒　十二指肠液反流　创伤　胰腺血液循环障碍
3. 胰腺实质出血、坏死
4. 血、尿淀粉酶　血清脂肪酶
5. 腹痛　反复发作　饮酒　劳累　饱餐
6. 胰头部　体尾部　全胰癌　导管腺癌　腺泡细胞癌　黏液性囊腺癌　腺鳞癌
7. 上腹疼痛、不适
8. 水肿性　出血坏死性　轻症　中症　重症
9. C反应蛋白

四、简答题

1. 简述胆源性胰腺炎的处理方法。

答　仅有胆囊结石且病情轻者,可在初次住院期间行胆囊切除术;如病情严重应先给予非手术治疗,待病情稳定后再择期行胆道手术。伴有胆管结石合并胆道梗阻,且病情重,耐受力差的患者需紧急手术,以解除胆道梗阻,取出结石,畅通引流,可早期行内镜下Oddi括约肌切开、取石及鼻胆管引流术。

2. 简述胰腺假性囊肿常用的手术方法。

答 ①内引流术:适用于囊壁成熟6周以上者,常用手术方式为囊肿空肠Roux-en-Y吻合术;②外引流术:将囊肿内容物直接引流至腹外,主要适用于假性囊肿继发感染经皮穿刺置管引流术失败、囊肿破裂等情况;③胰腺假性囊肿切除术:适用于有症状的较小囊肿或内、外引流效果欠佳的多发性假性囊肿。

3. 简述急性胰腺炎的基本病理改变。

答 急性胰腺炎的基本病理改变是胰腺呈不同程度的水肿、充血、出血和坏死。①急性水肿性胰腺炎:病变较轻,病变局限于胰腺体尾部,表现为充血、肿胀变硬,被膜紧张,胰周可有液体积聚;②急性出血坏死性胰腺炎:为重症急性胰腺炎,以胰腺实质出血、坏死为特征,胰腺肿胀呈暗紫色,坏死灶呈灰黑色甚至整个胰腺均变黑。

五、病例分析题

1. 初步诊断是什么?需进一步做哪些检查?

答 结合患者临床表现及相关辅助检查结果,初步考虑为急性胰腺炎。为明确诊断,需进一步检查:①血钙、C反应蛋白、血糖等;②B超、CT等影像学检查;③试行腹腔穿刺抽液并检查穿刺液淀粉酶。

2. 治疗原则是什么?

答 ①禁食、胃肠减压;②补液,静脉滴注抗生素;③营养支持;④抑制胰液分泌,如PPI制剂、H_2受体阻滞剂、生长抑素、胰蛋白酶抑制等;⑤如证明急性胰腺炎合并胆石症等应积极准备手术治疗,以防病情加重。

(陶义鹏)

第42章 脾疾病

【学习要点】

一、掌握

脾切除的适应证及其疗效。

二、熟悉

脾切除术后的常见并发症。

【应试考题】

一、选择题

【A型题】

1. 脾切除多数患者溶血程度明显减低，可减少输血量的疾病是 （　　）
   A. 慢性粒细胞白血病
   B. Gaucher 病
   C. 丙酮酸激酶缺乏症
   D. 脾囊肿
   E. 地中海贫血
2. 遗传性椭圆形红细胞增多症脾切除的效果是 （　　）
   A. 对消除黄疸和贫血均有效
   B. 可减少输血量
   C. 出现溶血危象
   D. 皮肤黏膜及内脏出血
   E. 升高血小板
3. 真性脾囊肿中较为常见的是 （　　）
   A. 皮样囊肿　　B. 脾良性肿瘤
   C. 脾肉瘤　　　D. 包虫病囊肿
   E. 淋巴管囊肿

【B型题】

（4~7题共用备选答案）
A. 遗传性球形红细胞增多症
B. 地中海贫血
C. 遗传性椭圆形红细胞增多症
D. 免疫性血小板减少性紫癜
E. 自体免疫性溶血性贫血

4. 以皮肤黏膜及内脏出血为主要表现的疾病是 （　　）
5. 可出现溶血危象的是 （　　）
6. 珠蛋白合成障碍引起的是 （　　）
7. 体内产生自体抗体的是 （　　）

【X型题】

8. 脾切除对消除黄疸和贫血有疗效的是 （　　）
   A. 遗传性球形红细胞增多症
   B. 遗传性椭圆形红细胞增多症
   C. 自体免疫性溶血性贫血
   D. 自体免疫性血小板减少性紫癜
   E. 丙酮酸激酶缺乏

9. 免疫性血小板减少性紫癜患者脾切除的适应证为（　　）
   A. 严重出血不能控制,危及生命者
   B. 经肾上腺皮质激素治疗6个月以上无效者
   C. 治疗后缓解期较短,仍多次反复发作者
   D. 大剂量激素治疗虽能暂时缓解症状,但鉴于激素治疗的副作用,而剂量又不能减少者
   E. 有激素应用禁忌者
10. 脾切除一般腹部手术并发症外,尤需注意的并发症有（　　）
    A. 腹腔内大出血
    B. 膈下感染
    C. 血栓-栓塞性并发症
    D. 上消化道出血
    E. 胸腔积液

二、名词解释
1. 游走脾
2. 脾脓肿

三、填空题
1. 脾是体内最大的淋巴器官,约占全身淋巴组织总量的_____%。
2. 脾的良性肿瘤多为_____、_____、_____,恶性肿瘤多为_____。
3. 珠蛋白生成障碍性贫血又称_____,本病多见于_____。重型者出现_____、_____,脾切除可_____,对减轻溶血或减少输血量有帮助。

四、简答题
1. 简述脾切除的适应证。
2. 简述脾切除术后的常见并发症。

【参/考/答/案】

一、选择题

【A型题】
1. C　2. A　3. D

【B型题】
4. D　5. A　6. B　7. E

【X型题】
8. AB　9. ABCDE　10. ABC

1. C【解析】丙酮酸激酶缺乏症是由于红细胞缺乏丙酮酸激酶,导致其在脾中破坏过多,生命缩短,从而使溶血程度明显减低,虽然脾切除不能纠正贫血,但有助于减少输血量。
2. A【解析】遗传性椭圆形红细胞增多症是一种少见的家族遗传性疾病,其血中出现大量以椭圆形细胞为主的异形红细胞,当患者有溶血性贫血和黄疸时,脾切除可消除贫血和黄疸。

3. D【解析】真性脾囊肿包括皮样囊肿、淋巴管囊肿或寄生虫囊肿,其中较为常见的是包虫病囊肿。
4~7. DABE【解析】①以皮肤黏膜及内脏出血为主要表现,多考虑是免疫介导的血小板过度破坏所致,多为自身免疫性疾病中的免疫性血小板减少性紫癜。②遗传性球形红细胞增多症多于幼年发病,是由于球形红细胞胞膜存在缺陷,易在脾内滞留而被破坏;多表现为贫血、黄疸和脾大,病情进展缓慢,但急性发作时可出现溶血危象。③珠蛋白合成障碍所致贫血,又称为地中海贫血,多见于儿童。④体内产生自体抗体的疾病是自身免疫性溶血性贫血,多为自身抗体被吸附于红细胞表面造成的自身免疫破坏。
8. AB【解析】脾切除对消除黄疸和贫血有疗效的疾病包括两个,分别是遗传性球

形红细胞增多症和遗传性椭圆形红细胞增多症。

9. **ABCDE**【解析】免疫性血小板减少性紫癜脾切除适应证：①无法控制的危及生命的严重出血；②经肾上腺皮质激素治疗6个月无效，或治疗后缓解期较短，仍反复发作者；③激素应用量大，出现不良反应又不能减量者；④有激素应用禁忌证者。

10. **ABC**【解析】脾切除术后的常见并发症有腹腔内大出血、膈下感染、血栓-栓塞性并发症、脾切除术后凶险性感染（OPSI）等。

二、名词解释

1. **游走脾**：又称异位脾，一般为脾蒂和脾韧带先天性过长或缺失所致，脾可沿左腹侧向下移动至盆腔。

2. **脾脓肿**：当脾中央破裂继发感染时可形成脾脓肿。多来自血行感染，为全身感染性疾病的并发症。

三、填空题

1. 25
2. 血管瘤　内皮瘤　肉瘤
3. 地中海贫血　儿童　黄疸　肝脾大　减少红细胞在脾中的破坏

四、简答题

1. **简述脾切除的适应证。**

答　脾切除的主要适应证为外伤性脾破裂、门静脉高压症脾功能亢进，其他适应证如下：

（1）脾原发性疾病及占位性病变：如游走脾、脾囊肿、脾肿瘤、脾脓肿、副脾、脾结核脾梗死等。

（2）造血系统疾病：如遗传性球形红细胞增多症、遗传性椭圆形红细胞增多症、丙酮酸激酶缺乏症、珠蛋白生成障碍性贫血、自身免疫性溶血性贫血、免疫性血小板减少性紫癜、慢性粒细胞白血病、慢性淋巴细胞白血病、霍奇金淋巴瘤等。

2. **简述脾切除术后的常见并发症。**

答　脾切除术后可出现多种并发症，其中最为常见的且需要引起重视的并发症有腹腔内大出血、膈下感染、血栓-栓塞性并发症及脾切除术后凶险性感染。

（陈　卓）

第43章 消化道大出血的诊断与外科处理原则

【学/习/要/点】

一、掌握

1. 上、下消化道大出血的常见病因。
2. 不同部位大出血的不同特点。
3. 上、下消化道大出血的治疗。

二、熟悉

手术探查的指征和步骤。

【应/试/考/题】

一、选择题

【A型题】

1. 胃、十二指肠溃疡大出血的溃疡一般位于 （ ）
   A. 胃大弯
   B. 胃底后壁
   C. 胃体后壁
   D. 胃小弯或十二指肠球部后壁
   E. 十二指肠球部前壁

2. 上消化道大出血成人患者一次出血量在多少毫升以上，即可出现休克体征 （ ）
   A. 2000ml　　B. 1500ml
   C. 1000ml　　D. 500ml
   E. 800ml

3. 上消化道大出血的临床表现为大量呕血和便血，一般来说，呕血还是便血取决于 （ ）
   A. 出血部位　　B. 出血速度
   C. 年龄　　　　D. 出血速度和量
   E. 出血时间

4. 胆道出血以便血为主，采用积极的非手术治疗后，出血可暂时停止，但常呈周期性复发，间隔期一般为 （ ）
   A. 4周　　　　B. 1~2周
   C. 3~4周　　　D. 4~5周
   E. 5~6周

5. 由于肝内胆管引起的上消化道出血，胆囊的变化是 （ ）
   A. 出血　　　　B. 穿孔
   C. 肿大　　　　D. 无变化
   E. 浆膜充血

6. 患者,女,50岁。近3日来剑突偏右上腹剧烈疼痛,呈阵发性。伴畏寒、高热,今日因黑便3次而来诊,无呕血。查体:皮肤巩膜可疑黄染,剑突下及右上腹有压痛和肝区叩痛。其黑便原因最可能为 （ ）
   A. 出血性胃炎
   B. 胃癌出血
   C. 胆道感染出血
   D. 十二指肠溃疡出血
   E. 出血性肠炎

7. 胃和十二指肠内有积血进行胃内探查时,胃壁切口应 （ ）
   A. 5cm   B. 6cm
   C. 8cm   D. 9cm
   E. 10cm 或更长

8. 下消化道出血最常见的病因是 （ ）
   A. 炎性肠病   B. 大肠癌
   C. 医源性出血   D. 肠憩室
   E. 肠壁血管性疾病

【B/型/题】

(9～11题共用备选答案)
   A. 500～1000ml 以上
   B. 500ml
   C. 200～300ml
   D. 300～400ml
   E. 400～500ml

9. 胃和十二指肠球部的出血,一般不超过 （ ）

10. 食管或胃底曲张静脉破裂出血,可达 （ ）

11. 肝内胆道出血,一次出血量达 （ ）

(12～14题共用备选答案)
   A. 胆道出血
   B. 食管或胃底曲张静脉破裂出血
   C. 消化道溃疡出血
   D. 胃癌出血
   E. 应激性溃疡出血

12. 需行根治性胃大部切除术或全胃切除术的出血是 （ ）

13. 多与创伤、感染、脑外伤等有关,一次出血量不超过500ml的是 （ ）

14. 出血量不多,经非手术治疗后,出血可暂时停止,但常呈周期性复发的是 （ ）

【X/型/题】

15. 肝内胆道出血的症状有 （ ）
   A. 剧烈腹痛   B. 黄疸
   C. 胆囊肿大   D. 寒战、高热
   E. 休克

16. 上消化道大出血,经临床分析,仍不确定大出血病因,应考虑的外科疾病是 （ ）
   A. 食管裂孔疝
   B. 贲门黏膜撕裂综合征
   C. 胃多发性息肉
   D. 早期胃癌
   E. 血友病

17. 上消化道出血的部位包括 （ ）
   A. 食管   B. 胃
   C. 十二指肠   D. 口腔
   E. 肝

18. 应激性溃疡的诱因是 （ ）
   A. 酗酒   B. 服用阿司匹林
   C. 严重烧伤   D. 服用吲哚美辛
   E. 严重感染

二、名词解释
1. 上消化道
2. hemobilia
3. 下消化道出血

三、填空题
1. 上消化道大出血的临床表现为_____和_____,成人如果一次出血量在_____以上,占总循环血量的_____,即可出现休克症状。
2. 引起上消化道大出血的常见原因有_____、_____、_____、_____和_____。
3. 大出血的溃疡多为_____,一般位于_____或_____。
4. 引起下消化道出血的常见原因有_____、_____、_____和_____。

四、简答题

1. 简述上消化道大出血的辅助检查。
2. 简述上消化道大出血的常见病因及特点。

五、论述题

试述胆道出血与食管或胃底曲张静脉破裂出血的鉴别。

六、病例分析题

患者,男,30岁。上腹隐痛半年,进食或服用抗酸药物后腹痛可暂时缓解,近日又发生腹痛,今晨排柏油样大便两次。
根据上述情况,分析该患者最可能的诊断及原因。

【参考答案】

一、选择题

【A型题】

1. D 2. E 3. D 4. B 5. C
6. C 7. E 8. B

【B型题】

9. B 10. A 11. C 12. D 13. E
14. A

【X型题】

15. ABCD 16. ABCE 17. ABCE
18. ABCDE

1. **D**【解析】胃、十二指肠溃疡所致上消化道大出血,最常好发的部位是胃小弯或十二指肠球部后壁,多为溃疡基底部血管被侵蚀破裂所致。

2. **E**【解析】上消化道一次出血量超过全身总血量的20%(800~1200ml),可出现休克症状和体征,称为消化道大出血。

5. **C**【解析】胆道出血的患者发病前多有剧烈腹痛,性质类似胆绞痛,右上腹压痛,可触及肿大的胆囊(血性胆汁进入胆囊),同时伴寒战、高热、黄疸。

8. **B**【解析】引起下消化道出血的病因依次为大肠癌、肠息肉、炎性肠病、肠憩室、肠壁血管性疾病等。

9~11. **BAC**【解析】①溃疡、糜烂性胃炎、胃癌所致的胃或十二指肠球部的出血,一次出血量一般不超过500ml;②食管或胃底曲张静脉破裂出血较凶猛,一次出血量常达500~1000ml以上,可致休克;③肝内胆道出血,量较少,一次出血量为200~300ml,临床上以便血为主,很少引起休克。

12~14. **DEA**【解析】①胃癌所致上消化道大出血,应尽早手术,肿瘤无远处转移者可给予根治性胃大部或全胃切除术;晚期胃癌宜施行姑息性胃切除术以达到止血目的。②应激性溃疡出血常继发于休克、复合性创伤、严重感染、严重烧伤或大手术,多为胃溃疡,十二指肠溃疡少见,一次出血量一般不超过500ml。③胆道出血量一般不大,经抗感染、止血等非手术治疗一般可达到止血目的,反复发作者给予肝动脉造影确定病因和部位,并给予栓塞止血。

15. **ABCD**【解析】胆道出血的患者发病前多有剧烈腹痛,性质类似胆绞痛,右上腹压痛,可触及肿大的胆囊(血性胆汁进入胆囊),同时伴寒战、高热、黄疸。出血量较少,一次出血量为200~300ml,很少引起休克。

17. **ABCE**【解析】上消化道出血是指食管、胃、十二指肠、空肠上段和胆道出血。下消化道出血是指近段空肠以下的小肠、盲肠、阑尾、结肠与直肠内病变所致出血。

二、名词解释

1. <u>上消化道</u>:包括食管、胃、十二指肠、空肠上段和胆道。

2. 胆道出血(hemobilia)：肝内局限性慢性感染可引起肝内毛细胆管或胆小管扩张合并脓肿，感染灶或脓肿腐蚀肝内血管所导致的出血可经肝外胆管排入肠道，引起呕血或便血，称胆道出血。
3. 下消化道出血：指近段空肠以下的小肠、盲肠、阑尾、结肠及直肠内的病变所引发的出血，通常不包括痔疮、肛裂等出血。

三、填空题
1. 呕血　便血　800～1200ml　20%
2. 胃、十二指肠溃疡　门静脉高压症　应激性溃疡　胃癌　胆道出血
3. 溃疡基底血管被侵蚀破裂所致　十二指肠球部后壁　胃小弯
4. 大肠癌　肠息肉　肠憩室

四、简答题
1. 简述上消化道大出血的辅助检查。

答　①三腔二囊管检查：鉴别出血是来自食管或胃底曲张静脉破裂，还是来自胃、十二指肠溃疡出血。②X线钡餐检查：应在休克改善后进行。采用不按压技术做双重对比造影。③内镜检查：有助于明确出血的部位及性质，并可同时进行止血，内镜检查应在出血24小时内进行。④选择性腹腔动脉或肠系膜上动脉造影：对确定出血部位有帮助，但每分钟至少要有0.5ml含有显影剂的血液自血管裂口溢出，才能显示出血部位。⑤超声、CT或MRI：利于发现肝、胆和胰腺结石、脓肿或肿瘤等病变；MRI门静脉、胆道重建成像，有利于了解门静脉直径、有无血栓及胆道病变等。

2. 简述上消化道大出血的常见病因及特点。

答　①胃、十二指肠溃疡：大出血多见于十二指肠球部后壁或胃小弯溃疡。大多由于溃疡基底血管被侵蚀破裂所致，多为动脉出血。慢性溃疡伴有大量瘢痕组织，动脉裂口缺乏收缩能力，常呈喷射性出血。50岁以上的患者常因伴有小动脉硬化，出血不易自止。②门静脉高压症：食管或胃底的黏膜因静脉曲张而变薄，易被粗糙食物损伤，或胃液反流食管腐蚀已变薄的血管，加之门静脉系统内压力增高，导致曲张静脉破裂发生难以自止的大出血，临床表现为大量呕吐鲜血，易致失血性休克。③应激性溃疡或急性糜烂性胃炎：多与休克、复合性创伤、严重感染、严重烧伤或大手术有关，多位于胃，常引起大出血。④胃癌：癌组织缺血坏死，坏死组织脱落或溃疡可侵蚀血管引起大出血，出血量一般不超过500ml。⑤胆道出血：感染灶或脓肿腐蚀肝内血管所导致的出血可经肝外胆管排入肠道，引起呕血或便血，量一般不多，一次多为200～300ml，很少引起休克，以便血为主，采取积极非手术治疗，出血可暂时停止，但常呈周期性复发，间隔时间为1～2周。

五、论述题
试述胆道出血与食管或胃底曲张静脉破裂出血的鉴别。

答　（1）胆道出血：常有肝胆外伤、肝胆肿瘤或胆道感染史；出血前多有类似胆绞痛的剧烈腹痛先兆，右上腹压痛，出血量少，一次为200～300ml，很少引起休克，多表现为便血，呈周期性复发，间隔1～2周。
（2）食管或胃底曲张静脉破裂出血：有肝硬化病史，查体可见蜘蛛痣、肝掌、腹壁静脉曲张、肝脾大、腹腔积液、巩膜黄染等。一次出血量常达500～1000ml，可引起休克。临床表现以呕血为主。

六、病例分析题
根据上述情况，分析该患者最可能的诊断及原因。

答　该患者最可能的诊断是十二指肠溃疡。十二指肠溃疡多见于青壮年男性，有典型的上腹部疼痛，口服抗酸药物有效，且一般出血量不超过500ml，较少引起休克，主要表现为呕血，也可以便血为主。

（陈　卓）

第44章　急腹症的诊断与鉴别诊断

【学/习/要/点】

一、掌握
1. 急腹症的临床诊断与分析。
2. 常见急腹症的临床表现、诊断、鉴别诊断及治疗。

二、熟悉
1. 急腹症的病因。
2. 不同病因所致急腹症的临床特点。

【应/试/考/题】

一、选择题

【A/型/题】

1. 急腹症时腹部可触及腊肠样肿块诊断为　　　　　　　　　　（　　）
   A. 绞窄性肠梗阻　　B. 肠套叠
   C. 蛔虫　　　　　　D. 卵巢囊肿蒂扭转
   E. 阑尾周围脓肿

2. 急腹症的特点是　　　　　　　　　（　　）
   A. 先腹痛,后发热、呕吐
   B. 排便后腹痛可好转
   C. 有停经和阴道流血史
   D. 以腹泻、心悸为主要症状
   E. 腹部压痛不明显

3. 下列关于急腹症诊断的叙述,不正确的是　　　　　　　　　　　（　　）
   A. 胃十二指肠溃疡急性穿孔,腹部透视膈下可无游离性气体
   B. 在患者所指疼痛的部位有局限性压痛时,基本上是该部位内脏的疾病
   C. 让患者咳嗽时感觉上腹疼痛不一定意味着是上腹部炎症性疼痛
   D. 血、尿淀粉酶升高的幅度和急性胰腺炎的严重程度呈正相关
   E. 急性胆管炎患者可伴有高热、寒战和黄疸

4. 阵发性腹痛常见于　　　　　　　（　　）
   A. 阑尾炎　　　　　B. 溃疡病穿孔
   C. 肝破裂内出血　　D. 机械性肠梗阻
   E. 肠绞窄

5. 诊断腹腔内脏损伤最确切的方法是（　　）
   A. 血常规检查　　　B. 立位腹平片
   C. B超　　　　　　D. 动脉造影
   E. 诊断性腹腔穿刺

6. 持续性腹痛阵发性加剧伴有休克者,最可能为　　　　　　　　　（　　）
   A. 输尿管结石　　　B. 急性胆囊炎
   C. 急性盆腔炎　　　D. 急性阑尾炎
   E. 绞窄性肠梗阻

7. 患者,男,50岁。饱餐酗酒后2小时,上腹部持续性剧痛并向左肩及腰背部放射,伴恶心、呕吐,12小时后来院急诊。目前有助于诊断检查的是 （　　）
   A. 腹腔穿刺
   B. 血、尿淀粉酶测定
   C. 血常规
   D. 腹部B超
   E. 胸、腹部平片

8. 患者,女,27岁。右下腹阵发性剧痛半日,无恶心、呕吐。查体:腹软,右下腹麦氏点轻压痛,肠鸣音正常。实验室检查:血 WBC 9×10^9/L,N 70%;尿红细胞(+)。该患者最可能的诊断是 （　　）
   A. 右侧输卵管炎　B. 异位妊娠
   C. 右侧输尿管结石　D. 节段性回肠炎
   E. 急性阑尾炎

9. 肝浊音界缩小或消失,多见于 （　　）
   A. 内出血　　B. 消化道穿孔
   C. 机械性肠梗阻　D. 低位肠梗阻
   E. 麻痹性肠梗阻

10. 患者,男,55岁。上腹部痛4日,加重2小时,伴恶心、呕吐、发热。曾有"溃疡病史"。查体:T 38.6℃,腹软,剑突下及右上腹均有压痛,有轻度肌紧张及反跳痛,肝区叩击痛阳性。实验室检查:血 WBC 13.9×10^9/L,N 89%。该患者最可能的诊断为 （　　）
    A. 急性腹膜炎
    B. 急性消化道溃疡性穿孔
    C. 急性肠系膜动脉栓塞
    D. 急性胆管炎
    E. 急性胆囊炎、胆石症

11. 下列关于急腹症的叙述,正确的是 （　　）
    A. 腹胀严重时可行诊断性腹腔穿刺
    B. 腹部叩诊先检查病变部位,再检查无痛区
    C. 应常规做直肠指检
    D. 一般先出现恶心、呕吐,再出现腹痛
    E. 均需急诊手术治疗

12. 患者,女,30岁。中上腹持续性疼痛3日,右下腹疼痛1日,伴呕吐2次,平时月经规律,现已停经32日,查体:T 37.2℃,P 88次/分,BP 120/75mmHg,腹平,右侧腹部广泛压痛,右上腹最显著,伴轻度肌紧张,无反跳痛。实验室检查:血 WBC 16.3×10^9/L,N 85%。以往曾有类似发作史,但程度较轻。首先考虑的诊断是 （　　）
    A. 急性胃肠炎
    B. 异位妊娠破裂出血
    C. 慢性胆囊炎急性发作
    D. 十二指肠球部溃疡穿孔
    E. 慢性阑尾炎急性发作

13. 机械性肠梗阻患者腹部平片中显示下列何项变化时应考虑绞窄性肠梗阻可能 （　　）
    A. 远端肠段扩张,近端肠段未见气体
    B. 扩张肠段呈梯形排列
    C. 孤立肠段扩张且较固定
    D. 扩张肠段黏膜呈鱼刺状
    E. 以上都不是

【B型题】

(14~16题共用备选答案)
A. 胆石症
B. 急性胰腺炎
C. 十二指肠溃疡
D. 输尿管结石
E. 脾破裂

14. 疼痛放射至右肩背部的是 （　　）
15. 脐周出现蓝色改变(Cullen征)多见于 （　　）
16. 最常致出血性休克的是 （　　）

(17~20题共用备选答案)
A. 腹式呼吸基本消失
B. 腹部压痛最显著的部位
C. 腹肌强直呈板状
D. 右下腹柔软无压痛
E. 腹胀、肠鸣音消失

17. 寻找弥漫性腹膜炎的病因时,最有参考价值的是 （　　）
18. 可以排除阑尾炎的体征是 （　　）

19. 溃疡病急性穿孔的典型体征是（　　）
20. 老年人腹膜炎的重要体征是　（　　）

【X型题】

21. 移动性浊音阳性见于　　　　（　　）
    A. 腹腔内积液
    B. 腹腔内积血
    C. 腹腔内积脓
    D. 腹腔内积气
    E. 幽门梗阻
22. 胃肠穿孔的临床表现有　　　（　　）
    A. 腹式呼吸减弱或消失
    B. 肠鸣音亢进
    C. 移动性浊音阳性
    D. 腹膜刺激征阳性
    E. 可闻及气过水声
23. 能引起急性上腹痛的外科疾病有（　　）
    A. 溃疡病穿孔　　B. 胆石症
    C. 胆道蛔虫病　　D. 急性阑尾炎
    E. 肝硬化
24. 可引起右下腹痛的是　　　　（　　）
    A. 急性阑尾炎
    B. 胃十二指肠溃疡穿孔
    C. 右侧肺炎
    D. 急性胰腺炎
    E. 急性盆腔炎
25. 腹腔穿刺液是血性时，一般应考虑为
    　　　　　　　　　　　　　（　　）
    A. 胃穿孔
    B. 急性绞窄性肠梗阻
    C. 癌性腹膜炎
    D. 肠穿孔
    E. 急性腹膜炎
26. 腹部内脏痛的特点有　　　　（　　）
    A. 对牵拉、挤压、化学物质刺激较敏感
    B. 疼痛开始常定位不准确
    C. 常伴恶心、呕吐
    D. 疼痛常伴有非自主的腹肌紧张
    E. 定位清楚，腹痛点聚焦准确
27. 急腹症如不能诊断明确，但有下列哪些情况需要手术探查　　　（　　）
    A. 脏器有血运障碍，如肠坏死

B. 腹膜炎不能局限有扩散倾向
C. 腹腔有活动性出血
D. 非手术治疗病情无改善或恶化
E. 病情危重者

二、名词解释
1. acute abdomen
2. 转移性腹痛
3. 牵涉痛

三、填空题
1. 腹部阵发性绞痛伴镜下血尿，首先考虑_____。
2. 胆道蛔虫病的腹痛特点为_____。
3. 持续性腹痛，腹部广泛压痛，反跳痛，腹肌紧张，肠鸣音减弱或消失应考虑_____。
4. 阵发性腹痛，肠鸣音亢进，排便排气停止应首先考虑_____。
5. 胆囊炎、胆石症可出现_____或_____的放射痛。
6. 腹腔内有多量游离气体，考虑为_____。
7. 麻痹性肠梗阻肠鸣音变化为_____。
8. 腹膜刺激征包括_____、_____和_____。
9. 腹部移动性浊音阳性，表示腹腔内有_____。
10. 急性胰腺炎的上腹部痛同时可伴_____或_____部位的疼痛。

四、简答题
1. 简述急腹症的特点。
2. 简述急腹症的病因。
3. 简述腹痛的性质。
4. 简述急腹症的处理原则。

五、论述题
试述急腹症临床中常用的辅助检查。

【参/考/答/案】

一、选择题

【A型题】

1. B　2. A　3. D　4. D　5. E
6. E　7. B　8. C　9. B　10. E
11. C　12. E　13. C

【B型题】

14. A　15. B　16. E　17. B　18. D
19. C　20. E

【X型题】

21. ABC　22. ACD　23. ABCD
24. ACE　25. BC　26. ABC
27. ABCD

1. **B【解析】** 肠套叠表现为突发剧烈腹痛，伴呕吐和果酱样血便，腹痛呈阵发性。查体可于脐右上方触及腊肠形、表面光滑的压痛性肿块，右下腹触诊有空虚感。

5. **E【解析】** 急腹症诊断不明确者，可行诊断性腹腔穿刺，若穿刺抽出不凝血可断定有腹腔内脏器出血。

6. **E【解析】** 绞窄性肠梗阻腹痛发作急骤，表现为持续性剧烈腹痛，阵发性加重，病情发展迅速，早期即可出现休克，腹胀不对称，可触及有压痛的肿块（孤立胀大的肠袢）。输尿管结石表现为阵发性绞痛，急性阑尾炎、急性胆囊炎、急性盆腔炎为持续性疼痛。

11. **C【解析】** 急腹症的患者均应行直肠指检，以明确直肠腔内、腔外有无肿物。严重腹胀的患者，肠腔胀气严重，肠壁变薄，肠管的自由度减小，此时行腹腔穿刺易损伤肠管。因此，严重腹胀的患者禁行诊断性腹腔穿刺。

14~16. **ABE【解析】** ①急性胆囊炎、胆石症表现为右上腹或剑突下痛，可有右肩或右腰背部放射痛。②急性出血坏死性胰腺炎时血液可经腹膜后途径渗入皮下，在腰部、季肋部和下腹部皮肤出现大片青紫色瘀斑，称为Grey-Turner征；若出现在脐周，称Cullen征。③脾是腹腔脏器中最容易受损的器官之一，破裂后易致出血，引发出血性休克。

24. **ACE【解析】** 急性阑尾炎初期表现为脐周或上腹痛，炎症波及浆膜层后，疼痛固定于右下腹。右侧肺炎、胸膜炎等可刺激肋间神经和腰神经分支引起右上腹或右下腹疼痛。肾或输尿管上段结石可放射至同侧下腹部或腹股沟。急性盆腔炎主要表现为下腹部疼痛及发热，腹部压痛及反跳痛阳性，压痛点位于阑尾点的内下方。胃十二指肠溃疡穿孔疼痛位于上腹部，急性胰腺炎时腹痛位于左上腹部。

26. **ABC【解析】** ①内脏性腹痛的特点：疼痛部位不确切；疼痛感觉模糊，多为痉挛、不适、钝痛、灼痛；常伴恶心、呕吐、出汗等自主神经兴奋症状。②躯体性腹痛：定位准确，可在腹部一侧；疼痛剧烈而持续；有压痛、肌紧张及感觉过敏等。

27. **ABCD【解析】** 急腹症无法确诊，出现下述情况时需行急诊手术探查：①脏器有血运障碍，如发生肠坏死；②腹膜炎范围有扩散倾向；③腹腔内有活动性出血；④非手术治疗病情无缓解或呈进行性恶化。

二、名词解释

1. **急腹症（acute abdomen）**：指以急性腹痛为临床表现的腹部病症，特点是起病急、进展快、变化多，病情严重需要紧急处理。

2. **转移性腹痛**：指疾病疼痛的发作位置在起始时与原发病位置不同，之后疼痛位置转移至原发病位置所在。如急性阑尾炎的腹痛始于上腹部或脐周，然后转移并固定于右下腹。

3. **牵涉痛**：又称放射痛，是指内脏性疼痛牵涉到身体体表部位，即内脏痛觉信号传至相应脊髓节段,引起该节段支配的体表部位疼痛。

三、填空题
1. 泌尿系结石
2. 剑突下阵发性钻顶样绞痛
3. 急性腹膜炎
4. 急性肠梗阻
5. 右肩　右腰背部
6. 胃肠穿孔或破裂
7. 减弱或消失
8. 压痛　腹肌紧张　反跳痛
9. 积液或积血
10. 左肩　左肩背部

四、简答题
1. 简述急腹症的特点。

答 急腹症是指以急性腹痛为突出表现,需要紧急处理的腹部疾病的总称。它的特点是发病急,进展快,变化多,病情重,一旦延误诊断,抢救不及时,就可能给患者带来严重的危害和生命危险。

2. 简述急腹症的病因。

答 ①空腔脏器病变:穿孔(如胃十二指肠溃疡穿孔、阑尾穿孔)、梗阻(如幽门梗阻、肠扭转)、炎症(如急性阑尾炎、急性胆囊炎)、出血(如胃十二指肠溃疡、胃肠道肿瘤所致出血);②实质性脏器病变:破裂出血(如肝癌破裂出血、肝脾创伤性破裂出血)、炎症感染(如急性胰腺炎、肝脓肿);③血管病变(如腹主动脉瘤破裂、肠系膜血管血栓形成或栓塞)。

3. 简述腹痛的性质。

答 腹痛的性质可分为以下3种。①持续性腹痛:表现为钝痛或隐痛,为腹膜受刺激所致;②阵发性腹痛:为空腔脏器平滑肌痉挛所致,表现为绞痛,间歇期无腹痛;③持续性腹痛阵发加重:多见于炎症与梗阻并存。

4. 简述急腹症的处理原则。

答(1)尽快明确诊断,针对病因采取相应措施,如诊断暂时不能明确,应采取措施维持重要脏器的功能并严密观察病情变化。
(2)诊断尚未明确时,禁用强效镇痛剂,以免掩盖病情,造成误诊。
(3)需要行手术治疗或探查者,需依据病情进行相应的术前准备。
(4)如诊断不能明确,但出现下述情况需行急诊手术探查:①脏器有血运障碍,如肠坏死;②腹膜炎不能局限有扩散倾向;③腹腔有活动性出血;④非手术治疗病情无改善或恶化。

五、论述题
试述急腹症临床中常用的辅助检查。

答(1)实验室检查:白细胞计数及分类提示有无感染;红细胞及血红蛋白等连续监测有助于判断有无失血及失血的程度;血尿和腹腔穿刺液淀粉酶明显升高有助于胰腺炎的诊断;腹腔穿刺液中查到革兰氏阴性杆菌常提示继发性腹膜炎;人绒毛膜促性腺激素测定有助于判断异位妊娠等。
(2)影像学检查:①超声,对于腹腔实质性器官破裂、肿块及结石的诊断有较大帮助;②X线平片或透视,可协助了解横膈的高低,有无膈下游离气体,有助于肠梗阻的诊断;③选择性动脉造影,对于不能明确出血部位的病变,选择性动脉造影可协助诊断;④CT或MRI,可协助解病变的部位、性质、范围及周边脏器关系等。
(3)内镜检查:是消化道病变常用的诊断和治疗方法。
(4)诊断性腹腔穿刺:对于急腹症诊断不明者,可行腹腔诊断性穿刺,穿刺点通常选在左侧或右侧的髂前上棘和脐连线的中外1/3处,若抽出不凝血提示有腹腔内脏器出血。
(5)腹腔镜检查:腹膜炎体征不明显、诊断和治疗均有困难者可行急诊腹腔镜检查,不仅可诊断,还可进行治疗。

(刘　胜)

第45章　周围血管与淋巴管疾病

【学/习/要/点】

一、掌握

1. 血管疾病的临床表现。
2. 动脉瘤的临床表现、诊断及治疗。
3. 血栓闭塞性脉管炎的临床表现、诊断及治疗。
4. 原发性下肢静脉曲张的临床表现、诊断及治疗。
5. 下肢深静脉血栓形成的诊断及治疗。

二、熟悉

1. 雷诺综合征的病因、病理、临床表现及治疗。
2. 急性动脉栓塞的诊断及治疗。
3. 损伤性动静脉瘘的临床表现及治疗。
4. 淋巴水肿的诊断及治疗。

【应/试/考/题】

一、选择题

【A型题】

1. 下肢静脉曲张行高位结扎及剥脱术的禁忌证是　　　　　　　　　（　）
   A. 浅静脉瓣膜功能不全
   B. 交通支瓣膜功能不全
   C. 小腿慢性溃疡
   D. 深静脉阻塞
   E. 以上都不是

2. 血栓闭塞性脉管炎早期最主要的临床表现是　　　　　　　　　　（　）
   A. 患肢萎缩　　　B. 足部及小腿酸痛
   C. 间歇性跛行　　D. 持续性静息痛
   E. 肢端青紫

3. 下列关于动脉性静息痛的叙述，正确的是　　　　　　　　　　　（　）
   A. 伴有肢体肿胀
   B. 可见静脉曲张
   C. 夜间常辗转或屈膝护足而坐
   D. 皮肤温度升高
   E. 足背动脉搏动增强

4. 血栓闭塞性脉管炎最重要的病因是　　　　　　　　　　　　　　（　）
   A. 病原菌感染　　B. 长期卧床
   C. 湿寒环境　　　D. 外伤
   E. 吸烟

5. 大隐静脉进入深静脉前，具有的属支包括　　　　　　　　　　　（　）
   A. 旋髂浅静脉、腹壁浅静脉、腹壁下静脉、股内侧和腹外侧静脉

B. 腹壁浅静脉、腹壁下静脉、阴部外浅静脉、股内侧和股外侧静脉

C. 旋髂浅静脉、腹壁下静脉、阴部外静脉、股内侧和股外侧静脉

D. 旋髂浅静脉、腹壁浅静脉、阴部外静脉、股内侧和股外侧静脉

E. 旋髂浅静脉、阴部外静脉、股内侧和股外侧静脉

6. 下肢静脉曲张晚期的临床表现中最主要的是 （　　）
   A. 小腿下 1/3 内侧溃疡
   B. 色素沉着
   C. 小腿水肿
   D. 皮肤厚硬
   E. 局部瘙痒

7. 下列关于血栓闭塞性脉管炎的叙述，不正确的是 （　　）
   A. 患者多有吸烟史
   B. 病变累及动脉，不累及静脉
   C. 病变呈节段性分布
   D. 寒冷和潮湿的生活环境可致病
   E. 动脉周围有广泛纤维组织形成

8. 患者，男，60 岁。下肢静脉曲张 10 年余，劳累后肢体肿胀、皮肤湿疹，溃疡形成且经久不愈。最适合的治疗方法是 （　　）
   A. 抗感染治疗
   B. 物理治疗
   C. 手术治疗
   D. 弹力绷带包扎治疗
   E. 局部药物治疗

9. 深静脉血栓形成最严重的并发症是 （　　）
   A. 下肢溃疡
   B. 肺栓塞
   C. 下肢浅静脉曲张
   D. 动脉痉挛，肢体缺血
   E. 腔静脉阻塞

10. 髂-股静脉血栓行取栓术的时限是 （　　）
    A. 发病后 1 小时内
    B. 发病后 3~5 日内
    C. 发病后 1 周左右
    D. 发病后 1 月内
    E. 无时间限制

11. 一般不会引起动脉栓塞的是 （　　）
    A. 急性下肢深静脉血栓形成
    B. 细菌性心内膜炎
    C. 冠心病伴心房颤动
    D. 腹主动脉瘤伴有附壁血栓
    E. 动脉插管时导管破裂

12. 原发性深静脉瓣膜功能不全的最可靠检查方法是 （　　）
    A. Trendelenburg 试验
    B. Perthes 试验
    C. Pratt 试验
    D. 静脉造影
    E. 动脉造影

13. 溶栓疗法治疗下肢深静脉血栓形成的首选药物是 （　　）
    A. 阿司匹林　　B. 双嘧达莫
    C. 尿激酶　　　D. 链激酶
    E. 肝素

14. 下列关于损伤性动静脉瘘临床表现和检查的叙述，不正确的是 （　　）
    A. 局部浅静脉扩张
    B. 局部静脉压力降低
    C. 局部可有粗糙而连续的血管杂音
    D. 患肢可有营养性改变
    E. 静脉含氧量高

15. 对雷诺综合征无效治疗措施是（　　）
    A. 戒烟
    B. 保暖
    C. 交感神经节切除术
    D. 间歇肝素化
    E. 去除冷过敏原

16. 雷诺综合征可选用的药物是 （　　）
    A. 普鲁本辛　　B. 胍乙啶
    C. 链激酶　　　D. 尿激酶
    E. 肝素

17. 下肢静脉曲张并发溃疡的常见部位是 （　　）
    A. 小腿下 1/3 外侧
    B. 足趾
    C. 足背

D. 小腿下 1/3 内侧
E. 小腿中 1/3 内侧
18. 真性动脉瘤的最常见病因是 （　　）
   A. 外伤　　　　B. 动脉粥样硬化
   C. 感染　　　　D. Marfan 综合征
   E. 遗传
19. 动脉瘤的主要特点是 （　　）
   A. 压迫症状
   B. 局部肿胀
   C. 搏动性肿物和杂音
   D. 破裂出血
   E. 听诊连续性两期杂音
20. 动脉瘤最有效的治疗方法是 （　　）
   A. 应着重于防止病变进展，改善和增进血液循环
   B. 降低血压和血脂，解除血液高凝状态，体胖者减轻体重
   C. 手术治疗
   D. 局部药物治疗
   E. 物理治疗
21. 可伴有泌尿系统或消化道梗阻症状的腹主动脉瘤是 （　　）
   A. 肾下腹主动脉瘤
   B. 炎性腹主动脉瘤
   C. 感染性腹主动脉瘤
   D. 合并下腔静脉瘘的腹主动脉瘤
   E. 合并消化道瘘的腹主动脉瘤

【B 型题】

(22~26 题共用备选答案)
   A. 脾动脉瘤　　　B. 肝动脉瘤
   C. 肠系膜动脉瘤　D. 肾动脉瘤
   E. 股动脉瘤
22. 可引起下肢感觉障碍和浅静脉怒张的是 （　　）
23. 多见于妊娠妇女的是 （　　）
24. 可引起高血压的是 （　　）
25. 可引起消化道缺血坏死的是 （　　）
26. 可引起黄疸的是 （　　）
(27~31 题共用备选答案)
   A. 动脉造影

   B. 静脉血含氧量测定
   C. 静脉造影
   D. Homans 征阳性
   E. 淋巴造影
27. 见于下肢深静脉血栓形成的是 （　　）
28. Buerger 病的诊断采用 （　　）
29. 原发性下肢深静脉瓣膜功能不全的诊断采用 （　　）
30. 损伤性动-静脉瘘的诊断采用 （　　）
31. 下肢淋巴水肿的诊断方法是 （　　）
(32~33 题共用备选答案)
   A. 颈动脉瘤　　　B. 锁骨下动脉瘤
   C. 股动脉瘤　　　D. 腘动脉瘤
   E. 腹主动脉瘤
32. 锁骨下搏动性肿块可见于 （　　）
33. Horner 综合征可见于 （　　）

【X 型题】

34. 与静脉血栓形成有关的因素有（　　）
   A. 血流缓慢　　　B. 血液凝固性增高
   C. 血液黏度增加　D. 静脉内膜损伤
   E. 动脉粥样斑块脱落
35. 血栓闭塞性脉管炎的手术方法包括 （　　）
   A. 大网膜转移术
   B. 腰交感神经节切除术
   C. 旁路转流术
   D. 静脉瓣膜修复术
   E. 腔内血管成形术
36. 下肢深静脉血栓形成的治疗方法有 （　　）
   A. 静脉切除术　　B. 取栓术
   C. 溶栓　　　　　D. 抬高患肢
   E. 截肢术
37. 易于影响原发性下肢静脉曲张诊断的疾病是 （　　）
   A. 原发性下肢深静脉瓣膜功能不全
   B. 雷诺综合征
   C. 下肢深静脉血栓形成后综合征
   D. 下肢淋巴水肿
   E. 肢体萎缩

38. 下肢浅静脉曲张的主要体征有（　　）
　　A. 蚯蚓状团块　　B. 扪及震颤
　　C. 局部色素沉着　D. 闻及收缩期杂音
　　E. 搏动性肿块
39. 原发性下肢静脉曲张并发溃疡的治疗原则是（　　）
　　A. 抬高患肢
　　B. 正确换药
　　C. 切除溃疡加植皮术
　　D. 积极治疗下肢静脉曲张
　　E. 结扎动脉和静脉输入端和输出端
40. 下列关于血栓闭塞性脉管炎的叙述，正确的是（　　）
　　A. 戒烟可使症状有所缓解
　　B. 早期可发生游走性血栓性静脉炎
　　C. 仅有动脉病变
　　D. 多伴有糖尿病
　　E. 受累动脉钙化
41. 血栓闭塞性脉管炎的临床表现包括（　　）
　　A. 患肢皮温降低，色泽苍白
　　B. 患肢感觉异常，疼痛
　　C. 营养障碍改变
　　D. 患肢远侧动脉搏动弱或消失
　　E. 出现复发性游走性浅静脉炎
42. 先天性淋巴水肿的临床表现是（　　）
　　A. 男性多见
　　B. 慢性进展性无痛性水肿
　　C. 皮肤改变，皮温略高
　　D. 继发感染后局部出现红肿热痛及全身感染症状
　　E. 后期呈"象皮腿"
43. 深静脉血栓形成的静脉造影的X线表现有（　　）
　　A. 常无侧支静脉显影
　　B. 静脉管腔不规则狭窄，部分扩张甚至扭曲
　　C. 深静脉主干部分或全部不显影
　　D. 主干静脉内造影剂充盈缺损，可出现"轨道征"
　　E. 造影剂在深静脉主干某一平面突然中断

二、名词解释
1. Buerger 病
2. 多发性大动脉炎
3. 雷诺综合征
4. 淋巴水肿
5. Homans 征阳性
6. 间歇性跛行
7. 周围动脉瘤

三、填空题
1. 周围血管和淋巴管疾病繁多，但是主要的病理改变是狭窄、_____、_____、_____和静脉瓣膜关闭不全等。
2. 间歇性疼痛有_____、_____、_____和_____。
3. 静脉性静息痛的特点是伴有_____的其他表现，如_____和_____等。其症状可随_____而获得一定程度的缓解。
4. 静脉性肿胀的特点是_____，以_____最明显，除浅静脉曲张外还有_____和_____等表现。
5. 原发性下肢静脉曲张的手术方法包括_____和_____。
6. 血栓闭塞性脉管炎的处理原则应该着重于_____，改善和增进_____。
7. 脾动脉瘤的直径≥_____cm时，原则上应该手术治疗。
8. 原发性下肢静脉曲张的并发症包括_____、_____和_____。
9. 深静脉血栓形成系指_____，好发于_____，如没有得到及时治疗，都将造成_____。
10. 血管疾病的形态改变包括_____、_____、_____和_____。
11. 组织丧失的溃疡分为_____、_____和_____三种溃疡。
12. 周围动脉瘤一经确诊，应尽早治疗。

方法有_____、_____和
_____三类。
13. 动脉瘤根据病理改病可以分为_____
____、_____和_____。
14. 腹主动脉瘤的临床表现为_____、
_____、_____、_____
和_____。

四、简答题

1. 简述 Buerger 病的手术方法及目的。
2. 简述动脉栓塞非手术疗法的指征。
3. 简述损伤性动-静脉瘘的诊断。
4. 简述原发性下肢静脉曲张的诊断及鉴别诊断。
5. 简述腹主动脉瘤的手术适应证。

五、论述题

1. 试述下肢动脉缺血的 Fontaine 分期。
2. 试述下肢深静脉血栓的分型。

六、病例分析题

患者,男,40 岁。既往体健,有烟酒嗜好。2 年前发现左下肢浅静脉红、肿、硬、压痛。踝部凹陷性水肿。5 个月前出现患肢凉、怕冷、麻木,活动时小腿肌肉有抽搐。入院后检查:血压 129/85mmHg,左下肢动脉弹性好,踝部静脉稍扩张,足背动脉搏动减弱,胆固醇 5.29mmol/L。

问题:
1. 该患者应考虑的疾病是什么?
2. 如何治疗?

【参/考/答/案】

一、选择题

【A 型题】

1. D 2. C 3. C 4. E 5. D
6. A 7. B 8. C 9. B 10. B
11. A 12. D 13. C 14. B 15. D
16. B 17. D 18. B 19. C 20. C
21. B

【B 型题】

22. E 23. A 24. D 25. C 26. B
27. D 28. A 29. C 30. B 31. E
32. B 33. A

【X 型题】

34. ABCD 35. ABCE 36. BCD
37. AC 38. AC 39. ABCD
40. AB 41. ABCDE 42. ABCDE
43. BCDE

1. D【解析】原发性下肢静脉曲张诊断明确且无禁忌证者都可实施手术治疗。手术方式为大隐静脉高位结扎加剥脱术。但深静脉血栓或深静脉堵塞者为手术禁忌证。

3. C【解析】动脉性疾病随着病情进展,可出现静息痛,为持续性剧痛,夜间尤甚,影响睡眠,患者常取屈膝护足位或肢体下垂以减轻疼痛。

4. E【解析】血栓闭塞性脉管炎是血管的炎性、节段性和反复发作的慢性闭塞性疾病,好发于青壮年男性。主动或被动吸烟是该病发生发展的重要因素。

5. D【解析】大隐静脉注入股总静脉前,有 5 条分支,即阴部外静脉、腹壁浅静脉、旋髂浅静脉、股外侧静脉和股内侧静脉。

7. B【解析】血栓闭塞性脉管炎多侵犯四肢中、小静脉,以下肢多见,好发于男性青壮年。

9. B【解析】深静脉血栓脱落后可阻塞肺动脉，引起肺栓塞，大块肺栓塞可致死。

10. B【解析】取栓术最常用于下深静脉血栓形成，尤其是早期的髂-股静脉血栓形成患者，最取栓时间窗是发病后3~5日内。

11. A【解析】动脉栓塞的栓子来源有以下几种。①心源性：如风湿性心脏病、细菌性心内膜炎、心室壁或人工瓣膜上的血栓脱落等；②血管源性：如人工血管腔或动脉瘤内的血栓脱落；③医源性：如动脉穿刺插管导管断裂后成异物等。而急性下肢深静脉血栓一旦脱落，会引起肺动脉栓塞，除非患者有较大的房间隔缺损或室间隔缺损，一般不会进入体循环。

13. C【解析】下肢深静脉血栓的非手术疗法包括溶栓、抗凝和祛聚。溶栓可采用尿激酶、链激酶、组织型纤溶酶原激活剂（t-PA）等。链激酶因过敏反应及出血风险较大等原因使用受限，而尿激酶与t-PA因为均有较好的溶栓效果、较低的出血发生率等特点成为临床治疗深静脉血栓的首选，但由于后者的费用较高，临床仍以尿激酶使用较为普及。

14. B【解析】损伤性动静脉瘘时，由于高压的动脉血经瘘直接灌注静脉，使静脉压力升高，而不是降低。

17. D【解析】典型的静脉性溃疡多发于小腿远侧1/3的内踝上方，即"足靴"区，多由静脉高压、血液淤滞所致。

19. C【解析】动脉瘤最典型的临床表现是搏动性肿块和杂音，与心脏搏动一致，可伴有震颤和收缩期杂音。

21. B【解析】炎性腹主动脉瘤多有腹背部慢性疼痛、体重下降、红细胞沉降率增快，部分患者可伴有泌尿系统或消化道梗阻症状。

37. AC【解析】原发性下肢静脉曲张须与下述3种疾病相鉴别，即原发性下肢深静脉瓣膜功能不全、下肢深静脉血栓形成后综合征及动静脉瘘，排除后才能确立诊断。

41. ABCDE【解析】血栓性闭塞性脉管炎的主要临床表现：患肢怕冷，皮温低；患肢感觉异常及疼痛，出现间歇性跛行及静息痛；长期缺血导致营养障碍改变，严重者出现缺血性溃疡及坏疽；患肢远侧动脉搏动减弱或消失；发病过程中可出现复发性游走性浅静脉炎。

42. ABCDE【解析】先天性淋巴水肿多见于男性，常累及双下肢，主要临床表现：①由远端向近端的慢性进展性无痛性水肿；②皮肤色泽微红，皮温略高，皮肤增厚出现苔藓状或橘皮样变；③后期呈"象皮腿"；④继发感染后局部出现红肿热痛及全身感染症状；⑤轻微皮肤损伤后出现难以愈合的溃疡。

43. BCDE【解析】深静脉血栓形成静脉造影在阻塞静脉周围可见不规则的侧支静脉显影。

二、名词解释

1. Buerger病：血管的慢性、节段性、炎性闭塞性疾病，常反复发作，又称血栓闭塞性脉管炎。

2. 多发性大动脉炎：又称无脉症，是主动脉及其分支的慢性、多发性、非特异性炎症，可致受累动脉狭窄或闭塞。

3. 雷诺综合征：指小动脉阵发性痉挛，受累部位程序性出现苍白及发冷、青紫及疼痛、潮红后复原的典型症状。

4. 淋巴水肿：由淋巴液回流障碍及富含蛋白质的组织间液持续积聚引起的慢性进展性疾病，下肢最常见。

5. Homans征阳性：周围型下肢深静脉血栓形成时小腿肿胀伴压痛，踝关节过度背屈时可致小腿剧痛，称为Homans征阳性。

6. **间歇性跛行**：一种运动性疼痛，患者常在行走中出现肢体供血不足的表现，如乏力、沉重、胀痛、痉挛痛或锐痛、肢端麻木，迫使患者止步，休息片刻以缓解疼痛，周而复始，称为间歇性跛行。
7. **周围动脉瘤**：指主动脉以外的动脉区域发生的局限性异常扩张，以股动脉瘤和腘动脉瘤最常见。

三、填空题

1. 闭塞　扩张　破裂
2. 间歇性跛行　体位性疼痛　温差性疼痛　特发性疼痛
3. 静脉回流障碍　肢体肿胀　静脉曲张　抬高患肢
4. 肿胀呈凹陷型　踝、小腿　足靴区溃疡　小腿胀痛
5. 高位结扎大隐或小隐静脉　大隐或小隐静脉主干及曲张静脉剥脱术
6. 防止病变发展　下肢血液循环
7. 2
8. 血栓性浅静脉炎　溃疡形成　曲张静脉破裂出血
9. 血液不正常地在深静脉内凝结　下肢深静脉功能不全
10. 肿胀　萎缩　增生　局限性隆起
11. 缺血性溃疡　静脉性溃疡　神经性溃疡
12. 手术治疗　动脉瘤腔内修复术　开放手术和腔内修复相结合的复合手术
13. 真性动脉瘤　假性动脉瘤　夹层动脉瘤
14. 腹部搏动性肿物　疼痛　压迫症状　栓塞症状　破裂症状

四、简答题

1. 简述 Buerger 病的手术方法及目的。

答 （1）手术方法：①闭塞动脉的近侧和远侧仍有通畅的动脉时，可行旁路转流术。如仅有腘动脉阻塞，可行股-胫动脉旁路转流术；小腿主干动脉阻塞而远侧尚有开放管腔时，可行股、腘-远端胫（腓）动脉旁路转流术。无法行上述术式时，可选择腰交感神经节切除术或大网膜移植术、动静脉转流术或腔内血管成形术。②肢体远端已发生缺血性溃疡或坏疽时，须积极处理创面并给予抗生素治疗。③组织发生不可逆性坏死时，应考虑截肢。

（2）手术目的：重建动脉血流通道，增加肢体血供，改善缺血引起的后果。

2. 简述动脉栓塞非手术疗法的指征。

答 ①小动脉栓塞；②全身情况无法耐受手术者；③肢体明显坏死，手术已不能挽救肢体；④栓塞时间长或有良好的侧支循环可以维持肢体存活者。

3. 简述损伤性动-静脉瘘的诊断。

答 结合患者创伤史，创伤局部搏动性肿块、震颤及血管杂音，浅静脉扩张及远端组织缺血或静脉淤血的表现，可做出临床诊断。指压瘘口检查、静脉压测定、静脉血含氧量、血管彩超及动脉造影有助于诊断。

4. 简述原发性下肢静脉曲张的诊断及鉴别诊断。

答 （1）诊断：大隐静脉曲张是最常见的原发性下肢静脉曲张，多见于左下肢，双下肢可先后发病。临床表现：下肢浅静脉扩张、迂曲，下肢乏力、沉重，踝部肿胀，足靴区皮肤色素沉着、皮肤和皮下组织硬结、湿疹和溃疡形成等。依据上述临床表现一般可做出初步诊断，必要时做超声、下肢静脉压测定、静脉造影等辅助检查，以判断病变性质。

（2）鉴别诊断：须排除原发性下肢深静脉瓣膜功能不全、下肢深静脉血栓形成后综合征及动静脉瘘3种疾病，原发性下肢静脉曲张的诊断才能确定。

5. 简述腹主动脉瘤的手术适应证。

答 ①瘤体直径≥5cm 或 <5cm 但不对称易于破裂者;②伴有疼痛,尤其是突发的持续性剧烈腹痛;③动脉瘤压迫症状,如胃肠道、泌尿系梗阻症状;④引起远端动脉栓塞者;⑤并发感染。瘤体破裂或与下腔静脉、肠管形成内瘘者,需急诊手术。

五、论述题

1. 试述下肢动脉缺血的 Fontaine 分期。

答 下肢动脉缺血的病情严重程度,可按 Fontaine 法进行分期。

（1）Ⅰ期:患肢无症状或仅有麻木、发凉等自觉症状。皮温较低,色发白,足背动脉搏动减弱。此期已有局限性动脉狭窄。

（2）Ⅱ期:主要表现为间歇性跛行。患肢皮温降低、明显苍白,可伴皮肤干燥、脱屑、趾（指）甲变形、小腿肌萎缩。足背动脉搏动消失。此期动脉狭窄的程度及范围较Ⅰ期重。

（3）Ⅲ期:主要表现为静息痛。疼痛剧烈且持久,夜间尤甚,患者常采取屈膝护足位或下垂肢体以缓解疼痛。此期除Ⅱ期症状加重外,还可出现趾（指）腹色泽变暗,可伴肢体远侧端水肿。动脉广泛狭窄,侧支循环已无法代偿,组织濒临坏死。

（4）Ⅳ期:症状继续加重,除静息痛外,出现趾（指）端发黑、坏疽或缺血性溃疡,继发感染可致湿性坏疽。此期病变动脉完全闭塞。

2. 试述下肢深静脉血栓的分型。

答 （1）根据急性期血栓形成的解剖部位分型:①中央型,即髂-股静脉血栓形成;②周围型,即股静脉或小腿深静脉血栓形成;③混合型,即全下肢深静脉血栓形成。

（2）根据临床病程演变分型:①闭塞型,疾病早期,深静脉腔内阻塞,下肢明显肿胀、胀痛,伴广泛的浅静脉扩张,一般无小腿营养障碍性改变;②部分再通型,病程中期,深静脉部分再通;③再通型,病程后期,深静脉大部分或完全再通,下肢肿胀减轻,活动后加重,浅静脉明显曲张,小腿出现广泛的色素沉着和慢性复发性溃疡;④再发型,在已再通的深静脉腔内,再次急性深静脉血栓形成。

六、病例分析题

1. 该患者应考虑的疾病是什么？

答 考虑为血栓闭塞性脉管炎。

2. 如何治疗？

答 该患者属于血栓闭塞性脉管炎早期,故主要治疗手段是非手术治疗。①严格戒烟、防止受冷、受潮和外伤,禁止使用热疗,以免组织需要氧量增加而加重症状;②疼痛严重时给予止痛剂及镇静剂;③病肢应进行适度锻炼,以促使侧支循环建立;④抗血小板聚集、扩血管、高压氧舱治疗;⑤根据中医辨证论治原则予以治疗。

（刘　胜）

第46章 泌尿、男生殖系统外科检查和诊断

【学/习/要/点】

一、掌握

1. 泌尿、男生殖系统外科疾病的主要症状与疾病的关系。
2. 泌尿、男生殖系统外科疾病的体格检查方法。

二、熟悉

泌尿、男生殖系统外科疾病的实验室、器械检查方法及影像学诊断要点。

【应/试/考/题】

一、选择题

【A/型/题】

1. 支配肾及其包膜的脊髓神经是（ ）
   A. 胸10～腰1   B. 胸9～腰2
   C. 胸11～腰3   D. 胸10～胸12
   E. 胸12～腰2
2. 良性前列腺增生最常见的早期症状是
   （ ）
   A. 排尿困难   B. 尿频
   C. 尿急   D. 尿痛
   E. 尿失禁
3. 下列不属于排尿困难症状的是（ ）
   A. 排尿踌躇   B. 尿分叉
   C. 尿不尽   D. 尿流中断
   E. 尿线无力
4. 下列检查对前列腺癌诊断意义不大的是（ ）
   A. PSA检查
   B. 肛门直肠指检
   C. 排泄性尿路造影
   D. 前列腺穿刺活检
   E. 前列腺B超
5. 少尿是指24小时尿量少于（ ）
   A. 600ml   B. 400ml
   C. 800ml   D. 200ml
   E. 100ml
6. 对于中年以上者，发生无痛性间歇性肉眼血尿应高度怀疑（ ）
   A. 泌尿系肿瘤   B. 泌尿系结石
   C. 泌尿系畸形   D. 泌尿系感染
   E. 泌尿系结核
7. 血尿者如果发现有条状的血块，提示血尿来源于（ ）
   A. 尿道及其以上部位
   B. 膀胱颈及其以上部位
   C. 输尿管及其以上部位
   D. 尿道前列腺部
   E. 精囊腺

8. 患者排出乳白色或米汤样尿液,加入乙醚后可使混浊尿液变清。可定性为 （ ）
   A. 乳糜尿　　B. 晶体尿
   C. 脓尿　　　D. 血尿
   E. 气尿
9. 下列关于尿道分泌物临床意义的叙述,不正确的是 （ ）
   A. 血性分泌物提示尿道癌的可能
   B. 黄色、黏稠脓性分泌物多是淋菌性尿道炎所致
   C. 少量无色或白色稀薄分泌物多是由支原体、衣原体所致非淋菌性尿道炎
   D. 慢性前列腺炎常在清晨排尿前或大便后尿道口有少量黏稠分泌物
   E. 性冲动后无色透明分泌物提示前列腺或尿道炎症改变
10. 尿失禁是指尿不能控制而自行排出,其分类中不包括 （ ）
    A. 间歇性尿失禁
    B. 压力性尿失禁
    C. 真性尿失禁
    D. 急迫性尿失禁
    E. 充溢性尿失禁

【B型题】

(11~13题共用备选答案)
   A. IVU 检查
   B. 肾动脉造影检查
   C. B 超检查
   D. 放射性核素扫描检查
   E. CT 检查
11. 肾外伤后有持久性血尿者,应采取的检查是 （ ）
12. 肾外伤时,应采取的检查是 （ ）
13. 尿外渗时,应采取的检查是 （ ）
(14~16题共用备选答案)
   A. 真性尿失禁　　B. 压力性尿失禁
   C. 急迫性尿失禁　D. 充溢性尿失禁
   E. 以上都不是
14. 慢性尿潴留的失禁属于 （ ）
15. 尿道外括约肌严重缺陷或损失的尿失禁属于 （ ）
16. 强烈尿意的尿失禁属于 （ ）

【X型题】

17. 肾功能检查包括 （ ）
    A. 尿比重
    B. 血尿素氮
    C. 内生肌酐清除率
    D. 酚红排泄试验
    E. 血肌酐
18. 下列为混浊尿的是 （ ）
    A. 晶体尿　　B. 磷酸盐尿
    C. 脓尿　　　D. 气尿
    E. 血尿
19. 下列药物可引起血尿的是 （ ）
    A. 酚酞　　　B. 别嘌呤醇
    C. 双香豆素　D. 利福平
    E. 氨苄西林
20. 下列疾病可引起气尿的是 （ ）
    A. 憩室炎　　B. 乙状结肠癌
    C. 肠炎　　　D. 膀胱结石
    E. 阴道炎

二、名词解释
1. 肾绞痛
2. 肉眼血尿
3. 尿三杯试验

三、填空题
1. 膀胱刺激症状包括_____、_____、_____和_____。
2. 尿沉渣镜检每高倍镜视野白细胞>_____个为脓尿,红细胞>_____个为镜下血尿。
3. 正常人 24 小时尿量为_____ml;24 小时尿量少于_____ml 为少尿;24 小时尿量少于_____ml 为无尿;24 小时尿量_____ml 为多尿。

四、简答题
1. 简述血清前列腺特异性抗原(PSA)的意义。
2. 简述阴囊及其内容物的触诊方法及注意事项。
3. 简述尿脱落细胞学检查的临床意义。

【参/考/答/案】

一、选择题

【A 型题】

1. A   2. B   3. D   4. C   5. B
6. A   7. C   8. A   9. E   10. A

【B 型题】

11. B   12. A   13. E   14. D   15. A
16. C

【X 型题】

17. ABCDE   18. ABC   19. BC
20. ABC

1. A【解析】肾及其包膜受脊髓胸10～腰1神经支配。

2. B【解析】尿频是指患者有尿意的次数增加,每次尿量很少,是良性前列腺增生最常见的早期症状。

3. D【解析】排尿困难多由膀胱以下尿路梗阻所致,如排尿踌躇、费力、不尽感、尿线无力、分叉、变细、滴沥等。

5. B【解析】正常人尿量为1000～2000ml,24小时尿量少于400ml为少尿,24小时尿量少于100ml为无尿。

6. A【解析】中老年人无痛性肉眼血尿常提示泌尿系肿瘤。

7. C【解析】血尿严重时可表现为不同形状的血凝块,来自肾、输尿管的血块常呈蚯蚓状,来自膀胱的血尿可呈大小不等的血凝块。

8. A【解析】乳糜尿为尿中混有淋巴液,或者大量蛋白和血液。加入乙醚后可使混浊尿液变清,称为乳糜试验。

9. E【解析】性冲动后无色透明分泌物为前列腺液,非炎症改变。

10. A【解析】尿失禁包括压力性尿失禁、真性尿失禁(持续性尿失禁)、急迫性尿失禁、充溢性尿失禁。

11～13. BAE【解析】①肾动脉造影可以显示肾血管疾病、肾损伤等情况,有持续性血尿者,可以了解有无肾动静脉瘘或创伤性肾动脉瘤;②排泄性尿路造影,即静脉尿路造影(IVU)可显示尿路形态是否规则,有无扩张、充盈缺损等情况,亦能了解分肾功能,对肾损伤的诊断至关重要;③CT能清晰显示尿外渗程度。

17. ABCDE【解析】肾功能检查包括尿比重、血尿素氮和血肌酐、内生肌酐清除率、酚红排泄试验。

18. ABC【解析】混浊尿尿液混浊,常见有晶体尿、磷酸盐尿、脓尿、乳糜尿等。

19. BC【解析】环磷酰胺、别嘌呤醇、肝素、双香豆素等药物能引起血尿。

20. ABC【解析】气尿是指排尿时有气体和尿一起排出,常提示泌尿道－胃肠道瘘或泌尿道有产气细菌的感染。常见病因有憩室炎、乙状结肠癌、肠炎、Crohn病等。

二、名词解释

1. **肾绞痛**:肾盂输尿管移行处或输尿管发生急性梗阻、扩张而引起的阵发性剧痛。
2. **肉眼血尿**:肉眼可以见到血色的尿液即为肉眼血尿,1000ml尿液中含有1ml血液即可呈现肉眼血尿。
3. **尿三杯试验**:排尿起始段的5～10ml尿液为第一杯,最后排出的2～3ml尿液为第三杯,中间的尿液为第二杯。不同部位的病变会在尿三杯中有不同的表现。

三、填空题
1. 尿频　尿急　尿痛
2. 5　3
3. 1000~2000　400　100　3000~5000

四、简答题
1. 简述血清前列腺特异性抗原（PSA）的意义。

答　PSA 是前列腺癌的特征性肿瘤标志，可用于前列腺癌的筛查（临床上对其带来的过度诊断有争议）、早期诊断、分期预后、疗效评价和随访观察。正常值为 0~4ng/ml，连续两次检查 >4ng/ml 提示异常。4~10ng/ml 前列腺癌可能性约为 25%，>10ng/ml 前列腺癌可能性 >50%。

2. 简述阴囊及其内容物的触诊方法及注意事项。

答　（1）触诊方法
检查顺序：阴囊→睾丸→附睾（头、体、尾）→索状结构（精索）→腹股沟外环。
检查内容：①阴囊——有无水肿、象皮肿、阴囊疝、鞘膜积液等；②睾丸——是否存在、体积、形状、硬度、有无结节和压痛；③附睾——有无肿大、压痛、结节；④索状结构（精索）——有无曲张、结节、压痛；⑤腹股沟外环——有无肿物等。

（2）注意事项
阴囊内睾丸缺如，应仔细检查同侧腹股沟；阴囊肿块均应例行透光试验。

3. 简述尿脱落细胞学检查的临床意义。

答　尿脱落细胞学检查用于膀胱肿瘤的初筛或膀胱肿瘤术后的随访。如果尿脱落细胞学阳性，则提示泌尿道存在肿瘤的可能。但是此项检查对早期低分级肿瘤敏感度差，而对高分级肿瘤和原位癌诊断的阳性率较高。

（张　峰　郑　航）

第47章　泌尿、男生殖系统先天性畸形

【学/习/要/点】

一、掌握

尿道下裂、隐睾、包茎和包皮过长的诊断及治疗方法。

二、熟悉

肾和输尿管先天性畸形的诊断。

【应/试/考/题】

一、选择题

【A/型/题】

1. 隐睾的简便检查方法是　　　　（　　）
 A. 体格检查　　B. CT
 C. 腹腔镜　　　D. B超
 E. MRU
2. 1岁以内的隐睾患儿主张　　　（　　）
 A. 观察　　　　B. 肌内注射 hCG
 C. 积极手术　　D. 应用雄激素治疗
 E. 应用雌激素治疗
3. 隐睾对人体构成的危险是　　　（　　）
 A. 不育　　　　B. 睾丸萎缩
 C. 睾丸恶变　　D. 睾丸炎
 E. 睾丸鞘膜积液
4. 导致肾盂输尿管连接部梗阻（UPJO）的常见原因是　　　　　　　　（　　）
 A. 结石　　　　B. 管腔内狭窄
 C. 腹膜后纤维化　D. 迷走血管压迫
 E. 结核

5. 尿道下裂最适合手术的年龄是（　　）
 A. 6个月以内
 B. 3岁
 C. 5岁以上
 D. 6个月至2岁
 E. 学龄前

【B/型/题】

(6~7题共用备选答案)
 A. 尿道上裂
 B. 尿道下裂
 C. 隐睾
 D. 睾丸下降不全
 E. 异位睾丸

6. 阴茎短小，包皮悬垂于腹侧，阴茎背侧自尿道外口至耻骨联合呈现不同长度有黏膜覆盖的沟槽。诊断是（　　）
7. 由于生殖结节腹侧纵行的尿生殖沟自后向前闭合过程中停止所致的畸形是
　　　　　　　　　　　　　　　（　　）

【X型题】

8. 包茎可带来的危害有 （ ）
   A. 影响阴茎正常发育
   B. 包皮垢积聚引起包皮及阴茎头炎症，常引起尿道外口炎症、狭窄
   C. 婚后可引起性交困难，严重者可引起包皮嵌顿
   D. 包皮垢慢性刺激可诱发阴茎癌的发生
   E. 包皮垢长期刺激可诱发配偶宫颈癌

9. 尿道下裂的分型包括 （ ）
   A. 阴茎头型　　B. 阴茎型
   C. 阴囊型　　　D. 会阴型
   E. 直肠型

10. 尿道上裂的分型包括 （ ）
    A. 阴茎头型　　B. 阴茎体型
    C. 完全性　　　D. 会阴型
    E. 阴茎型

11. 下列关于多囊肾的叙述，正确的是 （ ）
    A. 是先天性疾病
    B. 具有家族性
    C. 具有遗传性
    D. 可同时伴有多囊肝
    E. 成人型肾脏多囊病不见于婴儿和儿童

二、名词解释
1. 多囊肾
2. 包茎

三、填空题
1. 婴儿型多囊肾属于常染色体_____遗传，为6号常染色体上的 *PKHD1* 基因突变，常伴随有_____、_____和_____囊肿。
2. 成人型多囊肾，大多至40岁左右才出现症状，其主要临床表现为_____、_____和_____。
3. 1岁以内的隐睾症睾丸有自行下降可能，若1岁以后睾丸仍未下降，可短期应用_____每周肌内注射2次，每次500U，总剂量为_____。

四、简答题
1. 简述多囊肾和多发单纯性肾囊肿的鉴别。
2. 简述尿道下裂畸形的四个特征。

【参/考/答/案】

一、选择题

【A型题】
1. A　2. A　3. C　4. B　5. E

【B型题】
6. A　7. B

【X型题】
8. ABCDE　9. ABCD　10. ABC
11. ABCD

1. A【解析】隐睾是指睾丸下降异常，睾丸停留在腹膜后、腹股沟管或阴囊入口处而不能降至阴囊。最简便的检查方法是体格检查。如体格检查不能发现睾丸，可进一步行超声或CT、MRI等检查。

2. A【解析】1岁以内患儿的睾丸有自行下降的可能，若1岁以后仍未下降，可短期内应用hCG肌内注射，每周2次，每次500U。2岁以前仍未下降者需行手术治疗。

3. C【解析】隐睾恶变的概率比普通人高40倍。

4. B【解析】肾盂输尿管连接部梗阻(UPJO)是由先天缺陷或外在因素压迫肾盂输尿管连接处所致,可致梗阻、肾盂积水。

5. E【解析】尿道下裂需行整形手术,手术宜在学龄前进行。

6~7. AB【解析】①尿道上裂患者阴茎短小,并向背侧弯曲,阴茎头扁平,尿道口位于阴茎背侧;②生殖结节腹侧纵行的尿生殖沟由后至前闭合过程停止可致尿道下裂。

二、名词解释

1. 多囊肾:是一种先天性遗传性疾病,多为双侧型,肾内可见多个大小不等的囊肿,可压迫肾实质引起肾单位减少。

2. 包茎:指包皮的外口过于狭小,致使阴茎头部被紧箍,而包皮不能向后翻暴露龟头。

三、填空题

1. 隐性　肝　脾　胰腺
2. 疼痛　腹部肿块　肾功能损害
3. 绒毛膜促性腺激素　5000~10 000U

四、简答题

1. 简述多囊肾和多发单纯性肾囊肿的鉴别。

答 (1)多囊肾:多有遗传性家族史,多合并多囊肝及肾功能减退。
(2)单纯肾囊肿:大部分无遗传性家族史,儿童少见。单个多见,早期症状不明显,常被偶然发现,可有侧腹部疼痛或背痛、镜下血尿。
(3)通过 B 超、CT 等影像学检查多可鉴别。

2. 简述尿道下裂畸形的四个特征。

答 ①尿道开口异常;②阴茎向腹侧屈曲;③阴茎腹侧包皮缺乏;④尿道海绵体发育不全,在阴茎系带部至异常尿道开口之间形成一条粗的纤维带。

(张　峰)

第48章 泌尿系统外伤

【学/习/要/点】

一、掌握

肾损伤的病理类型、临床表现、诊断步骤及治疗原则。

二、熟悉

输尿管损伤、膀胱损伤及尿道损伤的原因、病理类型、诊断、治疗及后期并发症。

【应/试/考/题】

一、选择题

【A/型/题】

1. 下列关于肾挫伤临床特点的叙述,不正确的是 （   ）
   A. 肾挫伤占全部肾损伤的比例较小
   B. 损伤最轻微,肾包膜未破裂,可有包膜下小血肿
   C. 有镜下血尿或轻微肉眼血尿
   D. 一般无尿外漏
   E. 保守治疗可治愈且无后遗症

2. 下列关于肾蒂损伤临床特点的叙述,不正确的是 （   ）
   A. 可引起大出血、休克
   B. 同时伴发急性肾衰竭
   C. 肾动、静脉主干或分支血管撕裂或断裂
   D. 严重的内出血
   E. 需紧急手术治疗

3. 泌尿系统损伤最常见的是 （   ）
   A. 尿道   B. 膀胱
   C. 阴茎   D. 输尿管
   E. 肾

4. 下列检查一般不列为肾损伤常规检查的是 （   ）
   A. 肾动脉造影或选择性肾动脉造影
   B. 腹部X线平片
   C. B超检查
   D. CT检查
   E. 尿常规

5. 下列关于肾损伤临床表现的叙述,不正确的是 （   ）
   A. 尿痛
   B. 血尿
   C. 休克
   D. 伤侧腰部或上腹部疼痛,腰部肿块
   E. 合并损伤

6. 下列关于肾损伤非手术治疗措施的叙述,不正确的是 （   ）
   A. 抗休克、监测生命体征
   B. 应用止血剂、镇痛剂
   C. 防治感染
   D. 做好术前准备
   E. 血尿转清后,早期下床活动

7. 下列不属于肾损伤手术适应证的是 （   ）
   A. 开放性肾损伤者
   B. 合并有腹腔其他脏器损伤者

307

C. 诊断明确的肾挫裂伤者
D. 腰部肿块增大,出现高热、腰痛加重者
E. 抗休克血压不升或升而复降者

8. 下列关于输尿管损伤临床特点的叙述,不正确的是 （ ）
   A. 发生率很低,但早期诊断也较困难
   B. 平时多见于医源性损伤
   C. 不一定有血尿出现
   D. 依据损伤程度可分为挫伤、破裂、断裂和缺损
   E. 一般不造成严重后果

9. 下列关于膀胱损伤临床特点的叙述,不正确的是 （ ）
   A. 充盈的膀胱更易遭直接暴力损伤
   B. 腰骶部损伤最易合并膀胱损伤
   C. 病理分为挫伤和破裂2种类型
   D. 膀胱破裂可分为腹膜内型、腹膜外型
   E. 休克、腹痛、排尿困难和血尿为主要临床表现

10. 诊断膀胱损伤的主要依据是 （ ）
    A. 凡下腹部、臀部、会阴部创伤,特别是骨盆骨折时均应考虑
    B. 不能排尿,下腹剧烈疼痛,有腹膜刺激征
    C. 导尿检查
    D. 膀胱注水试验
    E. 以上都是

11. 下列关于膀胱损伤手术治疗的叙述,正确的是 （ ）
    A. 腹膜内损伤者,探查腹腔内脏有无损伤并对损伤作相应处理后,修补膀胱
    B. 腹膜外损伤者,清除膀胱内及周围血块,取出异物后,修补膀胱
    C. 彻底引流尿外渗
    D. 修补后均应行耻骨上膀胱造口
    E. 以上都是

【B型题】

(12~14题共用备选答案)
A. 肾下极碎裂伤修补困难
B. 持续的、危及生命的出血
C. 肾挫裂伤,肾周血肿
D. 肾被膜裂伤,被膜下血肿
E. 肾实质裂伤,破入肾盏肾盂

12. 肾损伤出现明显的血尿,见于 （ ）

13. 肾损伤手术切除的指征是 （ ）
14. 肾损伤部分切除术的指征是 （ ）
    (15~16题共用备选答案)
    A. 阴茎悬垂部   B. 球部尿道
    C. 膜部尿道   D. 前列腺部尿道
    E. 膀胱颈部
15. 骑跨伤最易损伤的尿道是 （ ）
16. 骨盆挤压伤最易损伤的尿道是 （ ）

【X型题】

17. 肾蒂损伤的特点有 （ ）
    A. 较少见
    B. 手术效果佳
    C. 多发生于右肾
    D. 出血量大,患者多处于休克状态
    E. 应力争及早手术探查,否则死亡率极高

18. 肾损伤时对血尿的观察,正确的是 （ ）
    A. 血尿与损伤程度成正比
    B. 大多数肾损伤患者均有血尿
    C. 肾挫伤时可出现少量血尿
    D. 肾蒂损伤可无血尿
    E. 因继发感染,血尿可延续很长时间

19. 肾损伤的特殊检查包括 （ ）
    A. 静脉注射靛胭脂
    B. B型超声检查
    C. CT检查
    D. 排泄性尿路造影
    E. 逆行肾盂造影

20. 输尿管损伤的病因包括 （ ）
    A. 开放性手术损伤
    B. 腔内器械损伤
    C. 放射性损伤
    D. 外界暴力损伤
    E. 尿道造影时损伤

21. 膀胱损伤的原因包括 （ ）
    A. 骨盆骨折
    B. 腔道器械损伤
    C. 自发性破裂
    D. 膀胱空虚时下腹被拳击
    E. 贯穿伤

22. 膀胱破裂后的临床表现包括 （ ）
    A. 排尿困难、血尿 B. 腹痛

C. 休克　　　　D. 尿瘘
E. 大量乳糜尿
23. 尿道球部损伤,血及尿可外渗到（　　）
　　A. 会阴部　　　B. 阴茎
　　C. 阴囊　　　　D. 下腹部
　　E. 两侧股部
24. 骨盆骨折,后尿道损伤伴尿少、休克的患者应立即（　　）
　　A. 抗休克
　　B. 插导尿管
　　C. 膀胱造瘘
　　D. 立即把患者抬至放射科行尿道造影
　　E. 立即手术清除骨盆血肿,行导尿术
25. 前尿道损伤的并发症主要有（　　）
　　A. 尿道狭窄
　　B. 尿瘘
　　C. 前列腺增生
　　D. 肾上腺皮质增生
　　E. 睾丸萎缩

二、名词解释
1. 外伤性肾血管性高血压
2. 尿瘘

三、填空题
1. 肾损伤的临床表现为_____、_____、_____、_____和_____。
2. 输尿管损伤的病因为_____、_____、_____和_____。
3. 膀胱破裂分为_____型和_____型。
4. 前尿道损伤的临床表现为_____、_____、_____和_____。

四、简答题
1. 简述肾不易受到损伤的原因。
2. 简述肾损伤晚期的病理改变及原因。
3. 简述腹膜内型膀胱破裂的手术方法。
4. 简述尿道球部、尿道阴茎部及合并有阴茎筋膜损伤时血及尿外渗的范围。
5. 简述尿道膜部合并尿生殖膈撕裂时血及尿外渗的范围。

【参/考/答/案】

一、选择题

【A型题】
1. A　2. B　3. A　4. A　5. A
6. E　7. C　8. E　9. B　10. C
11. E

【B型题】
12. E　13. B　14. A　15. B　16. C

【X型题】
17. ACDE　18. BCDE　19. BCD
20. ABCD　21. ABCE　22. ABCD
23. ABCD　24. AC　25. AB

3. A【解析】泌尿系统损伤最常见的是男性尿道外伤,其次是肾、膀胱、输尿管。
4. A【解析】肾动脉造影或选择性肾动脉造影不仅可以明确肾损伤的范围和程度,还可行选择性肾动脉栓塞以达到治疗目的,但由于操作较复杂,有一定危险性,一般不列为常规检查。
5. A【解析】肾损伤的临床表现包括休克、血尿、疼痛、腰腹部肿块、发热。可合并其他器官外伤。
6. E【解析】肾损伤患者需绝对卧床休息2~4周,病情稳定、血尿消失方可离床活动,过早过多离床活动有可能致再出血。
7. C【解析】诊断明确的肾挫裂伤不是肾损伤手术的适应证。轻微肾挫伤经短期休息可以自愈,大部分肾裂伤可保守治疗,仅部分需手术治疗。
8. E【解析】输尿管损伤若不及时处理或处理不当,可致输尿管狭窄、尿瘘、完全梗阻,甚至肾功能丧失。
10. C【解析】诊断膀胱损伤的主要依据是导尿试验。
17. ACDE【解析】肾蒂损伤较少见,多见于右肾,可引起大出血、休克,需及早手术治疗。

18. **BCDE**【解析】肾损伤者多有血尿,但血尿程度和肾损伤程度有时并不成比例,如肾动脉血栓形成、血块堵塞尿路、肾蒂断裂等情况,血尿常轻微或无血尿。继发感染常可导致血尿时间延长。

19. **BCD**【解析】肾损伤的特殊检查包括超声、CT 及其他检查如 MRI、排泄性尿路造影、动脉造影等。

20. **ABCD**【解析】输尿管损伤的病因主要包括开放性外伤、医源性损伤、放射性损伤,也有少部分为外界暴力所致。

21. **ABCE**【解析】膀胱空虚时位于骨盆深处,除贯通伤或骨盆骨折外,不易发生膀胱外伤。

22. **ABCD**【解析】膀胱损伤时症状明显,如腹痛、排尿困难和血尿、尿瘘、局部症状等。乳糜尿常见于丝虫病感染。

23. **ABCD**【解析】尿道球部损伤时,血及尿可渗入会阴浅筋膜包绕的会阴浅袋,使会阴、阴囊、阴茎肿胀,并向上扩展至腹壁。

24. **AC**【解析】骨盆骨折致后尿道损伤病情较重,常因大出血引发创伤性休克、失血性休克,故需积极抗休克治疗及膀胱造瘘引流尿液。

25. **AB**【解析】前尿道损伤可出现尿外渗、尿道狭窄、尿瘘等并发症。

二、名词解释

1. 外伤性肾血管性高血压:外伤后致部分肾实质缺血或肾蒂周围纤维化压迫肾动脉,可引起肾血管性高血压。
2. 尿瘘:外伤后尿道与腹壁创口或与阴道、肠道创口相通,形成经久不愈的尿瘘。

三、填空题

1. 休克 血尿 疼痛 腰腹部肿块 发热
2. 开放性外伤 医源性损伤 放射性损伤 暴力外伤
3. 腹膜外 腹膜内
4. 尿道出血 疼痛 排尿困难 局部血肿 尿外渗

四、简答题

1. 简述肾不易受到损伤的原因。

答 肾深藏于肾隐窝,受肋骨、腰肌、脊椎和前面的腹壁、腹腔内脏器、上面肌肉的保护,正常肾有一定的活动度,故不易受损。但肾脏质地脆,包膜薄,周围有骨质结构,一旦受暴力打击也可以引起肾损伤。

2. 简述肾损伤晚期的病理改变及原因。

答 ①尿囊肿——持久尿外渗所致;②肾组织纤维化——血肿、尿外渗所致;③肾积水——血肿、尿外渗压迫肾盂输尿管交界处导致;④动静脉瘘、假性动脉瘤、肾盂静脉瘘——开放性肾损伤所致(血管破裂);⑤肾血管性高血压——部分肾实质缺血或肾蒂周围纤维化压迫肾动脉所致。

3. 简述腹膜内型膀胱破裂的手术方法。

答 腹膜内型膀胱破裂的手术方法主要为腹腔探查和修复膀胱。
(1)腹腔探查(剖腹或腹腔镜):了解有无其他脏器损伤(腹腔内有血性液体,应全面探查)。
(2)修复膀胱(剖腹或腹腔镜):清除腹腔内渗液,清除损伤组织,分层修补腹膜、膀胱壁,膀胱周围间隙尿液引流(术后留置导尿管或耻骨上膀胱造瘘,持续2周)和尿液转流。

4. 简述尿道球部、尿道阴茎部及合并有阴茎筋膜损伤时血及尿外渗的范围。

答 (1)尿道球部损伤:血及尿可渗入会阴浅袋,致使会阴、阴囊和阴茎肿胀,亦可向上扩展到腹壁。
(2)尿道阴茎部损伤:阴茎筋膜完整,血及尿局限于阴茎筋膜内;合并阴茎筋膜破裂,尿液外渗范围扩大,同尿道球部损伤。

5. 简述尿道膜部合并尿生殖膈撕裂时血及尿外渗的范围。

答 尿道膜部断裂后,血及尿自前列腺尖处外渗到耻骨后间隙及膀胱周围;合并有尿生殖膈撕裂时,会阴、阴囊部出现血肿及尿外渗。

(张 峰 郑 航)

第49章 泌尿、男生殖系统感染

【学/习/要/点】

一、掌握

1. 泌尿、男生殖系统感染的途径及检查方法。
2. 膀胱炎、肾盂肾炎的诊断及治疗。
3. 急性细菌性前列腺炎、慢性前列腺炎、附睾炎的诊断及治疗。
4. 尿道炎的诊断及治疗。

二、熟悉

1. 肾皮质多发性脓肿的诊断及治疗。
2. 肾周围炎的诊断及治疗。

【应/试/考/题】

一、选择题

【A/型/题】

1. 泌尿、男生殖系统感染的分类是（ ）
   A. 上尿路感染包括肾皮质化脓性感染、肾盂肾炎等
   B. 下尿路感染包括膀胱炎、尿道炎
   C. 可分为上尿路感染和下尿路感染
   D. 男性生殖系统感染包括急性、慢性前列腺炎及急、慢性附睾炎
   E. 以上都是

2. 泌尿、男生殖系统感染最常见的致病菌是（ ）
   A. 大肠埃希菌
   B. 副大肠埃希菌
   C. 克雷伯杆菌
   D. 变形杆菌
   E. 粪链球菌

3. 泌尿、男生殖系统感染常见的诱因不包括（ ）
   A. 机体抗病能力弱 B. 梗阻因素
   C. 医源性因素   D. 解剖因素
   E. 外伤

4. 泌尿、男生殖系统感染常见的途径是（ ）
   A. 直接感染   B. 接触感染
   C. 上行感染   D. 血行感染
   E. 淋巴感染

5. 下尿路感染包括（ ）
   A. 慢性肾盂肾炎
   B. 急性肾盂肾炎
   C. 输尿管炎
   D. 良性前列腺增生
   E. 尿道炎

6. 下列关于泌尿、男生殖系统感染的诊断方法的叙述,不正确的是（ ）
   A. 根据临床表现

B. 采集中段尿或导尿、耻骨上膀胱穿刺获取尿标本进行检验
C. 尿液镜检
D. 细菌培养和菌落记数
E. 影像学检查的价值不大

7. 未使用抗菌药物者,可诊断为尿路感染的菌落计数为 ( )
   A. $>10^4$/ml   B. $>10^5$/ml
   C. $>10^4 \sim 10^5$/ml   D. $>10^8$/ml
   E. $>10^{10}$/ml

8. 急性肾盂肾炎最主要的诊断依据是 ( )
   A. 尿频、尿急、尿痛
   B. 发热、腰痛、膀胱刺激症状
   C. 会阴不适、疼痛
   D. 下腰痛
   E. 发热、头痛、恶心、呕吐

9. 急性细菌性膀胱炎常见于 ( )
   A. 青年男性   B. 青年女性
   C. 幼儿   D. 老年男性
   E. 老年女性

10. 男性急性细菌膀胱炎一般不继发于 ( )
    A. 急性前列腺炎
    B. 良性前列腺增生
    C. 包皮炎
    D. 尿路结石
    E. 急性肾盂肾炎

11. 慢性细菌性前列腺炎的最主要诊断依据是 ( )
    A. 性功能障碍
    B. 尿频、尿急、尿痛
    C. 会阴不适、疼痛
    D. 下腰痛
    E. 有反复尿路感染发作史和前列腺液查出致病菌

12. 急性细菌性前列腺炎最主要的感染途径是 ( )
    A. 经血行感染
    B. 经呼吸道感染
    C. 经中间宿主传播
    D. 经尿道上行感染
    E. 经上尿路感染下行感染

13. 泌尿系感染的抗感染治疗,使用抗生素的标准是持续到 ( )
    A. 患者症状消失
    B. 患者症状消失,尿细菌培养正常
    C. 患者症状消失,尿细菌培养正常后5日
    D. 患者症状消失,尿细菌培养转阴后2周
    E. 症状完全消失,尿细菌培养正常后1周

【B/型/题】

(14~18题共用备选答案)
A. 慢性细菌性前列腺炎
B. 急性细菌性前列腺炎
C. 急性细菌性膀胱炎
D. 急性附睾炎
E. 肾积脓

14. 患者,男,40岁。寒战、高热、尿频、尿急、尿痛、排尿困难、会阴部胀痛不适1日。查体:尿道口无红肿及分泌物。最可能的诊断为 ( )

15. 患者,男,29岁。尿频、尿急、尿痛伴尿道内不适1年余;近日晨起排尿终末可见尿道外口"滴白",下腹部及会阴区隐痛,无寒战、高热。最可能的诊断为 ( )

16. 患者,女,25岁。已婚。下腹痛,尿频、尿急、尿痛和血尿。查体:体温正常,下腹压痛,肾区无叩击痛。尿常规:WBC(+++)/HP,RBC(+)/HP。最可能的诊断为 ( )

17. 患者,男,18岁。左侧阴囊明显肿胀、皮肤发红、发热、疼痛。查体:左侧睾丸触痛明显,彩超提示血流丰富。最可能的诊断为 ( )

18. 患者,男,25岁。高热、消瘦、贫血,伴尿频、尿急、尿痛及右侧腰痛。查体:右肾可触及,右肾区明显压痛和叩击痛。膀胱镜检:右侧输尿管口喷脓尿。最可能的诊断为 ( )

【X型题】

19. 下列关于慢性细菌性膀胱炎临床特点的叙述,正确的是（　　）
    A. 可诱发或继发于某些下尿路病变
    B. 膀胱癌的重要诱发因素
    C. 上尿路急性感染的迁移或慢性感染的结果
    D. 治疗原则为应用抗菌药物,保持排尿通畅
    E. 反复发作或持续存在的尿频、尿急、尿痛,尿液混浊

20. 下列关于淋菌性尿道炎临床特点的叙述,正确的是（　　）
    A. 尿道口黏膜红肿、瘙痒、排脓性分泌物,感染可扩散至前尿道全部
    B. 尿道分泌物涂片查到成对排列的革兰氏阴性双球菌
    C. 致病菌为淋球菌,经过2～5日的潜伏期发病
    D. 治疗以青霉素类药物为主
    E. 配偶不需要同治

21. 下列急性附睾炎的治疗措施,正确的是（　　）
    A. 精索封闭
    B. 选用广谱抗生素治疗
    C. 卧床休息,托起阴囊
    D. 脓肿形成,切开引流
    E. 张力过高,切开减压

22. 按照NIH的新分类系统,前列腺炎可分为（　　）
    A. 急、慢性前列腺疼痛
    B. 急性细菌性前列腺炎
    C. 慢性细菌性前列腺炎
    D. 慢性前列腺炎/慢性盆腔疼痛综合征
    E. 无症状前列腺炎

二、名词解释

1. acute pyelonephritis
2. renal carbuncle
3. 下尿路感染
4. 肾积脓

三、填空题

1. 泌尿、男生殖系统感染是_____侵入泌尿、男生殖系统内而引起的炎症。
2. 泌尿系统感染又称_____。
3. 1995年美国国立卫生研究院(NIH)提出新的分类方法,将前列腺炎分为四型,分别是_____、_____、_____和_____。
4. 尿细菌培养及菌落计数,菌落计数_____认为有感染,_____可能为污染,应重复培养,_____为可疑。

四、简答题

1. 简述泌尿系统感染的诱发因素及感染途径。
2. 简述急性附睾炎的临床表现和诊疗。

五、论述题

试述如何诊断慢性细菌性前列腺炎。

【参考答案】

一、选择题

【A型题】
1. E 2. A 3. E 4. C 5. E
6. E 7. B 8. B 9. B 10. E
11. E 12. D 13. D

【B型题】
14. B 15. A 16. C 17. D 18. E

【X型题】
19. ACDE 20. ABCD 21. ABCD
22. BCDE

2. A【解析】泌尿、男生殖系统感染的致病菌大多来自肠道的兼性厌氧菌,其中以大肠埃希菌最常见。

4. C【解析】泌尿、男生殖系统感染的途径有4种,上行感染、血行感染、淋巴感染和直接感染,其中上行感染最常见,致病菌大多为大肠埃希菌。

5. E【解析】急、慢性肾盂肾炎、输尿管炎属于上尿路感染,良性前列腺增生不属于泌尿系统感染,是前列腺的良性增生。

6. E【解析】影像学检查,如超声、尿路平片、CT、磁共振水成像(MRU),在诊断慢性泌尿系统感染和久治不愈的患者中意义非凡。

8. B【解析】急性肾盂肾炎常出现局部泌尿系统症状及全身症状,如发热、腰痛、膀胱刺激症状等,是诊断的主要依据。

9. B【解析】女性尿道短而直,尿道外口畸形常见,尿道外口常有大量细菌存在,一旦出现诱因,如性交、导尿、个人卫生不洁及个人对细菌抵抗能力降低,就有机会导致感染。

10. E【解析】上行感染是泌尿系统感染常见的感染途径,且急性肾盂肾炎可继发于急性细菌膀胱炎。

11. E【解析】慢性细菌性前列腺炎的诊断依据为反复尿路感染发作史及前列腺液中持续有细菌存在,而尿频、尿急、尿痛、性功能障碍、会阴不适、疼痛及下腰痛是其常见的临床表现。

13. D【解析】泌尿系感染的治疗目的是完全清除尿路中的细菌,若抗生素应用得当,细菌于数小时内即被消灭,抗菌药物治疗原则上应持续至临床症状消失,尿细菌培养转阴后2周。

14~18. BACDE【解析】①急性细菌性前列腺炎的典型症状为尿频、尿急、排尿痛、梗阻症状,会阴部、耻骨上疼痛伴外生殖器不适。全身症状表现为寒战、高热、恶心、呕吐等。该患者为中青年男性,有典型的急性感染期临床表现,考虑为急性细菌性前列腺炎。而男性急性肾盂肾炎不常见。②青年男性,排尿终末可见尿道外口"滴白",下腹部及会阴区隐痛,无寒战、高热,且患者尿频、尿急、尿痛1年余,病程较长,考虑为慢性感染期,应为慢性细菌性前列腺炎。③青年女性常出现急性细菌性膀胱炎,表现为尿频、尿急、尿痛及血尿,全身症状不明显,体温一般正常或低热。该患者有典型的临床表现,且尿常规可见红细胞、白细胞,故最可能的诊断为急性细菌性膀胱炎。④青少年男性,左侧阴囊明显肿胀,皮肤发红、发热、疼痛,一般为炎症所致,应为急性附睾炎,且左侧睾丸触痛明显,彩超提示血流丰富,进一步确诊。⑤青年男性,高热、消瘦、贫血,伴尿频、尿急、尿痛及右侧腰痛。查体可触及右肾,且右肾区明显压痛和叩击痛,应考虑患者目前感染较重且全身消耗较多,膀胱镜检查可见右侧输尿管口喷脓尿,故最可能的诊断为右侧肾积脓。

19. ACDE【解析】慢性细菌性膀胱炎常为急性上尿路感染的迁移或慢性感染所致,也可继发于良性前列腺增生、慢性前列腺炎、膀胱结石或异物等下尿路病变。临床表现为反复发作或持续存在的尿频、尿急、尿痛,尿液混浊。治疗原则为应用抗菌药物,保持排尿通畅。吸烟是膀胱癌的重要诱发因素。

20. ABCD【解析】淋菌性尿道炎是由淋球菌感染所致的尿道炎,主要通过性接触传播,潜伏期2~5日。临床表现为尿道口黏膜红肿、瘙痒、排脓性分泌物,感染可扩散至前尿道全部。尿道分泌物涂片查到成对排列的革兰氏阴性双球菌即可确诊。治疗以青霉素类药物为主,且需夫妻同治。

21. ABCD【解析】急性附睾炎的治疗:①休息,托起阴囊;②止痛、热敷;③疼痛明显时,可用 0.5% 利多卡因作精索封闭;④广谱抗生素抗感染治疗,病情重者,尽早静脉给药;⑤脓肿形成后,宜切开引流。

二、名词解释

1. 急性肾盂肾炎(acute pyelonephritis):细菌感染引起的肾盂和肾实质的急性炎症。致病菌主要为大肠埃希菌及其他肠杆菌和其他革兰氏阳性杆菌,多由尿道感染上行蔓延所致,也可经血行感染播散至肾引发。
2. 肾痈(renal carbuncle):肾皮质形成多发性小脓肿,即肾疖,小脓肿融合扩大而成大块脓组织称为肾痈。
3. 下尿路感染:急性膀胱炎、慢性膀胱炎、尿道炎统称为下尿路感染。
4. 肾积脓:肾实质感染引起的广泛性化脓性病变,或尿路梗阻后肾盂肾盏积水、感染形成积聚脓液的囊腔,称为肾积脓。

三、填空题

1. 病原微生物
2. 尿路感染
3. 急性细菌性前列腺炎 慢性细菌性前列腺炎 慢性前列腺炎/慢性盆腔疼痛综合征 无症状前列腺炎
4. 多于 10^5/ml 少于 10^4/ml $10^4 \sim 10^5$/ml

四、简答题

1. 简述泌尿系统感染的诱发因素及感染途径。

答 (1) 诱发因素主要有以下 4 种。①梗阻因素:如泌尿系统结石、肿瘤;②机体抗病能力减弱:如糖尿病等;③医源性因素:如导尿、膀胱镜检查等;④其他因素:如女性尿道短,易上行性感染,再加上女性的生理特点易感染。
(2) 感染途径:直接感染、上行感染、血行感染、淋巴感染。

2. 简述急性附睾炎的临床表现和诊疗。

答 (1) 临床表现:①常为下尿路感染或前列腺精囊炎的并发症;②起病急骤,常首发于附睾尾部,全身症状明显;③患侧阴囊明显红、肿、热、痛;④疼痛沿精索、下腹部及会阴部放射;⑤精索增粗,睾丸及精索有明显触痛及压痛;⑥可伴尿频、尿急、尿痛等症状。
(2) 诊断:根据典型临床表现易诊断。应与睾丸扭转、附睾结核、急性淋病性附睾炎等鉴别。
(3) 治疗:①原则——尽早积极治疗;②措施——卧床休息、避免性生活、多饮水、减轻疼痛(托起阴囊,疼痛明显时,可用 0.5% 利多卡因作精索封闭)、早期冰敷(消肿)、晚期热敷(促进炎症消散),抗感染(病情重者,尽早静脉给药,持续 4 周),脓肿形成时宜切开引流。

五、论述题

试述如何诊断慢性细菌性前列腺炎。

答 (1) 病史及典型临床表现:反复下尿路感染发作。膀胱刺激征,或有"滴白"现象;疼痛;性功能障碍;精神紧张等。
(2) 体格检查:直肠指诊前列腺增大、饱满、质软、轻度压痛。
(3) 辅助检查:前列腺按摩液持续细菌培养阳性。B 超示前列腺内部回声不均匀(提示结构组织界限不清、混乱),前列腺被膜增厚;膀胱镜检查可见后尿道、精阜充血、肿胀。
(4) 鉴别诊断:需要鉴别的疾病包括良性前列腺增生,睾丸、附睾和精索疾病,膀胱过度活动症,膀胱肿瘤,前列腺癌,中枢和外周神经病变等。

(王玉华 郑 航)

第 50 章　泌尿、男生殖系统结核

【学/习/要/点】

一、掌握

1. 泌尿、男生殖系统结核的发病机制。
2. 泌尿、男生殖系统结核的诊断及鉴别诊断。

二、熟悉

泌尿、男生殖系统结核的治疗。

【应/试/考/题】

一、选择题

【A 型题】

1. 泌尿、男生殖系统结核最主要的是　　　　（　　）
   A. 睾丸和附睾结核
   B. 膀胱结核
   C. 前列腺结核
   D. 输尿管结核
   E. 肾结核

2. 肾结核的原发灶多见于　　（　　）
   A. 淋巴结　　　　B. 肠道
   C. 肺　　　　　　D. 骨关节
   E. 腹腔

3. 肾结核的感染途径是　　　（　　）
   A. 上行感染
   B. 淋巴感染
   C. 血行感染
   D. 直接感染
   E. 接触感染

4. 泌尿系统结核最常见和最主要的临床表现是　　　　　　　　　　（　　）
   A. 脓血尿
   B. 慢性持续性膀胱刺激症状
   C. 持续性腰痛
   D. 肾区包块
   E. 无痛性血尿

5. 肾结核早期唯一重要的阳性发现是　　　　　　　　　　　　　　（　　）
   A. 全身慢性消耗性症状
   B. 尿常规见脓细胞、红细胞和少量的蛋白
   C. 大量的血尿和脓尿
   D. 肾区疼痛
   E. IVU 检查见破损性病灶

6. 血尿是肾结核的重要症状,其血尿特点是　　　　　　　　　　　（　　）
   A. 初始血尿　　　B. 全程血尿
   C. 终末血尿　　　D. 中段血尿
   E. 以上都不对

7. 膀胱镜检查时,膀胱结核病灶多位于 (　　)
   A. 膀胱顶壁　　B. 膀胱侧壁
   C. 膀胱后壁　　D. 膀胱三角
   E. 膀胱颈口
8. 肾结核的初期 X 线表现是 (　　)
   A. 多个肾盏消失
   B. 肾显影变淡或不显影
   C. 空洞形成
   D. 肾区弥漫性钙化
   E. 单个肾盏模糊,呈虫蛀样改变
9. 一侧肾脏轻度积水,对侧肾脏无功能,膀胱容量正常,临床诊断为肾结核。正确的处理是 (　　)
   A. 积水侧肾脏造瘘
   B. 抗结核治疗
   C. 切除无功能肾,随访积水侧肾,根据积水情况决定是否行输尿管膀胱再植术
   D. 切除无功能肾脏,3～6个月后行积水侧肾造瘘
   E. 切除无功能肾脏,3～6个月后行积水侧输尿管膀胱再植术
10. 单侧肾下盏结核,对侧肾功能良好,经正规抗结核治疗后,最好的治疗方案是 (　　)
    A. 病灶清除及引流术
    B. 肾部分切除术
    C. 继续抗结核治疗,随访观察病灶发展情况
    D. 肾切除术
    E. 根治性肾切除术
11. 患者,男,32岁。近1年来出现尿频、尿急、尿痛症状,经抗感染治疗不见好转,尿常规检查可见少量尿蛋白、白细胞和少量红细胞,尿液呈酸性。最可能的诊断是 (　　)
    A. 肾小球肾炎　　B. 肾脓肿
    C. 肾结核　　　　D. 肾囊肿
    E. 膀胱炎
12. 患者,男,38岁。会阴部不适,双侧睾丸疼痛1年。社区医院按"前列腺炎"治疗效果不明显,近期症状加重,出现血精。查体:睾丸正常,左侧附睾尾部肿大,质地偏硬,左输精管增粗,呈"串珠状"改变。直肠指检:前列腺略大,有大小不等的结节,无压痛。最可能的诊断是 (　　)
    A. 前列腺癌
    B. 附睾、输精管炎
    C. 精囊炎
    D. 慢性前列腺炎
    E. 生殖系统结核

【B 型题】

(13～14题共用备选答案)
A. 恶心、水肿、贫血、少尿
B. 急迫性尿失禁
C. 发热、盗汗、消瘦、食欲缺乏
D. 肾自截
E. 肾区疼痛和肿块
13. 膀胱挛缩的晚期表现是 (　　)
14. 双肾结核肾组织广泛破坏时可导致 (　　)

【X 型题】

15. 下列关于泌尿系统结核抗结核治疗的叙述,正确的有 (　　)
    A. 早期患者用药疗程为6～9个月
    B. 手术治疗前后均须配合药物治疗
    C. 药物治疗过程中,每月复查尿常规和尿找抗酸杆菌
    D. 首选异烟肼、利福平、链霉素、吡嗪酰胺等杀菌药物
    E. 肾结核患者如果肾盂、肾盏无明显形态改变,单纯药物治疗可治愈
16. 肾结核患者在下列哪些情况下忌做膀胱镜检查 (　　)
    A. 膀胱容量<50ml
    B. 膀胱内有溃疡形成
    C. 膀胱炎急性发作
    D. 膀胱内有结核结节
    E. 膀胱内存在结石

17. 下列关于肾结核并发膀胱挛缩治疗原则的叙述,正确的是（　　）
   A. 病肾切除术后抗结核治疗,待膀胱结核治愈后行膀胱扩大术
   B. 同时施行病肾切除和膀胱扩大术,术后抗结核治疗
   C. 先行病肾切除
   D. 合并后尿道狭窄者,不宜行膀胱扩大术
   E. 对侧输尿管扩张,肾积水明显者,不宜行膀胱扩大术

18. 下列关于泌尿系统结核病因的叙述,正确的是（　　）
   A. 双侧肾积水均应追究是否是肾结核
   B. 肾结核应追究是否继发于肺结核
   C. 膀胱结核应追究是否继发于肺结核
   D. 附睾结核应追究是否继发于肺结核
   E. 前列腺结核应追究是否继发于肺结核

19. 下列关于睾丸、附睾结核临床特点的叙述,正确的是（　　）
   A. 附睾结核一般起病较急
   B. 附睾结核症状较明显,易被发现
   C. 睾丸结核可继发于附睾结核
   D. 单纯的抗结核治疗,对早期附睾结核有效
   E. 附睾结核手术前可以不进行抗结核治疗

20. 下列关于前列腺结核治疗的叙述,正确的是（　　）
   A. 抗结核治疗多数有效
   B. 前列腺结核,不宜施行附睾结核手术
   C. 以药物治疗为主
   D. 切除结核性脓肾,对前列腺结核治疗有好处
   E. 前列腺结核一般不考虑手术治疗

二、名词解释
1. autonephrectomy
2. contracted bladder

三、填空题
1. 肾结核大多数起源于_____,少数起源于_____。
2. 肾结核的典型症状是_____,重要症状是_____,常见症状是_____。
3. 尿道结核主要发生于男性,常为_____结核形成空洞破坏后尿道所致,少数为膀胱结核蔓延所致。
4. 肾结核早期病变主要是_____,是由淋巴细胞、浆细胞、巨噬细胞和上皮样细胞形成的结核性肉芽组织,中央为_____,边缘为_____。
5. 男性生殖系统结核往往继发于_____,也可直接由血行播散所致。

四、简答题
1. 简述肾结核的典型临床表现、诊断及治疗。
2. 简述延误肾结核诊断的原因。

五、病例分析题
患者,女,35岁。干部,已婚,汉族,湖南人。因反复尿频、尿急、尿痛伴腰痛2年,2015年11月17日第一次住肾脏内科病室。患者2年前无明显诱因出现尿频、尿急、尿痛,伴右腰部胀痛,夜尿增多,每晚3~4次,白天每小时一次,无发热、乏力,当时未引起重视,症状反复,其间多次出现肉眼血尿,每次持续2~3次,严重时伴有小血块。当时用氨苄西林等行抗感染治疗,症状仍反复发作。尿培养有链球菌生长,肾图示左肾功能正常,右肾功能严重受损,排泄延缓。B超示右肾实质病变并右肾积水。右侧逆行肾盂造影见右肾上、中盏边缘毛糙,肾盂扩张积水,输尿管僵硬,节段性狭窄。
试述该患者的诊断及诊断依据。

【参/考/答/案】

一、选择题

【A型题】

1. E   2. C   3. C   4. B   5. E
6. C   7. D   8. E   9. C   10. B
11. C   12. E

【B型题】

13. B   14. A

【X型题】

15. ABCDE   16. AC   17. ACDE
18. BCDE   19. BCD   20. ACDE

1. E【解析】泌尿、男生殖系统结核最常见的是肾结核，原发病灶多在肺，少数继发于骨关节结核、消化道结核。

3. C【解析】肾结核是最常见的泌尿、男生殖系统结核，原发病灶多为肺，结核分枝杆菌自原发感染感染灶经血行播散引起肺结核。

6. C【解析】肾结核常出现终末血尿，结核刺激膀胱导致膀胱炎，甚至膀胱溃疡，排尿时膀胱逼尿肌收缩引起出血；只有少数侵犯膀胱血管时才会导致全程肉眼血尿。

7. D【解析】膀胱结核行膀胱镜检查时，可见膀胱黏膜充血、水肿、结核结节、溃疡、肉芽肿等病变，以膀胱三角区和患侧输尿管口最明显。

8. E【解析】肾结核的早期X线表现为肾盏边缘不光滑如虫蛀样，随着病变进展，肾盏呈不规则扩大或模糊变形。

9. C【解析】该肾结核患者，一侧肾脏轻度积水，对侧肾脏无功能，膀胱容量正常，可行患侧无功能肾切除，因对侧肾轻度积水，可密切随访观察再决定治疗方案。

10. B【解析】该肾结核患者，为单侧肾下盏结核，且对侧肾功能良好，已经正规抗结核治疗；单侧肾结核且局限于肾下盏（局限于肾的一极），宜采取肾部分切除术。

11. C【解析】根据膀胱刺激症状，抗感染治疗无效及尿常规检查结果，考虑为肾结核。

12. E【解析】男泌尿系统结核患者中50%～70%合并生殖系统结核，其中附睾结核临床表现最突出，可触及不规则硬结。输精管结核时，输精管变得粗硬，呈"串珠"样改变。结核患者临床表现及抗感染治疗无效，考虑为男生殖系统结核。

13～14. BA【解析】膀胱挛缩时膀胱容量显著减少（<50ml），尿频明显，甚至出现尿失禁现象。严重双肾结核或肾结核对侧肾积水时，可出现贫血、水肿、恶心、呕吐、少尿等慢性肾功能不全的症状。

17. ACDE【解析】对于肾结核合并膀胱挛缩的，一般先行患肾切除并给予抗结核治疗3～6月后，待膀胱结核控制后且对侧肾功能正常、无结核性尿道狭窄的可行膀胱扩大术。

18. BCDE【解析】一般肾积水应首先考虑是否存在输尿管梗阻。

19. BCD【解析】对早期附睾结核抗结核治疗一般效果较好，如病情较重应在药物配合下行手术治疗，手术应尽量保留睾丸及附睾组织。附睾结核一般发病缓慢，但临床症状明显，易被发现。

二、名词解释

1. 肾自截（autonephrectomy）：当全肾广泛钙化时，输尿管常完全闭塞，导致含有结核分枝杆菌的尿液无法进入膀胱，膀胱继发性结核病变逐渐好转甚至愈合,膀胱刺激症状也逐渐缓解甚至消失,尿液检查接近正常,出现这种情况时称为肾自截。

2. 挛缩膀胱(contracted bladder):膀胱结核时,膀胱壁广泛纤维化和瘢痕收缩致使张力减退,出现膀胱收缩,容量显著减少(<50ml),称为挛缩膀胱。

三、填空题

1. 肺结核　骨、关节结核或消化道结核
2. 尿频、尿急、尿痛　血尿　脓尿
3. 前列腺、精囊
4. 肾皮质内多发结核结节　干酪样物质纤维组织增生
5. 肾结核

四、简答题

1. 简述肾结核的典型临床表现、诊断及治疗。

答 (1)典型临床表现
1)膀胱刺激征。
2)血尿、脓尿。
3)腰痛。
4)肿块(为肾积液肿大表现)。
5)男性生殖系统结核(前列腺结核、精囊结核、附睾结核、输精管结核等)。
6)全身症状(结核中毒症状、高血压、慢性肾衰竭终末期表现)。

(2)诊断
1)病史:①慢性尿路感染进行性加重(或有血尿),抗生素长期治疗无效;②青壮年男性尿路感染,细菌培养无一般细菌生长;③有结核病接触史,或有肺/生殖系统(尤其是附睾)结核。
2)实验室检查:金标准——尿结核杆菌培养阳性;尿沉淀涂片抗酸染色连续检查3次阳性,提示肾结核可能,但不是确诊依据。
3)尿路平片(KUB)、静脉尿路造影(IVU):①肾区钙化——多发斑点状或团块状不均匀高密度影,全肾钙化时肾脏无功能为"肾自截";②脓袋——肾实质脓肿腔与集合系统相通时,尿路造影显示肾脏外侧不规则形腔隙与肾盏相连;③集合系统破坏——肾盂、肾盏轮廓不光滑,肾小盏正常结构消失;④集合系统狭窄;⑤肾积脓——排泄性造影常不显影,逆行造影显示肾盏与肾盂共同形成一大而不规则的囊腔;⑥肾功能损害——排泄性造影集合系统显影延迟、浅淡或不显影。

(3)治疗
1)抗结核药物治疗:①早期肾结核;②围手术期用药(术前2~4周,术后继续用药6~9个月)。
2)手术治疗:肾切除术或肾部分切除术。适用于结核经药物治疗6~9个月无效,肾钙化、脓肿、破坏严重者。

2. 简述延误肾结核诊断的原因。

答 (1)满足于膀胱炎的诊断,长期按膀胱炎使用一般抗感染药物治疗,疗效欠佳,但却未进一步明确引起膀胱炎的原因。

(2)发现男性生殖系统结核,尤其附睾结核,而未意识到男性生殖系统结核与肾结核同时存在,未进一步行尿液检查及尿找抗酸杆菌,有时还需做静脉尿路造影及CT、泌尿系CT三维重建(CTU)检查。

五、病例分析题

试述该患者的诊断及诊断依据。

答 (1)诊断:肾结核。
(2)诊断依据:该患者系青年女性,病史长,反复发作尿频、尿急、尿痛、血尿伴右腰痛,抗生素治疗症状仍反复发作。影像学检查提示右肾功能不全,右上、中肾盏有破坏。根据上述症状、体征,该患者临床诊断肾结核基本成立,且临床肾结核大多为单侧肾结核。

(王玉华)

第51章 尿路梗阻

【学习要点】

一、掌握

1. 肾积水的临床表现、诊断及治疗。
2. 良性前列腺增生的临床表现、诊断及鉴别诊断。

二、熟悉

1. 肾积水的发病机制。
2. 尿潴留的诊断及治疗。
3. 良性前列腺增生的发病机制及药物治疗。

【应试考题】

一、选择题

【A型题】

1. 下列关于肾积水临床特点的叙述，不正确的是　　　　　　　　　　（　）
   A. 长期梗阻引起的肾积水，最终会导致肾功能减退和丧失
   B. 肾积水是由上尿路梗阻引起，下尿路梗阻不引起肾积水
   C. 肾积水合并感染时可出现全身中毒症状
   D. 轻度肾积水多无症状，中重度肾积水可引起腰部疼痛甚至出现腹部包块
   E. 双侧肾完全梗阻可导致急性肾衰竭

2. 下列关于良性前列腺增生特点的叙述，不正确的是　　　　　　　　（　）
   A. 是导致老年患者发生尿失禁的主要因素
   B. 多在50岁以后出现症状
   C. 膀胱小梁和假性憩室是良性前列腺增生导致下尿路梗阻后膀胱内的病理改变
   D. 症状的严重程度与前列腺增生的体积成正比
   E. 可并发腹股沟疝

3. 一般情况下，良性前列腺增生最早出现的症状是　　　　　　　　　（　）
   A. 排尿困难　　　B. 血尿
   C. 尿频　　　　　D. 尿急
   E. 尿痛

4. 对于老年患者如怀疑为良性前列腺增生，最简便的影像学检查是（　）
   A. MRI　　　　　B. B超
   C. CT　　　　　 D. KUB
   E. 膀胱造影

5. 急性尿潴留病因中，属于动力性梗阻的是　　　　　　　　　　　　（　）
   A. 外伤性高位截瘫
   B. 尿道断裂

C. 尿道结石
D. 尿道肿瘤
E. 良性前列腺增生

6. 小儿巨大肾积水的定义是 （　　）
   A. 超过 24 小时尿液总量的肾积水
   B. 导致肾实质显著破坏、肾功能严重丧失的肾积水
   C. 肾积水容量超过 300ml
   D. 肾脏体积巨大,体表能扪及巨大包块
   E. 肾积水容量超过 900ml

7. 肾积水最理想的治疗是 （　　）
   A. 应用保肾药物,防止肾功能损害
   B. 去除病因,保留患肾
   C. 抗生素控制感染,利尿
   D. 肾造瘘术
   E. 肾切除术

8. 下列关于良性前列腺增生药物治疗的叙述,正确的是 （　　）
   A. α 受体阻断药作用于前列腺细胞,抑制前列腺增生
   B. 5α 还原酶抑制剂抑制双氢睾酮生成而降低前列腺内平滑肌张力
   C. 适用于轻、中度症状的良性前列腺增生
   D. 5α 还原酶抑制剂抑制双氢睾酮生成而增加前列腺内平滑肌张力
   E. 5α 还原酶抑制剂抑制双氢睾酮生成而使前列腺部分萎缩

9. 保列治(非那雄胺)治疗良性前列腺增生的机制是 （　　）
   A. 抑制 5α 还原酶
   B. 抑制 H_2 受体
   C. 抑制 α 受体
   D. 抑制 β 受体
   E. 抑制雄激素受体

10. 良性前列腺增生与神经源性膀胱功能障碍的明确鉴别需依靠 （　　）
    A. 有无排尿困难或尿潴留
    B. 残余尿量测定
    C. 有无肾积水和肾功能不全
    D. 有无充溢性尿失禁
    E. 尿流动力学检查

【B 型题】

(11 ~ 12 题共用备选答案)
A. 药物治疗,如激素、α 受体阻断药
B. 导尿 + 抗感染
C. 前列腺切除术或经尿道前列腺电切术
D. 膀胱造瘘
E. 耻骨上膀胱穿刺造瘘术

11. 患者,男,70 岁。进行性排尿困难 6 年余,近 1 周出现排尿疼痛并发热。B 超示前列腺增大,残余尿量 800ml,双侧肾积水。尿常规:WBC 30 ~ 50/HP;血 BUN 及 Scr 升高。入院后首选的治疗是 （　　）

12. 患者,男,70 岁。良性前列腺增生 10 年余,口服药物治疗,1 日前饮酒后出现不能自行排尿,下腹部胀痛。入院后给予留置尿管,进一步治疗宜选 （　　）

(13 ~ 14 题共用备选答案)
A. 前纤维肌区域
B. 移行带
C. 中央带
D. 外周带
E. 尿道前列腺部

13. 良性前列腺增生开始于 （　　）
14. 前列腺癌多起源于 （　　）

【X 型题】

15. 良性前列腺增生适合手术治疗的情形是 （　　）
    A. 伴有反复肉眼及镜下血尿
    B. 合并腹股沟疝
    C. 伴有长期、反复的下尿路感染
    D. 伴有急性尿潴留病史
    E. 伴有尿路括约肌功能障碍

16. 良性前列腺增生的并发症包括（　　）
    A. 腹股沟疝　　B. 尿潴留
    C. 血尿　　　　D. 双肾积水
    E. 膀胱真性憩室

17. 需与良性前列腺增生进行鉴别诊断的疾病是 （　　）
   A. 膀胱颈挛缩
   B. 前列腺癌
   C. 神经源性膀胱功能障碍
   D. 尿道狭窄
   E. 膀胱憩室
18. 下列关于泌尿系梗阻特点的叙述，正确的是 （　　）
   A. 膀胱以上梗阻一般仅累及一侧肾脏
   B. 膀胱以下梗阻对肾功能影响更快
   C. 膀胱以上梗阻肾积水进展快
   D. 膀胱以下梗阻可累及双侧肾
   E. 泌尿系任何部位都可发生梗阻，梗阻持续加重，均可导致肾功能损害
19. 下列属于α受体阻断药的是 （　　）
   A. 特拉唑嗪　　B. 阿夫唑嗪
   C. 多沙唑嗪　　D. 坦索罗辛
   E. 非那雄胺
20. 下列不是老年男性尿路梗阻常见的病因是 （　　）
   A. 良性前列腺增生
   B. 肿瘤
   C. 结石
   D. 结核
   E. 畸形

二、名词解释
1. hydronephrosis
2. 巨大肾积水
3. urinary retention
4. BPH

三、填空题
1. 尿潴留可分为_____和_____，病因可分为_____，其中_____常见。
2. 治疗良性前列腺增生的药物有很多，常用的药物有_____、_____和_____等。

四、简答题
1. 简述良性前列腺增生的临床表现及手术指征。
2. 简述良性前列腺增生药物治疗的分类及药理作用。

五、病例分析题
患者，男，70岁。进行性排尿困难5余年，主要表现为尿流变细、费劲，尿频、尿急、夜尿增多（6~7次/夜），经药物治疗后症状改善不明显；B超示前列腺57mm×60mm×49mm，残余尿量180ml，双肾无积水，双侧输尿管无扩张；最大尿流率8ml/s；心、肺、肝及肾功能无明显异常。
问题：
1. 该患者目前的诊断及诊断依据是什么？
2. 简述治疗方案。

【参/考/答/案】

一、选择题

【A型题】
1. B 2. D 3. C 4. B 5. A
6. A 7. B 8. E 9. A 10. E

【B型题】
11. B 12. C 13. B 14. D

【X型题】
15. ABCD 16. ABCD 17. ABCD
18. ACDE 19. ABCD 20. BCDE

1. B【解析】下尿路梗阻后，为克服阻力，膀胱逼尿肌代偿增生，导致膀胱内压力增高，后期膀胱失去代偿能力时，膀胱肌萎缩、变薄，输尿管口括约肌功能下降，尿液可反流至输尿管、肾盂，引起肾积水。

2. D【解析】良性前列腺增生临床表现的轻重取决于引起梗阻的程度、病变进展速度及有无合并感染,与前列腺体积大小不并不一致。

3. C【解析】良性前列腺增生最常见的早期症状是尿频,夜间尤为明显。

5. A【解析】引起尿潴留的病因分为动力性梗阻和机械性梗阻。①机械性梗阻:如良性前列腺增生、前列腺肿瘤、尿道肿瘤、尿道结石、尿道狭窄等;②动力性梗阻:脊髓或马尾神经损伤、肿瘤、糖尿病等所致的神经源性膀胱功能障碍。

6. A【解析】巨大肾积水是指肾积水容量>1000ml 或小儿超过 24 小时尿量。

7. B【解析】肾积水是尿路梗阻所致,梗阻时间越长,对肾功能的影响越大,故应尽快解除梗阻,保存患肾功能。

8. E【解析】α受体阻断药降低膀胱颈及前列腺的平滑肌张力,减少尿道阻力;5α还原酶抑制剂抑制双氢睾酮生成而使前列腺部分萎缩。

9. A【解析】非那雄胺属于 5α 还原酶抑制剂,可抑制双氢睾酮生成而使前列腺体积缩小,改善排尿症状。

10. E【解析】神经源性膀胱功能障碍与良性前列腺增生临床表现相似,如排尿困难、残余尿量增多、肾积水、肾功能不全等,但前列腺体积不增大,属于动力性梗阻,且患者常用中枢或周围神经损害的表现。尿动力学检查可以明确诊断。

11~12. BC【解析】①老年良性前列腺增生患者,病程 6 年余,已出现尿潴留,且尿常规白细胞升高、血 BUN 及 Scr 升高,首先处理的是进行导尿并留置尿管,因为出现感染,应同时给予抗生素治疗,待上述情况改善后再择期手术;②老年良性前列腺增生患者,同上一题,进一步治疗应选择手术治疗,如前列腺切除术或经尿道前列腺电切术。

13~14. BD【解析】良性前列腺增生开始于移行带,即围绕尿道的腺体。

前列腺癌多发生于前列腺背侧及外侧的外周带。

15. ABCD【解析】尿路括约肌功能障碍者不适合手术治疗,术后尿失禁风险等导致手术效果欠佳,引起不必要的纠纷。

18. ACDE【解析】膀胱以下梗阻对肾功能的影响不快,如良性前列腺增生、尿道结石、尿道狭窄严重时会导致尿潴留,膀胱可以缓冲,只有时间较长时才会导致肾积水。

19. ABCD【解析】α_1 受体主要分布在前列腺平滑肌中,阻滞 α_1 受体可降低膀胱颈及前列腺的平滑肌张力,改善排尿症状。α_1 受体阻滞剂有特拉唑嗪、阿夫唑嗪、多沙唑嗪、坦索罗辛等。

二、名词解释

1. 肾积水(hydronephrosis):尿液从肾盂排出受阻,蓄积后造成肾盂内压力增高,肾盂肾盏扩张,肾实质被压迫萎缩,功能减退。

2. 巨大肾积水:肾积水量>1000ml 或小儿超过 24 小时尿液的总量。

3. 尿潴留(urinary retention):尿液蓄积在膀胱内无法排出,常由排尿困难进行性加重导致;分为急性和慢性两种。

4. 良性前列腺增生(BPH):前列腺间质及腺体成分增生,前列腺增大,膀胱出口梗阻,表现为下尿路症状及相关并发症,是引起老年男性排尿障碍原因中最为常见的一种良性疾病。

三、填空题

1. 急性尿潴留　慢性尿潴留　机械性和动力性梗阻　机械性梗阻
2. α受体阻断药　5α还原酶抑制剂　植物类药

四、简答题

1. 简述良性前列腺增生的临床表现及手术指征。

答 (1)临床表现:尿频、夜尿增多、排

尿犹豫、尿线无力、尿线间断及滴沥、残余尿增多、充溢性尿失禁、急性尿潴留、血尿、膀胱结石和慢性肾功能不全等。

(2) 手术指征：①药物治疗后病情继续发展，尿流动力学有明显改变或残余尿在 50ml 以上；②症状严重影响工作和生活；③已引起上尿路积水和肾功能损害；④反复发生急性尿潴留、尿路感染、肉眼血尿和并发膀胱结石；⑤估计能耐受手术。尿路感染必须得到控制后再行手术。

2. **简述良性前列腺增生药物治疗的分类及药理作用。**

答 ①α 受体阻断药：降低膀胱颈及前列腺的平滑肌张力，减少尿道阻力，改善排尿症状；如特拉唑嗪、阿夫唑嗪、多沙唑嗪、坦索罗辛。②5α 还原酶抑制剂：抑制双氢睾酮生成而使前列腺部分萎缩，从而改善排尿，如非那雄胺、度他雄胺。

五、病例分析题

1. **该患者目前的诊断及诊断依据是什么？**

答 (1) 诊断：良性前列腺增生并尿潴留。

(2) 诊断依据：①进行性排尿困难 5 余年，主要表现为尿流变细、费劲，尿频、尿急、夜尿增多（6~7 次/夜）。②B 超示前列腺体积增大，残余尿量增多，双肾无积水，双侧输尿管无扩张；最大尿流率 <15ml/s，提示存在排尿不畅。

2. **简述治疗方案。**

答 目前常用经尿道前列腺切除术（TURP）。

(王玉华)

第52章 尿路结石

【学/习/要/点】

一、掌握

1. 上尿路结石的临床表现、诊断及治疗。
2. 体外冲击波碎石（ESWL）的适应证及禁忌证。

二、熟悉

1. 尿路结石形成的危险因素、成分及特性。
2. 下尿路结石的临床表现、诊断及治疗。

【应/试/考/题】

一、选择题

【A 型题】

1. 下列不属于尿路结石引起的病理生理改变是 （ ）
   A. 直接损伤　　B. 泌尿系梗阻
   C. 泌尿系感染　D. 对侧肾积水
   E. 泌尿系恶性变
2. 易在碱性尿中形成的结石是 （ ）
   A. 磷酸盐结石　B. 草酸盐结石
   C. 尿酸盐结石　D. 胱氨酸结石
   E. 黄嘌呤结石
3. 腹部 X 线平片不易显影的结石是（ ）
   A. 草酸盐结石　B. 尿酸结石
   C. 磷酸盐结石　D. 碳酸盐结石
   E. 混合结石
4. 上尿路结石的血尿特点是 （ ）
   A. 活动后血尿　B. 终末血尿
   C. 无痛性血尿　D. 初始血尿
   E. 血尿伴血块
5. 下列关于体外冲击波碎石治疗尿路结石的叙述，不正确的是 （ ）
   A. 上尿路结石合并结石远端梗阻者禁用
   B. 小于 2cm 的肾结石碎石效果较好
   C. 是上尿路结石最常用的治疗方法
   D. 对胱氨酸结石疗效差
   E. 如需再次治疗，间隔时间不少于 5 日
6. 患者，男，30 岁。B 超发现右肾盂结石，大小 2cm×1.5cm，合并轻度肾积水。首选的治疗方案是 （ ）
   A. 体外冲击波碎石
   B. 经皮肾镜碎石
   C. 多饮水 + 药物治疗
   D. 肾盂切开取石
   E. 服用中药排石
7. 上尿路结石的典型症状是 （ ）
   A. 腰痛 + 血尿　B. 腰痛 + 尿痛
   C. 血尿 + 尿痛　D. 尿频 + 血尿
   E. 腰痛 + 尿频

8. 右肾结石,大小约0.6cm,光滑,肾盂轻度积水。治疗宜选择 （　　）
   A. 腹腔镜下肾实质切开取石
   B. 经尿道输尿管软镜钬激光碎石取石术
   C. 腹腔镜下肾盂切开取石
   D. 体外冲击波碎石术
   E. 经皮肾镜碎石取石术

9. 诊断膀胱结石,最可靠的检查方法是 （　　）
   A. 双合诊检查
   B. 金属尿道探子检查
   C. 依据典型的尿流中断症状
   D. 腹部平片检查
   E. 膀胱镜检查

10. 下列关于体外冲击波碎石禁忌证的叙述,不正确的是 （　　）
    A. 过于肥胖
    B. 鹿角形结石
    C. 结石远端尿路梗阻
    D. 妊娠
    E. 泌尿系感染急性期

11. 伴有膀胱刺激症状及尿道和阴茎头部放射疼者,考虑为 （　　）
    A. 肾盂结石
    B. 输尿管上段结石
    C. 输尿管中段石
    D. 输尿管末段结石
    E. 尿道结石

12. 经皮肾镜碎石取石术的最佳适应证不包括 （　　）
    A. 肾结石大小约1.7cm
    B. 移植肾合并结石梗阻
    C. 鹿角形结石
    D. L_4椎体以上的输尿管结石,大小约1.6cm
    E. 有症状的肾盏或憩室内结石

13. 预防尿酸结石可使用 （　　）
    A. 维生素C
    B. 氯化钾
    C. 氯化铵
    D. 别嘌呤醇
    E. 维生素E

14. 下列关于尿路结石流行病学特点的叙述,正确的是 （　　）
    A. 尿路结石患者中,男性所占比例高于女性
    B. 在我国,北方地区尿结石发病率高于南方
    C. 尿路结石是一种终生疾病,具有较高的复发率
    D. 尿路结石发生部位与饮食结构、营养状况有关
    E. 尿路结石好发生于30~50岁

【B型题】

(15~17题共用备选答案)
A. 酸性尿　　B. 碱性尿
C. 中性尿　　D. 以上都是
E. 以上都不是

15. 胱氨酸结石形成于 （　　）
16. 磷酸镁铵结石形成于 （　　）
17. 草酸钙结石形成于 （　　）

【X型题】

18. 尿路结石在下列哪些部位形成（　　）
    A. 膀胱　　B. 输尿管上段
    C. 尿道　　D. 输尿管下段
    E. 肾

19. 下列关于尿路结石预防机制的叙述,不正确的是 （　　）
    A. 服用氧化镁以减少尿液中的草酸盐排出
    B. 碱化尿液以利于磷酸盐的溶解
    C. 服用维生素B_6以增加尿中草酸盐的溶解
    D. 患草酸盐结石者应高蛋白、高糖饮食
    E. 别嘌呤醇可使尿酸形成减少

20. 下列关于上尿路结石临床特点的叙述,正确的是 （　　）
    A. 结石越大,越易引起疼痛
    B. 可引起肉眼血尿或镜下血尿

C. 结石可引起钝痛或绞痛
D. 伴感染时可有尿频、尿急、尿痛等症状
E. 双侧或孤立肾上尿路结石完全梗阻可无尿

21. 患者,男,70岁。排尿困难5余年,腹部X片发现膀胱区有一大小约2cm椭圆形高密度阴影。患者可能有的症状是 （ ）
A. 肉眼血尿或镜下血尿
B. 肾绞痛
C. 尿频、尿急、尿痛
D. 尿流中断
E. 排尿困难

22. 输尿管结石易停留的部位是 （ ）
A. 肾盂与输尿管交界处
B. 膀胱三角区
C. 肾盏
D. 输尿管与髂总动脉交界处
E. 输尿管的膀胱开口处

二、名词解释
1. urolithiasis
2. ESWL

三、填空题
1. 尿路结石可分上尿路结石和下尿路结石,前者包括_____和_____,后者包括_____和_____。
2. 输尿管的三个狭窄处是结石的好发部位,它们是_____、_____和_____。
3. 继发性膀胱结石常继发于_____、_____、_____和_____。

四、简答题
1. 简述结石预防的原则。
2. 简述输尿管结石的诊断要点。
3. 简述体外冲击波碎石的适应证、禁忌证及并发症。
4. 简述形成尿路结石的代谢因素。

五、病例分析题
患者,男,38岁。因间断右侧腰背部疼痛2周入院。患者2周前开始无明显诱因间断出现右侧腰背部疼痛,呈胀痛,不向周围放射,变换体位无缓解,伴恶心,未呕吐。伴有尿频、尿急、尿痛,无肉眼血尿,无畏寒、发热。查体:T 36.9℃,P 86次/分,R 21次/分,BP 130/80mmHg。意识清,痛苦面容。心律齐,未闻及杂音。腹平软,肝脾、双肾未触及,右肾区压痛(+),右肋脊角叩痛(+)。双侧输尿管走行区无压痛,双下肢无水肿。尿常规:尿蛋白(±),pH 7.0,红细胞5~8/HP,白细胞20~30/HP。腹部B超示右侧肾区可见强回声影,后方伴声影,轻度肾积水。腹部X线平片见右肾区高密度影。
问题:
1. 请为该患者做出诊断,并列出诊断依据。
2. 请为该患者拟定治疗方案。

【参/考/答/案】

一、选择题

【A型题】
1. D　2. A　3. B　4. A　5. E
6. A　7. A　8. B　9. E　10. B
11. D　12. A　13. D　14. C

【B型题】
15. A　16. B　17. A

【X型题】
18. AE　19. ABCD　20. BCDE
21. ACDE　22. ADE

第52章 尿路结石

2. A【解析】磷酸镁铵及磷酸盐沉淀易在碱性尿液中形成，尿酸和胱氨酸结晶易在酸性尿液中形成。

3. B【解析】纯尿酸结石、胱氨酸结石在X线上不显影。

4. A【解析】上尿路结石通常为镜下血尿，少部分患者可见肉眼血尿。活动后出现镜下血尿可为上尿路结石的唯一临床表现。血尿的程度与结石对尿路黏膜损伤的程度有关，活动可加重结石对黏膜的损伤；而结石导致尿路完全梗阻或固定时，可无血尿。

5. E【解析】体外冲击波碎石治疗尿路结石，若需再次治疗，需间隔10～14日以上，治疗次数不超过3～5次。

6. A【解析】直径≤2cm的肾结石及输尿管上段结石，首选体外冲击波碎石。该患者肾盂结石，最大直径2cm，首选体外冲击波碎石治疗。

8. B【解析】右肾结石，大小约0.6cm，光滑，肾轻度积水，若输尿管无梗阻，可首先药物排石，但该患者出现肾盂轻度积水，考虑输尿管可能存在梗阻，故可选择经尿道输尿管软镜碎石术。

9. E【解析】膀胱镜检查能直接见到结石，并可发现尿道、膀胱病变，是膀胱结石最可靠的检查方法。

10. B【解析】体外冲击波碎石的禁忌证：结石远端尿路梗阻、妊娠、出血性疾病、尚未控制的泌尿系感染、严重心脑血管病、主动脉或肾动脉瘤等。结石定位不清、肾位置过高、过于肥胖等也不适宜采用。

11. D【解析】位于输尿管膀胱壁段的结石，可伴有膀胱刺激症状，并有尿道、阴茎头部放射痛。

13. D【解析】别嘌呤醇及其代谢产物，可抑制黄嘌呤氧化酶，使次黄嘌呤及黄嘌呤不能转化为尿酸，即尿酸合成减少，进而降低血中尿酸浓度，减少尿酸盐在骨、关节及肾脏的沉着，为抑制尿酸合成的药物。

18. AE【解析】尿路结石在肾和膀胱内形成，大部分输尿管结石及尿道结石为结石走行中停留于该处所致。

19. ABCD【解析】口服氧化镁可增加尿中草酸溶解度；尿酸结石患者可口服别嘌呤醇和碳酸氢钠，以抑制结石形成，但碱化尿液可增加磷酸盐结石的形成；口服维生素B_6可减少草酸盐排出；尿路结石患者应限制钠盐、蛋白质的过量摄入，同时增加水果、蔬菜、粗粮及纤维素摄入。

20. BCDE【解析】输尿管急性梗阻会引起疼痛，而结石大小与梗阻程度不成正比，与疼痛程度无关。

21. ACDE【解析】老年男性，排尿困难5余年，X线检查提示膀胱结石，初步考虑为膀胱结石、良性前列腺增生；可能有血尿或镜下血尿、尿频、尿急、尿痛、排尿中断及排尿困难的症状。

22. ADE【解析】输尿管结石易停留于三个生理狭窄处，即肾盂输尿管连接处、输尿管跨髂血管及输尿管膀胱壁段。

二、名词解释

1. 尿路结石（urolithiasis）：又称尿石症，是多种病理因素相互作用引起的泌尿系统内任何部位的结石病，包括肾结石、输尿管结石、膀胱结石和尿道结石。

2. 体外冲击波碎石（ESWL）：利用X线或B超对结石定位，通过冲击波使结石裂开，甚至粉碎，以便从尿液排出。

三、填空题

1. 肾结石　输尿管结石　膀胱结石　尿道结石

2. 肾盂输尿管连接处　越过髂血管处　膀胱壁内段

3. 良性前列腺增生　膀胱憩室　神经源

性膀胱　异物或肾、输尿管结石排入膀胱

四、简答题

1. 简述结石预防的原则。

答 （1）多饮水,保持尿量在2000ml/d以上。

（2）及时解除尿路梗阻,控制尿路感染。

（3）根据结石成分调节饮食。

（4）伴有甲状旁腺功能亢进时,治疗甲状旁腺功能亢进。

（5）对于草酸盐结石患者,可口服维生素B_6减少草酸盐的排出,氧化镁可增加草酸盐结石的溶解度;别嘌呤醇、碳酸氢钠可减少尿酸结石的形成。

2. 简述输尿管结石的诊断要点。

答 （1）典型的临床表现:肾绞痛、镜下血尿甚至肉眼血尿,恶心、呕吐、膀胱刺激症状。

（2）实验室检查:检测血钙、尿酸、肌酐;尿液检查常见肉眼或镜下血尿,合并感染时可有脓尿;结石成分分析。

（3）影像学检查:首选超声（无创）、X线（尿路平片能发现90%以上的阳性结石）。

3. 简述体外冲击波碎石的适应证、禁忌证及并发症。

答 （1）适应证:直径≤2cm的肾结石、输尿管上段结石。

（2）禁忌证:妊娠（绝对禁忌证）、结石远端尿路梗阻、出血性疾病、严重心脑血管病、安置心脏起搏器者、严重肾功能不全（血肌酐≥265μmol/L）、急性尿路感染、泌尿系统活动性结核、主动脉或肾动脉瘤、严重肥胖、骨骼畸形等。

（3）并发症:血尿、肾绞痛、皮肤损伤、"石街"形成、尿路梗阻、发热、心脏合并症、肾实质受损或肾周围血肿等。

4. 简述形成尿路结石的代谢因素。

答 （1）形成结石的物质排出增加:如尿中钙、草酸、尿酸或胱氨酸排出量增加。再吸收性高尿钙症（长期卧床,甲状旁腺功能亢进）;特发性高尿钙症（吸收性高尿钙症——肠道吸收钙增多;肾性高尿钙症——肾小管再吸收钙减少）,其他代谢异常及肾小管酸中毒等,均使尿钙排出增加。尿酸排出增加（痛风,尿持续酸性,慢性腹泻及噻嗪类利尿剂）。高草酸尿症（内源性合成草酸增加或肠道吸收草酸增加）。

（2）尿pH改变:pH升高,呈碱性尿液——易形成磷酸盐结石;pH降低,呈酸性尿液——易形成尿酸结石、胱氨酸结石。

（3）尿中抑制晶体形成和聚集的物质（枸橼酸、焦磷酸盐、镁、酸性黏多糖、某些微量元素等）减少。

（4）尿量减少,盐类和有机物浓度增高。

五、病例分析题

1. 请为该患者做出诊断,并列出诊断依据。

答 （1）诊断:右肾结石合并尿路感染。

（2）诊断依据:青年男性,间断右侧腰痛伴镜下血尿,尿频、尿急、尿痛。右肾区压痛、叩击痛阳性。尿常规示白细胞增多。腹部B超示右侧肾区强回声影,后方伴声影,轻度肾积水。腹部X线检查见右肾区高密度影。

2. 请为该患者拟定治疗方案。

答 ①解痉止痛;②抗感染治疗;③微创或开放手术取石;④术后采取预防结石复发的措施。

（王玉华　郑　航）

第53章 泌尿、男生殖系统肿瘤

【学/习/要/点】

一、掌握

1. 肾细胞癌及肾母细胞瘤的临床表现、诊断、鉴别诊断及治疗。
2. 尿路上皮肿瘤(膀胱癌、肾盂及输尿管癌等)的病理、临床表现、诊断、鉴别诊断及治疗原则。
3. 前列腺癌的病理、临床表现、诊断、鉴别诊断及治疗。

二、熟悉

1. 睾丸肿瘤的病理、临床表现、诊断及治疗。
2. 阴茎癌的病因、病理、临床表现、诊断、鉴别诊断及治疗原则。
3. 肾错构瘤的病理、诊断及治疗。

【应/试/考/题】

一、选择题

【A 型题】

1. 膀胱癌的临床和病理分期的主要依据为　　　　　　　　　　(　　)
   A. 组织学类型　　B. 分化程度
   C. 生长方式　　　D. 生长部位
   E. 浸润深度

2. 泌尿系统最常见的肿瘤是　(　　)
   A. 膀胱肿瘤　　B. 睾丸肿瘤
   C. 阴茎肿瘤　　D. 肾肿瘤
   E. 输尿管肿瘤

3. 下列关于膀胱肿瘤所致血尿的叙述，不正确的是　　　　　　　　(　　)
   A. 一般为间歇性出现
   B. 多数为全程肉眼血尿
   C. 出血量与肿瘤大小、数目呈正相关
   D. 大多数为无痛性
   E. 出血量与肿瘤恶性程度不成比例

4. 腹部包块出现最早的是　　(　　)
   A. 肾细胞癌　　B. 肾母细胞瘤
   C. 膀胱癌　　　D. 肾囊肿
   E. 肾盂癌

5. 下列哪种肾肿瘤手术后配合化学治疗、放射治疗可显著提高术后生存率　(　　)
   A. 肾透明细胞癌　　B. 肾乳头状癌
   C. 肾嫌色细胞癌　　D. 肾母细胞瘤
   E. 肾集合管癌

6. 前列腺癌筛查最常用的肿瘤标志物是　　　　　　　　　　(　　)
   A. AFP　　　　B. CA199
   C. AKP　　　　D. CEA
   E. PSA

· 331 ·

7. 如果需排除患者前列腺癌,最准确的检查方法是 （ ）
   A. 前列腺 MRI   B. 前列腺指检
   C. 泌尿系彩超   D. 前列腺穿刺活检
   E. 骨扫描
8. 多发的 T_1 膀胱癌,经治疗多次复发并且恶性程度增高,应选择 （ ）
   A. 经尿道肿瘤切除
   B. 经膀胱肿瘤切除
   C. 膀胱全切除术
   D. 膀胱部分切除术
   E. 膀胱灌注抗癌药
9. 目前认为能预防的肿瘤是 （ ）
   A. 肾细胞癌   B. 膀胱癌
   C. 前列腺癌   D. 睾丸癌
   E. 阴茎癌
10. 前列腺癌最常见的转移部位是（ ）
    A. 肺   B. 肝
    C. 脊柱   D. 膀胱
    E. 脑
11. 患者,男,60岁。间歇性全程无痛肉眼血尿1个月,可见条状血块,静脉肾盂造影提示左肾盂充盈缺损。首先考虑的疾病是 （ ）
    A. 肾盂癌   B. 输尿管癌
    C. 肾细胞癌   D. 肾结石
    E. 肾结核
12. 患者,男,65岁。无痛性全程肉眼血尿1周,尿脱落细胞学检查可见癌细胞。下列检查对进一步诊断最有意义的是 （ ）
    A. 膀胱镜检查   B. 泌尿系彩超
    C. 静脉肾盂造影   D. 腹部X线检查
    E. 膀胱镜检查+逆行肾盂造影
13. 肾母细胞瘤经血行转移最常至（ ）
    A. 肝   B. 肺
    C. 脑   D. 脊柱
    E. 胃肠
14. 患者,男,68岁。1周前泌尿系彩超检查提示左肾不均质的中低回声实性肿块,无血尿、腰痛等症状,入院后CT检查提示左肾占位性病变,大小约4cm,密度略低于正常肾实质,注射造影剂后有增强,呈"快进快出"表现。最可能的诊断是 （ ）
    A. 肾细胞癌   B. 肾错构瘤
    C. 肾母细胞瘤   D. 肾囊肿
    E. 肾血管瘤

【B型题】

(15~19题共用备选答案)
   A. 移行细胞癌   B. 腺癌
   C. 鳞癌   D. 透明细胞癌
   E. 精原细胞癌
15. 阴茎癌绝大多数是 （ ）
16. 膀胱癌最常见的病理学类型是（ ）
17. 肾细胞癌最常见的病理学类型是
                                  （ ）
18. 前列腺癌98%为 （ ）
19. 睾丸肿瘤最多见的是 （ ）

【X型题】

20. "肾细胞癌三联征"包括 （ ）
    A. 血尿   B. 腰痛
    C. 腹部肿块   D. 发热
    E. 体重减轻
21. 前列腺癌的治疗方法包括 （ ）
    A. 手术治疗   B. 化学治疗
    C. 放射治疗   D. 内分泌治疗
    E. 免疫治疗
22. 肾细胞癌的病理类型有 （ ）
    A. 透明细胞癌   B. 乳头状细胞癌
    C. 移行细胞癌   D. 嫌色细胞癌
    E. 集合管癌
23. 患者,男,75岁。排尿困难10年,一直按良性前列腺增生治疗。近2周来出现终末血尿,且诉有腰椎疼痛症状。直肠指检:前列腺有不规则硬结节,高度怀疑前列腺癌。为明确诊断,需做的检查是 （ ）
    A. 血清前列腺特异性抗原

B. 经直肠前列腺超声检查
C. 膀胱镜检查
D. 经会阴前列腺穿刺活检
E. 全身放射性核素扫描

24. 下列关于阴茎癌的叙述,正确的是
（　　）
A. 大多有包茎或包皮过长史
B. 很少浸润至尿道
C. 病理类型主要是鳞癌
D. 结节型阴茎癌以向外生长为主
E. 主要转移途径是血行转移

二、名词解释
1. 肾母细胞瘤
2. 肾错构瘤

三、填空题
1. _____是膀胱癌最常见和最早出现的症状。
2. 肾盂及输尿管肿瘤标准的手术方式是切除_____和_____。
3. _____是目前诊断肾细胞癌最可靠的影像学检查方法。
4. 小儿泌尿系统最常见的恶性肿瘤是_____,其最常见的症状是_____。
5. 前列腺的_____是癌最常发生的部位。
6. 阴囊Paget病手术切除范围应距皮损边缘_____以上。

四、简答题
1. 简述阴茎癌的手术治疗原则。
2. 简述根治性肾切除术的手术切除范围。
3. 简述前列腺癌的常用诊断方法。

五、论述题
试述膀胱癌的临床表现及治疗原则。

六、病例分析题
患者,男,65岁。主因"间断性无痛全程肉眼血尿1个月"入院,泌尿系彩超检查示膀胱两侧壁及后壁可见多个直径1～4cm肿物,双肾及输尿管未见异常。KUB + IVU示双肾输尿管显影良好,膀胱内可见多处充盈缺损。
试述目前该患者考虑的诊断、诊断依据及治疗方案。

【参/考/答/案】

一、选择题

【A型题】
1. E   2. A   3. C   4. B   5. D
6. E   7. D   8. C   9. E   10. C
11. A   12. E   13. B   14. A

【B型题】
15. C   16. A   17. D   18. B   19. E

【X型题】
20. ABC   21. ABCDE   22. ABDE
23. ABDE 24. ABC

1. E【解析】膀胱壁浸润深度是膀胱肿瘤临床和病理分期的依据。

3. C【解析】血尿是膀胱肿瘤最常见的症状,多数患者表现为间歇性无痛性全程肉眼血尿,出血量与肿瘤大小、数目及恶性程度并不一致。

5. D【解析】肾细胞癌对化学治疗、放射治疗均不敏感,肾母细胞瘤手术联合化学治疗、放射治疗可显著提高生存率。

6. E【解析】前列腺特异性抗原(PSA)是前列腺癌重要的血清肿瘤标志物,前列腺癌时升高,且其升高的程度与体内肿瘤负荷的多少呈正相关。

8. C【解析】对于多次复发且恶性程度较高

的 T_1 期膀胱癌患者,建议行根治性膀胱切除术。

10. C【解析】前列腺癌最常见的转移部位是淋巴结和骨骼,其他包括肺、肝及脑等。

11. A【解析】间歇性无痛肉眼血尿是肾盂癌最常见的症状,偶可见条状血块,静脉肾盂造影可发现肾盂充盈缺损、肾积水等。

12. E【解析】尿脱落细胞学可见癌细胞提示尿路上皮肿瘤可能性大(肾盂、输尿管癌、膀胱癌等),膀胱镜检查可明确有无膀胱肿瘤,逆行肾盂造影可排除有无上尿路肿瘤。

13. B【解析】肾母细胞瘤血行转移最常见的转移部位是肺,其次为肝,亦可转移至脑等。

14. A【解析】肾细胞癌早期无明显临床症状,多于体检时发现,超声表现多为不均质的中低回声实性肿块,CT 平扫时肿物密度略低于或与肾实质相仿,增强扫描后明显强化,注射造影剂呈"快进快出"表现。

20. ABC【解析】肾细胞癌的"三联征"包括肉眼血尿、腰痛、腹部肿块,临床已很少见,约为10%。

21. ABCDE【解析】早期前列腺癌(肿瘤在前列腺内部)可以行根治性前列腺切除术或根治性放射治疗达到良好的治疗效果;目前前列腺癌放射治疗包括根治性放疗和姑息性放疗,根治性放疗可达到治愈效果,5~10年存活率和手术治疗相似;大多数前列腺癌可以通过内分泌治疗有效抑制肿瘤的生长,但一定时间后会出现病情的进展,即去势抵抗性前列腺癌(CRPC)。晚期前列腺癌的主要治疗方法有化学治疗、免疫治疗及靶向药物治疗等。

22. ABDE【解析】肾细胞癌起源于肾小管上皮细胞,病理类型包括透明细胞癌、乳头状细胞癌、嫌色细胞癌、未分类肾细胞癌、集合管癌、肾髓质癌和基因相

关性肾细胞癌。移行细胞癌为膀胱癌的常见病理类型。

23. ABDE【解析】直肠指检、超声引导下前列腺穿刺活检和血清前列腺特异性抗原(PSA)测定是临床诊断前列腺癌的基本方法,对于怀疑有骨转移者需行全身放射核素扫描。

24. ABC【解析】阴茎癌的发病危险因素包括包茎、包皮过长、慢性包皮龟头炎等,多见于40~60岁有包茎或包皮过长的患者。绝大多数为鳞癌,很少浸润至尿道引起排尿困难,转移途径主要经淋巴转移至两侧腹股沟淋巴结,经血行扩散发生远处转移者极少见。

二、名词解释

1. 肾母细胞瘤：又称肾胚胎瘤或 Wilms 瘤,是从胚胎性肾组织发生,由间质、上皮和胚芽三种成分组成的恶性肿瘤。为儿童最常见的肾脏恶性肿瘤。

2. 肾错构瘤：又称肾血管平滑肌脂肪瘤,是由血管、平滑肌、脂肪组织组成的肾脏良性肿瘤。

三、填空题

1. 血尿
2. 病肾　全长输尿管
3. CT
4. 肾母细胞瘤　腰部肿块
5. 外周带
6. 2cm

四、简答题

1. **简述阴茎癌的手术治疗原则。**

答　手术治疗原则：根治性切除肿瘤病灶(保证切缘无肿瘤),最大程度保留阴茎的功能与外观。

2. **简述根治性肾切除术的手术切除范围。**

答　患侧肾周筋膜、肾周脂肪、患肾、同侧肾上腺、髂血管分叉以上输尿管、区域淋巴结(自肠系膜上动脉起源处至肠

系膜下动脉起源以上、下腔静脉及主动脉旁淋巴结)。

3. 简述前列腺癌的常用诊断方法。

答 前列腺癌的常用诊断方法：直肠指诊、相关实验室检查(PSA 等)、经直肠 B 超(特异性较低)、多参数 MRI(优于其他影像学检查方法)、前列腺穿刺病理活检(金标准)。

五、论述题

试述膀胱癌的临床表现及治疗原则。

答 (1)临床表现：①好发人群——50～70 岁男性。②间断性全程无痛性血尿(最常见)。③膀胱刺激症状。④排尿困难、尿潴留。⑤晚期肿瘤表现。肿瘤侵及输尿管可致肾积水、肾功能不全。肿瘤广泛浸润、转移时，可出现膀胱区/腰骶部疼痛、下肢水肿、转移器官受损、体重下降、恶病质等。

(2)治疗原则：以手术治疗为主，化疗、放疗、免疫治疗为辅。手术治疗应根据肿瘤的分期、分级、大小、数目、复发性及患者全身状况、继往治疗情况等选择合适的手术方式。①非肌层浸润性膀胱癌(Tis、T_a、T_1)——经尿道膀胱肿瘤电切术，术后辅以膀胱腔内灌注化疗或免疫治疗。②肌层浸润性膀胱癌($T_2 \sim T_4$)——根治性膀胱切除术联合盆腔淋巴结清扫术(标准术式)，辅以术前、术后化学治疗及放射治疗。③无法手术治愈的转移性膀胱癌首选全身化疗。

六、病例分析题

试述目前该患者考虑的诊断、诊断依据及治疗方案。

答 (1)诊断：膀胱肿瘤。

(2)诊断依据：①老年男性，间断性无痛全程肉眼血尿 1 个月；②泌尿系彩超示膀胱两侧壁及后壁可见多个肿物；③KUB + IVU 示膀胱多处充盈缺损。

(3)治疗方案：该患者膀胱肿瘤为多发，且体积较大，经尿道膀胱肿瘤电切术不能彻底切除肿瘤，需行根治性膀胱切除术。

(刘高瑞 郑 航)

第54章 泌尿、男生殖系统的其他疾病

【学/习/要/点】

一、掌握

1. 精索静脉曲张的病因、临床表现、诊断、鉴别诊断及治疗。
2. 鞘膜积液的病因、类型、临床表现、诊断、鉴别诊断及治疗原则。

二、熟悉

1. 肾下垂的病因、病理、临床表现、诊断、鉴别诊断及治疗。
2. 肾血管性高血压的病因、病理、诊断及治疗。
3. 女性压力性尿失禁的病因、临床表现、诊断、鉴别诊断及治疗原则。

【应/试/考/题】

一、选择题

【A型题】

1. 下列关于精索静脉曲张临床特点的叙述,不正确的是（　　）
   A. 发病率为10%～15%,左侧多见
   B. 可伴睾丸萎缩和精子生成障碍,在男性不育中占15%～40%
   C. 临床上继发性精索静脉曲张多见
   D. 其他部位肿瘤也可引起继发性精索静脉曲张
   E. 目前最有效的治疗仍是外科手术

2. 下列关于肾下垂的叙述,正确的是（　　）
   A. 症状表现为腰痛、腹胀、恶心、食欲缺乏、失眠、头晕、乏力等
   B. 静脉尿路造影是诊断最直接的方法
   C. 多见于20～40岁瘦长体型的女性
   D. 多采取保守治疗
   E. 以上均正确

3. 患儿,男,6月龄。诊断为右侧交通性鞘膜积液。最佳治疗方案是（　　）
   A. 观察到1岁　　B. 立即引流
   C. 药物治疗　　　D. 鞘膜翻转术
   E. 穿刺抽吸

4. 精索静脉曲张多见于左侧的原因不包括（　　）
   A. 左侧的精索内静脉行程较长,并垂直进入左肾静脉,因而血流阻力较大
   B. 左侧精索内静脉受到前方乙状结肠压迫
   C. 肠系膜上动脉和主动脉在搏动时压迫左肾内静脉回流

· 336 ·

D. 精索内静脉周围的结缔组织薄弱,瓣膜功能不健全,左侧受影响尤为明显
E. 下路梗阻时,可发生左侧精索静脉曲张

5. 交通性鞘膜积液的病因是 (　　)
   A. 外伤　　　　　B. 炎症
   C. 原因不明　　　D. 丝虫病
   E. 鞘状突未闭合

6. Dietl 危象见于 (　　)
   A. 肾结石
   B. 肾血管性高血压
   C. 肾下垂
   D. 肾癌
   E. 肾结核

【B 型题】

(7~10 题共用备选答案)
   A. 睾丸鞘膜积液　　B. 交通性鞘膜积液
   C. 睾丸肿瘤　　　　D. 腹股沟斜疝
   E. 精索静脉曲张

7. 患者,男,35 岁。阴囊包块,透光试验阴性,平卧后消失。最可能的诊断为 (　　)

8. 患者,男,30 岁。3 个月前站立较久或行走过多感觉阴囊下坠,休息、平卧后症状消失。最可能的诊断为 (　　)

9. 患儿,男,4 岁。右侧阴囊包块,平卧后可消失,透光试验阳性。最可能的诊断是 (　　)

10. 患者,男,22 岁。发现右侧阴囊内鸡蛋大小肿块半年,无痛,平卧后无缩小。扣之有囊性感,透光试验(+)。最可能的诊断为 (　　)

【X 型题】

11. 肾下垂的诊断依据是 (　　)
    A. 卧、立位触诊了解肾脏向下移动度超过 3cm
    B. 平卧触诊肾位于脐以下
    C. 肾盂造影立、卧位各一张片,肾盂影移动超过生理范围

    D. 卧位肾盂造影位于盆腔
    E. 触诊肾脏在立位较卧位下降超过一个椎体

12. 肾下垂的治疗方法包括 (　　)
    A. 症状不明显者无须治疗
    B. 使用紧束弹性宽腰带或肾托
    C. 肾悬吊固定术
    D. 肾脏切除术
    E. 肾脏移植术

13. 鞘膜积液根据鞘状突闭合不全的部位,可以分为哪些类型 (　　)
    A. 睾丸鞘膜积液
    B. 精索鞘膜积液
    C. 先天性鞘膜积液
    D. 婴儿型鞘膜积液
    E. 附睾囊肿

14. 下列关于精索静脉曲张的叙述,正确的是 (　　)
    A. 患侧阴囊有坠胀感、隐痛,步行或站立过久则症状加重,平卧休息后症状可缓解或消失。
    B. 影响精子产生和精液质量
    C. 立位时于阴囊内可触到如蚯蚓状团块,卧位时缩小或消失
    D. 左侧精索静脉曲张发病率明显高于右侧
    E. 均需手术治疗

15. 下列关于鞘膜积液治疗的叙述,正确的是 (　　)
    A. 婴儿先天性鞘膜积液 1 岁以内不需手术治疗
    B. 成人睾丸鞘膜积液均需手术治疗
    C. 交通性鞘膜积液只需行睾丸鞘膜切除+翻转术
    D. 继发性鞘膜积液必须治疗原发病
    E. 精索鞘膜积液需将鞘膜囊全部切除

16. 阴囊内肿块鉴别诊断时错误的检查是 (　　)
    A. 腹股沟斜疝可还纳、有冲击感、透光试验阴性
    B. 精索静脉曲张为蚯蚓状,卧位时缩小或消失

C. 交通性鞘膜积液卧位时鞘膜囊不缩小
D. 睾丸肿瘤有沉重感,透光试验阴性,可做诊断性穿刺
E. 睾丸鞘膜积液透光试验可为阴性

17. 肾血管性高血压的诊断方法有(　　)
A. 腹主-肾动脉造影
B. 血浆肾素活性测定
C. 排泄性尿路造影
D. 血管紧张素阻滞试验
E. 磁共振血管成像

18. 下列关于肾血管性高血压临床特点的叙述,不正确的是 (　　)
A. 青年发病以男性多见
B. 常用降压药物无效或疗效不佳
C. 腰背部及肋腹部可有疼痛,少数患者可闻及血管杂音
D. 一般有高血压家族史
E. 长期高血压骤然加剧或高血压突发发作

二、名词解释
1. SUI
2. 交通性鞘膜积液
3. 继发性精索静脉曲张

三、填空题
1. _____ 是目前确诊肾血管性高血压的金标准,是手术治疗的必要依据。

2. 肾血管性高血压是肾动脉有严重的狭窄性病变,引起肾动脉狭窄的原因主要有 _____、_____ 和 _____。
3. 正常鞘膜囊内仅有少量浆液,当鞘膜的分泌与吸收功能失去平衡时,可形成 _____。
4. 肾下垂最主要的症状是 _____。
5. 压力性尿失禁首选的手术方式为 _____。

四、简答题
1. 简述肾下垂的分度。
2. 简述精索静脉曲张的分级。

五、论述题
试述鞘膜积液的治疗原则。

六、病例分析题
患者,男,26岁。婚后2年不育。以"阴囊坠胀疼痛半年余"为主诉就诊。查体:立位时左侧阴囊表面可见蚯蚓状曲张的团块,平卧后缩小。
问题:
1. 该患者首先考虑的诊断是什么?
2. 需进一步完善哪些检查?具体治疗方案是什么?

【参/考/答/案】

一、选择题

【A型题】
1. C　2. E　3. A　4. E　5. E
6. C

【B型题】
7. D　8. E　9. B　10. A

【X型题】
11. CE　12. ABC　13. ABCD
14. ABCD　15. ADE　16. CDE
17. ABCDE　18. ACD

1. C【解析】精索静脉曲张是指精索内蔓状静脉丛的异常伸长、扩张和迂曲,分原发性和继发性,临床上以原发性多见。

多见于青壮年,左侧发病率高。精索静脉曲张可影响精子产生和精液质量,占男性不育的15%~40%。目前主要的治疗方法为手术治疗。

2. E【解析】肾下垂多发生于20~40岁瘦高体型的女性,右侧多于左侧。腰痛为主要症状,肾蒂血管或输尿管扭转时可表现为肾绞痛、恶心、呕吐等症状,称Dietl危象。肾活动过大时,对腹腔神经丛的牵拉可引起消化不良、恶心、呕吐等症状。排泄性尿路造影先后在平卧位和直立位摄片,若肾盂较正常位置下降超过一个椎体即可诊断。多采用保守治疗,如症状较重,保守治疗无好转且合并肾积水感染者,宜行肾悬吊固定术。

3. A【解析】婴儿先天性鞘膜积液多可自行吸收消退,可暂不手术,1岁以后仍存在者可行手术治疗。

4. E【解析】左精索内静脉呈直角注入左肾静脉,左肾静脉走行于主动脉和肠系膜上动脉之间,左精索内静脉下段位于乙状结肠后面,上述解剖结构使左精索内静脉容易受压,增加静脉回流阻力。左精索内静脉进入左肾静脉的入口处有瓣膜防止逆流,若静脉瓣发育不全,静脉丛壁的平滑肌或弹力纤维薄弱,会导致精索静脉曲张,称为原发性精索静脉曲张。下尿路梗阻与精索静脉曲张的发生无关。

5. E【解析】胚胎早期,睾丸位置较高,7~9个月时下降至阴囊。睾丸下降的同时附着于睾丸的腹膜也一并下降并形成鞘状突,鞘状突与腹腔相通。出生前后鞘状突部分闭合,仅睾丸周围的鞘状突最终形成一鞘膜囊,正常时鞘膜囊内仅有少量浆液,若鞘膜分泌过多或吸收过少,即可形成鞘膜积液。交通性鞘膜积液为先天性鞘状突完全未闭合所致,鞘膜囊的积液与腹膜相通。

6. C【解析】肾下垂患者,当肾蒂血管或输尿管扭转时可表现为肾绞痛、恶心、呕吐等症状,称为Dietl危象。

11. CE【解析】正常肾位置是肾门对着第1、2腰椎横突。立位时,肾脏下降超过5cm或一个椎体,称为肾下垂。静脉尿路造影先后在平卧位和直立位摄片,了解肾盂的位置,若肾盂较正常位置下降超过一个椎体可诊断为肾下垂。

12. ABC【解析】肾下垂一般无须治疗,有腰痛、血尿者应加强腹肌锻炼,使用弹性宽腰带。如症状较重,保守治疗无好转,并有肾积水感染者,应施行肾悬吊固定术。

13. ABCD【解析】根据鞘状突在不同部位闭合或闭合不全,鞘膜积液可分为睾丸鞘膜积液、精索鞘膜积液(精索鞘膜积液)、睾丸精索鞘膜积液(婴儿型)、交通性鞘膜积液(先天性)。

14. ABCD【解析】精索静脉曲张多见于左侧,主要表现为患侧阴囊有坠胀感、隐痛,步行或站立过久则症状加重,平卧休息后症状可缓解或消失。精索静脉曲张可影响精子产生和精液质量。立位检查时,严重者视诊和触诊时曲张的精索内静脉似蚯蚓团块,平卧位后,曲张静脉随即缩小或消失。无症状或症状较轻者无须手术治疗;对于症状较重,精液质量异常,以及青少年伴有睾丸体积缩小者应行手术治疗。

15. ADE【解析】婴儿期各种鞘膜积液均有自愈的机会,1岁以内不需手术治疗。小的、无症状的成人鞘膜积液也可暂不治疗,积液量多时应施行睾丸鞘膜翻转术。精索鞘膜积液应将鞘膜囊全部切除。交通性鞘膜积液需在内环处高位结扎鞘状突,以切断通道。对继发性鞘膜积液必须治疗原发病。

16. CDE【解析】交通性鞘膜积液卧位时鞘膜囊缩小,鞘膜积液透光试验阳性。经阴囊睾丸穿刺活检可使肿瘤局部复发率明显升高,不建议行穿刺活检。

17. **ABCDE**【解析】肾血管性高血压的诊断方法：静脉尿路造影、放射性核素肾图、多普勒超声、腹主-肾动脉造影、螺旋CT血管成像和磁共振血管成像、血浆肾素活性测定、药物试验等。

18. **ACD**【解析】肾血管性高血压的发病特点：①青年发病常小于30岁，女性多见；老年发病常大于50岁，男性多见。②长期高血压骤然加剧或高血压突然发作。③多种降压药物无效或疗效不佳。④腰背部及肋腹部可有疼痛，半数以上患者可听到血管杂音。⑤多发性大动脉炎患者一般无高血压家族史。⑥吸烟是动脉粥样硬化的危险因素。

二、名词解释

1. **压力性尿失禁（SUI）**：指打喷嚏、咳嗽或运动等腹压增加时出现不自主的尿液自尿道外口漏出。

2. **交通性鞘膜积液**：鞘状突完全未闭合，鞘膜囊与腹腔相通。平卧时鞘膜囊内液体可流入腹腔，站立时腹腔内液体又可流入鞘膜囊内，鞘膜囊时大时小。

3. **继发性精索静脉曲张**：精索静脉曲张分为原发性和继发性，继发性由腹膜后肿瘤、肾肿瘤等压迫精索内静脉或癌栓栓塞肾静脉，使静脉回流受阻所致。

三、填空题

1. 腹主-肾动脉造影
2. 动脉粥样硬化　纤维肌性发育异常　多发性大动脉炎
3. 鞘膜积液
4. 腰痛
5. 无张力尿道中段悬吊术

四、简答题

1. 简述肾下垂的分度。

答 依据影像学检查肾下垂分为4度：Ⅰ度——肾盂降至L_3水平；Ⅱ度——肾盂降至L_4水平；Ⅲ度——肾盂降至L_5水平；Ⅳ度——肾盂降至L_5以下。

2. 简述精索静脉曲张的分级。

答 临床上按精索静脉曲张程度分为4级：①亚临床型——休息或Valsalva法检查时无症状或无静脉曲张，超声检查有静脉曲张；②Ⅰ度（轻度）——触诊不明显，Valsalva法检查可触及曲张静脉；③Ⅱ度（中度）——视诊阴囊外观无明显异常，立位触诊可触及曲张静脉；④Ⅲ度（重度）——立位时，可见阴囊表面蚯蚓团状曲张静脉，触诊更明显。

五、论述题

试述鞘膜积液的治疗原则。

答（1）不需手术治疗：1岁以内婴儿期各种鞘膜积液；成人鞘膜积液病程缓慢、积液少、张力小、无明显症状者。

（2）手术治疗：1岁以内婴儿鞘膜积液伴先天性腹股沟疝或睾丸有病变者；1岁以上鞘膜积液有临床症状、影响生活者（特别是交通性鞘膜积液、较大的睾丸鞘膜积液）。积液量多、体积大——睾丸鞘膜切除+翻转术。精索鞘膜积液——鞘膜囊全部切除。交通性鞘膜积液——内环处行鞘状突高位结扎。

（3）继发性鞘膜积液：应积极治疗原发病+睾丸鞘膜翻转术。

六、病例分析题

1. 该患者首先考虑的诊断是什么？

答 该患者首选考虑的诊断为左侧精索静脉曲张。

2. 需进一步完善哪些检查？具体治疗方案是什么？

答（1）检查：B超、精液分析等。

（2）治疗方案：手术治疗，首选显微镜下左侧精索静脉结扎术。

（刘高瑞）

第55章 肾上腺疾病的外科治疗

【学/习/要/点】

一、掌握

1. 原发性醛固酮增多症的病因、病理、临床表现、诊断及治疗。
2. 皮质醇增多症的病因、病理、临床表现、诊断及治疗。
3. 儿茶酚胺症的病因、病理、临床表现、诊断及治疗原则。

二、熟悉

无症状肾上腺肿物的分类、诊断、鉴别诊断及治疗原则。

【应/试/考/题】

一、选择题

【A 型题】

1. 皮质醇增多症的典型临床表现不包括（　　）
   A. 向心性肥胖　　B. 性腺功能紊乱
   C. 高血压　　　　D. 皮肤菲薄
   E. 血糖降低

2. 患者，女，40岁。间歇性四肢乏力4年，血压160/95mmHg，血钾3mmol/L，血浆肾素水平明显降低。最可能的诊断是（　　）
   A. 原发性高血压
   B. 嗜铬细胞瘤
   C. 皮质醇增多症
   D. 原发性醛固酮增多症
   E. 肾血管性高血压

3. 原发性醛固酮增多症最常见的病因是（　　）
   A. 肾上腺皮质增生
   B. 肾上腺癌
   C. 特发性醛固酮增多症
   D. 肾上腺皮脂腺瘤
   E. 分泌醛固酮的异位肿瘤

4. 儿茶酚胺是指（　　）
   A. 肾上腺素
   B. 去甲肾上腺素、组胺
   C. 肾素、多巴胺
   D. 组胺
   E. 肾上腺素、去甲肾上腺素、多巴胺

5. 嗜铬细胞瘤的代谢特点是（　　）
   A. 高血压、低血糖、低代谢
   B. 低血压、低血糖、低代谢
   C. 高血压、高血糖、高代谢
   D. 低血压、高血糖、高代谢
   E. 高血压、低血糖、高代谢

【B型题】

(6~8题共用备选答案)
A. 球状带   B. 网状带
C. 束状带   D. 髓质
E. 近球小体
6. 肾上腺产生糖皮质激素的部位是 (   )
7. 肾上腺产生盐皮质激素的部位是 (   )
8. 肾上腺分泌儿茶酚胺的部位是 (   )

【X型题】

9. 下列关于皮质醇增多症影像学检查的叙述,正确的是 (   )
   A. B超对直径大于1的肿瘤检出率达90%以上
   B. CT可准确了解双侧肾上腺大小、肿块性质及其与周围脏器关系等
   C. MRI可以提高微腺瘤发现率
   D. 肾上腺核素显像为常规检查
   E. 怀疑Cushing病时应作垂体MRI检查
10. 下列关于嗜铬细胞瘤的叙述,正确的是 (   )
    A. 10%嗜铬细胞瘤是恶性的
    B. 10%嗜铬细胞瘤是双侧的
    C. 10%嗜铬细胞瘤是异位的
    D. 10%嗜铬细胞瘤发生于成人
    E. 10%嗜铬细胞瘤需手术治疗
11. 原发性醛固酮增多症患者可出现下列哪些症状 (   )
    A. 高血压   B. 肌无力
    C. 满月脸、水牛背   D. 多饮、烦渴、多尿
    E. 性腺功能紊乱
12. 下列关于肾上腺嗜铬细胞瘤治疗的叙述,正确的是 (   )
    A. 应积极手术治疗
    B. 必须要进行妥善术前准备,一般应在2周以上
    C. 常用降压药物为酚苄明
    D. 术前应扩充血容量
    E. 术前血压应控制在正常范围,且 P<90次/分,HCT<45%
13. 原发性醛固酮增多症的实验室检查结果,正确的是 (   )
    A. 低钾血症、高钠血症
    B. 血CO_2结合力正常高值或高于正常
    C. 血和尿醛固酮含量升高
    D. 血浆肾素活性升高
    E. 尿钾增多

二、名词解释

1. 库欣综合征
2. Conn综合征

三、填空题

1. 原发性醛固酮增多症的肌无力首先累及_____。
2. 儿茶酚胺症包括_____和_____,二者临床特征相似、治疗方法不同。

四、简答题

简述儿茶酚胺症的临床表现。

参考答案

一、选择题

【A型题】
1. E   2. D   3. D   4. E   5. C

【B型题】
6. C   7. A   8. D

【X型题】
9. ABCE   10. ABC   11. ABD
12. ABCDE   13. ABCE

1. E【解析】皮质醇增多症的典型临床表现主要有:①向心性肥胖,满月脸,水牛背,悬垂腹,颈短,四肢肌肉萎缩;②皮肤菲薄、多毛,可见痤疮,腋下、下腹壁

及大腿内侧皮肤可见紫纹;③高血压;④性腺功能紊乱,性欲减退,女性月经不调,甚至闭经;⑤骨质疏松症(腰背痛、病理性骨折)、精神症状等。低钾血症为原发性醛固酮增多症的常见临床症状。

2. D【解析】患者为中年女性,主要临床表现为高血压、低钾血症及肌无力等,且实验室检查提示血浆肾素水平下降,均为原发性醛固酮增多症的典型表现。

3. D【解析】原发性醛固酮增多症的病因:①肾上腺皮质腺瘤;②单侧肾上腺皮质增生;③双侧肾上腺皮质增生;④分泌醛固酮的肾上腺皮质腺癌;⑤分泌醛固酮的异位肿瘤;⑥家族性醛固酮增多症。其中肾上腺皮质腺瘤最常见,约占80%。

4. E【解析】儿茶酚胺包括肾上腺素、去甲肾上腺素和多巴胺。

5. C【解析】嗜铬细胞瘤典型的临床表现为高血压、基础代谢率高、血糖升高、儿茶酚胺心肌病等。

10. ABC【解析】嗜铬细胞瘤称之为"10%肿瘤"。①10%可以恶变;②10%为双侧;③10%好发于肾上腺以外:称之为副神经节瘤(PGL)。

11. ABD【解析】原发性醛固酮增多症的典型表现为高血压、高醛固酮、低钾血症、高钠血症、低血肾素、碱中毒和肌软弱无力或周期性瘫痪等。C项、E项为皮质醇增多症的临床表现。

12. ABCDE【解析】诊断明确、定位清楚的嗜铬细胞瘤,应积极手术治疗,可达治愈目的。由于本病的特殊病理改变,必须要进行妥善术前准备,否则术中、术后有较大危险。术前应控制血压,最常用的降压药物为酚苄明。另外术前应充分扩充血容量。术前准备一般应在2周以上,术前血压应控制在正常范围,P<90次/分,HCT<45%。

13. ABCE【解析】原发性醛固酮增多症的常见实验室检查结果:①低钾血症、高钠血症;②碱中毒,血CO_2结合力正常高值或高于正常;③尿钾增多;④血、尿醛固酮增高;⑤血浆肾素活性降低等。

二、名词解释

1. 库欣综合征:机体长期受过量糖皮质激素作用而出现的一系列综合病征,主要临床表现为向心性肥胖、满月脸、水牛背、皮肤菲薄、高血压、性腺功能紊乱、骨质疏松等。

2. Conn 综合征:即原发性醛固酮增多症,是由于肾上腺皮质球状带或异位组织分泌过多醛固酮所致的综合病征,典型表现为高血压、高醛固酮、低钾血症、高钠血症、低血肾素、碱中毒和肌软弱无力或周期性瘫痪。

三、填空题

1. 四肢
2. 肾上腺嗜铬细胞瘤 肾上腺髓质增生

四、简答题

简述儿茶酚胺症的临床表现。

答 (1)高血压:最重要的临床表现,多数为阵发性发作,可因剧烈运动、体位改变、情绪波动、挤压或按摩腹部、灌肠、排尿等诱发。表现为血压突然升高,同时伴有头痛、心悸、恶心、呕吐、出汗、面色苍白、焦虑、恐惧感、视物模糊、心动过速、心律失常、心前区紧迫感等,甚至诱发左心衰竭和脑出血。

(2)代谢紊乱:基础代谢率升高,血糖升高、糖耐量降低(儿茶酚胺作用于胰岛α受体,肝细胞α、β受体所致),脂肪加速分解,消瘦,四肢乏力。

(3)儿茶酚胺心肌病:以急性心力衰竭肺水肿为主要临床表现。

(4)其他:胃肠道症状、眼底病变。

(刘高瑞)

第56章　男性性功能障碍、不育和节育

【学习要点】

一、掌握

男性性功能障碍的种类及其诊断和治疗。

二、熟悉

男性不育症的病因、诊断和治疗。

【应试考题】

一、选择题

【A型题】

1. 男性性功能障碍不包括 （　）
   A. 阴茎勃起异常　B. 射精功能障碍
   C. 性知识缺乏　　D. 性欲障碍
   E. 性感觉障碍
2. 针对勃起功能障碍（ED）的治疗，不正确的是 （　）
   A. 性心理治疗　　B. 口服药物治疗
   C. 局部治疗　　　D. 手术治疗
   E. 观察等待治疗
3. 输精管道不包括 （　）
   A. 附睾　　　　　B. 输精管
   C. 射精管　　　　D. 尿道
   E. 前列腺
4. 夫妇同居多少年以上，未采取避孕措施，由于男方因素造成女方不孕者，称为男性不育 （　）
   A. 1年　　　　　B. 2年
   C. 3年　　　　　D. 4年
   E. 5年
5. 造成男性不育的原因不包括 （　）
   A. 隐睾　　　　　B. 精索静脉曲张
   C. 输精管梗阻　　D. 膀胱结石
   E. 前列腺炎

【B型题】

(6~7题共用备选答案)
   A. 不射精症　　　B. 逆行射精
   C. 早泄　　　　　D. 勃起功能障碍
   E. 痛性阴茎勃起
6. 阴茎能勃起，阴茎刚接触阴唇或刚插入阴道即射精 （　）
7. 欲性交时，阴茎不举或举而不坚，不能插入阴道，不能完成性交 （　）

【X型题】

8. 男性不育的主要原因有 （　）
   A. 内分泌和染色体异常
   B. 患有精索静脉曲张

C. 精液问题
D. 泌尿生殖道感染
E. 隐睾
9. 下列情况应暂缓输精管结扎术的是( )
A. 血小板减少　　B. 婚后精神病
C. 尿路结石　　　D. 严重精索静脉曲张
E. 肾囊肿

二、名词解释
1. 早泄

2. 人类辅助生殖技术

三、填空题
1. 阴茎勃起的发生分为_____、_____和_____三期。
2. 男性生殖生理活动包括_____、_____、_____和_____。

四、简答题
简述与 ED 相关危险因子有关的因素。

【参考答案】

一、选择题

【A 型题】
1. C　2. E　3. E　4. A　5. D

【B 型题】
6. C　7. D

【X 型题】
8. ABCDE　9. AB

1. C【解析】正常男性性功能包括性欲、性兴奋、阴茎勃起、性交、射精和性高潮等过程。由心理、神经、内分泌系统、血管系统及正常生殖系统共同参与完成。男性性功能障碍根据临床表现可分为性欲改变、勃起功能障碍、射精障碍等。

3. E【解析】输精管道包括附睾、输精管、射精管、尿道。前列腺属于附属性腺。

4. A【解析】男性不育是指夫妇同居1年以上,未采取避孕措施,由于男方因素造成女方不孕。

5. D【解析】男性不育症的病因有以下几种。①先天性因素:睾丸发育异常、隐睾、先天性输精管缺如;②后天性泌尿生殖系统异常:如睾丸扭转、睾丸肿瘤、睾丸炎等;③泌尿生殖道感染:如附睾炎、前列腺炎等;④阴囊温度升高:如精索静脉曲张可致阴囊局部温度升高;⑤内分泌异常:如垂体前叶功能不全、甲状腺功能亢进或减退等;⑥全身性因素:如系统性疾病、酗酒、吸毒、营养不良等;⑦医学性因素:如大剂量糖皮质激素、免疫抑制剂等;⑧生活因素:如肥胖、吸烟、药物滥用等。

9. AB【解析】有出血倾向、急性病、严重神经症、精神病及睾丸、附睾、前列腺、阴囊皮肤有炎症者,需暂缓输精管结扎术。严重精索静脉曲张、腹股沟疝等可在手术的同时行输精管结扎术。

二、名词解释
1. 早泄:性交时阴茎能勃起,但对射精失去控制能力,不能延迟射精。分为原发性早泄(阴茎插入阴道1分钟左右即射精)和继发性早泄(射精潜伏时间缩短,一般在3分钟内射精)。

2. 人类辅助生殖技术:指采用医疗辅助手段使不孕不育夫妇妊娠的技术,包括人工授精和体外受精胚胎移植技术等。

三、填空题
1. 启动　充盈　维持
2. 精子发生　精子成熟　精子排出

四、简答题
简述与 ED 相关危险因子有关的因素。

答 ①年龄(相关危险因素中最强的独立因素);②躯体疾病:神经性疾病(卒中、帕金森、酒精中毒多发性神经病变等)、内分泌性疾病(性腺功能减退、甲状腺功能减退等)、血管性疾病(心脏病、高血压等)、阴茎解剖结构异常等;③精神心理因素;④药物:抗高血压药物、抗组胺药物、抗抑郁药物、抗雄激素药物、毒品等;⑤不良生活方式:吸烟、酗酒、过劳、超重、缺乏锻炼等;⑥手术、外伤等。

(张　峰)

第57章 运动系统畸形

【学习要点】

一、掌握

1. 先天性肌性斜颈的临床特点。
2. 发育性髋关节脱位的临床特点。

二、熟悉

1. 并指畸形、多指畸形的临床特点及治疗原则。
2. 先天性马蹄内翻足畸形的临床特点。
3. 姿态性畸形(平足症、踇外翻、脊柱侧凸)的临床特点。

【应试考题】

一、选择题

【A型题】

1. 婴儿先天性肌性斜颈的临床表现主要是 （ ）
   A. 一侧胸锁乳突肌肿块
   B. 颈部偏向患侧
   C. 眼睛不在同一水平线
   D. 下颌转向健侧肩部
   E. 颈部活动受限

2. 患儿,男,6岁。左侧斜颈,左侧胸锁乳突肌内扪及一肿块,颈椎X线检查正常。恰当的处理是 （ ）
   A. 肿块切除
   B. 石膏矫形
   C. 胸锁乳突肌全切除
   D. 物理疗法
   E. 在锁骨上方切断胸锁乳突肌+石膏矫形

3. 先天性肌性斜颈主要挛缩的肌肉是 （ ）
   A. 胸锁乳突肌   B. 前斜角肌
   C. 颈阔肌   D. 中斜角肌
   E. 提肩胛肌

4. 先天性肌性斜颈需鉴别诊断的疾病是 （ ）
   A. 颈椎先天性畸形
   B. 颈部急性淋巴结炎性斜颈
   C. 颈椎结核
   D. 以上全是
   E. 以上全不是

5. 患儿,男,1月龄。诊断为先天性肌性斜颈。最佳手术时机为 （ ）
   A. 3~6个月   B. 6~12个月
   C. 1~4岁   D. 3~5岁
   E. 5岁以上

6. 多指畸形的手术时机宜选在 （ ）
   A. 3~6个月   B. 6~12个月
   C. 1岁以后   D. 3岁以后
   E. 5岁以后

7. 下列关于发育性髋关节脱位的叙述,不正确的是 （ ）
   A. 女性多于男性
   B. 右侧多于左侧
   C. 双侧者不少见
   D. 股骨颈前倾角增大
   E. X 线检查应在出生 3 个月后进行
8. 10 个月发育性髋关节脱位轻症患儿的治疗宜采用 （ ）
   A. 带蹬吊带法
   B. 闭合复位,石膏固定
   C. Salter 骨盆截骨术
   D. Chiari 骨盆内移截骨术
   E. Steel 三联截骨术
9. 下列关于发育性髋关节脱位的叙述,正确的是 （ ）
   A. 治疗越早,效果越佳
   B. 早期诊断不明者,可半年后再复查
   C. 病理改变对治疗效果影响不大
   D. 带蹬吊带法是最好的治疗方法
   E. 治疗时间对预后无影响
10. 正常新生儿的髋臼角是 （ ）
    A. 10°~15°   B. 15°~20°
    C. 20°~25°   D. 25°~30°
    E. 30°~40°
11. 先天性马蹄内翻足的非手术治疗宜选在 （ ）
    A. 新生儿时期   B. 1 个月
    C. 3~6 个月   D. 1 岁以内
    E. 1 岁以后
12. 踇外翻所致的滑囊炎好发于 （ ）
    A. 第 1 跖骨头   B. 第 2 跖骨头
    C. 第 3 跖骨头   D. 第 4 跖骨头
    E. 第 5 跖骨头
13. 踇外翻的临床表现不包括 （ ）
    A. 第 1 跖骨头滑囊炎
    B. 第 2、3 跖骨头胼胝
    C. 踇外翻角 >15°
    D. 第 1、2 跖骨间角 <10°
    E. 第 1 跖趾关节半脱位
14. 最常见的脊柱侧凸是 （ ）
    A. 姿势性脊柱侧凸
    B. 特发性脊柱侧凸
    C. 神经肌肉型脊柱侧凸
    D. 先天性脊柱侧凸
    E. 癔症性脊柱侧凸
15. 诊断脊柱侧凸的首选检查方法是 （ ）
    A. X 线检查   B. CT 检查
    C. MRI 检查   D. 脊髓造影
    E. 电生理检查
16. 患者,男,21 岁。无诱因下腰痛 4 年,右下肢放射痛 6 个月,卧床好转后再发 2 个月,放射痛自腰部沿右臀部、右大腿后侧、小腿后方至足底外缘。查体:痛觉减退区位于右小腿后外侧,足外缘及第 4、5 趾。脊柱检查见腰椎右侧凸畸形。这种畸形最可能的病因是 （ ）
    A. 先天性   B. 外伤性
    C. 姿势代偿性 D. 特发性
    E. 神经源性

【B 型题】

(17~18 题共用备选答案)
    A. 先天性马蹄内翻足
    B. 脊髓灰质炎后遗症
    C. 脑炎后遗症
    D. 腓总神经损伤
    E. 脊神经病变
17. 患儿,男,3 岁。从学站及走路即用足尖及足外侧着地,步态不稳。顺产,生后体健,半年前有高热史。查体:左足跖屈、内收、内翻畸形,皮肤感觉正常。最可能的诊断为 （ ）
18. 患儿,女,7 岁。走路不稳,有时跌跤,2 年前有过发热史。查体:左下肢变细,肌力 2~3 级,皮肤感觉正常,智力正常。最可能的诊断为 （ ）

【X 型题】

19. 维持足弓结构的诸位肌肉包括（ ）
    A. 胫前肌   B. 胫后肌
    C. 腓骨短肌 D. 腓骨长肌
    E. 腓肠肌

20. 新生儿先天性马蹄内翻足畸形主要有（　　）
　　A. 内收　　　　B. 跖屈
　　C. 内旋　　　　D. 内翻
　　E. 背屈
21. 脊柱侧凸的典型临床表现包括（　　）
　　A. 双肩不等高
　　B. 双肩胛骨不等高
　　C. 一侧腰部皱褶皮纹
　　D. 剃刀背
　　E. 脊柱偏离中线

二、名词解释
1. Allis 征
2. Ortolani 试验
3. Barlow 试验
4. Trendelenburg 征
5. 先天性肌性斜颈
6. 发育性髋关节脱位

三、填空题
1. 脊柱侧凸治疗的目的是_____、_____、_____和_____。
2. 多指畸形治疗原则是切除_____，保留_____。
3. 先天性并指畸形最常累及_____。
4. 脊柱侧凸的手术主要分两个方面：_____和_____。
5. 多指畸形的临床分型：_____、_____和_____。
6. 先天性手部畸形治疗的目的首先是_____，其次是_____。
7. 先天性马蹄内翻足治疗的目的是_____、_____和_____。
8. 发育性髋关节脱位的病理改变主要发生在_____、_____、_____和_____。

四、简答题
1. 简述婴儿先天性肌性斜颈的临床表现。
2. 简述脊柱侧凸的治疗目的。
3. 简述平足症的治疗。

五、论述题
1. 试述先天性马蹄内翻足的治疗。
2. 试述发育性髋关节脱位的临床特征。

【参/考/答/案】

一、选择题

【A 型题】
1. A　2. E　3. A　4. D　5. C
6. C　7. B　8. B　9. A　10. E
11. A　12. A　13. D　14. B　15. A
16. C

【B 型题】
17. A　18. B

【X 型题】
19. ABDE　20. ABCD　21. ABCDE

1. A【解析】婴儿肌性斜颈主要表现：出生后，一侧胸锁乳突肌即出现圆形或椭圆形的肿块，质硬且位置固定。其余选项均不是婴儿肌性斜颈的主要表现。

2. E【解析】患儿诊断明确，年龄 6 岁，颈椎 X 线片正常，病情较轻，应积极手术治疗，在锁骨上方切断胸锁乳突肌的胸骨头或锁骨头，术后应用颈围领保持略过度矫正位。

3. A【解析】先天性肌性斜颈主要挛缩的肌肉是胸锁乳突肌，致使颈部、头面部向患侧偏斜，下颌转向健侧。

4. D【解析】先天性肌性斜颈需鉴别诊断的疾病：骨性斜颈、颈部感染引发的斜颈、视力性斜颈。

5. C【解析】手术治疗适用于 1 岁以上的先天性肌性斜颈患儿，最佳手术时机为 1～4 岁。

6. C【解析】多指畸形是最常见的手部先天性畸形，手术时机宜选在 1 岁以后为佳。

7. B【解析】发育性髋关节脱位女性多于男性，左侧多于右侧，亦有双侧发病者。

股骨颈前倾角增大,X 线检查应在 3 个月后进行,因 3 个月之前髋臼大部分为软骨,不显影。

8. B【解析】婴儿期(6 月龄~1.5 岁)的患儿体重增加,活动量增大,股骨头脱位更加明显,不能自行复位。此时应用 Pavlik 吊带治疗成功率会显著降低,需要闭合复位或切开复位。一般首选麻醉下闭合复位,复位后用石膏或支具固定髋关节于屈髋 95°,外展 40°~45°的位置。

9. A【解析】发育性髋关节脱位患儿预后的关键是早诊断、早治疗,治疗越早,效果越佳,年龄越大,病理改变越重,治疗效果越差。

10. E【解析】正常髋臼角:新生儿 30°~40°,1 岁 23°~28°,3 岁 20°~25°。

11. A【解析】先天性马蹄内翻足的非手术治疗的最佳时机是新生儿时期,若能早期治疗,大部分患儿能获得较好的治疗效果。

12. A【解析】因第 1 跖骨头向外突出,鞋帮可长期摩擦该处,造成局部皮肤增厚,皮下产生滑囊,滑囊红肿发炎即为滑囊炎。

13. D【解析】踇外翻的临床表现:第 1 跖骨头滑囊炎,第 2、3 跖骨头形成胼胝,踇外翻角>15°,第 1、2 跖骨间角>10°,第 1 跖趾关节轻度半脱位。

14. B【解析】最常见的脊柱侧凸为特发性脊柱侧凸,病因尚不清楚,占脊柱侧凸总数的 75%~80%。

15. A【解析】站立位脊柱全长正侧位 X 线检查是诊断脊柱侧凸的基本方法。

16. C【解析】依据该患者的症状、体征及查体结果,可判断可能患有腰椎间盘突出症,并压迫坐骨神经,导致右臀部及下肢放射痛 6 个月,因此为减轻疼痛,该患者可能时常采用上身向左侧弯曲位以缓解神经根受压,从而导致姿势代偿性脊柱侧凸。

17~18. AB【解析】①患儿顺产,体健,学站及走路即用足尖及足外侧着地,步态不稳,为马蹄内翻足的典型临床表现,结合查体左足跖屈、内收、内翻畸形,最可能的诊断为

马蹄内翻足。②脊髓灰质炎是由脊髓灰质炎病毒引起的严重危害儿童健康的急性传染病,主要侵犯脊髓前角运动神经元,感觉一般正常,无智力障碍。主要临床表现是发热、上呼吸道症状、肢体疼痛,部分患儿可遗留弛缓性瘫痪后遗症,若不积极治疗,长期瘫痪的肢体可发生肌肉萎缩、肢体畸形。结合题干中患儿临床表现及查体结果,最可能的诊断为脊髓灰质炎后遗症。

19. ABDE【解析】维持足弓的小腿肌有胫后肌、胫前肌、腓骨长肌、趾长屈肌、踇长屈肌和腓肠肌。

20. ABCD【解析】新生儿先天性马蹄内翻足的主要畸形有 4 个:前足内收、踝关节跖屈、跟骨内翻、继发性胫骨远端内旋。

21. ABCDE【解析】脊柱侧凸的典型床表现:①两肩不等高;②两侧肩胛骨不等高;③脊柱偏离中线;④一侧腰部皱褶皮纹;⑤前弯时两侧背部不对称,形成"剃刀背"。

二、名词解释

1. Allis 征:平卧,双膝屈曲 90°,双腿并拢,双内踝对齐,足平放于检查台上,患侧膝关节平面低于健侧,称 Allis 征阳性。

2. 弹入试验(Ortolani 试验):患儿仰卧位,助手固定骨盆。检查者一手拇指置于股骨内侧上段正对大转子处,其余 4 指置于股骨大转子外侧。另一手将同侧髋、膝关节各屈曲 90°,并逐步外展,同时置于大转子外侧的 4 指将大转子向前、内侧推压,听到或感到脱位的股骨头滑入髋臼而产生"弹跳",即为阳性,用于诊断发育性髋关节脱位。

3. 弹出试验(Barlow 试验):患儿仰卧位,屈髋屈膝并逐步内收髋关节,检查者拇指放于患侧大腿内侧小转子处,并向外上方推压股骨头,若股骨头自髋臼脱出,可听到弹响,解除推压力后股骨头又滑回髋臼内,此为阳性。提示髋关节有半脱位或关节不稳定。

4. 单足站立试验(Trendelenburg征)：正常人单足站立时，臀中、小肌收缩，对侧骨盆抬起以维持身体平衡，若站立侧有髋关节脱位，因臀中、小肌松弛，对侧骨盆不抬反而下降。
5. 先天性肌性斜颈：一侧胸锁乳突肌纤维性挛缩、颈部和头面部向病侧偏斜畸形。
6. 发育性髋关节脱位：主要是髋臼、股骨近端和关节囊等的结构性畸形而致关节不稳定，直至发展为髋关节脱位。

三、填空题
1. 矫正畸形　获得稳定　维持平衡　减缓或阻止进展
2. 副指　正指
3. 中、环指
4. 侧凸矫形　脊柱融合
5. 外在软组织块与骨不连接，没有骨骼、关节或肌腱　具有手指所有条件，附着于第1掌骨头或分叉的掌骨头　具有完整的外生手指及掌骨
6. 改善功能　改善外观
7. 矫正畸形　平衡肌力　恢复功能
8. 髋臼　股骨头　股骨颈　关节囊

四、简答题
1. 简述婴儿先天性肌性斜颈的临床表现。

答 婴儿出生即有一侧胸锁乳突肌中下段椭圆形或圆形肿块，质硬、无压痛、位置固定。肿块表面不红，温度正常。头向患侧偏斜，下颌转向健侧，下颌向患侧主动或被动旋转受限。后肿块逐渐变小、消失，形成纤维性挛缩的条索。

2. 简述脊柱侧凸的治疗目的。

答 ①矫正侧凸畸形；②获得稳定；③维持平衡；④减缓或阻止病情进展。

3. 简述平足症的治疗。

答 平足症合并疼痛时需要治疗。
(1) 柔韧性平足症主要采取非手术治疗：①功能锻炼；②穿矫形鞋或矫形鞋垫。
(2) 僵硬性平足症：康复治疗及矫形鞋一般无效，可行全身麻醉下手法矫正，石膏固定。严重者可做三关节融合术。

五、论述题
1. 试述先天性马蹄内翻足的治疗。

答 先天性马蹄内翻足的治疗的目的是矫正畸形、平衡肌力、恢复功能。首选非手术治疗，最佳时机是新生儿期。
(1) 非手术治疗。①Ponseti 矫形法：出生后5~7日开始，在9个月以前治疗最有效；②手法扳正：适用于1岁以内的婴儿。
(2) 手术治疗年龄以6~18月龄为宜。手术方式主要有：①跟腱延长术；②足内侧挛缩组织松解术；③跖腱膜切断术；④踝关节后方关节囊切开术；⑤行截骨术矫正足部畸形，如三关节融合术，适用于10岁以上仍有畸形者。

2. 试述发育性髋关节脱位的临床特征。

答 根据不同的发育时期，发育性髋关节脱位的临床特征各不相同。
(1) 站立前期：此期特点是髋臼发育不良，或关节不稳定。具体表现有：①单侧脱位者，大腿、臀及腘窝的皮肤皱褶不对称；②患儿会阴部增宽；③患侧下肢短缩且轻度外旋；④患侧髋关节活动少，活动受限；⑤牵动患侧下肢时，有弹响声或弹响感。髋关节屈曲外展试验、Allis征、Ortolani试验(弹入试验)、Barlow试验(弹出试验)有助于诊断。
(2) 脱位期：患儿开始行走时间晚于正常儿。单侧脱位时患儿跛行。双侧脱位的患儿行走呈鸭行步态。Trendelenburg征(单足站立试验)阳性。X线检查可明确脱位性质和程度。

(孙志璞)

第58章 骨折概论

【学/习/要/点】

一、掌握

1. 骨折的定义、成因、分类及移位。
2. 骨折的临床表现(全身和局部)及X线检查。
3. 骨折的愈合过程及标准。
4. 骨折的急救。
5. 骨折的治疗原则。
6. 骨折的复位与固定、康复治疗。
7. 开放性骨折的分度、处理,开放性关节损伤的处理原则。

二、熟悉

1. 骨折的并发症(早期并发症和晚期并发症)。
2. 影响骨折愈合的因素(全身因素、局部因素及不恰当治疗方法)。
3. 骨折延迟愈合、不愈合和畸形愈合。

【应/试/考/题】

一、选择题

【A/型/题】

1. 跌倒时以手掌撑地,造成了肱骨髁上骨折,造成的原因可能是 （ ）
   A. 间接暴力　　　B. 积累劳损
   C. 肌肉拉力　　　D. 直接暴力
   E. 骨骼疾病
2. 下列属于闭合性骨折的是 （ ）
   A. 耻骨骨折伴膀胱或尿道破裂
   B. 尾骨骨折致直肠破裂
   C. 腰椎压缩骨折伴腹膜后血肿形成
   D. 刀砍伤致左尺骨骨折
   E. 枪伤致股骨干骨折
3. 属于稳定性骨折的是 （ ）
   A. 粉碎骨折　　　B. 嵌插骨折
   C. 斜形骨折　　　D. 螺旋形骨折
   E. 多段骨折
4. 下列类型骨折中,最不稳定的是 （ ）
   A. 嵌插骨折　　　B. 青枝骨折
   C. 斜形骨折　　　D. 横形骨折
   E. 裂缝骨折
5. 最容易引起骨折不连接的移位是 （ ）
   A. 成角移位　　　B. 侧方移位
   C. 分离移位　　　D. 旋转移位
   E. 嵌插移位

6. 属于骨折早期并发症的是 （　　）
   A. 创伤性关节炎　　B. 缺血性骨坏死
   C. 关节僵硬　　　　D. 骨筋膜室综合征
   E. 坠积性肺炎
7. 患者，男，26岁。外伤致右股骨干下1/3骨折，远折端明显向后倾倒。造成此种移位的主要因素是 （　　）
   A. 暴力的性质
   B. 暴力的大小
   C. 肌肉牵拉力
   D. 肢体远侧段的重量
   E. 搬运不当
8. 易发生骨筋膜室综合征的部位是（　　）
   A. 头部　　　　　　B. 胸部
   C. 小腿和前臂　　　D. 大腿和臀部
   E. 足和手
9. 属于骨折全身表现的是 （　　）
   A. 休克　　　　　　B. 肿胀
   C. 疼痛　　　　　　D. 畸形
   E. 瘀斑
10. 开放性骨折体温升高时应考虑有
    （　　）
    A. 疼痛刺激　　　　B. 感染
    C. 休克　　　　　　D. 失血
    E. 组织液丢失
11. 下列关于骨折临床愈合标准的叙述，不正确的是 （　　）
    A. 患肢无纵向叩击痛
    B. 局部无异常活动
    C. X线片示骨折线消失
    D. X线片示骨折处连续性骨痂
    E. 局部无压痛
12. 骨筋膜室综合征最主要的治疗措施是
    （　　）
    A. 给予血管扩张药，消除血管痉挛
    B. 抬高患肢，以利肿胀消退
    C. 被动按摩，促进循环
    D. 局部麻醉下解除血管痉挛
    E. 解除局部包扎及外固定物，经观察不见好转，切开筋膜减压
13. 缺血性骨坏死多见于 （　　）
    A. 肱骨外科颈骨折

B. 肱骨髁上骨折
C. 股骨颈骨折
D. 髌骨骨折
E. 股骨粗隆间骨折
14. 关节内骨折最常见的并发症是（　　）
    A. 创伤性关节炎　　B. 缺血性骨坏死
    C. 骨化性肌炎　　　D. 骨生成异常
    E. 骨折不愈合
15. 患者，男，27岁。胫腓骨中1/3骨折，复位后用长腿石膏固定，4个月骨折愈合拆除石膏后，发现膝关节功能发生障碍。其原因是 （　　）
    A. 肌肉萎缩　　　　B. 关节僵硬
    C. 关节强直　　　　D. 骨折复位不理想
    E. 骨折畸形愈合
16. 诊断骨折的最可靠依据是 （　　）
    A. 外伤史　　　　　B. 局部疼痛
    C. 肢体肿胀、淤血　D. X线检查
    E. 全身状况、休克
17. 骨折X线检查的重要意义是 （　　）
    A. 了解骨折的发生机制
    B. 明确骨折的诊断
    C. 判断骨折的预后
    D. 了解组织的损伤情况
    E. 了解骨质密度
18. 下列关于骨折功能复位标准的叙述，正确的是 （　　）
    A. 可允许与关节面平行的侧方移位
    B. 没有旋转移位和分离移位
    C. 长骨干横形骨折骨折干骺端对位至少达1/3左右
    D. 可允许轻微成角移位
    E. 长骨干横形骨折端对位至少达2/3
19. 以下哪种骨折要求解剖复位 （　　）
    A. 股骨干骨折　　　B. 肱骨干骨折
    C. 掌骨骨折　　　　D. 腓骨骨折
    E. 踝关节骨折
20. 石膏或夹板固定后，最应注意的是
    （　　）
    A. 松脱　　　　　　B. 骨折再移位
    C. 压迫性溃疡　　　D. 血循环受阻
    E. 石膏变形

21. 骨折切开复位的指征不包括 （　）
    A. 骨折合并血管,神经损伤,需手术探查
    B. 骨折断端有软组织嵌入,手法整复失败
    C. 关节内的骨折,关节面移位超过2mm
    D. 通过手法整复,仍不能达到解剖复位
    E. 多处骨折,为减少并发症

22. 导致骨折延迟愈合或不愈合的因素不包括 （　）
    A. 反复手法复位
    B. 不适当的切开复位
    C. 固定不确切
    D. 清创时丢失骨片
    E. 没有达到解剖复位

23. 影响骨折愈合最重要的因素是（　）
    A. 外伤所致的骨折类型
    B. 骨折部位的血液供应情况
    C. 患者的年龄
    D. 患者是否有代谢性疾病
    E. 全身营养状态

24. 胫骨中下1/3骨折不愈合率高,原因在于 （　）
    A. 不能有效地制动
    B. 难于早期发现
    C. 近侧骨折段血液供应差
    D. 远侧骨折段血液供应差
    E. 损伤暴力大

25. 骨折愈合的第三期是 （　）
    A. 血肿炎症机化期
    B. 原始骨痂形成期
    C. 骨痂改造塑形期
    D. 膜内化骨吸收期
    E. 软骨化骨吸收期

26. 处理开放性骨折最关键的步骤是
    （　）
    A. 应用抗生素　B. 彻底清创
    C. 修复软组织　D. 及早闭合伤口
    E. 固定骨折

27. 下列关于开放性骨折处理的叙述,不正确的是 （　）
    A. 粉碎性骨折的骨片要清除干净
    B. 肌腱和神经应尽量保留完整性
    C. 关节韧带和关节囊严重挫伤者可给予切除
    D. 创口引流一般在24~48小时后拔除
    E. 闭合创口有必要时可行皮瓣移植

28. 下列关于开放性骨折清创的叙述,不正确的是 （　）
    A. 原则上越早越好
    B. 一般认为伤后6~8小时清创多数能一期愈合
    C. 切除创缘5mm
    D. 骨外膜应尽量保留
    E. 大的开放伤口清创时间超过8小时不宜内固定

29. 下列关于骨折急救处理时妥善固定目的的叙述,不正确的是 （　）
    A. 使移位的骨折得到复位
    B. 避免骨折端在搬运过程中加重软组织损伤
    C. 适当固定可缓解疼痛
    D. 便于运送
    E. 避免损伤骨折邻近的重要血管

30. 易造成骨折不愈合的因素是 （　）
    A. 高龄
    B. 糖尿病
    C. 骨折部位血肿
    D. 骨折间有软组织嵌入
    E. 畸形位置固定

31. 患者,男,23岁。因车祸致胫腓骨中上1/3处开放性粉碎性骨折,行彻底清创术,摘除所有的粉碎的骨折片,术后行牵引治疗8个月后,骨折仍未愈合。其最可能的原因是 （　）
    A. 骨折处血液供应差
    B. 伤肢固定不确切
    C. 清创时摘除了过多的碎骨片
    D. 功能锻炼不够
    E. 未做内固定

32. 骨折反复整复造成的严重并发症是
　　　　　　　　　　　　　（　　）
　　A. 继发性血肿
　　B. 皮肤坏死
　　C. 继发损伤血管和神经
　　D. 骨折不愈合
　　E. 骨折移位

【B 型题】

（33～36 题共用备选答案）
　　A. 脂肪栓塞　　　B. 缺血性骨坏死
　　C. 缺血性肌挛缩　D. 创伤性关节炎
　　E. 骨化性肌炎（损伤性骨化）
33. 股骨干骨折,髓腔血肿张力过大,骨髓破坏,出现呼吸困难等应考虑（　　）
34. 关节内骨折,未准确复位,关节面不平整,畸形愈合可致　　　　（　　）
35. 关节附近骨折,骨膜剥离形成较大骨膜下血肿、机化、钙化后可致（　　）
36. 石膏或夹板过紧会引起　　　（　　）

（37～38 题共用备选答案）
　　A. 骨盆骨折　　　B. 肱骨髁上骨折
　　C. 尺骨鹰嘴骨折　D. 尺骨干骨折
　　E. Colles 骨折
37. 最可能损伤神经和血管的骨折是（　　）
38. 最可能发生休克的骨折是　　（　　）

（39～40 题共用备选答案）
　　A. 脊髓损伤　　　B. 创伤性关节炎
　　C. 周围神经损伤　D. 损伤性骨化
　　E. 缺血性骨坏死
39. 股骨颈骨折易并发　　　　　（　　）
40. 腓骨颈骨折有移位易发生　　（　　）

【X 型题】

41. 骨折的原因有　　　　　　　（　　）
　　A. 直接暴力　　　B. 间接暴力
　　C. 肌肉拉力　　　D. 积累性劳损
　　E. 骨骼病变
42. 疲劳骨折最易发生的部位是　（　　）
　　A. 尺骨与桡骨　　B. 第 2、3 跖骨

　　C. 胫骨干下 1/3　D. 腓骨干下 1/3
　　E. 股骨下端
43. 骨折常用的复位方法有　　　（　　）
　　A. 手法复位　　　B. 手术复位
　　C. 自然复位　　　D. 解剖复位
　　E. 功能复位
44. 下列属于稳定性骨折的是　　（　　）
　　A. 裂缝骨折　　　B. 螺旋骨折
　　C. 横形骨折　　　D. 嵌插骨折
　　E. 斜形骨折
45. 在骨折的急救中,处理正确的是（　　）
　　A. 首先抢救生命
　　B. 开放外露的骨折断端均应立即复位
　　C. 妥善的外固定十分重要
　　D. 患者经妥善固定后,应迅速转运往医院
　　E. 可用当时认为最清洁的布类包扎伤口

二、名词解释

1. fracture
2. 疲劳性骨折
3. 解剖复位
4. 功能复位
5. 骨折延迟愈合
6. 骨折不愈合
7. 骨筋膜室综合征
8. 损伤性骨化

三、填空题

1. 骨折的治疗原则是＿＿＿＿＿、＿＿＿＿＿＿和＿＿＿＿＿。
2. 骨折的特有体征包括＿＿＿＿＿、＿＿＿＿＿＿和＿＿＿＿＿。
3. 骨折的基本移位方式有缩短移位、＿＿＿＿＿移位、＿＿＿＿＿移位、＿＿＿＿移位和＿＿＿＿＿移位。
4. 骨折愈合过程:＿＿＿＿＿、＿＿＿＿＿＿和＿＿＿＿＿。
5. 依据骨折是否和外界相通,骨折可分为＿＿＿＿＿和＿＿＿＿＿。

6. 骨折复位标准的类型有_____和_____。
7. 骨折的常用影像学检查有_____、_____和_____。
8. 一般认为开放性骨折在伤后_____小时内清创,伤口绝大多数能达到_____。
9. 骨折的愈合方式是_____和_____。

四、简答题
1. 简述石膏绷带固定的指征。
2. 简述骨折临床愈合标准。
3. 简述骨折一期愈合。
4. 简述骨折切开复位的指征。
5. 简述骨折切开复位的优缺点。
6. 简述开放性骨折的分度。
7. 简述按骨折线的方向及形态分类。

五、论述题
1. 试述骨筋膜室综合征的临床表现和治疗原则。
2. 试述石膏绷带固定的注意事项。
3. 试述开放性骨折清创的要点。

参 / 考 / 答 / 案

一、选择题

【A 型题】
1. A   2. C   3. B   4. C   5. C
6. D   7. C   8. C   9. A   10. B
11. C 12. E 13. C 14. A 15. B
16. D 17. B 18. B 19. E 20. D
21. D 22. E 23. B 24. C 25. C
26. B 27. A 28. C 29. A 30. D
31. C 32. D

【B 型题】
33. A 34. D 35. E 36. C 37. B
38. A 39. E 40. C

【X 型题】
41. ABCDE   42. BD   43. AB
44. ACD   45. ACDE

1. A【解析】力量通过传导、杠杆、旋转和肌收缩使肢体远端发生骨折为间接暴力引起的骨折。
2. C【解析】闭合性骨折是骨折处皮肤或黏膜完整,骨折端与外界不相通。开放性骨折是骨折处皮肤或黏膜破裂,骨折端与外界相通,可由刀伤、枪伤或骨折尖端刺破皮肤或黏膜形成。耻骨骨折伴膀胱或尿道破裂、尾骨骨折致直肠破裂属于开放性骨折。
3. B【解析】稳定性骨折:横形、嵌插、裂缝、青枝、压缩性骨折等,经手法整复、适当外固定后不易再错位。
4. C【解析】不稳定性骨折:如斜形、螺旋形、多段、粉碎性骨折,手法整复后易在外固定装置中再错位,必须有效地固定。
5. C【解析】骨折两断端在纵轴上相互分离,形成间隙,为分离移位,最容易引起骨折不连接,较难愈合。
6. D【解析】骨折的早期并发症有休克、脂肪栓塞综合征、重要内脏器官损伤、重要周围组织(血管神经)损伤、骨筋膜室综合征等。晚期并发症有坠积性肺炎、压疮、下肢深静脉血栓形成、骨化性肌炎、创伤性关节炎、关节僵硬、急性骨萎缩、缺血性骨坏死、缺血性肌挛缩等。
7. C【解析】股骨干下1/3骨折,远折端因腓肠肌的牵拉及肢体的重力作用而向后方移位,股前、外、内肌牵拉的合力可使近折端向前移位,断端重叠,形成短缩畸形。
8. C【解析】骨筋膜室综合征多见于前臂的掌侧和小腿,多是由于创伤骨折后血肿和组织水肿引起骨筋膜室内内容物体

9. A【解析】骨折的临床表现分为局部症状和全身性反应,大多数骨折只引起局部症状,较重患者引起全身性反应,如休克、发热(感染)等。

10. B【解析】开放性骨折患者出现高热,应考虑感染的可能。

11. C【解析】骨折临床愈合的标准:①局部无压痛及纵向叩击痛;②局部无异常活动;③X线示骨折线模糊,骨折处有连续性骨痂。

12. E【解析】骨筋膜室综合征需先解除过紧的外固定及包扎物,如无明显好转需及早作一至数条长切口,彻底切开患室的深筋膜,分开肌束直抵骨膜,以充分减压。

13. C【解析】股骨颈骨折破坏股骨头的血供易致股骨头缺血坏死,腕舟状骨骨折后可引起近侧骨折断端缺血性坏死。

14. A【解析】创伤性关节炎常见于关节内骨折未准确复位的畸形愈合患者,因关节面不平整,可引起疼痛、红肿、活动受限等。

15. B【解析】关节僵硬属于骨折晚期并发症,多因长期固定或在治疗中没有进行适当功能锻炼所致,长时间固定可致静脉、淋巴回流不畅,关节周围组织浆液渗出,纤维蛋白粘连,关节囊及周围肌肉挛缩,引起关节活动障碍。

16. D【解析】怀疑骨折应常规进行X线检查,大多数骨折通过X线就能确诊,必要时行CT或MRI检查,以便确诊。

17. B【解析】临床上已表现为明显骨折者,X线检查可以帮助了解骨折的类型和骨折端的移位情况,对于骨折的治疗具有重要的指导意义。

18. B【解析】骨折功能复位的标准:①必须完全矫正骨折部位的旋转移位、分离移位,否则易致骨折不愈合;②必须完全复位成角移位,否则关节内、外侧负重不平衡,易引起创伤性关节炎;③长骨干横形骨折,骨折端对位至少达1/3,干骺端骨折至少应对位3/4。

19. E【解析】关节内的骨折要求解剖复位,否则会引起创伤性关节炎。

20. D【解析】观察石膏绷带固定肢体远端皮肤的颜色、温度、毛细血管充盈情况及感觉和指(趾)端的运动情况。若出现剧烈的持续性疼痛、患肢麻木、颜色变暗、发紫和皮温下降,多提示石膏绷带包扎过紧,导致肢体受压、循环受阻,应立即将石膏全长纵形剖开减压,否则可致肢体缺血坏死。

21. D【解析】骨折切开复位的指征:①骨折端有肌肉或肌腱等软组织嵌入,影响愈合;②关节内骨折;③合并重要血管、神经损伤;④有多处骨折;⑤四肢不稳定骨折,如斜形、螺旋形、粉碎性骨折及脊柱骨折合并脊髓损伤者;⑥老年人四肢骨折需尽早离床活动者。

22. E【解析】①导致骨折延迟愈合的因素:全身营养不良,骨折复位和固定不牢固,骨折端存在剪切力和旋转力导致不稳定或牵引过度所致的骨端分离;②导致骨折不愈合的因素:骨折端嵌夹软组织,开放性骨折清创时去除较多骨片,多次手术破坏骨的血液供应,内固定失败。

23. B【解析】影响骨折愈合的因素主要有年龄、健康状况、骨折部位的血液供应、软组织的损伤程度、骨折端有无软组织嵌入或感染、治疗是否正确及时等。其中最重要的因素是骨折部位的血供情况。

25. C【解析】骨折的愈合可分为三个阶段:血肿炎症机化期、原始骨痂形成期和骨痂改造塑形期。

26. B【解析】开放性骨折最关键的处理措施是彻底清创,若清除不彻底,一旦发生感染,将导致化脓性骨髓炎。

27. A【解析】粉碎性骨折的骨片应根据情况加以处理。小的骨片需根据骨折块是否有软组织连接慎重处理。较大骨片尤其是与周围组织尚有联系的骨片应予以保留,否则将造成骨折断端骨缺损影响骨折愈合。

28. C【解析】切除创缘皮肤尽量保证在1~2mm,且只切除失去活力的皮肤,对于韧带、关节囊应尽量保留。

29. A【解析】骨折急救固定的目的:①避免骨折端在搬运过程中对周围重要组织(如神经、血管)或脏器造成二次损伤;②减少骨折端的活动,减轻患者的疼痛;③方便运送。

30. D【解析】骨折不愈合多由于骨折端嵌夹软组织,或开放性骨折清创时去除较多骨片而造成骨缺损,或多次手术对骨的血液供应破坏较大及内固定失败等因素所致。

31. C【解析】年龄大、全身情况差、骨折局部血运不良、断端嵌有软组织,摘除了过多的碎骨片缺损太大、反复整复、对位不佳、固定不牢、手术复位剥离骨膜过多及合并感染者,骨折愈合较慢,甚至不愈合。

32. D【解析】粗暴的手法和反复多次的复位,均可增加软组织损伤,影响骨折愈合。

33~36. ADEC【解析】①骨折处髓腔内血肿张力过大,骨髓被破坏,脂肪滴进入破裂的静脉窦内,可引起肺、脑脂肪栓塞。肺栓塞表现为呼吸功能不全、发绀等。②关节内骨折未准确复位,畸形愈合后,造成关节面不平整,可引起疼痛、肿胀等表现,称创伤性关节炎。③关节扭伤、脱位及关节附近的骨折,尤其是肱骨髁上骨折,若处理不当,致使局部出血过多,积血剥离骨膜并渗入受损的肌纤维间,血肿机化后,逐渐转变为钙化骨,导致疼痛,关节功能严重障碍,称为损伤性骨化(骨化性肌炎)。④石膏或夹板过紧会引起骨筋膜室综合征,导致缺血性肌挛缩。

37~38. BA【解析】①肱骨髁上骨折易导致肱动脉及尺、桡神经损伤;②骨盆骨折可导致腹膜后血肿,引起休克。

39~40. EC【解析】①股骨颈骨折易破坏股骨头血供,导致股骨头缺血坏死;②腓骨颈处有腓总神经经过,腓骨颈骨折有移位时可损伤腓总神经。

41. ABCDE【解析】骨折的病因主要有创伤和骨骼疾病。创伤因素常见,如直接暴力、间接暴力、肌肉牵拉和积累性劳损。骨骼病变见于骨髓炎、骨肿瘤等。

42. BD【解析】疲劳骨折好发于第2、3跖骨及腓骨下1/3骨干,常见于远距离行军。

43. AB【解析】骨折常用的复位方法有手法复位、手术复位。解剖复位、功能复位属于骨折的复位标准。

44. ACD【解析】①稳定性骨折:横形骨折、嵌插骨折、裂缝骨折、青枝骨折、压缩性骨折等,经手法整复、适当外固定后不易再错位;②不稳定性骨折:一般骨干的斜形骨折、螺旋形骨折、多段骨折、粉碎性骨折等,用手法整复后易在外固定装置中再错位,必须有效地固定。

45. ACDE【解析】骨折急救的目的:用简单而有效的方法抢救生命、保护患肢、迅速转运,以便于尽快妥善处理。开放外露的骨折断端不能立即复位,以免把脏物带进伤口深处,造成深层组织感染,引发骨髓炎。

二、名词解释

1. 骨折(fracture):骨的完整性和连续性中断。

2. 疲劳性骨折:又称行军骨折或应力性骨折,是指反复、轻微的损伤长期作用于肢体某一特定部位所致的骨折,如远距离行军易致第2、3跖骨及腓骨下1/3骨干骨折。

3. 解剖复位:骨折复位时恢复了原有的正常的解剖关系,骨折端对位(两骨折端的接触面)和对线(两骨折端在纵轴上的关系)完全良好。

4. 功能复位:骨折在复位时,两骨折端未恢复至原有的正常解剖关系,但对肢体功能无明显影响。

5. **骨折延迟愈合**:指骨折经过固定、治疗后,未能在同类骨折通常愈合所需要的时间(一般为4~8个月)内愈合,骨折断端未出现骨性连接。

6. **骨折不愈合**:骨折经过治疗后,超过同类骨折一般的愈合时间(9个月),且经再度延迟治疗(时间3个月),仍未能骨性愈合。

7. **骨筋膜室综合征**:由于外包扎过紧或创伤后局部出血、水肿导致的由骨、骨间膜、肌间隔和深筋膜形成的骨筋膜室内压力过高,引起肌肉和神经因急性缺血而产生的一系列早期综合征。

8. **损伤性骨化**:又称骨化性肌炎。是指关节脱位、关节邻近骨折及严重关节扭伤后,由于骨膜剥离,骨膜下血肿与软组织血肿相连,若处理不当,血肿扩大,经机化、钙化、骨化后,在关节邻近的软组织内形成广泛的钙化或骨化组织,造成严重关节功能障碍。多见于肘关节。

三、填空题

1. 复位　固定　功能锻炼及康复
2. 畸形　异常活动　骨擦音或骨擦感
3. 成角　旋转　侧方　分离
4. 血肿炎症机化期　原始骨痂形成期　骨痂改造塑形期
5. 闭合性骨折　开放性骨折
6. 解剖复位　功能复位
7. X线　CT　MRI
8. 6~8　一期愈合
9. 一期愈合　二期愈合

四、简答题

1. **简述石膏绷带固定的指征。**

答　①开放性骨折清创缝合术后,创口尚未愈合,软组织不宜受压,不适合小夹板固定;②股骨骨折髓内钉或钢板螺钉固定后,作为辅助性外固定,或特殊部位的骨折难以用小夹板固定,如脊柱骨折;③维持畸形矫正后特定矫形位置和骨关节融合手术后;④化脓性关节炎和骨髓炎病肢的固定,以减轻疼痛,控制炎症。

2. **简述骨折临床愈合标准。**

答　①局部无压痛及纵向叩击痛;②局部无异常活动;③X线示骨折线模糊,骨折处有连续性骨痂形成。

3. **简述骨折一期愈合。**

答　骨折一期愈合是指在切开复位使骨折端达到解剖复位,并采用坚固的加压固定使骨折端紧密对合后,骨折端通过直接成骨和骨单位重建,坏死骨在被吸收的同时由新的板层骨取代,从而达到骨性连接,X线平片上无明显外骨痂形成,而骨折线逐渐消失。

4. **简述骨折切开复位的指征。**

答　①骨折端之间有肌肉或肌腱等软组织嵌入,骨折端不连接;②关节内骨折,对位不良,影响关节活动;③合并有主要血管、神经损伤,修复血管、神经的同时固定骨折;④多处骨折,便于护理,防止并发症;⑤四肢斜形、螺旋形、粉碎性骨折,复位后外固定不能维持,骨折易再移位;⑥脊柱骨折并脊髓损伤者,需恢复椎管形态,或需脊髓减压者;⑦老年人四肢骨折需尽早离床活动,防止并发症。

5. **简述骨折切开复位的优缺点。**

答　(1)优点:最大的优点是骨折可达到解剖复位。有效的内固定,可使患肢制动时间缩短,早期下床活动,避免长期卧床并发症,减少肌萎缩及关节僵硬,便于护理。

(2)缺点:①切开复位时由于分离软组织和骨膜,影响局部血供,造成骨折延迟愈合或不愈合;②加重骨折局部软组织损伤,降低局部抵抗力,易于发生感染,导致化脓性骨髓炎等。

6. **简述开放性骨折的分度。**

答　根据软组织损伤的轻重,将开放性骨折分为三度。

第一度:皮肤被自内向外的骨折端刺破,肌肉、皮下组织及皮肤的损伤均较轻微。

第二度：皮肤被自外向内割裂或挤压破碎，皮下组织与肌肉有中等度损伤。

第三度：广泛的皮肤、皮下组织和肌肉严重挫伤，常合并血管、神经损伤。

7. 简述按骨折线的方向及形态分类。

答 按骨折线形态可把骨折分为：①横形骨折；②斜形骨折；③螺旋形骨折；④粉碎性骨折；⑤青枝骨折；⑥嵌插骨折；⑦骨骺分离；⑧压缩性骨折。

五、论述题

1. 论述骨筋膜室综合征的临床表现和治疗原则。

答 （1）临床表现：多见于前臂掌侧和小腿，由于骨折的血肿及组织水肿，骨筋膜室内内容物体积增加，或外包扎过紧、局部受挤压使筋膜室容积过小，而导致骨筋膜室压力增高所致。伤肢普遍肿胀，并有剧烈疼痛。筋膜间隙触之张力增高，有明显压痛；受累肌肉被动牵拉时出现疼痛；主动屈曲时肌肉疼痛。严重者影响病肢功能，由于广泛、长时间完全缺血，大量肌肉坏疽，需截肢。若大量毒素入血，还引起休克、急性肾衰竭等。

（2）治疗：制动，抬高患肢，20%甘露醇脱水，严密观察；对于有手术指征的应及时手术切开筋膜减压，做好术后处理，促进患肢恢复。

2. 试述石膏绷带固定的注意事项。

答 ①应抬高患肢，消除肿胀。②包扎石膏绷带过程中，需将肢体保持在某一特殊位置时需用手掌托扶肢体，以免产生局部压迫而发生溃疡。③石膏绷带未凝结坚固前不应改变肢体位置。④观察石膏绷带固定肢体远端皮肤的颜色、温度、毛细血管充盈、感觉和指（趾）的运动。⑤石膏松动时应及时更换。⑥应行肌肉的主动锻炼，未被固定的关节应早期活动。

3. 试述开放性骨折清创的要点。

答 选择适当的麻醉方法，用纱布覆盖伤口，戴手套，用无菌刷蘸消毒肥皂液刷洗病肢2～3遍，范围包括创口上、下关节，后用无菌生理盐水冲洗，然后用0.1%活力碘冲洗创口，再用生理盐水冲洗。常规消毒铺单后行清创术。①切除创缘皮肤1～2cm，由浅至深清除异常，切除污染及失活的组织，保留肌腱、神经、血管并修复。②切除严重挫伤的关节韧带及关节囊。③尽量保留骨外膜。④彻底清理骨折端，尽可能保持骨的完整性，以利于后期愈合，污染的骨质需去除；保留与周围组织尚有联系的骨片，以免造成骨缺损，影响愈合。⑤再次用无菌生理盐水清洗创口及周围组织2～3次，以清除肉眼观察不到的破碎组织残渣，然后用0.1%的活力碘浸泡创口3～5分钟，以杀灭残余细菌。创口污染重，时间长者，需加用3%的过氧化氢液清洗，然后再用无菌生理盐水冲洗。

（孙志璞）

第59章 上肢骨、关节损伤

【学习要点】

一、掌握

1. 肩关节脱位的病因、类型、临床表现、诊断及治疗。
2. 肱骨外科颈骨折的病因、类型、移位机制、临床表现、诊断及治疗。
3. 肱骨髁上骨折的类型、移位机制、临床表现、鉴别诊断、治疗、并发症及后遗症。
4. 桡骨头半脱位的致伤机制、临床表现、诊断及治疗。
5. 前臂双骨折的病因、类型、临床表现、诊断及治疗。
6. 桡骨远端骨折的病因、类型、临床表现、诊断及治疗。

二、熟悉

1. 锁骨骨折的病因、类型、移位机制、临床表现、诊断及治疗。
2. 肩锁关节脱位的机制、分类、临床表现及治疗。
3. 肱骨干骨折的病因、类型、临床表现、诊断及治疗。
4. 肘关节脱位的病因、类型、临床表现、诊断及治疗。

【应试考题】

一、选择题

【A型题】

1. 锁骨中段骨折后的典型移位是（ ）
   A. 骨折近端向上、向后移位，远端向上、向前向外移位
   B. 骨折近端向下、向前移位，远端向上、向后向内移位
   C. 骨折近端向下、向前移位，远端向下、向前向内移位
   D. 骨折近端向上、向后移位，远端向下、向前向内移位
   E. 骨折近端向内、向前移位，远端向下、向后向外移位

2. 患者，男，50岁。不慎跌倒摔伤右肩。以左手托右肘部来诊。头向右倾，查体：右肩下沉，右上肢功能障碍。胸骨柄至右肩峰连线中点隆起，并有压痛。最可能的诊断是（ ）
   A. 肩关节脱位 B. 锁骨骨折
   C. 肱骨外科颈骨折 D. 肩胛骨骨折
   E. 肱骨解剖颈骨折

3. 患者，男，20岁。骑车被撞倒，右肩着地。X线检查：右锁骨中1/3骨折，断端移位明显。患者就诊期间始终保持着头向右侧偏斜，左手掌支托着右肘部的位置。其主要原因为（ ）
   A. 骨折合并右颈肩部软组织扭伤，采取的强迫体位

B. 骨折合并右臂丛神经损伤,右上肢肌力减退
C. 骨折合并右锁骨下血管损伤,该体位可减少上肢缺血情况
D. 该体位可暂时制动,减少骨折端出血
E. 该体位可放松肌肉和减轻上肢重力牵引,减少骨折端的疼痛

4. 儿童锁骨青枝骨折的治疗措施是（　　）
   A. 手法复位+肩"8"字绷带固定4周
   B. 不予固定治疗
   C. 手术切开复位+内固定
   D. 三角巾悬吊患肢3周
   E. 手法复位+小夹板固定

5. 患者,男,35岁。肩部外伤致锁骨骨折。查体:肩外展、伸肘、屈肘功能及腕、手的功能完全丧失,并有感觉障碍。宜首选的治疗措施是（　　）
   A. 早期手术切开复位,内固定,同时探查臂丛神经
   B. 手法复位,横"8"字绷带固定
   C. 手法复位,石膏外固定
   D. 手法复位,夹板固定
   E. 牵引复位

6. 锁骨骨折最易损伤（　　）
   A. 肺尖　　　　B. 臂丛神经
   C. 腋神经　　　D. 锁骨下动脉
   E. 锁骨下静脉

7. 患者,男,25岁。不慎摔倒,左肩部疼痛不敢活动来诊。查体:左肩部疼痛肿胀,活动受限,上臂外展位弹性固定,肩峰下空虚,Dugas征阳性。首选的治疗方法是（　　）
   A. Hippocrates法复位
   B. 切开复位
   C. 切开复位并关节囊重叠缝合术
   D. 切开复位,肩胛下肌止点外移术以增强关节囊前壁
   E. 以上均不对

8. 单纯性肩关节脱位采用三角巾悬吊上肢固定,一般固定的时间为（　　）
   A. 1周　　　　B. 2周
   C. 3周　　　　D. 4周
   E. 5周以上

9. 肱骨上1/3骨折,骨折线在三角肌止点以上,远位骨折端移位。主要是由于（　　）
   A. 胸大肌牵拉
   B. 背阔肌牵拉
   C. 大圆肌牵拉
   D. 三角肌、喙肱肌、肱二头肌、肱三头肌牵拉
   E. 肱桡肌牵拉

10. 肱骨干骨折,骨折线位于三角肌止点以下,对远近骨折端移位的叙述,正确的是（　　）
    A. 近折端向前、内移位
    B. 近折端向前、外移位
    C. 远折端向外移位
    D. 远折端向下移位
    E. 近折端向后、外移位

11. 患者,男,21岁。外伤致右肱骨干骨折,骨折端外露。查体:垂腕,垂指畸形,虎口局部感觉障碍。该患者的正确诊断是（　　）
    A. 右肱骨干开放性骨折
    B. 右肱骨干开放性骨折伴桡神经损伤
    C. 右肱骨干骨折伴桡神经损伤
    D. 右肱骨干闭合性骨折
    E. 右肱骨干闭合性骨折伴桡神经损伤

12. 患者,男,20岁。因用力打苍蝇时致右肱骨上端骨折。首先考虑的诊断是（　　）
    A. 病理性骨折
    B. 疲劳骨折
    C. 肱骨解剖颈骨折
    D. 肱骨外科颈骨折
    E. 肱骨大结节撕脱骨折

13. 儿童肘部外伤后,鉴别肱骨髁上骨折和肘关节脱位最可靠的体征是（　　）
    A. 肿胀明显
    B. 活动明显受限
    C. 畸形
    D. 肘后三角关系改变
    E. 局部瘀斑

14. 肱骨干与肱骨髁之间的前倾角为 （　　）
    A. 10°～20°　　B. 20°～30°
    C. 30°～50°　　D. 5°～10°
    E. 15°～25°

15. 患儿，男，5岁。跌倒时左手掌着地。查体：肘关节半屈状，肘部明显肿胀及压痛，皮下有瘀斑，向外突出畸形，肘后三角存在。该患儿最可能的诊断是 （　　）
    A. 伸直型肱骨髁上骨折
    B. 屈曲型肱骨髁上骨折
    C. 肘关节脱位
    D. 桡骨小头半脱位
    E. 尺骨鹰嘴骨折

16. 伸直型肱骨髁上骨折多见于 （　　）
    A. 老年女性　　B. 老年男性
    C. 儿童　　　　D. 中年女性
    E. 中年男性

17. 伸直型肱骨髁上骨折的断端最常见的移位方向是 （　　）
    A. 近折端向后移位
    B. 远折端向后上移位
    C. 远折端向前移位
    D. 近折端向桡侧移位
    E. 近折端向尺侧移位

18. 患儿，男，5岁。左肘摔伤急诊就医。小夹板外固定后，前臂高度肿胀，手部青白发凉，麻木无力。X线检查提示左肱骨髁上骨折。若不及时处理，其最可能的后果是 （　　）
    A. 感染　　　　B. 缺血性骨坏死
    C. 骨化性肌炎　D. 关节僵硬
    E. 缺血性肌挛缩

19. 患者，男，14岁。左肱骨髁上骨折已行手法复位，石膏托外固定。患肢肿胀较明显。为了早期观察是否有骨筋膜室综合征，要特别注意的是 （　　）
    A. 桡动脉搏动是否消失
    B. 手及前臂皮肤、温度及颜色
    C. 患肢肿胀程度

    D. 有无感觉障碍
    E. 患肢有无静息痛，手指被动伸直有无障碍，伸指时是否加剧疼痛

20. 屈曲型肱骨髁上骨折手法复位成功后，一般采用外固定将肘关节固定在 （　　）
    A. 肘关节伸直位
    B. 肘关节屈曲90°位
    C. 肘关节屈曲60°左右位
    D. 肘关节屈曲40°左右位
    E. 肘关节极度屈曲位

21. 患者，女，66岁。2小时前跌倒时手掌着地受伤。查体：右腕明显肿胀，压痛（＋），侧面观呈"银叉样"畸形。最可能的诊断是 （　　）
    A. Galeazzi骨折　B. Colles骨折
    C. Chance骨折　　D. Monteggia骨折
    E. Smith骨折

22. 患者，男，47岁。右上肢外展牵拉伤，患肩疼痛，以健手托患侧前臂。查体：患侧方肩，杜加氏征阳性。其可能诊断是 （　　）
    A. 锁骨骨折
    B. 肱骨解剖颈骨折
    C. 肱骨外科颈骨折
    D. 肩关节脱位
    E. 肩锁关节脱位

23. 肘关节脱位的正确治疗是 （　　）
    A. 手法复位，肘部绷带包扎，随意活动
    B. 均应手术
    C. 手法复位，石膏托90°固定6周
    D. 手法复位，石膏托90°固定3周
    E. 手法复位次日即开始局部按摩治疗

24. 患儿，男，3岁。母亲为之穿衣牵拉右手臂后突然哭闹，不敢屈肘持物。其诊断应首先考虑 （　　）
    A. 右肱骨髁上骨折
    B. 右肩关节脱位
    C. 右肘关节脱位
    D. 右腕关节脱位
    E. 右桡骨头半脱位

25. 桡骨头半脱位多见于 （ ）
   A. 婴儿　　　B. 3 岁以下
   C. 5 岁以下　　D. 5～8 岁
   E. 3～10 岁

26. 间接暴力造成的前臂双骨折,其骨折平面往往是 （ ）
   A. 桡骨骨折平面高于尺骨骨折平面
   B. 两骨同一平面骨折
   C. 尺骨骨折平面高于桡骨骨折平面
   D. 无一定规律
   E. 以上都不对

27. 前臂尺、桡骨双骨折青年患者,经手法复位失败,此时应采取的合理治疗是 （ ）
   A. 小夹板固定,3 周后再手术治疗
   B. 石膏管型固定,3 周后再手术治疗
   C. 持续骨牵引治疗
   D. 手术切开复位内固定加外固定
   E. 待骨折愈合后,再行矫形手术

28. Monteggia 骨折的特点是 （ ）
   A. 尺骨下 1/3 骨干骨折合并桡骨头脱位
   B. 桡骨下 1/3 骨干骨折合并尺骨小头脱位
   C. 尺骨上 1/3 骨干骨折合并桡骨头脱位
   D. 桡骨上 1/3 骨干骨折合并尺骨小头脱位
   E. 桡骨上 1/3 骨干骨折合并桡骨头脱位

29. 患者,女,35 岁。跌倒时腕关节屈曲、手背着地受伤致腕关节肿胀、疼痛 1 小时来院。该患者诊断应首先考虑 （ ）
   A. Colles 骨折　　B. Smith 骨折
   C. Barton 骨折　　D. 下尺桡关节脱位
   E. 手舟状骨骨折

30. Colles 骨折远端的典型移位是 （ ）
   A. 向尺侧及背侧移位
   B. 向桡侧及背侧移位
   C. 向尺侧及掌侧移位
   D. 向桡侧及掌侧移位
   E. 只向背侧移位

31. Smith 骨折的典型移位是 （ ）
   A. 远侧端向掌侧移位
   B. 远侧端向尺侧移位
   C. 远侧端向旋转移位
   D. 近侧端向掌侧移位
   E. 近侧端旋转移位

32. 患者,男,67 岁。外伤后致右 Colles 骨折。骨折对位对线良好,并有嵌插。该患者应选择的治疗是 （ ）
   A. 牵引治疗　　B. 对症治疗
   C. 手术治疗　　D. 消肿治疗
   E. 夹板固定或石膏固定

【B/型/题】

(33～36 题共用备选答案)
   A. Monteggia 骨折　B. Galeazzi 骨折
   C. Colles 骨折　　　D. Smith 骨折
   E. Barton 骨折

33. 桡骨下 1/3 骨折合并尺骨小头脱位,称为 （ ）
34. 屈曲型桡骨远端骨折,称为 （ ）
35. 伸直型桡骨远端骨折,称为 （ ）
36. 桡骨远端关节面骨折合并腕关节脱位,称为 （ ）

(37～38 题共用备选答案)
   A. 肱骨髁上伸直型骨折
   B. 肱骨干骨折
   C. 桡骨远端骨折
   D. 尺骨上 1/3 骨折
   E. 肱骨大、小结节移行处骨折

37. 肱骨外科颈骨折是指 （ ）
38. 桡神经损伤多见于 （ ）

(39～40 题共用备选答案)
   A. Pauwels 角　　B. 银叉畸形
   C. McMurray 征　D. Dugas 征
   E. 垂腕畸形

39. 桡骨远端骨折可表现为 （ ）
40. 肩关节脱位可表现为 （ ）

(41～42题共用备选答案)
A. 前脱位　　　B. 后脱位
C. 左脱位　　　D. 右脱位
E. 中心脱位
41. 肘关节脱位常为　　　　　(　)
42. 肩关节脱位常为　　　　　(　)

【X型题】

43. 肩关节脱位的表现正确的是　(　)
    A. 肩部外伤史　B. 方肩畸形
    C. 关节盂空虚　D. Dugas征(+)
    E. 关节弹性固定
44. 下列关于桡骨远端骨折的叙述,正确的是　　　　　　　　　　(　)
    A. 伸直型为Colles骨折
    B. 屈曲型为Smith骨折
    C. 多由间接暴力引起
    D. Colles骨折的发生原理是跌倒时手背着地
    E. Smith骨折的发生原理是跌倒时手掌着地
45. 下列关于肩关节脱位的叙述,正确的是　　　　　　　　　　　(　)
    A. 肩关节前脱位多于后脱位
    B. 手掌搭在健侧肩部时,肘部无法贴近胸壁
    C. 肩关节前脱位多为直接暴力所致
    D. 肩关节前脱位多为间接暴力所致
    E. 肩关节前脱位可分为锁骨下脱位、肩胛盂下脱位及喙突下脱位
46. 下列属于桡骨头半脱位发病因素的是　　　　　　　　　　　(　)
    A. 桡骨头未发育好
    B. 环状韧带薄弱
    C. 桡骨头向桡侧移位
    D. 环状韧带卡压在肱桡关节内
    E. 多为腕、手被向上提拉、旋转所致
47. 肱骨干骨折切开复位内固定的手术指征是　　　　　　　　　　(　)
    A. 反复手法复位失败,骨折端对位对线不良,愈合后影响功能者

B. 同一肢体有多发骨折
C. 骨折有分离移位者
D. 陈旧骨折不愈合
E. 开放性骨折有桡神经损伤
48. 跌倒手掌撑地时,可能发生　(　)
    A. Colles骨折　B. 尺桡骨双骨折
    C. 肩胛冈骨折　D. 锁骨骨折
    E. 肱骨髁上骨折
49. 下列属于桡骨远端骨折的是　(　)
    A. Colles骨折
    B. Smith骨折
    C. Barton骨折
    D. 距离桡骨远端关节面3cm以内的骨折
    E. 反Colles骨折

二、名词解释
1. Dugas征阳性
2. Monteggia骨折
3. Galeazzi骨折
4. 5P征

三、填空题
1. 锁骨中1/3骨折,骨折端因受肌肉的牵拉及上肢重力的影响,骨折近端常向_____移位,远端向_____移位,并向内侧重叠移位。
2. 肩关节脱位可分为_____、_____、_____和_____。
3. 肱骨干骨折最常见的并发症为_____。
4. 根据外力形式和受伤机制的不同,肱骨髁上骨折可分为_____型和_____型。
5. Colles骨折骨折远端向_____移位,可见的特殊畸形为_____和_____。
6. 正常人桡骨远端与腕骨形成关节面,其掌倾角为_____,尺倾角为_____。
7. 临床较为常用的肱骨近端骨折分型为_____分型,可分为_____、_____、_____和_____。

四、简答题
1. 简述肩锁关节脱位的分型。
2. 简述肩关节脱位的治疗方法。
3. 简述锁骨骨折治疗方法的选择。
4. 简述关节脱位的专有体征及复位成功的标志。
5. 简述 Colles 骨折典型的畸形表现及发生原因。
6. 简述肱骨近端骨折的治疗。

五、论述题
1. 试述前臂双骨折的康复治疗要点。
2. 试述肘关节脱位的临床表现及并发症。

六、病例分析题
1. 患者,女,52 岁。跌倒致左腕肿痛、畸形、活动受限 2 小时急诊入院。患者 2 小时前因雪天路滑不慎跌倒,左手掌着地,立即出现左腕疼痛、活动受限。查体:左腕肿胀明显,侧面观呈"银叉样"畸形,正面观呈"枪刺样"畸形。左腕部压痛明显,腕部活动受限。
问题:
(1)该患者最可能的诊断是什么?需进一步做哪些检查?
(2)诊断依据及治疗原则是什么?

2. 患者,女,42 岁。步行中不慎踩空仰面跌倒,右手掌撑地受伤 1 小时,右肩痛,不敢活动该肩关节,以手托患肢急诊来院。查体:右肩方肩畸形,Dugas 征(+)。局部肿胀、压痛明显。
问题:
(1)该患者临床诊断应首先考虑什么?可能合并什么损伤?
(2)怎样选择治疗方案?

【参 / 考 / 答 / 案】

一、选择题

【A 型题】
1. D　2. B　3. E　4. D　5. A
6. B　7. A　8. C　9. D　10. B
11. B　12. A　13. C　14. C　15. A
16. C　17. B　18. E　19. E　20. D
21. B　22. D　23. D　24. C　25. C
26. A　27. D　28. C　29. B　30. B
31. A　32. E

【B 型题】
33. B　34. D　35. C　36. E　37. E
38. B　39. B　40. D　41. B　42. A

【X 型题】
43. ABCDE　44. ABC　45. ABDE
46. ABCDE　47. ABCDE　48. ABDE
49. ABCDE

1. D【解析】锁骨中段骨折后,近折端因胸锁乳突肌的牵拉可向上、后移位,远折端则由于上肢的重力作用及胸大肌肌束的牵拉作用而向前、下移位,并可有重叠移位。

2. B【解析】患者有右肩外伤史,典型体征:左手托右肘部,头向右倾,右肩下沉,右上肢功能障碍,且胸骨柄至右肩峰连线中点隆起,并有压痛,为锁骨解剖区域,考虑锁骨骨折。

4. D【解析】儿童锁骨青枝骨折为不全骨折,无明显移位,可行三角巾悬吊患肢 3~6 周即可愈合。

5. A【解析】患者锁骨骨折,肩外展、伸肘、屈肘功能及腕、手的功能完全丧失,并有感觉障碍,考虑臂丛神经损伤,需早期手术切开复位,内固定,同时探查臂丛神经。

6. B【解析】锁骨后有臂丛神经和锁骨下血

管经过,锁骨骨折易损伤臂丛神经,但损伤锁骨下血管少见。

7. A【解析】根据典型外伤史,患肢轻度外展弹性固定、肩峰下空虚、方肩畸形、Dugas征阳性,诊断为肩关节脱位,肩关节脱位应首选手法复位加外固定治疗。

8. C【解析】单纯性肩关节脱位复位后可用三角巾悬吊固定3周,如合并大结节骨折应延长1~2周。

9. D【解析】肱骨干骨折,骨折线在三角肌止点以上,远折端有三角肌、喙肱肌、肱二头肌、肱三头肌的牵拉而向外、向近端移位。

10. B【解析】肱骨干骨折,当骨折线位于三角肌止点以下时,近折端向前、外移位（三角肌牵拉）;远折端向近端牵拉移位（肱二头肌、肱三头肌牵拉）。

11. B【解析】右肱骨干骨折,骨折端外露,考虑右肱骨干开放性骨折。垂腕、垂指畸形,虎口区感觉障碍为桡神经损伤的表现。

12. A【解析】20岁男性患者,因轻微外力导致骨折考虑病理性骨折。

13. D【解析】无论肱骨髁上骨折还是肘关节脱位,均可出现局部明显肿胀、活动受限、局部畸形、局部瘀斑。肱骨髁上骨折未累及肘关节,因此肘后三角关系正常;而肘关节脱位后肘后三角关系有改变,此为两者的临床鉴别要点。

14. C【解析】肱骨干轴线与肱骨髁轴线之间有30°~50°的前倾角。

15. A【解析】5岁患儿,左手掌着地,查体肘关节半屈状,肘部明显肿胀及压痛,皮下有瘀斑,向外突出畸形,肘后三角存在排除肘关节脱位,结合患儿年龄及体征考虑伸直型肱骨髁上骨折。

16. C【解析】肱骨髁上骨折多发生于10岁以下儿童。

17. B【解析】伸直型肱骨髁上骨折的断端最常见的移位方向是近折端向前下移位,远折端向后上移位。

18. E【解析】肱骨髁上骨折小夹板固定后,前臂高度肿胀,手部青白发凉,麻木无力,考虑外包扎过紧,影响血运,如不及时处理,可导致缺血性肌挛缩。

19. E【解析】如果出现高张力肿胀,手指主动活动障碍,被动活动剧烈疼痛,桡动脉搏动难以扪及,手指皮温降低,感觉异常,即应确定存在骨筋膜室高压。

20. D【解析】屈曲型肱骨髁上骨折复位后肘关节屈曲40°左右行外固定,4~6周后开始肘关节屈伸活动。

21. B【解析】Colles骨折是指伸直型桡骨远端骨折,远折端向背侧、桡侧移位,近折端向掌侧移位,出现银叉（侧面）和枪刺刀畸形（正面）。Galeazzi骨折是指桡骨干下1/3骨折合并尺骨小头脱位。Monteggia骨折是指尺骨上1/3骨干骨折合并桡骨小头脱位。Chance骨折为胸腰椎椎体水平状撕裂性损伤。Smith骨折是指屈曲型桡骨远端骨折。

22. D【解析】根据典型外伤史,患肢牵拉外伤史,以健手托患侧前臂、方肩畸形、杜加征阳性,为肩关节脱位的典型体征。

23. D【解析】肘关节脱位需手法复位后长臂石膏托或支具固定肘关节于屈曲90°,然后用三角巾悬吊2~3周。

24. E【解析】3岁儿童,右手臂牵拉史,不敢屈肘持物,考虑桡骨头半脱位。

25. C【解析】桡骨头半脱位多见于5岁以下儿童,因桡骨头发育不完全,环状韧带薄弱,当腕、手被动向上提拉、旋转时,薄弱的环状韧带嵌入肱骨小头与桡骨头之间,而拉力取消后,桡骨头无法回到正常解剖位置而发生半脱位。

26. A【解析】直接暴力引起的骨折多为同一平面骨折;间接暴力多造成低位尺骨斜形骨折;扭转暴力多造成高位尺骨骨折和低位桡骨骨折。

27. D【解析】前臂尺、桡骨双骨折手术切开复位内固定的指征:①手法复位失败;②开放性骨折,受伤时间较短、伤口污染不重;③骨折伴有神经、血管、肌腱损伤;④同侧肢体有多发性损伤,为了方便护理;⑤陈旧骨折畸形愈合。

28. C【解析】尺骨上1/3骨干骨折可合并桡骨小头脱位,称为孟氏(Monteggia)骨折。

30. B【解析】Colles骨折典型移位是远折端向桡侧及背侧移位,近折端向掌侧移位。

31. A【解析】Smith骨折的典型移位是远折端向掌侧、桡侧移位,近折端向背侧移位。

32. E【解析】右Colles骨折,骨折对位对线良好,并有嵌插,骨折稳定,保守给予夹板或石膏固定治疗。

33~36. BDCE【解析】①桡骨下1/3骨折合并尺骨小头脱位为盖氏(Galeazzi)骨折。尺骨上1/3骨折合并桡骨头脱位为孟氏(Monteggia)骨折。②屈曲型桡骨远端骨折又称为Smith骨折。③伸直型桡骨远端骨折又称为Colles骨折。④桡骨远端关节面骨折伴腕关节脱位为Barton骨折。

37~38. EB【解析】①肱骨外科颈骨折发生于肱骨大、小结节移行为肱骨干的交界部位,此处为松质骨和密质骨交接处,容易发生骨折;②肱骨干中下1/3骨折最易损伤桡神经,此处桡神经紧贴骨面走行。

39~40. BD【解析】①伸直型桡骨远端骨折表现为"银叉样"畸形;②肩关节脱位常见Dugas征。

41~42. BA【解析】①肘关节脱位常为后脱位;②肩关节脱位常为前脱位。

44. ABC【解析】桡骨远端骨折多由间接暴力引起,伸直型为Colles骨折,屈曲型为Smith骨折,Colles骨折的发生原理是跌倒时手掌着地,Smith骨折的发生原理是跌倒时手背着地。

45. ABDE【解析】肩关节脱位最主要的病因是创伤,多为间接暴力。根据肱骨头脱位的方向分为四型,即前脱位、后脱位、上脱位、下脱位,其中前脱位最多见。前脱位又分为锁骨下脱位、喙突下脱位和关节盂下脱位。

46. ABCDE【解析】桡骨头半脱位是因为幼儿的桡骨头发育不完全,环状韧带薄弱松弛,当幼儿腕、手被向上提拉并旋转时,桡骨头被拉向环状韧带远端,肘关节囊内负压增加,使薄弱的环状韧带或部分关节囊嵌入肱骨小头与桡骨头之间,取消牵拉力以后,嵌入的组织阻止桡骨头回到正常解剖位置,而是向桡侧移位,形成桡骨头半脱位。

47. ABCDE【解析】肱骨干骨折手术指征:①手法复位失败;②骨折有分离移位,或骨折端有软组织嵌入,影响愈合;③合并神经血管损伤,探查修复的同时固定骨折;④陈旧骨折不愈合;⑤影响功能的畸形愈合,需矫正;⑥同一肢体有多发性骨折,手术后便于护理;⑦8~12小时以内污染不重的开放性骨折。

48. ABDE【解析】跌倒手掌撑地时,可能发生Colles骨折、尺桡骨双骨折、伸直型肱骨髁上骨折及锁骨骨折。

49. ABCDE【解析】桡骨远端骨折是指距离桡骨远端关节面3cm以内的骨折,包括Colles骨折、Smith骨折(反Colles骨折)、Barton骨折。

二、名词解释

1. Dugas征阳性:即搭肩试验阳性,将患侧肘部紧贴胸壁时,手掌搭不到健侧肩部,或手掌搭在健侧肩部时,肘部无法贴近胸壁。

2. Monteggia骨折:尺骨上1/3骨干骨折合并桡骨头脱位。

3. Galeazzi骨折:桡骨下1/3骨折合并尺骨小头脱位。

4. 5P征:骨筋膜室综合征的晚期出现无痛

(painlessness)、脉搏消失(pulselessness)、皮肤苍白(pallor)、感觉异常(paresthesia)、肌麻痹(paralysis),称为5P征。

三、填空题
1. 后上　前下
2. 前脱位　后脱位　上脱位　下脱位
3. 桡神经损伤
4. 伸直　屈曲
5. 桡背侧　"银叉"畸形　"枪刺样"畸形
6. 10°~15°　20°~25°
7. Neer　一部分骨折　两部分骨折　三部分骨折　四部分骨折

四、简答题
1. 简述肩锁关节脱位的分型。
答　根据肩锁关节的损伤程度,分为3型。
(1) Ⅰ型:肩锁关节囊、韧带挫伤,但未断裂。
(2) Ⅱ型:肩锁关节囊破裂,部分韧带损伤或断裂,关节半脱位。
(3) Ⅲ型:肩锁关节囊、韧带完全断裂,关节完全脱位。

2. 简述肩关节脱位的治疗方法。
答　①肩关节前脱位应首选手法复位、外固定治疗。手法复位前应判断是否合并有肱骨大结节骨折,以防漏诊。手法复位采用Hippocrates法,在局部浸润麻醉下进行。单纯的肩关节脱位复位后可用三角巾悬吊上肢,肘关节屈曲90°位,腋窝处垫棉垫固定3周,若合并大结节骨折,则需延长固定1~2周。②肩关节后脱位一般不能顺利手法复位,可行切开复位加外固定治疗。③陈旧性肩关节脱位影响上肢功能者,可行切开复位术,复位后修复破裂的关节囊及韧带。

3. 简述锁骨骨折治疗方法的选择。
答　锁骨骨折的治疗方法应结合患者的年龄、骨折类型、是否有并发症等因素加以选择。具体包括:①幼儿青枝骨折用三角巾悬吊即可;②少年或成年人有移位骨折,采用手法复位,横"8"字石膏固定;③锁骨骨折合并神经、血管压迫症状,患者不能忍受"8"字绷带固定的痛苦,复位后再移位,开放性骨折,陈旧骨折不愈合,锁骨外端骨折合并喙锁韧带断裂者,可切开复位内固定。

4. 简述关节脱位的专有体征及复位成功的标志。
答　①关节脱位的专有体征:畸形、弹性固定、关节盂空虚;②复位成功的标志:被动活动恢复正常、骨性标志恢复。

5. 简述Colles骨折典型的畸形表现及发生原因。
答　①Colles骨折的典型畸形表现:正面呈"枪刺样"畸形,侧面呈"银叉样"畸形;②原因:骨折远端向桡、背侧移动,近端向掌侧移位。

6. 简述肱骨近端骨折的治疗。
答　①非手术治疗:无移位者,可用三角巾悬吊上肢3~4周,复查X线提示骨愈合后行肩部功能锻炼。Neer两部分骨折轻度移位,对功能要求不高者,也可行上述治疗。②手术治疗:两部分以上的骨折,应及切开复位钢板内固定。

五、论述题
1. 试述前臂双骨折的康复治疗要点。
答　(1) 无论何种复位方法,术后均需抬高患肢,并严密观察肢体肿胀程度、感觉、运动功能及血循环情况,以免发生骨筋膜室综合征。
(2) 术后2周开始手指屈伸活动和腕关节活动的锻炼,4周后锻炼肘、肩关节,X线证实骨折愈合后再进行前臂旋转活动。

大多数 Monteggia 骨折患者采取手法复位外固定,手法复位不成功,陈旧骨折畸形愈合或不愈合,有神经、血管损伤时,可行切开复位、钢板螺钉内固定。Galeazzi 骨折则可先采用手法复位、石膏固定,复位失败者行切开复位、钢板螺钉固定术。

2. 试述肘关节脱位的临床表现及并发症。

答　(1) 临床表现：①肘部外伤史及局部症状如疼痛、肿胀、活动不能等；②脱位的特殊表现,肘后突畸形,肘后部空虚和凹陷,前臂半屈位,并有弹性固定,肘后三角关系异常。

(2) 并发症：后脱位有时合并尺神经伤及其他神经伤,前脱位时多伴有尺骨鹰嘴骨折等。

六、病例分析题

1. (1) 该患者最可能的诊断是什么？需进一步做哪些检查？

答　左侧 Colles 骨折。需进一步行 X 线检查。

(2) 诊断依据及治疗原则是什么？

答　老年女性,左腕肿痛、畸形、活动受限,提示骨折;左手掌着地,侧面观呈"银叉样"畸形,正面观呈"枪刺样"畸形为 Colles 骨折的典型临床表现。治疗以手法复位外固定为主,部分需要手术治疗。

2. (1) 该患者临床诊断应首先考虑什么？可能合并什么损伤？

答　根据患者后仰跌倒,右手掌撑地受伤的损伤机制；结合右肩痛、不敢活动,右侧方肩畸形,Dugas 征(+)的典型临床表现,首先考虑肩关节脱位,同时要考虑到可能合并骨折,特别是肱骨大结节骨折的可能。临床可通过 X 线检查进一步明确诊断,包括正位和穿胸位 X 线片。X 线检查还有助于确定脱位类型。

(2) 怎样选择治疗方案？

答　肩关节脱位一般采用局部麻醉下 Hippocrates 法手法复位。若手法复位失败或局部组织损伤严重,需切开复位、修复局部组织。复位成功后将肘关节屈曲90°,腋窝垫棉垫,三角巾悬吊上肢固定3周,合并肱骨大结节骨折者,固定应延长1~2周。固定期间应积极进行腕部与手指的锻炼。

(孙志璞)

第60章 手外伤及断肢(指)再植

【学/习/要/点】

一、掌握

1. 手的解剖特点。
2. 手外伤的原因、检查、诊断、现场急救及治疗原则。
3. 断肢(指)的急救。
4. 断肢(指)再植的适应证、手术原则及术后处理。

二、熟悉

显微外科技术及显微外科技术新进展。

【应/试/考/题】

一、选择题

【A/型/题】

1. 手的休息位是 （ ）
   A. 相当于握小球体位
   B. 犹如握笔姿势,越向小指,指尖越指向手掌中心
   C. 手指各关节完全伸直
   D. 掌指关节屈曲90°位
   E. 拇指外展、对掌、后伸位

2. 手的功能位是 （ ）
   A. 手部各关节均屈曲呈握拳位
   B. 手部各关节伸直,各指均分开
   C. 腕关节背伸10°~15°,各指呈半屈位
   D. 腕关节背伸15°~20°,各指呈握拳状
   E. 腕关节背伸20°~25°,各指分开,拇外展,对掌,相当于握球体位

3. 手外伤处理最基本的要求是 （ ）
   A. 骨折的解剖复位
   B. 神经一期修复
   C. 肌腱一期缝合
   D. 彻底清创
   E. 抗生素的应用

4. 下列关于手外伤治疗原则的叙述,不正确的是 （ ）
   A. 早期彻底清创
   B. 清创可使用止血带
   C. 骨折不必急于复位固定,留待二期处理
   D. 有条件应尽量一期闭合伤口
   E. 尽量一期修复神经损伤

5. 患者,男,19岁。右拇指切割伤,指腹约1cm×2cm皮肤缺损,肌腱外露。处理应选择 （ ）
   A. 游离植皮
   B. "Z"字成形术

C. 直接缝合皮肤
D. 缩短指骨,缝合皮肤
E. 带蒂皮瓣移植

6. 下列关于屈指肌腱损伤的叙述,不正确的是 (　　)
   A. 肌腱断裂有手的休息位的改变
   B. 指深屈肌腱断裂表现为近侧指间关节不能屈曲
   C. 指深、浅屈肌腱断裂,该指两指间关节不能屈曲
   D. 指深、浅屈肌腱断裂可同时修复
   E. 单纯指浅屈肌腱可不作修复

7. 手的肌腱断裂后的畸形是 (　　)
   A. 出现侧方摆动
   B. 出现手的成角畸形
   C. 手指被动活动消失
   D. 局部出现剧烈的疼痛
   E. 手的休息位发生改变

8. 断肢(指)再植吻合血管时,其所吻合的动、静脉比例应以 (　　)
   A. 1:2 为宜　　B. 1:1 为宜
   C. 1:4 为宜　　D. 2:1 为宜
   E. 2:1.5 为宜

9. 手外伤后创口出血,在转送途中,首先采用的止血方法是 (　　)
   A. 手压法　　B. 患肢抬高
   C. 缚止血带　　D. 局部加压包扎
   E. 钳夹止血

10. 下列关于断肢(指)的现场处理和保存的叙述,不正确的是 (　　)
    A. 将断肢(指)用清洁布类包好
    B. 放入冰块时,应将断肢(指)包好放入塑料袋中
    C. 为迅速降温,将断肢(指)直接放入冰水里
    D. 现场对断肢(指)不需作冲洗和消毒
    E. 断肢(指)在机器中时应将机器拆开取出断肢(指)

11. 下列关于手外伤术后处理的叙述,不正确的是 (　　)
    A. 抬高患肢防止肿胀

B. 注射破伤风抗毒血清
C. 将桡骨茎突部的敷料剪开
D. 术后用石膏托将手固定于伸直位
E. 包扎时用纱布隔开手指同时露出指尖

12. 手部创口清创处理,一般不迟于 (　　)
    A. 8 小时　　B. 9 小时
    C. 10 小时　　D. 11 小时
    E. 12 小时

13. 患者,女,21 岁。右拇指外伤 3 日。查体:末节皮肤缺损,指骨外露。适宜的治疗方法是 (　　)
    A. 清创后作游离植皮
    B. 缩短指骨,缝合皮肤
    C. 三角皮瓣缝合
    D. 清除坏死组织,伤口敞开,保持湿润,延期作植皮术
    E. 吻合血管的游离皮瓣

14. 患者,男,22 岁。2 小时前被电锯伤及右手小鱼际,右手掌有 2.0cm×2.5cm 的皮肤缺损,未见骨外露和神经外露。清创时,应采取的修复方法是 (　　)
    A. 局部皮瓣转移
    B. 前臂交叉皮瓣移植
    C. 游离中厚皮片植皮
    D. 吻合血管的游离皮瓣移植
    E. 胸、腹部皮瓣移植

15. 患者,男,82 岁。左环指末节离断伤并环指掌侧面有纵行长约 6cm 裂伤。考虑的治疗方法是 (　　)
    A. 换药待其自然愈合
    B. 示指残端做中厚植皮,掌侧面皮肤直接缝合
    C. 示指残端做邻指皮瓣掌侧面皮肤缝合
    D. 指骨缩短,右掌侧面皮肤直接缝合
    E. 缩短指骨缝合皮肤,掌侧面创口做"Z"字形缝合

16. 下列关于断肢再植的叙述,不正确的是 (　　)
    A. 断肢再植伤者全身情况必须良好
    B. 重要神经严重撕脱不影响再植后肢体功能
    C. 再植成功与断肢正确保存有关
    D. 再植时限一般在6~8小时
    E. 断面不规则,有污染不是断肢再植的禁忌证

17. 患者,男,29岁。中指离断伤再植术后10小时,发现患指苍白,皮温低于健侧3℃,经解除包扎,解痉药物等处理,不见好转。此时应采取 (　　)
    A. 抬高患肢,保温
    B. 臂丛神经阻滞麻醉
    C. 应用抗凝溶栓药物
    D. 立即手术探查吻合的血管情况
    E. 继续观察

【B型题】

(18~20题共用备选答案)
A. 近侧指间关节不能屈曲
B. 远侧指间关节不能屈曲
C. 掌关节不能屈曲
D. 两个指间关节都不能屈曲
E. 两个指间关节和掌指关节都不能屈曲

18. 指浅屈肌腱断裂出现 (　　)
19. 指深屈肌腱断裂出现 (　　)
20. 指深浅屈肌腱断裂出现 (　　)

(21~22题共用备选答案)
A. 单纯缝合术
B. 中厚皮片移植术
C. 带蒂皮瓣移植术
D. 带血管蒂游离皮瓣移植术
E. "Z"字成形术

21. 裂伤创口在手指掌侧纵行越过关节时施行 (　　)
22. 拇指末节一半丧失,指骨端突出于皮缘以外时施行 (　　)

【X型题】

23. 下列关于手外伤清创术处理原则的叙述,正确的是 (　　)
    A. 力争在6~8小时内进行
    B. 组织缺损较大有骨外露时,最好用游离植皮术
    C. 不能在有张力的情况下,勉强缝合伤口
    D. 创口方向纵行越过关节或与指蹼边缘平行时,应采用"Z"字成形术
    E. 超过12小时也可一期清创、缝合

24. 下列关于手功能位的叙述,正确的是 (　　)
    A. 是手可以随时发挥最大功能的位置
    B. 腕关节背伸20°~30°
    C. 轻度尺偏
    D. 拇指对指位,远侧指间关节轻微屈曲
    E. 呈握球状

25. 肌腱断裂可用的缝合法有 (　　)
    A. 双"十"字缝合法
    B. 改良Kessler缝合法
    C. Kessler缝合法
    D. 外翻缝合法
    E. 内翻缝合法

26. 患者,女,23岁。右手被机器压碾伤,手掌部及5指多处挫裂伤,屈伸指肌腱、主要血管、神经及掌骨、指骨均无损伤,经清创缝合后收入病房观察。以下术后处理正确的是 (　　)
    A. 术后用敷料,将手掌部和5指一起覆盖,用绷带环绕包扎
    B. 抬高患肢,以利静脉回流
    C. 术后3日用激素和脱水剂,以减少组织水肿
    D. 注射破伤风抗毒血清
    E. 尽早行主、被动功能锻炼

27. 对手部骨折脱位的正确处理是 (　　)
    A. 指骨骨折及脱位需复位及固定

B. 创缘皮肤应尽量保留
C. 清创彻底,操作仔细
D. 术后手应固定于功能位
E. 术后手应固定于休息位

28. 对手部伤,需行"Z"字成形术的情况为（　　）
   A. 手指掌侧创口纵行越过关节
   B. 手指侧方创口纵行越过关节
   C. 创口与指蹼边缘平行
   D. 创口与指蹼边缘垂直
   E. 手指背侧创口纵行越过关节

二、名词解释
1. 手的休息位
2. 毛细血管回流试验
3. 无人区
4. Froment 征
5. Allen 试验
6. 血管危象

三、填空题
1. 手的外伤的原因有_____、_____、_____、_____和_____。
2. 断肢的现场急救包括_____、_____、_____、_____和_____。
3. 手外伤的治疗原则是_____、_____、_____和_____。
4. 皮肤活力的判断依据是_____、_____和_____。
5. 手外伤的现场急救处理原则是_____、_____、_____和_____。
6. 断肢(指)再植的手术原则是_____。一般以外伤后_____小时为限。
7. 我国于_____年首先报道断肢再植成功,_____年又成功开展了断指再植。
8. 手外伤术后一般应做固定,固定时间依据_____而定,如肌腱缝合后固定_____周,神经修复后固定_____周,关节脱位后固定_____周,骨折固定_____周。
9. 光学放大设备包括_____、_____。手术放大镜的放大倍数为_____,适用于直径_____以上的血管、神经缝合。

四、简答题
1. 简述发生断肢(指)时断肢(指)应如何保存。
2. 简述断肢(指)再植的基本原则和程序。
3. 简述再植肢体血液循环观察的指标及观察要点。
4. 简述断肢再植的禁忌证。

五、论述题
试述手外伤的急救与治疗。

【参考答案】

一、选择题

【A 型题】
1. B　2. E　3. D　4. C　5. E
6. B　7. E　8. A　9. D　10. C
11. D　12. A　13. D　14. C　15. E
16. B　17. D

【B 型题】
18. A　19. B　20. D　21. E　22. C

【X 型题】
23. ACD　24. ACDE　25. ABC
26. BCDE　27. ABCD　28. AC

1. B【解析】手的休息位犹如握笔姿势,越向小指,指尖越指向手掌中心,拇指末端指腹触及示指末节的桡侧。

2. E【解析】手的功能位是手可以随时发挥最大功能的位置,呈握球状。表现为腕关节背伸20°~25°,轻度尺偏;拇指充分外展,掌指及指间关节微屈;其他手指略分开,诸指间关节的屈曲位置较为一致,即掌指关节及近端指间关节半屈曲,而远端指间关节微屈曲。

3. D【解析】手外伤后要求早期彻底清创。手部清创应争取在伤后6~8小时内进行。清创越早,感染机会越少,疗效越好。

4. C【解析】手外伤若合并开放性骨折脱位,无论损伤的严重程度及创口情况如何,均应立即复位,以恢复血供,保护重要的神经和血管。

5. E【解析】拇指指腹1cm×2cm皮肤缺损,肌腱外露,不能直接缝合,需皮瓣覆盖,带蒂皮瓣易成活。

6. B【解析】指深屈肌腱断裂表现为远侧指间关节不能屈曲。

7. E【解析】手的休息位犹如握笔姿势,越向小指,指尖越指向手掌中心,拇指末端指腹触及示指末节的桡侧。因此肌腱断裂后手的休息位姿势首先发生改变,屈指肌腱断裂后表现为该手指伸直角度加大,而伸指肌腱断裂则表现为屈曲角度加大。

8. A【解析】吻合血管应尽可能多,动脉、静脉比例以1:2为宜。先吻合静脉,后吻合动脉。

9. D【解析】手外伤后创口出血最简单而行之有效的止血方法是局部加压包扎,可直接用于创面止血,也可用于腕平面断裂的尺、桡动脉出血。

10. C【解析】离断肢体的保存:用干净的纱布或无菌敷料包裹,置入塑料袋中密封,然后放于加盖的容器内,外周放入冰块降温保护。不可把断肢(指)浸泡于任何溶液中。

11. D【解析】严重手外伤术后,特别是估计日后关节功能难以恢复正常或可能发生关节强直者,在功能位固定可使患肢保持最大的功能。

12. A【解析】手部创口清创处理应争取在伤后6~8小时内进行。

13. D【解析】对于受伤时间长,超过12小时,感染可能性较大的创口,不可一期清创、缝合,可先清除异物及坏死组织,然后用生理盐水纱布湿敷、负压闭合引流或冲洗处理,观察3~5日,如无感染,可再次清创,延期修复。

14. C【解析】小鱼际小面积皮肤缺损,未见骨外露和神经外露,要求皮片耐磨,应选用游离中厚皮片植皮。

15. E【解析】82岁老年患者,对外观要求不高,为避免久伤不愈,可短缩指骨,一期闭合伤口。环指掌侧面纵行裂伤,为避免瘢痕形成影响屈曲功能,需做"Z"字形缝合。

16. B【解析】重要神经严重撕脱影响再植后肢体功能。

17. D【解析】再植术后10小时,患指苍白,皮温低表明动脉不畅,可能为血栓或血管痉挛所致,应用解痉药物,经短时间观察仍未见好转应立即手术探查,取出血栓,切除吻合口重新吻合,以确保再植肢(指)体存活。

18~20. ABD【解析】①检查指浅屈肌腱时,应固定伤指之外的三指于伸直位,嘱主动屈曲近侧指间关节,若不能则提示该肌腱断裂;②检查指深屈肌腱时,应固定近侧指间关节于伸直位,嘱患者主动屈曲远侧指间关节,若不能则提示该肌腱断裂;③若手指近、远侧指间关节均不能主动屈曲,提示浅深肌腱均断。

21~22. EC【解析】①创口在手指掌侧纵行越过关节时为避免瘢痕挛缩对关节功能的影响,需行"Z"字成形术;②拇指末节骨外露,要保留其长度,需行带蒂皮瓣移植修复。

23. ACD【解析】组织缺损较大有骨外露

时,需用带蒂皮瓣覆盖。超过12小时,感染可能性较大,不可一期清创、缝合,可先清除异物和明显坏死组织后用生理盐水纱布湿敷、负压闭合引流或冲洗处理,观察3~5日,如无感染,可再次清创,延期修复。

24. ACDE【解析】手的功能位是手可以随时发挥最大功能的位置,呈握球状。表现为腕关节背伸20°~25°,轻度尺偏;拇指充分外展、外旋,与其他手指处于对指位;掌指及指间关节微屈;其他手指略分开,诸指间关节的屈曲位置较为一致,即掌指关节及近端指间关节半屈曲,而远端指间关节轻微屈曲。

25. ABC【解析】肌腱缝合方式很多,其中双"十"字缝合法、Kessler缝合法、改良Kessler缝合法常用。

26. BCDE【解析】将手掌部和5指一起覆盖,用绷带环绕包扎不利于血液循环。其他选项均为正确处理方式。

27. ABCD【解析】手部骨折脱位的处理:彻底清创,操作仔细,创缘皮肤应尽量保留,指骨骨折及脱位需复位及固定,术后手应固定于功能位。

28. AC【解析】对手部伤,手指掌侧创口纵行越过关节,创口与指蹼边缘平行,为避免瘢痕挛缩影响功能,需行"Z"字成形术。

二、名词解释

1. **手的休息位**:手的休息位是手处于自然静止时的状态。表现为腕关节背伸10°~15°,轻度尺偏,拇指轻度外展,指腹正对示指远侧指间关节桡侧,各掌指关节、指间关节均呈半屈曲位。肌腱损伤后,手的休息位发生改变。

2. **毛细血管回流试验**:按压局部皮肤表面,皮肤变白,松开按压的手指,皮肤很快恢复红色,提示局部毛细血管功能良好,组织活力良好;皮肤颜色恢复慢,甚至不能恢复者,则提示活力差或无活力。

3. **无人区**:从指浅屈肌中节指骨的止点到掌指关节平面的腱鞘起点,此区有屈指伸、浅肌腱且有腱鞘覆盖,肌腱损伤修复术后容易粘连,称为无人区。

4. **Froment征**:拇指、示指远侧指间关节不能屈曲,使两者不能捏成一个圆形的"O"形,即示指用力与拇指对指时,呈现示指近侧指间关节明显屈曲、远侧指间关节过伸及拇指掌指关节过伸、指间关节屈曲。此为尺神经损伤的表现。

5. **Allen试验**:判断尺、桡动脉是否通畅的方法。患者用力握拳,检查者两手拇指分别用力按压、阻断腕与前臂交界处的尺、桡动脉,放松手掌,此时手掌部皮肤苍白,然后放开尺动脉,手掌迅速变红。重复上述动作,更替放开桡动脉,手掌迅速变红,则表明尺、桡动脉循环通畅,否则表明放松一侧动脉不通畅或存在解剖变异。

6. **血管危象**:亦称血液循环危象或血液循环障碍,是指血管吻合处发生血液通路受阻,从而危及移植组织及再植肢(指)体成活的一种病理现象,是显微外科血管术后最严重的并发症之一。

三、填空题

1. 刺伤 切割伤 钝器伤 挤压伤 火器伤
2. 止血 包扎 固定 正确保存断肢(指) 迅速转运
3. 早期彻底清创 组织修复 一期闭合创口 术后处理
4. 皮肤的颜色和温度 毛细血管回流试验 皮肤边缘出血状况
5. 止血 创口包扎 局部固定 迅速转运
6. 越早越好,分秒必争 6~8
7. 1963 1965
8. 组织损伤和修复情况 3~4 4 3 4~6
9. 手术显微镜 放大镜 2.5~6倍 2mm

四、简答题

1. 简述发生断肢（指）时断肢（指）应如何保存。

答 肢体离断伤发生后，应将伤员和断肢尽快地送到有条件进行再植手术的医院。保存断肢（指），近距离可用无菌敷料或清洁布类包扎直接送医院，远距离用干燥冷藏的方法保存，即用干净的纱布或无菌敷料包裹，放入塑料袋中密封，然后将塑料袋放于加盖的容器内，外周放入冰块降温保护。不能用任何液体浸泡断肢（指），包括生理盐水。冷藏时不可使冰块直接接触断肢（指），以免引起冻伤。到达医院后，检查断肢（指）后，置于无菌托盘中，放入4℃冰箱中冷藏保存。

2. 简述断肢（指）再植的基本原则和程序。

答 ①彻底清创，同时清创离断肢（指）体的远近端；②重建骨的连续性，恢复其支架作用，可适当修整和短缩骨骼，骨折固定要求简便、迅速、固定可靠；③缝合肌腱，为血管吻合建立良好的血管床；④重建血液循环，在无张力状态下吻合，动静脉吻合比例1:2，先吻合静脉，后吻合动脉；⑤缝合神经，在无张力状态下一期修复；⑥闭合创口，可采用皮片移植或皮瓣转移覆盖；⑦包扎，指间分开，指尖外露，以便观察血运。

3. 简述再植肢体血液循环观察的指标及观察要点。

答（1）再植肢体血液循环观察的指标：皮肤颜色、皮温、毛细血管回流试验、指（趾）腹张力及指（趾）端侧方切开出血等，以上指标应综合分析并正确判断。

（2）要点：一般术后48小时内是发生血管危象的高危时期，因此，应每1~2小时观察一次，并做好记录。正常情况下，再植肢体的指（趾）腹颜色红润，早期颜色可比健侧稍红，皮温亦稍高，毛细血管回流良好，指（趾）腹饱满，若切开指（趾）腹侧方，鲜红色血液将在1~2秒内流出。

4. 简述断肢再植的禁忌证。

答 ①全身情况不佳，不允许长时间手术或有出血倾向者；②断肢（指）多发性骨折，血管床严重破坏，血管、神经、肌腱高位撕脱，严重软组织挫伤，预计术后无法恢复其功能者；③断肢（指）长时期浸泡在消毒液或刺激性液体中者；④在高温季节离断时间过长，断肢（指）未经冷藏保存者；⑤患者精神不正常、不能配合手术或本人无再植要求者。

五、论述题

试述手外伤的急救与治疗。

答（1）手外伤现场急救处理原则：①止血，多采用局部加压包扎法止血；②创面包扎，用无菌敷料或清洁布类包扎伤口；③局部固定，可因地制宜、就地取材；④迅速转运，赢得最佳救治时机。

（2）治疗原则及步骤：①早期彻底清创，清除伤口内的污物，去除失去活力的组织，使污染伤口变成清洁伤口；②正确处理损伤的组织，条件允许的情况下，应尽可能一期修复损伤的组织（如血管、神经和肌腱等），最大限度的保留手的功能；③一期闭合伤口，闭合伤口是预防伤口感染的重要措施；④正确的术后处理，在手功能位包扎创口及固定，固定时间依修复组织的不同而定，尽早开始手的主动和被动功能锻炼，促进手的功能恢复。

（孙志璞）

第61章　下肢骨、关节损伤

【学/习/要/点】

一、掌握

1. 髋关节脱位的解剖、分类、各自的临床表现、诊断及治疗。
2. 股骨颈的解剖,股骨颈骨折的病因、分类、临床表现、诊断及治疗。
3. 股骨转子间骨折的病因、分类、临床表现、诊断及治疗。
4. 股骨干的解剖,股骨干骨折的病因与分类、临床表现、诊断及治疗。
5. 髌骨骨折的病因、分类、临床表现、诊断及治疗。
6. 膝关节半月板的解剖、损伤机制、病理、临床表现、检查及治疗。
7. 胫腓骨干的解剖,胫腓骨干骨折的病因、分类及治疗。
8. 踝部骨折的病因、分类、临床表现、诊断及治疗。

二、熟悉

1. 膝关节韧带损伤的机制、病理、临床表现、辅助检查及治疗。
2. 胫骨平台骨折的病因、分类及治疗。
3. 踝部扭伤的病因、临床表现、诊断及治疗。
4. 足部骨折的分类、各自的临床表现、诊断及治疗。

【应/试/考/题】

一、选择题

【A 型题】

1. 髋关节脱位发生率最高的是　　　（　）
   A. 前脱位
   B. 后脱位
   C. 中心性脱位
   D. 合并股骨头骨折的脱位
   E. 合并髋臼骨折的脱位

2. 患者因交通事故,右髋关节疼痛,不能活动。查体:右髋关节屈曲、内收、内旋畸形。诊断为　　　（　）
   A. 股骨转子间骨折
   B. 股骨上端骨折
   C. 股骨颈骨折
   D. 髋关节前脱位
   E. 髋关节后脱位

3. 患者,女,54岁。急刹车致右髋关节剧痛3小时。查体:右髋关节弹性固定,踝关节活动障碍。最可能的损伤是　　　（　）
   A. 髋关节脱位

B. 髋关节骨折
C. 髋关节脱位合并坐骨神经损伤
D. 髋关节脱位合并股神经损伤
E. 髋关节脱位合并闭孔神经损伤

4. 患者,男,32岁。在乘车过程中受伤,左髋痛,不敢活动。查体:左下肢屈曲、外展、外旋畸形。最可能的诊断为( )
   A. 左股骨颈骨折
   B. 左股骨转子间骨折
   C. 左髋关节前脱位
   D. 左髋关节后脱位
   E. 左髋关节中心性脱位

5. 患者,男,42岁。车祸外伤后右髋痛2小时。查体:右髋强迫于屈曲、内收、内旋畸形位置,不能伸直。X线片未见髋臼及股骨头骨折。治疗宜选择 ( )
   A. 骨牵引
   B. 三翼钉内固定术
   C. 手法复位
   D. 切开复位
   E. 人工髋关节置换术

6. 患者,女,70岁。下台阶时摔伤髋部。查体:右下肢短缩3cm,足外旋45°,髋部叩压痛明显,旋转时疼痛加重,髋部无明显肿胀。该患者最可能的诊断是 ( )
   A. 右髋关节脱位
   B. 右髂骨骨折
   C. 右股骨颈骨折
   D. 右股骨干骨折
   E. 右股骨粗隆间骨折

7. 患者,女,65岁。下楼摔倒,左髋有疼痛,但仍能行走。查体:患肢稍有外旋畸形,轴向叩击时有疼痛。临床诊断需考虑为 ( )
   A. 左髋软组织损伤,局部关节内血肿形成
   B. 左股骨颈嵌插骨折

C. 左股骨转子间无移位骨折
D. 左髋关节半脱位
E. 左髋关节骨关节炎急性发作

8. 成人股骨颈颈干角大小为 ( )
   A. 110°～140°   B. 100°～150°
   C. 140°～160°   D. 90°～100°
   E. 120°～140°

9. 导致股骨颈骨折不易愈合的原因不包括 ( )
   A. 缺少血液供应
   B. 骨折位于关节囊内
   C. 骨折类型
   D. 女性多见
   E. 年龄大,且有骨质疏松

10. 患者,男,69岁。平素体健,在跑步时不慎摔伤右髋部。X线:右侧股骨颈骨折,GardenⅢ型。首选的治疗方法是 ( )
    A. 卧床,皮牵引
    B. 骨牵引
    C. 多根空心钉内固定
    D. 股骨头置换术
    E. 全髋关节置换术

11. 股骨颈骨折导致股骨头缺血性坏死的主要因素是 ( )
    A. 股圆韧带的小凹动脉损伤
    B. 股骨干滋养动脉升支损伤
    C. 旋股内侧动脉损伤
    D. 旋股外侧动脉损伤
    E. 股深动脉降支损伤

12. 最易发生股骨头坏死的股骨颈骨折类型是 ( )
    A. 股骨头下骨折
    B. 经股骨颈骨折
    C. 股骨颈基底骨折
    D. 不完全移位的股骨颈骨折
    E. 稳定性股骨颈骨折

13. 若老年患者行保守治疗,长期卧床易出现的并发症是 ( )
    A. 肺部感染
    B. 泌尿系感染

C. 压疮
D. 下肢深静脉血栓形成
E. 以上都是

14. 最有助于鉴别股骨转子间骨折与股骨颈骨折的是 （ ）
   A. 髋前方压痛
   B. Bryant 三角底边短缩
   C. 患肢短缩大于 2cm
   D. 患肢外旋近 90°
   E. 患肢轻度内收

15. 患者,男,40 岁。1 年前右股骨颈骨折行三翼钉内固定术。1 个月前拔钉后右髋痛不能负重。X 线检查:骨不连,但股骨头外形尚未改变。应首选的治疗方案为 （ ）
   A. 髋"人"字形石膏固定 3 个月
   B. 闭合复位,加压螺丝钉内固定
   C. 人工全髋置换
   D. 超关节外固定支架固定
   E. 内固定+带血管蒂的骨移植

16. 较稳定的股骨颈骨折是 （ ）
   A. 股骨头下型
   B. 股骨颈基底骨折
   C. 内收骨折
   D. 外展骨折
   E. 经股骨颈骨折

17. 股骨颈外展型骨折是指 Pauwels 角 （ ）
   A. 小于 10°   B. 小于 15°
   C. 小于 20°   D. 小于 25°
   E. 小于 30°

18. 股骨干上 1/3 骨折出现的畸形是 （ ）
   A. 骨折近端呈屈曲、外旋、外展,远端向上向内移位,成角短缩畸形
   B. 骨折远端向后屈,而近端向后成角
   C. 骨折近端前屈,远端内收并向外成角
   D. 骨折远端后屈,近端向后成角
   E. 骨折近端呈伸直、内旋畸形,远端向下向外移位

19. 较稳定的股骨颈骨折是指 （ ）
   A. 外展型   B. 内收型
   C. 粗隆间型   D. 头下型
   E. 颈基底部

20. 患者,男,20 岁。踢球时左膝受伤,关节内侧疼痛、肿胀。活动受限。保守治疗 1 个月后症状减轻。但时有关节交锁及打软现象。四头肌内侧头明显萎缩、内侧关节间隙压痛,McMurray 试验(+)、抽屉试验(-)、侧方应力试验(-)。最可能的诊断是 （ ）
   A. 前十字韧带断裂
   B. 关节内游离体
   C. 内侧副韧带断裂
   D. 内侧半月板损伤
   E. 骨软化症

21. 患者,男,23 岁。左膝外伤 2 个月,持续疼痛。查体:左膝肿,浮髌试验(+),外侧关节间隙压痛,外侧旋转挤压试验(-)。其检查的最佳方法是 （ ）
   A. 膝关节探查术
   B. 膝关节双重造影
   C. 膝关节穿刺抽液
   D. 膝关节 CT 检查
   E. 膝关节镜检查

22. 膝关节处于半屈状态,此时突然将膝关节伸直,并伴有旋转动作。可能损伤 （ ）
   A. 膝关节前交叉韧带
   B. 膝关节后交叉韧带
   C. 膝关节内侧副韧带
   D. 膝关节外侧副韧带
   E. 膝关节半月板

23. 急性半月板损伤的治疗措施不包括 （ ）
   A. 血肿明显时,可抽尽血肿,加压包扎
   B. 局部用消肿止痛的中药外敷
   C. 石膏托适当限制膝部活动
   D. 关节镜手术
   E. 半月板切除术

24. 下列关于膝关节疾病与有关试验的叙述,不正确的是 （　）
   A. 浮髌试验(＋):膝关节积液
   B. 前抽屉试验(＋):后交叉韧带断裂
   C. 后抽屉试验(＋):后交叉韧带断裂
   D. 半月板旋转挤压试验(＋):半月板损伤
   E. 髌骨摩擦试验(＋):髌骨软骨软化症

25. 胫骨中下1/3处骨折,愈合较慢的原因是 （　）
   A. 附近的主要血管损伤
   B. 附近的周围神经损伤
   C. 骨折远端完全丧失血液供应
   D. 两骨折端的血液供应均减弱
   E. 骨折远端血液供应减弱

26. 患者,女,28岁。左大腿下段被机器砸伤。X线:股骨下1/3骨折。医师采取骨牵引治疗时将膝关节放在屈曲位置,其原因为 （　）
   A. 使股四头肌保持一定张力,有利于骨折复位
   B. 使腓肠肌处于放松位置,有利于骨折复位
   C. 使比目鱼肌处于放松位置,有利于骨折复位
   D. 使动、静脉松弛,防止骨折端对其刺激损伤
   E. 使坐骨神经松弛,防止损伤

27. 患者,女,20岁。因高空跌落造成左胫骨干长斜形骨折,腓骨头颈部骨折。医师在讨论中提出的依据不正确的是 （　）
   A. 该骨折接触面广,属稳定性骨折
   B. 该骨折为间接暴力所致
   C. 一般局部软组织损伤较重
   D. 应注意检查是否合并腓总神经损伤
   E. 应注意观察及预防骨筋膜室综合征

28. 膝关节半月板损伤,具有意义的表现是 （　）
   A. 疼痛　　　　B. 肿胀
   C. 弹响　　　　D. 交锁
   E. 积血

29. 患者,男,29岁。5周前踢足球时扭伤左膝,疼痛至今未愈,行走时常有弹响和交锁,初步诊断为半月板损伤。对诊断无帮助的检查是 （　）
   A. 关节过伸过屈试验
   B. 关节间隙的压痛
   C. 浮髌试验
   D. Apley 试验
   E. McMurray 试验

30. 2岁小儿股骨干骨折,宜选用的治疗方法是 （　）
   A. 平衡皮肤牵引
   B. 石膏绷带固定
   C. 切开复位内固定
   D. 胫骨结节牵引
   E. 垂直悬吊皮肤牵引

31. 下列辅助检查中,可显示半月板损伤的检查是 （　）
   A. X线　　　　B. CT
   C. CT造影　　　D. MRI
   E. 骨扫描

【B/型/题】

(32~33题共用备选答案)
   A. 创伤性关节炎　B. 外翻畸形
   C. 外伤性移位　　D. 关节僵硬
   E. 关节积液

32. 股骨干骨折易造成 （　）
33. 踝关节骨折易造成 （　）

(34~36题共用备选答案)
   A. 交叉韧带　　B. 侧副韧带
   C. 髌骨　　　　D. 半月板
   E. 髌韧带

34. 侧方应力试验是检查 （　）
35. 抽屉试验是检查 （　）
36. 研磨试验是检查 （　）

(37~39题共用备选答案)
   A. 骨折延迟愈合

B. 血管损伤
C. 骨筋膜室综合征
D. 神经损伤
E. 骨缺血坏死
37. 胫骨干上 1/3 骨折易致　　　(　)
38. 腓骨头、颈骨折易致　　　　(　)
39. 股骨颈骨折易致　　　　　　(　)

【X型题】

40. 患者,男,28 岁。左膝扭伤 6 周,疼痛,行走时患膝有弹响、交锁,关节不稳定。最有助于诊断的检查是 (　)
    A. 关节过伸、过屈试验
    B. 关节间隙的压痛
    C. 浮髌试验
    D. 研磨试验
    E. 蹲走试验
41. 髋关节后脱位可见的并发症是 (　)
    A. 髋臼后缘骨折　B. 股骨头骨折
    C. 股神经损伤　　D. 坐骨神经损伤
    E. 髋臼顶骨折
42. 股骨颈骨折后,可出现的体征有 (　)
    A. 髋部叩击痛
    B. 患肢外旋、缩短畸形
    C. 患肢略长于健肢
    D. Bryant 三角底边缩短
    E. 腹股沟中点压痛

二、名词解释
1. 颈干角
2. 侧方应力试验
3. Pauwels 角
4. Bryant 三角
5. 抽屉试验
6. Apley 试验
7. 前倾角
8. Nelaton 线

三、填空题
1. 股骨颈骨折按骨折线部位分为_____、_____和_____。
2. 股骨远端骨折包括_____、_____和_____。
3. 髋关节脱位分为_____、_____和_____三种类型,以_____最常见。
4. 检查膝关节韧带损伤常用的特殊试验:_____用于检查侧副韧带损伤,_____用于检查交叉韧带损伤,_____用于检查前交叉韧带断裂后出现的膝关节不稳定。
5. 老年人股骨颈骨折几乎全部由_____引起,主要为_____。
6. 踝关节由_____、_____和_____构成。
7. 韧带的损伤可分为_____、_____和_____。
8. 胫腓骨骨干骨折可分为_____、_____和_____。
9. 半月板撕裂的类型有:_____、_____、_____和_____。
10. 髋关节前脱位患肢呈_____、_____和_____畸形。
11. 腓骨颈骨折可合并_____损伤,胫骨上段骨折可合并_____损伤。
12. 踝关节处韧带主要有三组是最坚强的_____韧带,_____防止踝关节外翻;_____是踝部最薄弱的韧带;_____又称胫腓横韧带。
13. 胫腓骨骨折中常见的并发症为_____。
14. 损伤_____是导致股骨头缺血坏死的主要原因。
15. 股骨颈骨折的典型的临床表现是患肢的_____和_____畸形。

四、简答题

1. 简述股骨颈骨折的 Garden 分型。
2. 简述踝部扭伤的治疗要点。
3. 简述髌骨骨折的治疗方法。
4. 简述膝关节半月板的功能。
5. 简述髋关节后脱位的特有体征。
6. 简述转子间骨折的 Evans 分型。
7. 简述跟骨骨折的治疗原则。

五、论述题

1. 试述股骨颈骨折的临床表现及诊断。
2. 试述胫腓骨骨折的治疗目的及治疗方法。

六、病例分析题

患者,女,55岁。2日前下楼时不慎摔伤,两日来感左髋部疼痛加重,左下肢活动不灵活,站立、行走困难。故来我院求诊。查体:左下肢短缩,外旋50°畸形,左髋部压痛明显,左下肢纵向叩击痛明显。余全身重要器官无异常表现。

问题:
1. 该患者的可能诊断有哪些?
2. 欲证实诊断首先需要做的检查是什么?
3. 根据诊断应采取什么样的治疗措施?

【参 / 考 / 答 / 案】

一、选择题

【A 型题】

1. B	2. E	3. C	4. C	5. C
6. C	7. B	8. A	9. D	10. E
11. C	12. A	13. E	14. D	15. D
16. D	17. E	18. A	19. A	20. D
21. E	22. E	23. E	24. B	25. E
26. B	27. A	28. D	29. C	30. E
31. D				

【B 型题】

32. C	33. A	34. B	35. A	36. D
37. B	38. D	39. E		

【X 型题】

40. ABDE 41. ABDE 42. ABDE

1. B【解析】髋关节脱位中最常见的是后脱位。
2. E【解析】患肢呈屈曲、内收、内旋畸形是髋关节后脱位的表现。髋关节前脱位表现为外展、外旋和屈曲畸形。
3. C【解析】急刹车致右髋关节剧痛,有弹性固定,考虑髋关节脱位,踝关节活动障碍,考虑坐骨神经损伤。
4. C【解析】左髋痛,左下肢屈曲、外展、外旋畸形考虑髋关节前脱位。
5. C【解析】根据病史及临床表现考虑髋关节后脱位,X 线未见骨折,可行手法复位。
6. C【解析】典型外伤史;伤侧髋部疼痛,一般不能站立行走,活动髋关节诱发剧痛,局部存在明显压痛及旋转疼痛;患肢多呈缩短、外旋45°畸形,考虑股骨颈骨折。
7. B【解析】左髋有疼痛,检查患肢稍有外旋畸形,轴向叩击痛阳性,考虑老年人常见的股骨近端骨折,但患者仍能行走,考虑为稳定性骨折(如无明显移位或嵌插骨折)。股骨转子间骨折后下肢不能行走,且外旋明显,达90°,可鉴别。
8. A【解析】股骨颈颈干角是指股骨颈的长轴线与股骨干纵轴线之间的夹角,成人股骨颈颈干角大小为110°~140°。
9. D【解析】导致股骨颈骨折不易愈合的原因有年龄大、骨质疏松、局部血供的破坏、关节囊内压力导致血管的闭塞、骨折的类型等,与性别无关。
11. C【解析】旋股内侧动脉是股骨头血供的主要来源。
12. A【解析】股骨头下型骨折:骨折线位于股骨头下,通往股骨头的重要血供破坏,仅有小凹动脉很少量的血供,致使股骨头严重缺血,故发生缺血坏死的机会很大。
14. D【解析】股骨转子间骨折与股骨颈

382

折鉴别的要点是转子间骨折是关节囊外的骨折，其外旋角度可达90°。

15. E【解析】青壮年的陈旧骨折不愈合，宜采用切开复位内固定＋带血管蒂的骨移植。

16. D【解析】股骨颈外展骨折，由于骨折面接触多，不容易再移位，故属于稳定性骨折。

17. E【解析】根据X线正位片上显示的骨折线倾斜度，即远端骨折线与两髂嵴连线所成的夹角（Pauwels角），大于50°者称内收骨折，常有移位，剪力大，固定困难，为不稳定性骨折；小于30°者称外展骨折，多有嵌插，剪力小、较稳定，愈合率高。

18. A【解析】股骨干上1/3骨折，骨折近端由于髂腰肌、臀中肌、臀小肌和外旋肌的牵拉而向前、外及外旋方向移位；远折端因内收肌的牵拉而向内、后方移位。

20. D【解析】内侧关节间隙压痛，半月板旋转挤压试验（McMurray试验）（＋），是内侧半月板损伤的表现。

21. E【解析】关节镜检查是半月板损伤时最确切的检查，能发现影像学检查难以察觉的半月板损伤，还可发现有无交叉韧带、关节软骨和滑膜病变。既能用于诊断，又可进行手术操作。

22. E【解析】膝关节半屈位时猛烈的旋转所产生的研磨力量会使半月板发生破裂。

23. E【解析】急性半月板损伤时可用长腿石膏托固定4周，目前不主张将半月板完全切除，切除了半月板的膝关节易产生骨关节炎。

24. B【解析】前抽屉试验（＋）是检查前交叉韧带断裂的方法。

25. E【解析】胫骨的滋养动脉从胫骨干上中1/3交界处进入骨内。胫骨中下1/3处骨折时，滋养动脉易发生断裂导致骨折远端血液供应减少，同时骨下1/3处无肌附着，从骨膜来的血液供应又不足，所以容易引起骨折延迟愈合。

26. B【解析】股骨下1/3骨折，骨牵引治疗时将膝关节置于屈曲位，使腓肠肌放松，利于骨折复位。

27. A【解析】胫骨干长斜形骨折为不稳定性骨折。

28. D【解析】半月板损伤后常见临床表现有疼痛、出血、关节肿胀、弹响、交锁、股四头肌萎缩、打软腿、压痛等。关节交锁是膝关节破裂的半月板卡在股骨髁与胫骨平台间而造成的，表现为活动时突然听到"咔嗒"一声，伴膝关节不能伸直，挥动几下小腿，再次听到"咔嗒"声，关节又可伸直，是膝半月板损伤的最典型表现。

30. E【解析】3岁以下儿童股骨干骨折，宜采用垂直悬吊皮肤牵引，牵引过程中定时测量肢体长度，以判断牵引力是否合适。

31. D【解析】半月板是软骨成分，X线、CT、骨扫描均不能显示半月板损伤的程度，唯有MRI是迄今为止诊断半月板损伤、交叉韧带断裂等敏感性和准确率最高的影像学检查手段，可以显示半月板损伤的部位及损伤程度。

32～33. CA【解析】①股骨干骨折多因暴力的方向及肌肉的牵拉而导致移位；②关节内的骨折，因关节面破坏，未达解剖复位，骨折愈合后造成关节面不平整，长期磨损导致创伤性关节炎。

34～36. BAD【解析】①侧方应力试验用于检查侧副韧带的损伤；②抽屉试验用于检查交叉韧带的损伤；③研磨试验用于检查半月板的损伤。

37～39. BDE【解析】①胫骨干上1/3骨折，由于骨折移位，骨折端可刺破胫后动脉，引起下肢严重缺血或坏疽；②腓总神经自腘窝绕过腓骨颈前行，故腓骨头、颈骨折易伤及腓总神经；③股骨颈骨折易致股骨头缺血坏死。

40. ABDE【解析】膝关节扭伤后疼痛、弹响、交锁，考虑半月板损伤。关节过伸、过屈试验、关节间隙的压痛，研磨试验,旋转挤压试验,蹲走试验均是检查半月板损伤的方法。

41. ABDE【解析】髋关节后脱位可见的并发症:髋臼后缘骨折、髋臼顶骨折、股骨头骨折、坐骨神经损伤。股神经在髋关节前方,不会引起损伤。

二、名词解释

1. 颈干角:股骨颈长轴与股骨干纵轴之间的夹角,正常为110°~140°,平均127°。
2. 侧方应力试验:在膝关节完全伸直位与屈曲30°位置下做被动膝内翻与膝外翻动作,并与对侧比较。若出现疼痛或角度超出正常范围并有弹跳感,提示有侧副韧带扭伤或断裂。
3. Pauwels角:股骨颈远端骨折线与两髂嵴连线的夹角。
4. Bryant三角:平卧位,由髂前上棘向水平画垂线,再由大转子与髂前上棘的垂线画水平线,构成Bryant三角。股骨颈骨折时,该三角的底边缩短。
5. 抽屉试验:膝关节屈曲90°,小腿下垂,检查者固定患者足部,用双手握住胫骨上段作拉前和推后动作,并注意胫骨结节前后移动的幅度,以检查前、后交叉韧带是否损伤。
6. 研磨试验(Apley试验):患者俯卧,膝关节屈成90°,检查者将小腿用力下压,并且作内旋和外旋运动,使股骨与胫骨关节面之间发生摩擦,若外旋发生疼痛,提示内侧半月板损伤。
7. 前倾角:从矢状面观察,股骨颈长轴与股骨干纵轴不在同一平面上,股骨颈有向前的角,称为前倾角。
8. Nelaton线:侧卧并半屈髋,由髂前上棘至坐骨结节之间的连线。

三、填空题

1. 股骨头下骨折　经股骨颈骨折　股骨颈基底骨折
2. 股骨髁上骨折　股骨髁间骨折　累及股骨远端关节面的股骨髁骨折
3. 前脱位　后脱位　中心脱位　后脱位
4. 侧方应力试验(分离试验)　抽屉试验　轴移试验

5. 间接暴力　扭转暴力
6. 胫骨远端　腓骨远端　距骨体
7. 扭伤(即部分纤维断裂)　部分韧带断裂　完全断裂　联合性损伤
8. 胫腓骨干双骨折　单纯胫骨干骨折　单纯腓骨骨折
9. 纵行撕裂　水平撕裂　斜行撕裂　横行撕裂　变异型撕裂
10. 外展　外旋　屈曲
11. 腓总神经　胫后动脉
12. 内侧副韧带(三角韧带)　外侧副韧带　下胫腓韧带
13. 骨筋膜室综合征
14. 旋股内侧动脉
15. 缩短　外旋

四、简答题

1. 简述股骨颈骨折的Garden分型。

答　股骨颈骨折的Garden分型是根据X线正位片上骨折的移位程度分类的。①Ⅰ型:不完全骨折;②Ⅱ型:无移位的完全骨折;③Ⅲ型:部分移位的完全骨折;④Ⅳ型:完全移位的完全骨折。

2. 简述踝部扭伤的治疗要点。

答　①急性损伤早期抬高患肢,冷敷,以缓解疼痛和减少出血、肿胀。48小时后可用理疗、封闭,外敷消肿止痛、活血化瘀药物,适当休息,并注意保护踝部。②如外侧副韧带损伤较重,可用5~7条宽胶布、绷带固定2~3周,保持足外翻位,使韧带松弛,以利愈合;如为内侧副韧带损伤,包扎固定位置相反。③若踝部损伤严重或骨折块较大,复位不良,则应切开复位和内固定。

3. 简述髌骨骨折的治疗方法。

答　①骨折无移位,可抽出关节积血,适当加压包扎,外用石膏托固定关节于伸直位4~6周,逐渐练习膝关节屈曲活动;②移位在0.5cm以内的横形骨折,采用非手术疗法,用石膏托固定;③移位超过0.5cm者,采用切开复位,克氏针钢丝张力带固定或钢丝捆扎固定;④关节面不平整的粉碎性骨折,需行手术复位,复位后钢丝环绕捆扎固定。

4. 简述膝关节半月板的功能。

答 ①填塞在股骨与胫骨的关节间隙内，维持膝关节稳定性；②富于弹性，能承受重力，吸收震荡；③散布滑液，润滑膝关节；④参与膝关节的屈、伸及旋转运动。

5. 简述髋关节后脱位的特有体征。

答 髋关节弹性固定于屈曲、内收、内旋位，足尖触及健侧足背。患肢外观缩短，腹股沟部关节空虚，髂骨后可摸到隆起的股骨头，大转子上移明显。

6. 简述转子间骨折的 Evans 分型。

答 ①稳定性骨折：Ⅰ型，顺转子间骨折，无移位；Ⅱ型，小转子轻微骨折。②不稳定性骨折：Ⅲ型，小转子粉碎性骨折；Ⅳ型，Ⅲ型骨折＋大转子骨折；Ⅴ型，逆转子间骨折。

7. 简述跟骨骨折的治疗原则。

答 跟骨骨折的治疗原则是恢复距下关节的对位关系和跟骨结节关节角，恢复跟骨的宽度，维持正常的足弓和负重关系。不影响距下关节的骨折，移位小的结节骨折、跟骨前端骨折及无移位的载距突骨折，可石膏固定4周。移位较大的跟骨体骨折，行手法复位、石膏固定，手法复位失败者给予切开复位内固定。较大的载距突骨折移位时采用切开复位内固定。跟骨结节鸟嘴样骨折可采用闭合复位或切开复位内固定。骨折影响距下关节者，以达到解剖复位为目标。

五、论述题

1. 试述股骨颈骨折的临床表现及诊断。

答 老年人跌倒后诉髋部疼痛，不敢站立和走路，应首先想到股骨颈骨折的可能。体征如下：
(1) 畸形：患肢短缩、外旋畸形，外旋角度一般为45°~60°。
(2) 疼痛：髋部疼痛，活动患肢时疼痛更重。叩击患肢足跟部或大转子时，髋部也感疼痛（轴向叩击痛）。腹股沟韧带中点下方常有压痛。
(3) 肿胀多不明显。
(4) 其他检查异常：①患侧大转子升高，超过 Nélaton 线；②Bryant 三角的底边缩短。

2. 试述胫腓骨骨折的治疗目的及治疗方法。

答 胫腓骨骨折的治疗目的是恢复肢体长度，矫正成角和旋转畸形，恢复胫骨上、下关节面的平行关系。①无移位的胫腓骨干骨折：小夹板或石膏固定；②有移位的横形或短斜形骨折：手法复位、小夹板或石膏固定；③不稳定的胫腓骨干双骨折：切开复位内固定；④软组织损伤严重的开放性胫腓骨干双骨折：彻底清创，髓内针或外固定架固定，皮瓣覆盖创面。

六、病例分析题

1. 该患者的可能诊断有哪些？

答 结合患者受伤史、临床表现及查体结果，临床应考虑可能的诊断有左髋关节脱位或左股骨颈骨折。若认真分析患者外伤的特点（摔伤）、相应的症状和体征（下肢短缩、外旋50°），左股骨颈骨折应为首选诊断。

2. 欲证实诊断首先需要做的检查是什么？

答 欲明确诊断应首先选择 X 线检查，包括髋部正位和侧位 X 线片，可以明确骨折的部位、类型及移位情况。

3. 根据诊断应采取什么样的治疗措施？

答 因该患者骨折后下肢短缩、外旋畸形，年龄不大，全身重要器官无异常表现，无手术禁忌证，可尽早行手术治疗。术前可行下肢皮肤牵引，尽可能24小时内完成闭合复位空心拉力螺钉内固定。术后卧床休息，可坐起，6周后可扶双拐下地，患肢不负重行走。骨折愈合后可弃拐行走。

（孙志璞）

第62章 脊柱、脊髓损伤

【学/习/要/点】

一、掌握

1. 脊柱骨折的病因、分类、临床表现及诊断。
2. 脊柱骨折的急救、搬运及治疗。

二、熟悉

脊髓损伤的病理、临床表现、并发症及治疗。

【应/试/考/题】

一、选择题

【A型题】

1. 脊柱骨折最常发生的部位是 （ ）
    A. 上颈椎　　　　B. 下颈椎
    C. 胸椎　　　　　D. 胸腰段
    E. 下腰椎
2. 脊柱骨折最严重的并发症是 （ ）
    A. 脂肪栓塞
    B. 压疮
    C. 骨筋膜室综合征
    D. 脊髓损伤
    E. 坠积性肺炎
3. 颈髓损伤最严重的并发症是 （ ）
    A. 压疮
    B. 体温失调
    C. 呼吸功能障碍
    D. 骨质疏松
    E. 泌尿系统感染及呼吸道感染
4. 患者,男,28岁。高空坠地。查体:患者清醒,T_{10-11}压痛,剑突以下感觉运动障碍。正确的急救搬运方法是 （ ）
    A. 二人扶架而走
    B. 一人背运
    C. 患者平卧木板搬运
    D. 一人搂抱
    E. 一人抬头,一人抬足
5. 成人脊髓末端相当于 （ ）
    A. T_{11}下缘　　　B. T_{12}下缘
    C. L_1下缘　　　　D. L_2下缘
    E. $T_{12} \sim L_1$之间
6. 判断脊柱骨折脱位是否合并脊髓损伤,最重要的检查是 （ ）
    A. X线检查　　　B. CT检查
    C. MRI检查　　　D. 神经电生理检查
    E. 神经系统检查
7. 患者,男,28岁。因外伤造成L_1椎体压缩性骨折合并截瘫,骨折1周后出现体温升高。最可能的原因是 （ ）
    A. 骨折后血肿吸收热

B. 泌尿系或呼吸道感染引起的发热
C. 脊髓损伤造成中枢调节功能减弱
D. 自主神经功能紊乱
E. 肌肉瘫痪产热少

8. 下列关于脊髓震荡的叙述,正确的是 （   ）
   A. 损伤平面以下的感觉正常
   B. 损伤平面以下的运动正常
   C. 脊髓的组织形态学正常
   D. 损伤平面以下的括约肌功能正常
   E. 损伤平面以下的反射正常

9. 患者,男,21岁。从马车上摔下,头后枕部着地,颈部活动受限,下颈椎压痛明显,四肢瘫,躯干感觉平面在胸骨柄以下,痛、温觉消失,不能自行排尿。最可能的诊断为 （   ）
   A. 颈椎间盘突出症
   B. 颈椎骨折脱位并颈髓损伤
   C. 颈部软组织损伤
   D. 颈椎骨折脱位并臂丛神经与腰骶丛神经损伤
   E. 胸椎骨折并脊髓损伤

10. 可出现下肢痉挛性瘫痪的是 （   ）
    A. 腰部多根神经干损伤
    B. 马尾神经损伤
    C. 脊髓圆锥损伤
    D. 下颈椎脊髓损伤
    E. 腰椎间孔区神经根损伤

11. 脊柱后柱的结构不包括 （   ）
    A. 后纵韧带   B. 关节突
    C. 骨性神经弓 D. 棘上韧带
    E. 棘间韧带

12. 下列关于Jefferson骨折的叙述,不正确的是 （   ）
    A. Jefferson骨折又称寰椎前、后弓骨折
    B. X线检查很难发现骨折线,常需行CT检查
    C. 可以并发枢椎齿状突骨折
    D. 治疗以手法复位内固定为主
    E. 多为垂直暴力所致

13. 患者,男,36岁。车祸致腰背部受伤,腰部活动明显受限,双下肢出现弛缓性瘫痪,大小便失禁。伤后1小时双下肢感觉、运动功能好转。最可能的诊断是 （   ）
    A. 脊髓挫伤   B. 脊髓受压
    C. 脊髓出血   D. 马尾神经损伤
    E. 脊髓震荡

14. 脊柱骨折造成脱位并脊髓半切损伤,其损伤平面以下的改变是 （   ）
    A. 双侧肢体完全截瘫
    B. 同侧肢体运动消失,双侧肢体深浅感觉消失
    C. 同侧肢体运动和痛温觉消失,对侧肢体深感觉消失
    D. 同侧肢体运动和深感觉消失,对侧肢体痛温觉消失
    E. 同侧肢体痛温觉消失,对侧肢体运动和深感觉消失

【B型题】

(15～16题共用备选答案)
A. 1级   B. 2级
C. 3级   D. 4级
E. 5级

15. 胸椎骨折脱位伴脊髓损伤,检查时,股四头肌稍有收缩,但没有引起膝关节活动。肌力为 （   ）

16. 胸段脊髓损伤患者,双下肢能抬离床面,但不能对抗阻力。肌力为 （   ）

(17～18题共用备选答案)
A. 前柱损伤
B. 后柱损伤
C. 前柱、中柱和后柱损伤
D. 中柱、后柱损伤
E. 前柱、中柱损伤

17. 胸腰椎椎体单纯性楔形压缩性骨折是哪一种脊柱损伤 （   ）

18. 胸腰椎骨折-脱位是哪一种脊柱损伤 （   ）

【X型题】

19. 脊柱骨折 – 脱位引起脊髓损伤,可发生在 （　　）
   A. 颈椎　　　B. 胸椎
   C. 胸腰段　　D. 下段腰椎
   E. 骶椎

20. 颈椎骨折 – 脱位合并截瘫的严重并发症有 （　　）
   A. 呼吸道感染　B. 心血管系统紊乱
   C. 泌尿系感染　D. 压疮
   E. 下肢深静脉血栓

21. 脊髓损伤发生呼吸系统感染与下列哪些因素相关 （　　）
   A. 呼吸功能障碍
   B. 呼吸道分泌物排出困难
   C. 长期卧床
   D. 误吸
   E. 受伤前长期吸烟

二、名词解释
1. 脊髓半切综合征
2. Chance 骨折
3. hangman's fracture
4. 脊髓中央管周围综合征

三、填空题
1. 脊柱由_____个椎骨组成,其中颈椎_____个、胸椎_____个、腰椎_____个、骶椎_____个、尾椎_____个。
2. 脊髓损伤的病理有_____、_____、_____和_____。
3. 胸腰椎骨折按骨折形态可分为_____、_____、_____和_____。

四、简答题
1. 简述脊柱骨折的急救和搬运。
2. 简述脊髓损伤易发生的并发症。
3. 简述齿状突骨折的分型。
4. 简述压疮分度。

五、论述题
试述脊髓损伤的治疗。

【参考答案】

一、选择题

【A型题】
1. D　2. D　3. C　4. C　5. C
6. E　7. B　8. C　9. B　10. D
11. A　12. D　13. E　14. D

【B型题】
15. A　16. C　17. A　18. C

【X型题】
19. ABC　20. ACDE　21. ABCE

1. D【解析】胸腰段脊柱($T_{10} \sim L_2$)位于胸腰椎生理弯曲的交汇部,是应力集中处,易发生骨折。

2. D【解析】脊柱骨折后,由于椎体的移位或碎骨片突入椎管内,压迫脊髓或马尾神经会产生不同程度的损伤,脊髓损伤是脊柱骨折的严重并发症,胸腰段脊髓损伤可致下肢截瘫,颈段脊髓损伤可致四肢瘫痪。

3. C【解析】颈脊髓损伤后可致呼吸衰竭与呼吸道感染,颈1、颈2的损伤往往影响呼吸中枢,伤者在现场即死亡;颈3、颈4的损伤可影响到膈神经的中枢,导致呼吸衰竭而死亡,颈4、颈5以下的损伤,伤后脊髓水肿向上蔓延,也可波及中枢而产生呼吸功能障碍。

4. C【解析】考虑患者为胸椎骨折并脊髓损伤,平卧木板搬运是正确的方法,其他方法会增加脊柱的弯曲,可能将碎骨片向后挤入椎管内,加重脊髓的损伤。

5. C【解析】正常成年人脊髓终止于 L_1 椎体下缘。

6. E【解析】神经系统检查是判断脊柱骨折脱位是否并发脊髓损伤的最重要手段。

7. B【解析】L_1 椎体骨折并截瘫患者,1周后体温升高,考虑长期卧床导致坠积性肺炎或泌尿系感染导致。

8. C【解析】脊髓遭受强烈震荡后立即发生弛缓性瘫痪,损伤平面以下感觉、运动、感觉、反射及括约肌功能全部丧失。但在组织学上并无病理变化发生,只是暂时性功能抑制,可在数小时或数日内完全恢复,无任何神经系统后遗症。

9. B【解析】患者自马车上摔下,头后枕部着地,考虑颈椎损伤;查体:颈部活动受限,下颈椎压痛明显,四肢瘫,躯干感觉平面在胸骨柄以下,痛、温觉消失,不能自行排尿,考虑伴有脊髓损伤,损伤平面在颈髓。所以考虑颈椎骨折脱位并发颈髓损伤。

10. D【解析】下肢痉挛性瘫痪是由于上运动神经元损伤所致,故神经根、神经干损伤均不会引起。脊髓圆锥损伤常致鞍区障碍,即下肢感觉、运动正常,会阴部呈马鞍状感觉障碍伴大小便失禁。马尾神经损伤表现为损伤平面以下弛缓性瘫痪,感觉、运动及括约肌功能丧失,肌张力降低,腱反射消失,病理征阴性。下颈椎损伤可伤及脊髓颈膨大和神经根,表现为上肢弛缓性瘫痪,下肢痉挛性瘫痪。

11. A【解析】三柱分类将脊柱分为前、中、后三柱。①前柱:前纵韧带、椎体的前2/3、椎间盘的前部;②中柱:后纵韧带、椎体的后1/3、椎间盘的后部;③后柱:骨性神经弓、黄韧带、棘间韧带、棘上韧带。

12. D【解析】Jefferson 骨折是指寰椎的前、后弓双侧骨折,多由垂直暴力所致,骨折块向椎管四周移位,故不压迫颈髓产生脊髓受压症状,患者仅有颈项痛,偶可压迫枕大神经。X 线较难发现骨折线。治疗可行 Halo 架固定12周或颅骨牵引治疗。明显移位者行手术治疗。

13. E【解析】脊髓遭受强烈震荡后立即发生弛缓性瘫痪,损伤平面以下感觉、运动、反射及括约肌功能全部丧失。但脊髓在组织学上并无病理变化发生,只是暂时性功能抑制,可在数小时或数日内完全恢复,无任何神经系统后遗症。

14. D【解析】脊髓半切综合征属于不完全性脊髓损伤,又称 Brown-Séquard 综合征,为脊髓一侧受损,表现为伤侧肢体的运动和深感觉丧失,而对侧肢体的痛觉和温觉丧失。

15~16. AC【解析】肌力分6级。①0级:肌肉完全不收缩,完全瘫痪;②1级:肌肉稍有收缩,不能带动关节活动;③2级:肌肉收缩可使关节活动,但不能对抗重力;④3级:肌肉仅有抗重力、无抗阻力的收缩;⑤4级:有抗重力和抗阻力的收缩;⑥5级:正常肌力。

17~18. AC【解析】①单纯性楔形压缩性骨折为前柱压缩,中、后柱完整;②胸腰椎骨折-脱位累及前、中、后三柱,可伴有关节突关节脱位或骨折。

19. ABC【解析】成人脊髓平对 L_1 椎体下缘,下腰椎及骶椎后方椎管内无脊髓。

20. ACDE【解析】颈椎骨折-脱位合并截瘫长期卧床,会并发压疮、肺炎、泌尿系感染、下肢深静脉血栓等并发症。

21. ABCE【解析】脊髓损伤发生呼吸系统感染由于呼吸肌失神经支配,呼吸肌力量减弱,呼吸费力,导致呼吸道阻力增加,分泌物不易排出,久卧者容易产生坠积性肺炎。吸烟者更容易发生呼吸道感染,伤者可因呼吸道感染难以控制或痰液堵塞气管导致窒息而死亡。

二、名词解释

1. **脊髓半切综合征**：脊髓损伤后，表现为损伤平面以下对侧痛、温觉消失，同侧的运动功能及深感觉丧失。
2. **Chance 骨折**：是经椎骨的横向骨折，骨折线可经椎体、椎弓及棘突，也可以是前后纵韧带－椎间盘－后柱韧带复合体的损伤。
3. **枢椎椎弓根骨折（hangman's fracture）**：来自颏部的暴力，使颈椎过度仰伸，在枢椎的椎弓根处形成强大的剪切力量，致使枢椎的椎弓根骨折。
4. **脊髓中央管周围综合征**：颈椎管因颈椎过伸而发生急剧的容积变化，脊髓受皱褶的黄韧带、椎间盘或骨刺的前后挤压，使脊髓中央管周围的传导束受到损伤，临床表现为损伤平面以下的四肢瘫，上肢重于下肢，无感觉分离。

三、填空题

1. 33　7　12　5　1　1
2. 脊髓震荡　不完全性脊髓损伤　完全性脊髓损伤
3. 压缩骨折　爆裂骨折　Chance 骨折　骨折－脱位

四、简答题

1. **简述脊柱骨折的急救和搬运。**

答　脊柱骨折后，如果急救和搬运不当，可使脊髓损伤平面上升或由不完全损伤变为完全性脊髓损伤。因此脊柱骨折后正确地进行急救和搬运非常重要。具体方法：不要用软担架，宜用木板搬运。移动前先使患者两下肢伸直，两上肢也伸直放在身旁。木板放患者一侧，由2～3人扶患者躯干、骨盆、肢体使之成一整体滚动移至木板上。转移过程中应防止躯干扭转或屈曲，禁用搂抱或一人抬头，一人抬腿的方法。对颈椎损伤患者，要托住头部并沿纵轴略加牵引与躯干一致滚动。患者躯体与木板之间要用软物垫好予以固定。搬动中要观察呼吸道有无阻塞，检查呼吸、心率和血压等的变化，若有情况及时予以纠正。

2. **简述脊髓损伤易发生的并发症。**

答　①颈脊髓损伤可致呼吸肌无力，导致呼吸衰竭与呼吸道感染；②排尿困难，长期留置尿管可导致泌尿生殖道的感染和结石；③截瘫后长期卧床可致压疮；④颈脊髓损伤后，自主神经系统功能紊乱，受伤平面以下皮肤不能出汗，丧失了对气温变化的调节和适应能力，易发生高热致体温失调。

3. **简述齿状突骨折的分型。**

答　①Ⅰ型：齿状突尖端斜型骨折；②Ⅱ型：齿状突基部骨折；③Ⅲ型：骨折线波及枢椎椎体，累与一侧或为双侧关节突骨折。

4. **简述压疮分度。**

答　①一度：表皮无损伤，皮肤发红，周围水肿；②二度：有浅层皮肤坏死，皮肤出现水疱，色泽紫黑，又分为浅二度与深二度；③三度：皮肤全层坏死；④四度：韧带与骨骼出现坏死。

五、论述题

试述脊髓损伤的治疗。

答　（1）非手术治疗：脊髓伤后24小时内处于急性期，6小时内为黄金时期，应尽早治疗。①药物治疗：甲泼尼龙冲击疗法，适用于受伤后8小时内的患者；②高压氧治疗；③其他：自由基清除剂等。
（2）手术治疗：基于骨折分型、脊髓受压的部位和患者的神经症状，手术可选择前路、后路或联合应用等方式。
手术指征：①脊柱骨折－脱位有关节突交锁者；②脊柱骨折复位不满意，或存在脊柱不稳定因素者；③影像学检查提示有碎骨片压迫脊髓者；④截瘫平面持续上升，提示椎管内出现活动性出血者。

（孙志璞）

第63章 骨盆、髋臼骨折

【学/习/要/点】

一、掌握

1. 骨盆骨折的病因、分类。
2. 骨盆骨折的临床表现、诊断、急救处理及治疗。

二、熟悉

髋臼骨折的分型及治疗。

【应/试/考/题】

一、选择题

【A/型/题】

1. 诊查骨盆骨折时,应首先注意有无( )
   A. 骨折移位　　B. 尿道破裂
   C. 膀胱破裂　　D. 休克
   E. 神经损伤

2. 骨盆骨折最重要的体征是 ( )
   A. 畸形
   B. 反常活动
   C. 骨盆挤压、分离试验阳性
   D. 骨擦音及骨擦感
   E. 肿痛及瘀斑

3. 患者,男,23岁。马车翻车时砸伤下腹部。查体:耻骨联合处压痛,挤压试验阳性,膀胱胀满,橡皮导尿管插入一定深度未引出尿液,导尿管尖端见血迹。此时应考虑 ( )
   A. 导尿管插入深度不足
   B. 导尿管插入方法不对
   C. 导尿管阻塞
   D. 骨盆骨折合并尿道断裂
   E. 骨盆骨折合并膀胱损伤

4. 患者,男,38岁。车祸致伤。查体:骨盆挤压和分离试验阳性,下腹部压痛、腹肌紧张。对腹腔脏器损伤诊断最有价值的检查是 ( )
   A. 腹部X线检查　B. 血常规
   C. 腹部CT检查　　D. 腹部B超
   E. 腹腔穿刺

5. 患者,男,27岁。工地高空坠落受伤,出现血压下降、腹胀、腹痛。查体:髂骨挤压分离试验阳性,双下肢不等长,会阴部瘀斑。最可能的诊断是 ( )
   A. 股骨干骨折　　B. 股骨颈骨折
   C. 脊柱骨折　　　D. 髋关节脱位
   E. 骨盆骨折

6. 对骨盆骨折合并尿道损伤及失血性休克患者的处理,正确的顺序是 ( )
   A. 骨盆骨折→尿道损伤→休克

B. 休克→尿道损伤→骨盆骨折
C. 休克→骨盆骨折→尿道损伤
D. 尿道损伤→休克→骨盆骨折
E. 骨盆骨折→休克→尿道损伤

7. 骨盆骨折合并尿道完全断裂,最好的处理是 （　　）
   A. 采用橡皮筋尿管导尿
   B. 采用金属导尿管导尿
   C. 尿道吻合术
   D. 膀胱造瘘
   E. 固定骨盆避免加重尿道损伤

8. 髋臼骨折的最佳手术时机是（　　）
   A. 立刻急诊手术　B. 1~2日
   C. 3~5日　　　　D. 4~7日
   E. 7~10日

9. 骨盆骨折并腹膜后出血休克,经积极抢救,未见好转时,应立即（　　）
   A. 结扎髂外动脉
   B. 结扎髂内动脉
   C. 结扎髂总动脉
   D. 结扎髂内、髂外动脉
   E. 结扎髂内、髂外动脉和静脉

【B型题】

(10~12题共用备选答案)
   A. 腹膜后血肿　B. 尿道损伤
   C. 神经损伤　　D. 直肠损伤
   E. 腹腔内脏器官损伤

10. 双侧耻骨支骨折或耻骨联合分离最易合并（　　）
11. 骨盆骨折最常见和最严重的并发症是（　　）
12. 骨盆骨折伴会阴部撕裂伤可并发（　　）

(13~14题共用备选答案)
   A. 肾损伤　　B. 输尿管损伤
   C. 膀胱损伤　D. 尿道损伤
   E. 阴茎损伤

13. 骨盆骨折的患者容易合并（　　）

14. 腰部挫伤,合并镜下血尿的患者应考虑为（　　）

【X型题】

15. 骨盆骨折的常见并发症为（　　）
    A. 腹膜后血肿
    B. 盆腔内脏损伤
    C. 膀胱及后尿道损伤
    D. 直肠损伤
    E. 脂肪栓塞

16. 下列属于髋臼单一骨折的是（　　）
    A. 后壁骨折　B. 后柱骨折
    C. 前壁骨折　D. 前柱骨折
    E. 横断骨折

二、名词解释
骨盆挤压、分离试验

三、填空题
1. 骨盆是一完整的闭合骨环,由_____和_____构成。
2. 耻骨骨折的特有体征是_____。
3. 骨盆骨折患者,怀疑腹腔脏器破裂,_____对明确诊断是最合适的。
4. 髋臼骨折从解剖结构可分为_____和_____。
5. 髋臼骨折的非手术治疗主要是_____和_____。

四、简答题
1. 简述骨盆骨折的常见并发症及急救处理。
2. 简述骨盆骨折的临床表现。
3. 简述髋臼骨折的分型。
4. 简述骶骨骨折的Dennis分区。

五、论述题
试述髋臼骨折的治疗。

【参 / 考 / 答 / 案】

一、选择题

【A 型题】

1. D　2. C　3. D　4. E　5. E
6. B　7. C　8. D　9. B

【B 型题】

10. B　11. A　12. D　13. D　14. A

【X 型题】

15. ABCDE　16. ABCDE

1. D【解析】骨盆骨折多有强大暴力外伤史,多存在严重的多发伤,出血较多,可导致休克,如为开放性损伤,出血量更多,病情更为严重,所以骨盆骨折患者最先应抢救休克。

2. C【解析】骨盆挤压、分离试验是骨盆骨折特有的重要体征。

3. D【解析】耻骨联合处压痛、挤压试验阳性提示有骨盆骨折,骨盆骨折须注意有无直肠、膀胱、尿道损伤。橡皮导尿管插入一定深度未引出尿液,导尿管尖端见血迹,提示尿道损伤。

4. E【解析】骨盆挤压和分离试验阳性提示骨盆骨折,下腹压痛、腹肌紧张提示存在腹膜炎,可行诊断性腹腔穿刺,对诊断腹腔脏器损伤有重要意义。

5. E【解析】患者有高空坠落史,出现血压下降,髂骨挤压试验阳性,双下肢不等长,会阴部瘀斑,考虑为骨盆骨折。

6. B【解析】骨盆骨折首先抢救休克,而后处理尿道损伤,骨盆骨折可待生命体征平稳后予以处理。

7. C【解析】骨盆骨折合并尿道完全断裂最好的处理是吻合尿道,恢复排尿功能。

8. D【解析】髋臼骨折患者,如全身状况可而又有急诊手术指征者,应积极手术治疗;但由于髋臼骨折多合并骨盆骨折和(或)其他合并伤,且出血较多,病情不稳定,所以应在病情稳定、出血停止后再手术。因此最佳手术时机为伤后 4～7 日。

9. B【解析】骨盆和盆腔内脏器血供主要来自髂内动脉,因此骨盆骨折并腹膜后出血休克,抢救无效时结扎髂内动脉可减少出血。

10～12. BAD【解析】①双侧耻骨支骨折或耻骨联合分离最易致尿道断裂;②骨盆骨折可引起周围松质骨、动静脉丛广泛出血,形成腹膜后血肿,如为腹膜后主要大动、静脉破裂,可迅速导致患者死亡;③耻骨支骨折移位,骨折断端可导致尿道损伤、会阴部撕裂,也可造成直肠损伤或阴道壁撕裂。

13～14. DA【解析】①骨盆骨折可致盆腔脏器损伤,如膀胱、后尿道、直肠等,其中尿道损伤最常见;②腰部挫伤,合并镜下血尿应考虑腹部器官损伤——肾损伤。

15. ABCDE【解析】骨盆骨折的并发症包括腹膜后血肿、盆腔内脏损伤(膀胱、后尿道与直肠损伤)、神经损伤、脂肪栓塞或静脉栓塞。

16. ABCDE【解析】髋臼单一骨折是指骨折累及髋臼的一个柱或壁,包括前壁骨折、后壁骨折、前柱骨折、后柱骨折和横断骨折 5 类。

二、名词解释

骨盆挤压、分离试验:骨盆严重骨折后,从两侧髂嵴部位向内挤压或向外分离骨盆环,骨折处均因受到牵扯或挤压而产生疼痛。

三、填空题

1. 骶尾骨　髋骨（耻骨、坐骨和髂骨）
2. 会阴部瘀斑
3. 诊断性腹腔穿刺
4. 单一骨折　复合骨折
5. 卧床　牵引

四、简答题

1. 简述骨盆骨折的常见并发症及急救处理。

答　（1）常见并发症：①腹膜后血肿；②盆腔内脏器损伤；③神经损伤；④脂肪栓塞与静脉栓塞。
（2）急救处理：①监测血压和脉搏；②快速建立输血补液途径；③视病情尽早完成 X 线和 CT 检查；④嘱患者排尿，根据排尿情况判断损伤部位及程度；⑤诊断性腹腔穿刺；⑥超声检查。

2. 简述骨盆骨折的临床表现。

答　（1）患者有严重外伤史，尤其是骨盆受挤压的外伤史。
（2）骨盆骨折可发现以下体征：①骨盆分离试验与挤压试验阳性；②肢体长度不对称，患侧肢体缩短；③会阴部瘀斑是耻骨和坐骨骨折的特有体征。

3. 简述髋臼骨折的分型。

答　目前多采用 Letournel-Judet 分型，即根据解剖结构的改变分型。
（1）单一骨折：骨折累及髋臼的一个柱或壁，包括5类，即前壁骨折、前柱骨折、后壁骨折、后柱骨折和横断骨折。
（2）复合骨折：2个或2个以上单一骨折，包括5类，即后柱伴后壁骨折、T形骨折、横断伴后壁骨折、前柱伴后半横形骨折和双柱骨折。

4. 简述骶尾骨骨折的 Dennis 分区。

答　Dennis 将骶骨分成3个区。①Ⅰ区：骶骨孔外侧的骶骨翼部；②Ⅱ区：骶孔处；③Ⅲ区：骶骨孔内侧的骶管区。

五、论述题

试述髋臼骨折的治疗。

答　（1）保守治疗。对于有手术禁忌证，如合并其他系统疾患，不能耐受手术者；骨折无移位或移位<3mm 者；伴有严重骨质疏松者；局部或其他部位有感染者；能闭合复位且复位后较稳定者。保守治疗方法主要是卧床和牵引。
（2）手术治疗。①手术指征：髋关节不稳定及骨折移位>3mm 者，双柱骨折有错位者。对于无法闭合复位或复位后不能维持的髋关节脱位，合并神经、血管损伤者，开放性髋臼骨折，应急诊手术。②手术时机：最佳时机为伤后4~7日。合并骨盆骨折和（或）其他合并伤，出血较多者，应在出血停止、病情稳定后再手术。③手术入路和方法选择：根据骨折部位不同而选取合适的手术入路，包括 Kocher-Langenbeck 入路、髂腹股沟入路、髂股入路及前后联合入路。手术方法包括切开复位重建钢板或髋臼接骨板内固定、空心钉固定及全髋关节置换术等。

（孙志璞）

第64章 周围神经损伤

【学习要点】

一、掌握
1. 上肢神经(臂丛神经、正中神经、尺神经、桡神经)损伤的特点。
2. 下肢神经(股神经、坐骨神经、胫神经、腓总神经)损伤的特点。

二、熟悉
1. 周围神经概论、神经损伤分类及特点、临床表现、诊断及治疗。
2. 周围神经卡压综合征的病因、临床表现及治疗。

【应试考题】

一、选择题

【A型题】

1. 与神经修复关系最密切的是（　　）
   A. 施万细胞　　　　B. 巨噬细胞
   C. 中性粒细胞　　　D. 淋巴细胞
   E. 红细胞

2. 患者，男，18岁。锐器割伤右前臂，检查发现右腕不能抬起。首先应考虑（　　）
   A. 正中神经损伤　　B. 桡神经损伤
   C. 尺神经损伤　　　D. 肌皮神经损伤
   E. 腋神经损伤

3. 患者，男，26岁。1个月前右肘前方刀刺伤，经清创缝合，创口愈合，但右手逐渐呈猿手畸形，不能握笔写字。其病变为（　　）
   A. 尺神经损伤　　　B. 正中神经损伤
   C. 拇短屈肌断裂　　D. 拇短屈肌粘连
   E. 右手诸关节失用性强直

4. 患者，女，36岁。摔伤，右小腿出现疼痛、肿胀，稍有外旋畸形，足背感觉麻木，足趾不能背伸，但趾屈活动尚存在。X线：右胫骨下1/3骨折，腓骨颈骨折。出现的并发症最可能为（　　）
   A. 坐骨神经损伤　　B. 胫前神经损伤
   C. 胫后神经损伤　　D. 腓总神经损伤
   E. 腓浅神经损伤

5. 患者，男，24岁。因打架被刀砍伤右大腿及臀部，检查发现坐骨神经缺损6cm长。最恰当的处理方式为（　　）
   A. 两断端游离，伸髋屈膝位尽量将两断端缝合
   B. 游离腓肠神经移植修补
   C. 带血管游离腓肠神经移植修补
   D. 放弃神经修补，矫形鞋矫正
   E. 放弃神经修补，右踝关节融合

6. 与自主神经功能无关的是　　　（　）
   A. 干燥无汗
   B. 皮肤潮红
   C. 皮纹光滑
   D. 腹壁反射消失
   E. 指甲增厚、弯曲

7. 常用于周围神经损伤诊断与修复水平判断的检查是　　　（　）
   A. Tinel 征　　　B. Thomas 征
   C. 示指指鼻试验　D. Hoffmann 征
   E. 腹壁反射

8. 下列关于尺神经损伤临床表现的叙述，正确的是　　　（　）
   A. 桡侧皮肤感觉迟钝
   B. 拇背伸功能障碍
   C. 猿手畸形
   D. 手的第 2 蚓状肌麻痹
   E. 第 3、4 蚓状肌及骨间肌麻痹

9. 患者，男，25 岁。40 日前因锐器刺伤左肘前方，经清创缝合，创口已痊愈，但左手逐渐呈猿手畸形，不能握笔写字。诊断为正中神经损伤。应采取的治疗措施是　　　（　）
   A. 手术探查修补　B. 局部物理治疗
   C. 电刺激治疗　　D. 激光治疗
   E. 药物治疗

10. 尺神经最易损伤的部位是　（　）
    A. 上臂　　　　　B. 手部
    C. 上臂中侧部　　D. 腕部和肘部
    E. 前臂中侧

11. 患者，女，30 岁。右肘关节骨折畸形愈合 22 年，右手肌肉萎缩伴尺侧半感觉减退 5 年。最佳处理方法是　（　）
    A. 腕尺管松解术
    B. 应用神经营养药
    C. 整复畸形骨折
    D. 尺神经松解术
    E. 无须处理

12. 患者，男，39 岁。右肱骨中段骨折手法复位石膏固定术后 2 日。查体：石膏无压迫，腕、手指背伸障碍，虎口痛觉减退，X 线检查示骨折对位良好。最佳处理为　　　（　）
    A. 拆除石膏改用夹板
    B. 拆除石膏改用三角巾悬吊
    C. 即刻手术探查桡神经
    D. 即刻手术探查桡神经，骨折内固定
    E. 观察 3 个月，若无恢复手术探查

13. 肘管综合征损伤的是　　（　）
    A. 尺神经　　　　B. 桡神经
    C. 正中神经　　　D. 拇长屈肌腱
    E. 旋后肌

14. 患者，女，18 岁。左腕部机器绞伤 2 小时。查体：伤口污染，正中神经断裂，神经挫伤明显，皮肤部分缺损。对神经的最佳处理方法是　　（　）
    A. 不做任何处理
    B. 拉拢后对端缝合
    C. 异体神经移植
    D. 自体神经移植
    E. 标记定位，伤口愈合后 3 个月内再做处理

15. 腕管综合征的临床表现不包括（　）
    A. 桡侧 3 个手指麻木胀痛，夜间明显
    B. 疼痛有时放射至前臂
    C. 拇指外展，对掌无力
    D. 大、小鱼际萎缩
    E. 持物无力

【B 型 题】

(16～17 题共用备选答案)
   A. 拇指不能外展
   B. "虎口"区皮肤感觉消失
   C. 伸拇、伸指关节障碍
   D. 伸腕障碍
   E. 拇指不能内收

16. 患者，男，20 岁。右桡骨茎突部位刀砍伤，引起桡神经浅支损伤。查体时可发现　　　（　）

17. 患儿，女，7 岁。由母亲牵左手下楼时，突然踩空滑倒，其母用力牵拉患儿左手，随后出现桡骨脱位伴桡神经深支损伤。查体时可发现　　　（　）

(18~19题共用备选答案)
A. 拇指内收畸形　B. 垂腕垂指畸形
C. 爪形手畸形　　D. 大鱼际肌萎缩
E. 骨间肌挛缩畸形
18. 正中神经损伤可出现　　　　（　　）
19. 桡神经损伤可出现　　　　　（　　）

【X型题】

20. 臂丛神经损伤的表现有　　　（　　）
　A. 不能主动屈曲肘关节
　B. 不能主动伸腕关节
　C. 不能主动屈指
　D. 不能主动肩外展
　E. 不能主动伸肘关节
21. 周围神经损伤后为观察其修复情况，下列有意义的检查是　　（　　）
　A. 神经干叩击试验
　B. 电刺激试验
　C. 肌电图检查
　D. 神经传导速度
　E. MRI 检查
22. 神经损伤后期支配区皮肤的表现为（　　）
　A. 皮肤潮红　　B. 寒冷
　C. 光滑　　　　D. 萎缩
　E. 干燥
23. 桡骨小头脱位伤及桡神经，可出现的症状是　　　　　　　　　（　　）
　A. 不能背伸腕关节
　B. 拇指不能背伸
　C. 2~5 指不能背伸
　D. 虎口区感觉障碍
　E. 手背桡侧感觉障碍
24. 梨状肌综合征的病因有　　　（　　）
　A. 臀部外伤
　B. 注射药物致梨状肌变性
　C. 髋臼后上部骨折移位致坐骨神经在梨状肌处受压
　D. 神经走行变异而受肌肉长期挤压
　E. 股骨颈骨折

25. 属于腕管内结构的是　　　　（　　）
　A. 正中神经　　B. 掌长肌
　C. 指浅屈肌腱　D. 指深屈肌腱
　E. 拇长屈肌腱

二、名词解释
1. Tinel 征阳性
2. 腕管综合征
3. 肘管综合征
4. Phalen 征
5. Horner 征

三、填空题
1. 臂丛由_____、_____、_____、_____和_____的前支构成。
2. 神经损伤分为_____、_____和_____。
3. 神经纤维是神经元胞体的突起，由_____、_____和_____组成。
4. 股神经损伤临床表现为股四头肌麻痹致_____伸直障碍和_____感觉障碍。
5. 臂丛神经损伤临床可分为_____、_____和_____。
6. 胫神经损伤一般由_____、_____、_____所致。
7. 上臂丛损伤后表现为三角肌麻痹致_____和肱二头肌麻痹致_____。
8. 腕管综合征是_____神经受压，肘管综合征是_____受压，旋后肌综合征是_____受压，梨状肌综合征是_____神经受压。

四、简答题
1. 简述神经损伤的分类、临床表现及处理。
2. 简述梨状肌综合征的临床表现。
3. 简述腕管综合征的病因。

五、论述题
试述周围神经损伤的治疗。

【参/考/答/案】

一、选择题

【A型题】
1. A 2. B 3. B 4. D 5. C
6. D 7. A 8. E 9. A 10. D
11. D 12. E 13. A 14. E 15. D

【B型题】
16. B 17. C 18. D 19. B

【X型题】
20. ABCDE 21. ABCD 22. BCD
23. BC 24. ABCD 25. ACDE

1. A【解析】施万细胞在神经修复中起重要作用。

2. B【解析】桡神经损伤表现为伸腕、伸拇、伸指、前臂旋后障碍及手背桡侧（虎口区）感觉异常。典型的畸形是垂腕。

3. B【解析】右肘前方刀刺伤，患者右手猿手畸形，为正中神经损伤。

4. D【解析】腓骨颈骨折易致腓总神经损伤，表现为踝背伸、外翻功能障碍，呈足内翻下垂畸形。伸踇、伸趾功能丧失，小腿前外侧和足背前、内侧感觉障碍。

5. C【解析】周围神经损伤可采用神经缝合术、神经移植术和神经植入术等。该患者坐骨神经缺损较长达6cm，可采用自体神经游离移植术和带血管游离神经移植修补术。其中后者效果更佳，可保持移植神经有良好的血运，有助于较长神经缺损移植术的成功。

6. D【解析】自主神经功能障碍以交感神经功能障碍为主，早期因血管扩张、汗腺分泌停止，可表现为皮肤干燥无汗、皮温增高、潮红。晚期因血管收缩而可表现为皮温降低、皮肤苍白、皮纹变光滑，指甲增厚、有纵嵴、弯曲，生长缓慢等。

7. A【解析】Tinel征是指叩击神经损伤或神经损害的部位或其远侧，出现其支配皮区的放电样麻痛感或蚁走感，代表神经再生恢复的水平或神经损害的部位。用于神经损伤的诊断及功能恢复的评估。

8. E【解析】尺神经在腕部损伤主要表现为骨间肌、3、4蚓状肌、拇收肌麻痹所致环、小指爪形手畸形及手指内收、外展障碍和Froment征阳性，手部尺侧半和尺侧一个半手指感觉障碍。

9. A【解析】该患者左肘前方被锐器刺伤已40日，正中神经损伤的表现明显，症状呈进行性加重，因此应尽快行手术探查，修复神经。其他治疗效果不佳。

11. D【解析】根据病史，考虑患者右肘关节外伤后外翻畸形，引发迟发性尺神经炎，治疗需手术探查、松解尺神经。

12. E【解析】患者右肱骨中段骨折，右腕、右手指背伸障碍，虎口区感觉减退，考虑桡神经损伤。肱骨中段骨折导致的桡神经损伤多为挤压、挫伤，所以应首先复位肱骨骨折、固定，观察2~3个月，待桡神经恢复，若肱桡肌功能恢复，则可继续观察，如无恢复则应手术探查桡神经。

13. A【解析】肘管综合征是指尺神经在肘部尺神经沟内因慢性损伤而产生的一系列症状和体征。

14. E【解析】开放性损伤，其损伤的程度和范围不易确定，需伤后2~4个月二期修复。

15. D【解析】腕管综合征患者常见症状是正中神经支配区桡侧3个手指端麻木或疼痛，持物无力，中指明显，夜间或清晨症状最重，适当改变上肢姿势或抖动手腕可以缓解。有时疼痛或麻木可牵涉到前臂，大鱼际肌桡侧肌肉萎缩,拇指不灵活,对掌无力。小鱼际肌不受正中神经支配,不受影响。

16~17. BC【解析】①桡神经浅支伤后表现为"虎口"区皮肤感觉障碍、垂腕畸形;②桡神经深支受损后桡侧腕长伸肌功能尚存,故无垂腕畸形,但有伸拇、伸指障碍,手部感觉正常。

18~19. DB【解析】①正中神经损伤:大鱼际肌萎缩,猿手畸形;②桡神经损伤:伸腕、伸拇、伸指及前臂旋后障碍,手背桡侧(虎口区)感觉异常,垂腕畸形。

20. ABCDE【解析】全臂丛损伤表现为整个上肢肌呈弛缓性麻痹。

21. ABCD【解析】周围神经损伤后神经干叩击试验、电刺激试验、肌电图检查、神经传导速度均是观察其修复情况的有意义检查。

22. BCD【解析】外周神经损伤后自主神经功能障碍的表现为神经损伤早期支配区皮肤由于血管扩张、汗腺分泌停止而温度增高、潮红、干燥无汗;后期因血管收缩而温度降低、苍白、萎缩、发亮,生长缓慢等。

23. BC【解析】桡骨头脱位可导致桡神经深支损伤,因桡侧腕长伸肌功能尚存在,故伸腕功能基本正常,而仅有伸拇、伸指障碍,手部感觉正常。

24. ABCD【解析】臀部外伤出血、粘连、瘢痕形成;臀部注射药物误注入梨状肌,致其变性、纤维挛缩;髋臼后上部骨折后移位、骨折愈合过程中骨痂过大使坐骨神经在梨状肌处受压。少数患者因坐骨神经出骨盆时行径变异,穿行于梨状肌内,当髋外旋时臀部肌肉强力收缩可使坐骨神经受到过大压力,久而久之会产生坐骨神经慢性损伤。

25. ACDE【解析】腕管内有拇长屈肌腱,2~5指的指深、浅屈肌腱和正中神经通过。掌长肌不在腕管内。

二、名词解释

1. Tinel征阳性:局部按压或叩击神经干,出现局部刺痛及该神经支配区的放射性麻痛感,为Tinel征阳性。从神经修复处向远端沿神经干叩击,出现Tinel征阳性提示神经修复。

2. 腕管综合征:正中神经在腕管内受压引起的一系列症状和体征。表现为桡侧3个手指感觉异常,持物无力,屈腕试验(Phalen征)阳性。

3. 肘管综合征:尺神经在肘部尺神经沟内受压引起的慢性损伤,常见于肘外翻、尺神经半脱位、肱骨内上髁骨折和创伤性骨化。

4. 屈腕试验(Phalen征):见于腕管综合征,屈肘、前臂上举,双腕同时屈曲90°,1分钟内病侧出现正中神经刺激症状即为阳性。

5. Horner征:即病侧眼睑下垂、眼裂变窄、瞳孔缩小、额面部无汗等。为臂丛神经根性撕脱伤的表现。

三、填空题

1. 颈5　颈6　颈7　颈8　胸1
2. 神经传导功能障碍　神经轴索中断　神经断裂
3. 轴索　髓鞘　施万鞘
4. 膝关节　股前和小腿内侧
5. 上臂丛神经损伤　下臂丛神经损伤　全臂丛神经损伤
6. 股骨髁上骨折　膝关节脱位
7. 肩外展障碍　屈肘障碍
8. 正中　尺神经　桡神经深支　坐骨

四、简答题

1. 简述神经损伤的分类、临床表现及处理。

答　根据损伤程度及性质的不同,神经

损伤可分为3类:神经传导功能障碍、神经轴索中断、神经断裂。神经损伤程度不同,其临床表现、处理也各不相同。①神经传导功能障碍:暂时的感觉减退,肌肉瘫痪,但营养正常,不需特殊处理,能自行恢复功能。②神经轴索中断:受伤较重,多为钝性损伤。断裂的轴索远端变性或脱髓鞘。神经内膜管保持完整,轴索可沿原来的远侧端长到终末器官。神经功能多可自行恢复。③神经断裂:神经功能丧失,临床需手术吻合修复。

2. 简述梨状肌综合征的临床表现。

答 以坐骨神经痛为主要表现,疼痛为放射性,由臀部、大腿后外侧、小腿外侧至足跟部或足背;查体可见小腿肌轻度萎缩,小腿以下皮肤可出现感觉异常,有时臀部可扪及条索状物或块状物;臀部压痛处 Tinel 征阳性。临床应注意与腰椎间盘突出症、神经鞘膜瘤相鉴别。

3. 简述腕管综合征的病因。

答 ①外源性压迫,如桡骨远端骨折对位不佳,血肿等压迫;②管腔本身变小,如腕横韧带肥厚导致管腔狭窄;③管腔内容物增多、体积增大,如腕管内肿瘤、囊肿等;④长期过度用力使用腕部,腕管内压力反复出现急剧变化致正中神经损伤。

五、论述题

试述周围神经损伤的治疗。

答 周围神经损伤的治疗原则是尽可能早的恢复神经的连续性。

(1)闭合性损伤:多能自行恢复。可临床观察3个月。

(2)开放性损伤:尽可能一期神经缝合,未行一期缝合的神经损伤,伤后2~4周即应手术。创口感染者,在伤后2~4个月进行。

(3)周围神经损伤的手术方法:①神经松解术适用于神经受牵拉、压迫、慢性磨损,神经与周围组织粘连或神经内瘢痕形成者。②神经缝合术包括外膜缝合术和束膜缝合术。外膜缝合术适用于混合神经,束膜缝合术适用于单一功能束的神经。③神经移植术适用于神经缺损过大,不能直接缝合者。可取自体腓肠神经作游离移植,也可采用多股移植神经行电缆式缝合。④神经移位术适用于神经近端毁损严重无法修复者,可将另一束不重要的神经或部分正常的神经离断,将其近端移位至功能重要的损伤神经远端进行缝合,使失去神经支配的肌肉功能得以恢复。⑤神经植入术适用于神经远端损伤严重无法缝接时,可将神经近端分成若干神经束,分别植入肌肉组织内。

(孙志璞)

第65章 运动系统慢性损伤

【学/习/要/点】

一、掌握

1. 运动系统慢性损伤的分类、临床特点及治疗原则。
2. 腰腿痛、颈肩痛的临床表现、鉴别诊断及治疗方法。
3. 狭窄性腱鞘炎的临床表现及治疗。
4. 腱鞘囊肿的临床表现及治疗方法。
5. 肱骨外上髁炎的病因病理、临床表现及治疗方法。
6. 粘连性肩关节囊炎的病因、临床表现、鉴别诊断及治疗原则。
7. 疲劳骨折的病因及临床表现。
8. 月骨缺血性坏死的临床表现。

二、熟悉

1. 滑囊炎的临床表现及治疗原则。
2. 粘连性肩关节囊炎的病理变化。
3. 髌骨软骨软化症的临床表现及治疗原则。
4. 胫骨结节骨软骨病的病因、临床表现及治疗。
5. 股骨头骨软骨病的病理及临床表现。

【应/试/考/题】

一、选择题

【A型题】

1. 运动系统慢性损伤治疗的关键是（　　）
   A. 限制致伤动作,纠正不良姿势和增强肌力等
   B. 理疗、按摩等
   C. 局部注射肾上腺糖皮质激素
   D. 非甾体抗炎药
   E. 手术治疗

2. 患者,男,25岁。喜好网球运动,右肘关节外侧疼痛1个月,加重3日,持物无力,拧毛巾痛。查体:右肘关节外侧局限性压痛。最有助于诊断的试验是（　　）
   A. Froment征　　B. Mills征
   C. Finkelstein征　D. Gaenslen征
   E. Dugas征

3. 患者,男,52岁。1个月来左肘部疼痛,向前臂外侧放射,肘关节活动正常,肱骨外上髁部局限性压痛。最好的治疗方法是 ( )
   A. 手术
   B. 理疗
   C. 压痛点注射醋酸泼尼松龙
   D. 按摩
   E. 石膏固定

4. 下列关于肱骨外上髁炎的叙述,不正确的是 ( )
   A. 好发于网球运动员
   B. 一旦确诊应手术松解
   C. 局部封闭疗法常有效
   D. 是伸肌总腱起点处的慢性损伤性炎症
   E. 伸腕抗阻力试验(+)

5. 肱骨外上髁炎的病因主要是 ( )
   A. 急性化脓性感染 B. 结核
   C. 类风湿 D. 风湿
   E. 慢性损伤

6. 患者,女,55岁。近1个月来,逐渐出现腕关节桡侧痛,严重时无力提物,在桡骨茎突表面有局限性压痛。对该病有诊断意义的是 ( )
   A. Mills 征 B. Thomas 征
   C. Phalen 征 D. Tinel 征
   E. Finkelstein 试验

7. 治疗顽固性"网球肘"的方法是 ( )
   A. 肱骨外上髁痛点局部封闭
   B. 限制握拳伸腕动作
   C. 伸肌总腱起点剥离松解术
   D. 患肢制动
   E. 口服非甾体抗炎药

8. 狭窄性腱鞘炎最常发生的部位是 ( )
   A. 小指 B. 示指
   C. 拇指 D. 中、环指
   E. 以上均是

9. 腰肌劳损的压痛点是 ( )
   A. 髂嵴内下方
   B. 两相邻棘突之间
   C. 横突尖端
   D. 腰骶椎与髂后上棘之间
   E. 腰段骶棘肌中外侧缘

10. 患者,女,58岁。右手拇指晨起僵硬伴疼痛半年,近2周出现该处的肿胀及活动受限,被动活动患指可出现伴疼痛的弹响。临床诊断最可能的是 ( )
    A. 类风湿关节炎
    B. 关节内游离体
    C. 骨关节炎
    D. 风湿性关节炎
    E. 狭窄性腱鞘炎

11. 患者,女,65岁。诊断为狭窄性腱鞘炎。患者最不可能出现的是 ( )
    A. 弹响指
    B. 弹响拇
    C. 患者远侧掌横纹处可扪及黄豆大小的痛性结节
    D. Finkelstein 试验阳性
    E. Mills 征阳性

12. 粘连性肩关节囊炎的临床特点是 ( )
    A. 静息时疼痛、功能受限
    B. 活动时疼痛、功能受限
    C. 活动时疼痛、功能无受限
    D. 静息时无痛、功能受限
    E. 活动时无痛、功能受限

13. 下列关于粘连性肩关节囊炎的叙述,不正确的是 ( )
    A. 女性多于男性
    B. 左侧多于右侧
    C. 青少年多于中老年
    D. 三角肌有轻度萎缩
    E. 肩关节外展、外旋、后伸受限

14. 粘连性肩关节囊炎的病理变化主要发生在 ( )
    A. 肩盂肱关节周围
    B. 肩锁关节周围
    C. 三角肌
    D. 冈上肌
    E. 冈下肌

15. 粘连性肩关节囊炎不可能出现的是
 （   ）
 A. 三角肌萎缩　　B. 斜方肌痉挛
 C. 肩痛及上臂痛　D. 前臂和手疼痛
 E. 大范围活动时,疼痛加剧

16. 患者,女,50岁。右肩部疼痛进行性加重1年,冬春季重,夏秋季轻,活动障碍以外展、上举、旋转较重。关节无红、肿、热、痛等征象。应首先考虑的诊断为 （   ）
 A. 肩关节脱位
 B. 肩关节骨折
 C. 肩关节肿瘤
 D. 粘连性肩关节囊炎
 E. 肩关节慢性感染

17. 粘连性肩关节囊炎的治疗方法不正确的是 （   ）
 A. 理疗
 B. 封闭
 C. 按摩
 D. 服用非甾体抗炎药
 E. 限制肩关节活动

18. 棘上、棘间韧带损伤时不出现的是
 （   ）
 A. 腰痛长期不愈
 B. 疼痛可向骶部或臀部放射
 C. 疼痛在弯腰时出现,过伸时消失
 D. 可扪及棘上韧带在棘突上滑动
 E. 棘突或棘间有压痛

19. 某战士参加野营拉练归来途中自觉右小腿疼痛,经休息治疗2周后无好转,经X线检查发现右腓骨下段横行骨折线,无移位。其骨折的主要成因是
 （   ）
 A. 直接暴力　　B. 积累性劳损
 C. 间接暴力　　D. 肌拉力
 E. 骨髓炎

20. 疲劳骨折最易发生的部位是 （   ）
 A. 尺骨与桡骨　　B. 第2跖骨干
 C. 胫骨干下1/3　 D. 腓骨干上1/3
 E. 股骨下端

21. 患者,男,25岁,工人。右腕部肿胀、疼痛,手握力减弱,叩击第3掌骨头引起疼痛。最可能的诊断是 （   ）
 A. 桡骨茎突狭窄性腱鞘炎
 B. 腕管综合征
 C. 月骨缺血性坏死
 D. 腕关节结核
 E. 痛风

22. 下列关于胫骨结节骨软骨病的叙述,不正确的是 （   ）
 A. 减少膝关节剧烈活动可缓解症状
 B. 症状明显时可行膝关节短期制动
 C. 局部封闭
 D. 成年后仍有症状可行钻孔或植骨术
 E. 一般无须服用止痛药

23. 胫骨结节骨软骨病的好发年龄是（   ）
 A. 3～9岁　　　B. 10～11岁
 C. 9～14岁　　D. 15～17岁
 E. 18～20岁

24. 患者,男,13岁。左胫骨结节处疼痛、隆起、压痛,抗伸膝阻力时疼痛加剧。X线:胫骨结节骨增大、碎裂,周围软组织肿胀。临床诊断为 （   ）
 A. 胫骨结节骨骨折
 B. 股四头肌肌腱断裂
 C. 胫骨结节骨骺感染
 D. 胫骨结节骨软骨病
 E. 胫骨结节良性肿瘤

25. 髌骨软骨的营养主要来自 （   ）
 A. 关节滑液
 B. 股四头肌的血液供应
 C. 关节囊的血液供应
 D. 韧带的血液供应
 E. 髌骨的滋养动脉

26. 髌骨软骨软化症出现症状后,首先应制动膝关节 （   ）
 A. 3～5日　　　B. 1～2周
 C. 3～4周　　　D. 5～6周
 E. 7～8周

27. 治疗髌骨软骨软化症,应慎用的是
（　　）
   A. 制动休息
   B. 理疗
   C. 关节内注射玻璃酸钠
   D. 关节内注射醋酸泼尼松龙
   E. 股四头肌抗阻力锻炼
28. 股骨头骨骺的骨化中心出现在（　　）
   A. 3 个月　　　　B. 6 个月
   C. 1 岁以后　　　D. 2 岁以后
   E. 3 岁
29. 4~9 岁是股骨头骨软骨病的高发年龄,原因是该时期
（　　）
   A. 年龄小,易受外伤
   B. 股骨头骨骺发育不全
   C. 用药较多
   D. 骨骺血供最差
   E. 关节囊内压最高
30. 股骨头骨软骨病是
（　　）
   A. 关节软骨的损伤退变
   B. 继发于关节炎症的软骨坏死
   C. 骨化中心的缺血坏死
   D. 骨骺的全面坏死
   E. 骺板的营养障碍
31. 股骨头骨软骨病的病理分期是（　　）
   A. 缺血期、血供重建期、愈合期、畸形残存期
   B. 缺血期、坏死早期、坏死中期、坏死晚期
   C. 缺血期、变形期、愈合期
   D. 缺血期、坏死期、愈合期
   E. 缺血期、骨骺破坏期、愈合期
32. 股骨头骨软骨病保守治疗最重要的目的是
（　　）
   A. 止痛　　　　B. 纠正跛行
   C. 预防肌萎缩　D. 预防股骨头变形
   E. 减轻肌痉挛
33. 终止外固定法治疗股骨头骨软骨病的时间为
（　　）
   A. 半年
   B. 血供重建期
   C. 愈合期开始时
   D. 股骨头完全重建后
   E. 疼痛和跛行消失后

【B/型/题】

(34~36 题共用备选答案)
   A. 肩关节外展受限
   B. 肩部疼痛、无活动受限
   C. 肘关节外侧疼痛
   D. 肘关节活动受限
   E. 腕关节桡侧疼痛
34. 粘连性肩关节囊炎　　　　　（　　）
35. 桡骨茎突狭窄性腱鞘炎　　　（　　）
36. 肱骨外上髁炎　　　　　　　（　　）
(37~39 题共用备选答案)
   A. Phalen 征　　　B. Thomas 征
   C. Mills 征　　　　D. Finkelstein 试验
   E. Dugas 征
37. 桡骨茎突狭窄性腱鞘炎时呈阳性的试验为
（　　）
38. 肱骨外上髁炎时呈阳性的试验为
（　　）
39. 股骨头骨软骨病时呈阳性的试验为
（　　）
(40~41 题共用备选答案)
   A. X 线检查:股骨头密度增高,骨骺碎裂、变扁
   B. X 线检查:椎体呈薄饼状,椎间隙变宽
   C. X 线检查:多个相邻椎体前缘变窄,密度增高,椎间隙变窄
   D. X 线检查:胫骨结节骨增大、致密或碎裂
   E. X 线检查:关节软骨下囊腔形成,骨组织磨砂玻璃样改变,关节间隙变窄
40. 胫骨结节骨软骨病　　　　　（　　）
41. 股骨头骨软骨病　　　　　　（　　）
(42~46 题共用备选答案)
   A. 自行车运动员
   B. 网球运动员
   C. 9~14 岁青少年
   D. 50 岁左右的人
   E. 3~10 岁儿童
42. 肱骨外上髁炎好发于　　　　（　　）
43. 粘连性肩关节囊炎好发于　　（　　）

44. 髌骨软骨软化症好发于　　　（　）
45. 胫骨结节软骨病好发于　　　（　）
46. 股骨头骨软骨病好发于　　　（　）

【X型题】

47. 适宜进行局部封闭治疗的慢性损伤是
　　　　　　　　　　　　　　　（　）
　　A. 颈肩痛
　　B. 狭窄性腱鞘炎
　　C. 网球肘
　　D. 胫骨结节骨软骨病
　　E. 髌骨软骨软化症
48. 肱骨外上髁炎的治疗措施有　（　）
　　A. 理疗
　　B. 压痛点醋酸泼尼松龙注射
　　C. 加强腕关节背伸抗阻锻炼
　　D. 伸肌总腱起点剥离松解术
　　E. 卡压神经血管束切除术
49. 下列关于粘连性肩关节囊炎临床特点的叙述，正确的是　　　　（　）
　　A. 本病能自愈
　　B. 特征为肩痛、活动受限和肌肉萎缩
　　C. 外展、外旋及内旋后伸受限最严重
　　D. 病变结果为关节外软组织粘连
　　E. 本病多发生于中老年女性
50. 下列关于狭窄性腱鞘炎的叙述，不正确的是　　　　　　　　　（　）
　　A. 病变仅仅限于屈肌腱鞘
　　B. 局部压痛不明显

C. 手与腕部狭窄性腱鞘炎最常见
D. 腱鞘炎局封有效
E. 保守治疗无效可行手术切开狭窄的腱鞘减压

二、名词解释

1. tennis elbow
2. 弹响指
3. Finkelstein 试验
4. 疲劳骨折

三、填空题

1. 外固定治疗股骨头骨软骨病是将髋关节固定于＿＿＿＿、＿＿＿＿。
2. 棘间韧带损伤常见于＿＿＿＿，棘上韧带损伤常见于＿＿＿＿。
3. 腱鞘囊肿在＿＿＿＿、＿＿＿＿和＿＿＿＿部位发病率最高。
4. 股骨头骨软骨病好发于＿＿＿＿，胫骨结节骨软骨病常见于＿＿＿＿，月骨缺血性坏死好发于＿＿＿＿。
5. 狭窄性腱鞘炎好发于＿＿＿＿和＿＿＿＿的腱鞘。

四、简答题

1. 股骨头骨软骨病的治疗原则。
2. 简述肱骨外上髁炎的治疗。

五、论述题

试述手、腕部狭窄性腱鞘炎的临床表现。

【参考答案】

一、选择题

【A型题】
1. A　2. B　3. C　4. B　5. E
6. E　7. C　8. D　9. E　10. E
11. E　12. B　13. C　14. A　15. D
16. D　17. E　18. C　19. B　20. B
21. C　22. C　23. C　24. D　25. A
26. B　27. D　28. C　29. D　30. C
31. A　32. D　33. D

【B型题】
34. A　35. C　36. C　37. D　38. C
39. B　40. D　41. A　42. B　43. D

44. A 45. C 46. E

【X 型题】
47. ABC 48. ABDE 49. ABCE
50. AB

1. A【解析】运动系统慢性损伤是由长期不良的体位性、姿势性及职业性的局部损害所致,限制致伤动作、纠正不良姿势、增强肌力、维持关节的非负重活动和适时改变姿势使应力分散,减少损伤性因素而增加保护性因素是治疗的关键。

2. B【解析】Mills 征又称伸肌腱牵拉试验:嘱患者伸肘、握拳、屈腕,前臂旋前,发生肘外侧疼痛为阳性。阳性提示肱骨外上髁炎(网球肘)。

3. C【解析】封闭疗法是快速治疗肱骨外上髁炎首选的方法。

4. B【解析】非手术治疗对大部分肱骨外上髁炎患者有效,早期治疗不当,病程长、症状顽固者,施行伸肌总腱起点剥离松解术或卡压神经血管束切除术。

5. E【解析】肱骨外上髁炎又称网球肘,产生是由于反复用力活动腕部所致。患者用力抓握或提举物体时感到肘部外侧疼痛。

6. E【解析】桡骨茎突狭窄性腱鞘炎表现为腕关节桡侧疼痛,并呈进行性加重,无力提物。题中患者临床表现符合该病。握拳尺偏试验(Finkelstein 试验)对于桡骨茎突狭窄性腱鞘炎有诊断意义。

7. C【解析】非手术治疗对大部分肱骨外上髁炎患者有效,早期治疗不当,病程长、症状顽固者,施行伸肌总腱起点剥离松解术或卡压神经血管束切除术。

8. D【解析】狭窄性腱鞘炎最常发生的部位是中、环指、示、拇指次之,小指最少。

9. E【解析】腰肌劳损的压痛点在腰段骶棘肌中外侧缘,腰骶韧带劳损的压痛点在腰骶椎与髂后上棘之间,第 3 腰椎横突综合征压痛点在横突尖端,棘上或棘间韧带劳损压痛点在该棘突表面或两相邻棘突之间,臀肌筋膜炎时压痛点多在髂嵴内下方。

10. E【解析】右手拇指晨起僵硬伴疼痛、活动受限,被动活动患指出现伴疼痛的弹响,为拇指狭窄性腱鞘炎。

11. E【解析】伸肌腱牵拉试验(Mills 征):伸肘、握拳、屈腕,然后前臂旋前,出现肘外侧疼痛为阳性,是肱骨外上髁炎的体征。

12. B【解析】粘连性肩关节囊炎又称肩周炎,表现为肩关节向各个方向的主动、被动活动均不同程度受限,随病情加重出现肩部某一处局限性疼痛,与动作、姿势有明显关系,若勉强增大活动范围会引起剧烈锐痛。

13. C【解析】粘连性肩关节囊炎好发于 50 岁左右的中老年人,严重者肩关节活动明显受限,故俗称五十肩或凝肩(冻结肩),为肩周肌、肌腱、滑囊和关节囊等软组织的慢性无菌性炎症。

14. A【解析】粘连性肩关节囊炎是由多种原因引起的肩盂肱关节囊炎性粘连、僵硬,以肩关节周围疼痛、各方向活动受限为特点,尤其是外展外旋和内旋后伸活动。

15. D【解析】粘连性肩关节囊炎多为慢性发病,出现肩部疼痛,随着病情进展,疼痛范围进一步扩大并牵涉到上臂中段,同时伴肩关节活动受限。如欲增大活动范围,则有剧烈锐痛发生。查体发现三角肌有轻度萎缩,斜方肌痉挛。前臂及手疼痛不是肩周炎的症状。

16. D【解析】粘连性肩关节囊炎多为中老年患病,女性多见,表现为肩关节各个方向的主、被动活动受限,关节往往无红、肿、热、痛。

17. E【解析】肩周炎无论病程长、短,症状轻、重,均应每日进行肩关节的主动活动,活动以不引起剧痛为限。

18. C【解析】棘上、棘间韧带损伤时腰痛长期不愈，弯腰时明显，过伸时挤压病变的棘间韧带也可引起疼痛。

19. B【解析】该战士骨折为参加野营拉练所致，发生在新兵训练或长途行军之后的骨折称疲劳骨折，又称为行军骨折，其基本原因为慢性损伤。

20. B【解析】疲劳骨折最易发生的部位是第2跖骨干、肋骨，也可发生于第3、4跖骨，腓骨远端、胫骨近端、股骨远端。

21. C【解析】月骨缺血性坏死的临床表现：腕部疼痛，腕背轻度肿胀，月骨区有压痛，腕关节伸屈受限，背伸尤为明显，从纵轴叩击第3掌骨时，往往诉月骨区疼痛。

22. C【解析】胫骨结节骨软骨病在18岁前，减少膝关节剧烈活动症状可自行消失。有明显疼痛者，可辅以理疗或膝关节短期制动，短期使用止痛药或非甾体抗炎药，不推荐皮质类固醇局部注射。

23. C【解析】胫骨结节骨软骨病好发于9～14岁好动的儿童，女孩的发病年龄比男孩早。

24. D【解析】胫骨结节骨软骨病好发于喜爱运动的青少年，主要表现为胫骨结节处逐渐出现疼痛、隆起，且疼痛与活动关系密切，X线检查可见胫骨结节骨骺增大、致密或碎裂，周围软组织肿胀等。

25. A【解析】髌骨软骨的营养主要来自关节滑液。

26. B【解析】髌骨软骨软化症出现症状后，首先应限制膝关节剧烈活动1～2周。

27. D【解析】关节内注射醋酸泼尼松龙虽可缓解症状，但因其可抑制糖蛋白、胶原的合成，对软骨修复不利，故应慎用。

28. C【解析】股骨头骨骺的骨化中心多在1岁以后出现，一般于18～19岁融合。

29. D【解析】4～9岁儿童股骨头骨骺血供仅有一条外骺动脉，此期血供最差，较轻外伤即可导致血供障碍。

31. A【解析】股骨头骨骺发生缺血后，可有以下4个病理发展过程：缺血期、血供重建期、愈合期、畸形残存期。

32. D【解析】股骨头骨软骨病保守治疗的目的是提供一个理想的解剖学和生物力学环境，预防股骨头在病变的血供重建期和愈合期中出现变形。

33. D【解析】股骨头骨软骨病保守治疗的方法是将患髋用支架固定在外展40°伴轻度内旋位。白天带支架扶双拐下床活动，夜间去除支架两腿之间置三角枕，维持外展、内旋位。支架使用1～2年，定期拍摄X线平片了解病变的情况，直至股骨头完全重建为止。

34～36. AEC【解析】①粘连性肩关节囊炎是肩关节各方向主动、被动活动均不同程度受限，以外旋外展和内旋后伸最重；②桡骨茎突狭窄性腱鞘炎的主要症状是腕关节桡侧疼痛；③肱骨外上髁炎患者逐渐出现肘关节外侧痛，在用力握拳、伸腕时疼痛加重以致不能持物。

37～39. DCB【解析】①Finkelstein试验又称为握拳尺偏试验，阳性主要见于桡骨茎突狭窄性腱鞘炎；②Mills征又称为伸肌腱牵拉试验，阳性主要见于肱骨外上髁炎；③托马斯（Thomas）征阳性主要见于股骨头骨软骨病。

40～41. DA【解析】①胫骨结节骨软骨病X线检查可见胫骨结节骨骺增大、致密或碎裂，周围软组织肿胀等；②股骨头骨软骨病X线片后期显示股骨头密度增高，骨骺碎裂、变扁，股骨颈增粗及髋关节部分性脱位等。

42～46. BDACE【解析】①肱骨外上髁炎又称网球肘，好发于网球运动员；②粘连性肩关节囊炎好发于40岁以上老年人；③髌骨软骨软化症好发于自行车运动员、滑冰运动员；④胫骨结节骨软骨病常见于9～14岁好动的儿童；⑤股骨头骨软骨病好发于3～10岁儿童，男女之比约为6:1。

47. ABC【解析】胫骨结节骨软骨病局部封闭可引起皮肤坏死、骨骺外露长期不愈合。髌骨软骨软化症关节腔内封闭可缓解疼痛,但对软骨修复不利,甚至可能发生关节感染。其他选项均可应用封闭治疗。

48. ABDE【解析】①限制腕关节的活动,尤其是限制握拳、伸腕等动作是治疗和预防肱骨外上髁炎复发的基本原则;②压痛点局部封闭,减少运动量;③对病程长、症状顽固、反复者,可行伸肌总腱起点剥离松解术或卡压神经血管束切除术。

49. ABCE【解析】粘连性肩关节囊炎是由多种原因引起的肩盂肱关节囊炎性粘连、僵硬,以肩关节周围疼痛、各方向活动受限为特点,尤其是外展外旋和内旋后伸活动。该病为自限性疾病,多发生于中老年女性,一般6~24个月可自愈,部分患者可无法恢复至正常水平。

50. AB【解析】狭窄性腱鞘炎:经过"骨-纤维隧道"的四肢肌腱均可发生,如肱二头肌长头腱鞘炎、拇长伸肌和指总伸肌腱鞘炎、腓骨长、短肌腱鞘炎、指屈肌腱腱鞘炎、拇长屈肌腱鞘炎、拇展肌与拇短伸肌腱鞘炎等。炎症部位压痛明显,局部封闭有效。

二、名词解释

1. 网球肘(tennis elbow):又称肱骨外上髁炎,是伸肌总腱起点处的一种慢性损伤性炎症,因早年发现网球运动员易患此病,故称"网球肘"。
2. 弹响指:狭窄性腱鞘炎时肌腱和腱鞘均水肿、增生、粘连和变性,"骨-纤维隧道"狭窄,导致水肿的肌腱穿过环状韧带时产生弹拨动作和响声,称弹响指。
3. Finkelstein试验:指握拳尺偏腕关节时,桡骨茎突处出现疼痛。提示桡骨茎突狭窄性腱鞘炎。
4. 疲劳骨折:骨的某些相对纤细部位或骨结构形态变化大的部位受到较长时间的反复集中的轻微伤力后而发生的骨折。

三、填空题

1. 外展40°　轻度内旋位
2. 腰5骶1间隙　中胸段
3. 腕背　手腕桡侧腕屈肌腱　足背
4. 3~10岁儿童　9~14岁好动的儿童　20~30岁的青年人
5. 手　腕部

四、简答题

1. 股骨头骨软骨病的治疗原则。

答　①将股骨头置于髋臼之中,完全包容;②避免髋臼唇对股骨头的压迫;③使股骨头所受到的压力均等、减小;④保持髋关节良好的活动度。

2. 简述肱骨外上髁炎的治疗。

答　非手术治疗对于绝大多数肱骨外上髁炎的患者有效。①治疗及预防复发的关键是限制腕关节活动,如用力握拳、伸腕;②局部封闭治疗可取得良好的近期效果;③对不能间断训练的运动员,需减少运动量,并在桡骨头下方伸肌部位捆扎弹性保护带,以减少伸肌腱起点处的牵张应力;④对保守治疗效果不佳者,可行伸肌总腱起点剥离松解术或卡压神经血管束切除术。

五、论述题

试述手、腕部狭窄性腱鞘炎的临床表现。

答　①弹响指和弹响拇:起病慢,开始时晨起患指发僵、疼痛,活动后消失。随病情发展症状渐加重,严重者患指屈曲,不敢活动。中、环指最多见,示、拇指次之,小指最少见。②桡骨茎突狭窄性腱鞘炎时,腕关节桡侧疼痛,进行性加重,提物无力,桡骨茎突附近局限性压痛,可触及痛性结节。Finkelstein试验阳性——握拳尺偏腕关节时,桡骨茎突处出现疼痛,可合并局部肿胀等。

(孙志璞)

第66章 股骨头坏死

【学/习/要/点】

一、掌握

1. 股骨头坏死的病因。
2. 股骨头坏死的临床表现、诊断技术及治疗。

二、熟悉

股骨头坏死的病理。

【应/试/考/题】

一、选择题

【A 型题】

1. 最易引起股骨头坏死的是 （　）
   A. 股骨干骨折
   B. 髋关节脱位
   C. 股骨头下骨折
   D. 股骨颈基底骨折
   E. 股骨转子间骨折
2. 股骨颈骨折引起股骨头坏死的主要原因是 （　）
   A. 骨质疏松
   B. 骨折畸形愈合
   C. 患者年龄大
   D. 股骨头血供受损
   E. 长期卧床
3. 早期诊断股骨头坏死最敏感的检查是 （　）
   A. 血管造影检查
   B. X 线检查
   C. B 超检查
   D. MRI 检查
   E. CT 检查
4. 治疗成人股骨头坏死，应特殊强调的措施是 （　）
   A. 理疗
   B. 非甾体抗炎药
   C. 减少负重
   D. 高压氧
   E. 扩血管药物
5. 患者，男，65 岁。因皮肤病长期应用糖皮质激素，近 2 年来双髋关节疼痛，活动受限。初步诊断为 （　）
   A. 双髋类风湿关节炎
   B. 双髋创伤性滑膜炎
   C. 双髋股骨头坏死
   D. 双髋退行性骨关节炎
   E. 髋关节结核
6. 股骨头坏死肉眼观察早期表现为（　）
   A. 股骨头变形，头颈交界处明显骨质增生
   B. 软骨表面有压痕，关节软骨下沉

· 409 ·

C. 髋关节滑膜增厚、水肿、充血
D. 软骨面不平整,髋臼边缘骨质增生
E. 软骨龟裂、剥脱,软骨下骨质外露

7. 患者,男,65岁。陈旧性股骨颈骨折,股骨头坏死。最佳的治疗方法是（　　）
   A. 股骨头钻孔、植骨
   B. 经粗隆旋转截骨
   C. 髋关节融合术
   D. 人工髋关节置换术
   E. 药物治疗

【B型题】

(8~9题共用备选答案)
   A. 软骨下溶解期
   B. 股骨头缺血期
   C. 股骨头塌陷期
   D. 股骨头脱位期
   E. 股骨头修复期

8. "新月征"出现在股骨头坏死X线诊断的哪一期（　　）
9. 股骨头负重区严重塌陷,股骨头向外上方移位,Shenton线不连续出现在X线诊断的哪一期（　　）

【X型题】

10. 股骨头坏死的非创伤性因素有（　　）
    A. 糖皮质激素
    B. 镰刀细胞贫血
    C. 减压病
    D. 乙醇中毒
    E. 系统性红斑狼疮

11. 下列关于股骨头坏死的叙述,正确的是（　　）
    A. 髋关节疼痛
    B. 行走困难
    C. 腹股沟区深压痛
    D. "4"字试验阳性
    E. Thomas征阳性

二、名词解释
股骨头坏死

三、填空题
1. 股骨头坏死的手术疗法有＿＿＿＿、＿＿＿＿、＿＿＿＿和＿＿＿＿。
2. 股骨头坏死X线诊断分＿＿＿＿、＿＿＿＿、＿＿＿＿和＿＿＿＿。

四、简答题
简述股骨头坏死的临床表现。

五、论述题
试述股骨头坏死X线诊断四期的典型表现。

【参考答案】

一、选择题

【A型题】
1. C　　2. D　　3. D　　4. C　　5. C
6. C　　7. D

【B型题】
8. A　　9. D

【X型题】
10. ABCDE　　11. ABCD

1. C【解析】股骨头下骨折骨折线位于股骨头下,股骨头仅有小凹动脉很少量的血供,致使股骨头严重缺血,故发生股骨头缺血坏死的机会很大。

2. D【解析】股骨颈骨折引起股骨头坏死的主要原因是股骨头血供受损。

4. C【解析】治疗股骨头坏死最重要的是防止股骨头变形塌陷。因此关键治疗在于减少负重,降低股骨头负重区的载荷,避免减弱的骨组织发生骨折、塌陷。

5. C【解析】患者有长期应用糖皮质激素史,结合双髋关节疼痛,活动受限,诊断首先考虑激素引起的股骨头坏死。

6. C【解析】股骨头坏死早期肉眼观察可见髋关节滑膜增厚、水肿、充血。股骨头软骨尚完整,随着病情加重,可出现软骨下沉、触之有乒乓球样浮动感。

7. D【解析】患者陈旧性股骨颈骨折,股骨头坏死,且年龄较大,考虑行人工髋关节置换术。

8~9. AD【解析】①股骨头坏死"新月征"出现在软骨下溶解期,此期股骨头外形完整,关节间隙正常,股骨头负重区关节软骨下骨质中可见弧形透明带,称为"新月征"。②股骨头向外上方移位,Shenton线不连续,股骨头负重区严重塌陷,股骨头扁平。关节间隙变窄,髋臼外上缘可见骨赘形成,为股骨头脱位期的典型X线特点。

10. ABCDE【解析】对于成人股骨头坏死的病因尚不清楚,目前被公认的有股骨颈骨折、髋关节外伤性脱位及股骨头骨折、应用肾上腺糖皮质激素、乙醇中毒、减压病、镰状细胞贫血,其他如系统性红斑狼疮、抗磷脂综合征等。

11. ABCD【解析】股骨头坏死最常见的症状就是疼痛,早期表现为腹股沟、臀部及大腿部位疼痛,偶可伴发膝关节疼痛。查体可见腹股沟区深部压痛,可放射至臀或膝部,"4"字试验阳性。Thomas征阳性多见于髋关节结核、股骨头骨软骨病。

二、名词解释

股骨头坏死:股骨头血供中断或受损后引起的骨细胞及骨髓成分死亡及随后的修复,继而导致股骨头结构改变,股骨头塌陷,引起关节疼痛及功能障碍的疾病。

三、填空题

1. 髓芯减压术 带血管蒂骨移植 截骨术 关节置换术
2. 软骨下溶解期 股骨头修复期 股骨头塌陷期 股骨头脱位期

四、简答题

简述股骨头坏死的临床表现。

答 (1)症状:早期为髋关节疼痛或酸痛,少数患者为膝关节疼痛,疼痛间断发作并逐渐加重,严重者可有跛行,行走困难,甚至扶拐行走。
(2)体征:腹股沟区深部压痛,并向臀或膝部放射,"4"字试验阳性。查体可有内收肌压痛,髋关节活动受限(内旋及外展受限最明显)。

五、论述题

试述股骨头坏死X线诊断四期的典型表现。

答 (1)Ⅰ期(软骨下溶解期):X线表现为股骨头外形正常,髋关节间隙正常,股骨头负重区关节软骨下骨质中可见新月形透明带。
(2)Ⅱ期(股骨头修复期):X线表现为股骨头外形及髋关节间隙正常,股骨头负重区关节软骨下骨质密度增高,周围为点状及斑片状密度减低区及囊性改变,病变周围有密度增高的硬化带。
(3)Ⅲ期(股骨头塌陷期):X线表现为股骨头负重区的软骨下骨变平、碎裂、塌陷,股骨头失去了正常外形,软骨下骨质密度增高。髋关节间隙正常。Shenton线连续。
(4)Ⅳ期(股骨头脱位期):X线表现为股骨头负重区严重塌陷,股骨头变扁平。股骨头外上方因未承受压力,可成为一较高的突起。股骨头向外上方移位,Shenton线不连续。关节间隙变窄,髋臼外上缘可见骨赘形成,表现为继发性髋关节骨关节炎的X线特点。

(孙志璞)

第67章 颈、腰椎退行性疾病

【学/习/要/点】

一、掌握

1. 颈椎病的病因、分型、临床表现、诊断及治疗。
2. 颈椎间盘突出症的病因、临床表现、诊断及治疗。
3. 腰椎间盘突出症的病因、分型、临床表现、诊断及治疗。

二、熟悉

1. 颈椎后纵韧带骨化症的病因、临床表现、诊断及治疗。
2. 腰椎管狭窄症的病因、临床表现、诊断及治疗。
3. 腰椎滑脱症的病因、临床表现、诊断及治疗。

【应/试/考/题】

一、选择题

【A/型/题】

1. 患者,男,64岁。近2个月以来颈肩痛,并向右手放射,右手拇指痛觉减弱,肱二头肌肌力弱。初步诊断是（　　）
   A. 肩周炎　　　B. 肩袖综合征
   C. 椎间盘突出症　　D. 颈椎病
   E. 臂丛神经炎
2. 不属于颈椎病基本分型的是（　　）
   A. 颈型　　　　B. 神经根型
   C. 脊髓型　　　D. 椎动脉型
   E. 交感型
3. 颈椎病最常见的类型为（　　）
   A. 神经根型颈椎病
   B. 脊髓型颈椎病
   C. 椎动脉型颈椎病
   D. 交感型颈椎病
   E. 混合型颈椎病
4. 颈椎病的主要诊断依据是（　　）
   A. 颈椎X线正侧位片
   B. 症状和体征
   C. 临床表现和与之相应的影像学异常
   D. 颈肩痛和颈椎X线
   E. 颈脊髓造影或MRI
5. 患者,男,70岁。因左上肢放射痛伴手指麻木2年就诊。查体:发现臂丛神经牵拉试验及压头试验阳性,右上肢皮肤感觉减退,肌力弱。最可能的诊断是（　　）
   A. 交感型颈椎病
   B. 脊髓型颈椎病
   C. 椎动脉型颈椎病
   D. 神经根型颈椎病
   E. 混合型颈椎病

6. 患者,女,45岁。在转头时突然出现眩晕、恶心,3分钟后缓解,既往有类似发作。最可能的颈椎病类型是（ ）
   A. 交感型颈椎病
   B. 脊髓型颈椎病
   C. 神经根型颈椎病
   D. 椎动脉型颈椎病
   E. 混合型颈椎病

7. 患者,女,47岁。四肢无力、站立不稳,进行性加重半年,无外伤史。查体:双下肢肌张力高、腱反射亢进,Hoffmann征(+),Babinski征(+)。首先考虑的诊断是（ ）
   A. 混合型颈椎病
   B. 椎动脉型颈椎病
   C. 神经根型颈椎病
   D. 脊髓型颈椎病
   E. 交感型颈椎病

8. 下列关于颈椎病的叙述,不正确的是（ ）
   A. 各种类型颈椎病均可行推拿、牵引治疗
   B. 一过性脑缺血症状有时是由颈椎病所致
   C. 颈椎病可有视物模糊、耳鸣、心前区疼痛等症状
   D. 颈椎病是指椎间盘退行性变
   E. 颈椎病可行颈椎X线检查

9. 颈椎病的手术指征是（ ）
   A. 颈痛伴手麻木
   B. 头痛、眩晕
   C. 颈肩痛较重,手握力减退,X线检查示骨棘生成、椎间隙狭窄
   D. 反复发作,症状严重,长期保守疗法无效,有脊髓受压或瘫痪
   E. 颈肩痛、手部肌力减弱、头痛、头晕、耳鸣

10. 颈椎病手术的目的是（ ）
    A. 神经或血管减压
    B. 纠正序列
    C. 稳定颈椎
    D. 改善血供
    E. 神经或血管减压、稳定颈椎

11. 患者,男,55岁。颈椎病患者,MRI检查见$C_{5~6}$椎间盘突入椎管压迫颈脊髓,保守治疗无效,瘫痪渐渐加重。应选择的治疗方案是（ ）
    A. 大重量牵引
    B. 旋转复位推拿
    C. 后路椎板切除手术
    D. 前外侧椎管减压术
    E. 前路椎间盘切除、植骨融合术

12. 下列关于颈椎后纵韧带骨化症的叙述,不正确的是（ ）
    A. 病因尚不明确,多见于黄种人,与遗传代谢、外伤等因素有关
    B. 本病发病年龄多在50~60岁
    C. 女性多于男性
    D. 常诉头颈痛、四肢感觉异常、疼痛或功能障碍
    E. CT、MRI检查对该病的诊断有重要意义

13. 腰椎间盘突出在神经根的肩部时,功能性腰椎侧凸应是（ ）
    A. 腰椎凸向健侧
    B. 腰椎凸向患侧
    C. 腰椎无侧凸变化
    D. 腰椎侧凸方向不定
    E. 腰椎前凸增加

14. 怀疑腰椎间盘突出症时,神经损害定位诊断的主要依据是（ ）
    A. CT检查　　　B. MRI检查
    C. X线检查　　　D. 脊髓造影
    E. 临床表现

15. 腰椎间盘突出症与椎管内肿瘤最有鉴别意义的辅助检查是（ ）
    A. X线检查　　　B. 造影检查
    C. MRI检查　　　D. CT检查
    E. 肌电图检查

16. 患者,男,40岁。猛抬重物后腰部剧痛并向右下肢放射,咳嗽时加重。最可能的诊断是（ ）
    A. 腰椎骨折　　　B. 腰椎滑脱
    C. 腰部肌筋膜炎　D. 腰椎间盘突出症
    E. 腰扭伤

17. $L_{4\sim5}$ 或 $L_5\sim S_1$ 椎间盘突出症,出现鞍区麻木及二便功能障碍。突出的椎间盘压迫 （　）
   A. 脊髓腰膨大　B. 脊髓圆锥
   C. 马尾神经　D. S_1 神经根
   E. S_2 神经根
18. 患者,男,40岁。伤后表现为单侧坐骨神经痛及腰痛,直腿抬高试验及加强试验阳性,脊柱侧弯,踝反射异常,足趾跖屈力减退。最可能的诊断为 （　）
   A. 腰椎间盘突出症
   B. 腰肌劳损
   C. 腰椎骶化
   D. 类风湿性脊柱炎
   E. 骶椎裂
19. 腰椎间盘突出症,感觉减退出现在外踝部及足跟外侧,踝反射异常。压迫的神经根是 （　）
   A. L_3 神经根　B. L_4 神经根
   C. L_5 神经根　D. S_1 神经根
   E. S_2 神经根
20. 直腿抬高试验阳性指产生坐骨神经痛的抬高度数为 （　）
   A. 10°以内　B. 20°以内
   C. 40°以内　D. 60°以内
   E. 90°以内
21. 腰椎间盘突出症下肢放射痛最常见于 （　）
   A. 坐骨神经分布区
   B. 闭孔神经分布区
   C. 阴部神经分布区
   D. 股神经分布区
   E. 股外侧皮神经分布区
22. 下列关于腰椎间盘突出症体征的叙述,不正确的是 （　）
   A. 腰椎侧凸具有辅助诊断价值
   B. 几乎全部患者有不同程度的腰部活动受限
   C. 大多数患者在病变间隙的棘突间有压痛
   D. 患者可有肌力下降
   E. 直腿抬高试验及加强试验多为阴性
23. 腰肌劳损的临床表现是 （　）
   A. 直腿抬高试验阳性,加强试验阳性
   B. 大腿后方、小腿外侧及足背外侧感觉减退
   C. 休息时疼痛减轻,叩击腰部时疼痛减轻
   D. 膝反射和踝反射异常
   E. 下肢肌力减退

【B 型题】

(24~27题共用备选答案)
   A. 椎间盘膨出　B. 椎间盘突出
   C. 椎间盘脱出　D. 椎间盘脱出游离
   E. 椎间盘经骨突出
24. 纤维环完全破裂,髓核突向椎管,但后纵韧带仍然完整 （　）
25. 纤维环部分破裂,但表层完整,此时髓核因压力向椎管内局限性隆起,但表面光滑 （　）
26. 髓核穿过完全破裂的纤维环和后纵韧带,游离于椎管内,压迫马尾神经或神经根 （　）
27. 髓核穿破后纵韧带,形同菜花状,但其根部仍然在椎间隙内 （　）

(28~30题共用备选答案)
   A. L_2　B. L_3
   C. L_4　D. L_5
   E. S_1
28. 腰椎间盘突出症出现小腿外侧或足背包括踇趾麻木,受压的神经根是 （　）
29. 腰椎间盘突出症出现足踇趾背伸肌力下降,受压的神经根是 （　）
30. 腰椎间盘突出症出现内踝区感觉减退,受压的神经根是 （　）

【X 型题】

31. 颈椎后纵韧带骨化症类型有 （　）
   A. 连续型　B. 局灶型
   C. 间断型　D. 混合型
   E. 跳跃型

32. 腰椎间盘突出症的病因有（　　）
   A. 反复弯腰、扭转等动作
   B. 遗传因素
   C. 椎间盘退行性变是基本因素
   D. 妊娠
   E. 发育异常

二、名词解释

1. Eaton 试验
2. cervical spondylosis
3. 颈椎间盘突出症
4. 腰椎间盘突出症
5. 直腿抬高试验

三、填空题

1. 椎间盘由_____、_____和_____三部分构成。
2. 关于颈椎病的临床分型，可分为_____、_____、_____、_____和_____。
3. 颈椎运动范围大、易受劳损的节段最易发病，如_____最常见，_____和_____次之。
4. 颈椎间盘突出症多发生于_____岁，突出部位以_____为最多。
5. 颈椎后纵韧带骨化症最典型的症状是_____，早期的症状往往是下楼困难，晚期可伴有_____。

四、简答题

1. 简述颈椎病临床分型及主要症状。
2. 简述颈椎间盘突出症的临床表现。
3. 简述颈椎后纵韧带骨化症的类型。
4. 简述腰椎间盘突出症的手术适应证。
5. 简述腰椎滑脱症的分度。

五、论述题

试述腰椎间盘突出症的分型及各型的特征。

六、病例分析题

患者，女，41 岁。1 个月前因弯腰搬杂物引起腰部剧痛，3 日后加重，并出现右小腿外侧痛，足背麻木，不能平卧，弯腰、咳嗽、用力排便时加重。查体：脊柱侧弯，椎旁叩痛并向右臀部、右腿放射，右侧直腿抬高试验阳性，加强试验弱阳性。膝腱与跟腱反射正常，肌力正常，足背与小腿外侧感觉过敏。
问题：
1. 该患者可能的诊断是什么？
2. 若要明确诊断需考虑哪些因素，做哪些检查？
3. 应采取的治疗措施是什么？

【参考答案】

一、选择题

29. D　　30. C

【A 型题】

1. D	2. A	3. A	4. C	5. D
6. D	7. D	8. A	9. D	10. E
11. E	12. C	13. B	14. E	15. C
16. D	17. C	18. A	19. D	20. D
21. A	22. E	23. C		

【X 型题】

31. ABCD　　32. ABCDE

【B 型题】

24. B	25. A	26. D	27. C	28. D

1. D【解析】颈椎病可发生于中老年人，也可发生于青年人，是由于人体颈椎间盘退行性变、颈椎骨质增生或颈椎正常生理曲线改变后刺激或压迫颈神经根、颈部脊髓、椎动脉、颈部交感神经而引起的一组综合征。临床常表现为颈肩、上

肢、前胸部疼痛,皮肤麻木、过敏,可有上肢肌力下降、肌肉萎缩,甚至瘫痪。题中患者临床表现考虑为颈椎病。

2. A【解析】颈椎病临床表现多种多样,它是脊髓、神经、血管受刺激或压迫而表现的一系列症状、体征。临床一般分为4种类型:神经根型、脊髓型、椎动脉型、交感型。

4. C【解析】颈椎病的诊断主要依据病史、影像学检查、临床表现和肌电相关检查。

5. D【解析】神经根型颈椎病多表现为与脊神经根分布区相一致的感觉、运动及反射障碍,包括疼痛、麻木、肌力下降等,压头试验及臂丛神经牵拉试验阳性。

6. D【解析】椎动脉型颈椎病是由于椎动脉受压或刺激引起椎-基底动脉供血不足所致,表现为眩晕、恶心、耳鸣、偏头痛等,患者可因转动颈椎而突发眩晕而猝倒。该患者转头时出现眩晕、恶心症状,且既往有类似发作史,符合椎动脉型颈椎病的诊断。

7. D【解析】根据四肢无力、站立不稳可初步考虑为脊髓型颈椎病,查体病理征阳性进一步确定。

8. A【解析】脊髓型颈椎病行颈椎牵引会加重脊髓损伤,应当慎用颈椎牵引,以免加重脊髓损伤程度。

9. D【解析】颈椎病的手术指征:神经根刺激症状明显,疼痛剧烈,经保守治疗无效;脊髓明显受压,伴有神经功能障碍;保守治疗半年无效或症状严重,影响正常的生活和工作者。

10. E【解析】颈椎病的手术目的:①脊髓、神经根、椎动脉减压;②手术稳定颈椎。

11. E【解析】颈椎间盘突出若非手术治疗无效,疼痛加重,甚至出现肌肉瘫痪等症状时,应及时行手术治疗,椎间盘切除、解除神经根及脊髓的压迫。经典的手术方法为颈椎前路椎间盘切除植骨融合术。

12. C【解析】颈椎后纵韧带骨化症发病年龄多在50~60岁,男性多于女性。

13. B【解析】腰椎间盘突出症时为减轻疼痛可产生一种姿势性代偿畸形,即腰椎侧凸。若髓核突出在神经根的肩部,上身向健侧弯曲,腰椎凸向患侧可减轻对神经根的压迫;若突出的髓核在神经根腋部时,上身向病侧弯曲,腰椎凸向健侧以减轻对神经根的压迫。

14. E【解析】腰椎间盘突出症时,神经损害定位诊断的主要依据是临床表现。

15. C【解析】椎管内肿瘤起病慢,呈进行性发展,首发症状为足部麻木并向上发展,感觉、运动障碍,反射减弱,但不仅仅局限于某一神经的支配区。括约肌功能障碍出现并加重。MRI及脑脊液检查可与腰椎间盘突出症相鉴别。

16. D【解析】猛抬重物后腰部剧痛并向右下肢放射,诱因和放射痛均支持腰椎间盘突出症的诊断。

17. C【解析】腰椎间盘突出症压迫马尾神经时可出现会阴部麻木,排便、排尿无力,可表现为急性尿潴留和排便不能控制,是急诊手术的指征。

18. A【解析】腰椎间盘突出症临床表现主要有腰痛、坐骨神经痛,马尾神经受压,腰椎侧凸,腰部活动受限、压痛及骶棘肌痉挛,直腿抬高试验及加强试验阳性。

19. D【解析】S_1神经根受压表现为外踝附近及足外侧痛、触觉减退,足跖屈肌力减弱,踝反射减弱或消失。

20. D【解析】直腿抬高在60°以内即可出现坐骨神经痛,称为直腿抬高试验阳性。

21. A【解析】95%左右的椎间盘突出发生在$L_{4\sim5}$及$L_5\sim S_1$间隙,故多伴有坐骨神经痛。

22. E【解析】腰椎间盘突出症的体征有以下5种。①腰椎侧凸:为减轻疼痛而形成的一种姿势性代偿畸形,有辅助诊断价值;②腰部活动受限:前屈受限最明显;③病变间隙的棘突间有压痛,按压椎旁1cm处有沿坐骨神经分布区的放射痛;④直腿抬高试验及加强试验阳性;⑤神经受压严重或时间较长者可有肌力下降。

23. C【解析】腰肌劳损多发于中年人,与长期保持一种劳动姿势有关。表现为腰部酸胀痛,休息时疼痛减轻,叩击腰部时疼痛也可减轻。

24～27. BADC【解析】①膨出型:纤维环部分破裂,表层完整,髓核向椎管内隆起,但表面光滑;②突出型:纤维环完全破裂,髓核突向椎管,但后纵韧带完整;③脱出型:髓核穿破后纵韧带,呈菜花状,但其根部仍在椎间隙内;④游离型:大块髓核组织穿破纤维环和后纵韧带,完全突入椎管,与原间盘脱离。

28～30. DDC【解析】①L_5神经根受累时表现为小腿外侧和足背痛、触觉减退,足拇趾背伸肌力下降;②L_4神经根受累时表现为内踝区感觉异常。

31. ABCD【解析】颈椎后韧带骨化症依据韧带骨化范围和形态分为4个类型。①连续型:韧带连续跨越2个节段以上;②局灶型:骨化局限在单个椎节;③间断型:多个椎节不连续的骨化影;④混合型:上述两型或以上者。

32. ABCDE【解析】腰椎间盘突出症的病因有以下几种。①根本原因:椎间盘退变;②积累损伤是退变的主要原因;③妊娠、遗传因素、发育异常等亦会增加椎间盘的损害。

二、名词解释

1. **臂丛神经牵拉试验(Eaton试验)**:检查者一手扶患侧颈部,一手握患腕,向相反方向牵拉,因臂丛神经被牵拉,刺激已受压神经根而出现反射痛。

2. **颈椎病(cervical spondylosis)**:因颈椎间盘退变及其继发性改变,刺激或压迫邻近的脊髓、神经、血管等组织而出现的一系列症状和体征。

3. **颈椎间盘突出症**:在颈椎间盘退变的基础上,椎间盘突出(轻微外力或无明确诱因)刺激或压迫脊髓和神经根而出现的一组病症。

4. **腰椎间盘突出症**:在腰椎间盘退变的基础上,在外力作用下而致纤维环破裂,单独或连同髓核、软骨终板向外突出,刺激或压迫窦椎神经和神经根引起的以腰腿痛为主要症状的一种病变。

5. **直腿抬高试验**:患者取仰卧位,检查者一手握其踝部,另一手置于大腿前方,使膝关节保持于伸直位抬高肢体到一定角度,患者感到下肢放射痛或抬高阻力为阳性,并记录其抬高角度。腰椎间盘突出症患者在60°以内即可出现坐骨神经痛。这是腰椎间盘突出症的一个重要检查方法。

三、填空题

1. 髓核　纤维环　软骨终板
2. 神经根型　脊髓型　交感型　椎动脉型
3. $C_{5～6}$　$C_{4～5}$　$C_{6～7}$
4. 40～50　$C_{5～6}$　$C_{4～5}$
5. 步态不稳　大小便障碍

四、简答题

1. **简述颈椎病临床分型及主要症状。**

答　根据颈椎病的发病机制,临床将其分为4型。①神经根型颈椎病:最常见,表现为颈肩痛,并向上肢放射,局部皮肤可有麻木、过敏等感觉异常,可伴肌力下降,手指活动不灵活;②脊髓型颈椎病:脊髓或供应脊髓的血管受压,表现为四肢乏力,行走、持物不稳;③交感型颈椎病:可发生交感神经兴奋或抑制症状;④椎动脉型颈椎病:椎动脉受压迫或刺激引起椎-基底动脉供血不足,表现为头晕、恶心、耳鸣,转动颈椎时突发眩晕而猝倒。

2. **简述颈椎间盘突出症的临床表现。**

答　好发于40～50岁,以$C_{5～6}$、$C_{4～5}$多见。既往有颈项疼痛病史或无症状。颈椎间盘突出压迫颈神经根可致颈项、颈肩痛及上肢放射痛,疼痛程度重,病程久者以麻木感为主。颈神经根受压严重者可表现为上肢不能上抬、手部无力。查体可见颈部僵硬或处于强迫体位,类似"落枕"。

3. 简述颈椎后纵韧带骨化症的类型。

答 颈椎后纵韧带骨化症依据韧带骨化范围和形态分为4型。①连续型:韧带连续跨越2个以上节段;②局灶型:骨化局限在单个椎节;③间断型:多个椎节不连续的骨化影;④混合型:上述两型或以上者。

4. 简述腰椎间盘突出症的手术适应证。

答 ①腰腿痛症状严重,反复发作,保守治疗6个月无效或反复发作,严重影响生活质量者;②急性发作并伴有马尾神经损伤症状,腰部剧烈疼痛伴下肢疼痛、感觉障碍、大小便失禁者;③神经症状明显加重,出现肌力减弱、神经支配区域持续麻木,甚至足下垂者。

5. 简述腰椎滑脱症的分度。

答 腰椎滑脱症侧位片上将下位椎体上缘分为4等份,并根据滑脱的程度不同分为4度。①Ⅰ度:椎体向前滑动不超过椎体中部矢状径的1/4者;②Ⅱ度:椎体向前滑动超过椎体中部矢状径的1/4,但不超过2/4者;③Ⅲ度:椎体向前滑动超过椎体中部矢状径的2/4,但不超过3/4者;④Ⅳ度:椎体向前滑动超过椎体中部矢状径的3/4者。

五、论述题

试述腰椎间盘突出症的分型及各型的特征。

答 ①膨出型:纤维环部分破裂,表层完整,髓核向椎管内局限性隆起。此型经治疗大多可缓解或治愈。②突出型:纤维环完全破裂,后纵韧带完整,髓核突向椎管。此型常需手术治疗。③脱出型:髓核穿破后纵韧带,呈菜花状,但其根部仍位于椎间隙内。需手术治疗。④游离型:脱出物穿破纤维环和后纵韧带,进入椎管内。需手术治疗。⑤Schmorl结节及经骨突出型:Schmorl结节指髓核经上下软骨板的裂隙突入椎体松质骨内;经骨突出型指髓核沿椎体软骨终板和椎体之间的血管通道向前纵韧带方向突出,于椎体前缘形成游离骨块。这两型因无神经症状,无须手术治疗。

六、病例分析题

1. 该患者可能的诊断是什么?

答 该患者搬重物后,出现腰部剧痛,应考虑的诊断有单纯腰扭伤、韧带损伤和腰椎间盘突出症等。

2. 若要明确诊断需考虑哪些因素,做哪些检查?

答 结合患者症状、体征及查体结果,初步考虑为腰椎间盘突出症。若要明确诊断除需考虑上述病史、症状、体征外,还需要做必要的辅助检查,如X线、CT和MRI检查等,特别是CT、MRI检查能准确地显示出病变的间隙、突出物的大小、突出方向及局部神经受压情况,并可指导临床治疗。

3. 应采取的治疗措施是什么?

答 明确腰椎间盘突出症的诊断后,下一步考虑治疗方案,该患者为搬重物所致的急性腰椎间盘突出,因此非手术治疗为首选,具体措施包括绝对卧床休息3周、持续腰椎、骨盆牵引、有经验的理疗,配合应用非甾体抗炎药等,可缓解病情。

(孙志璞)

第68章　骨与关节化脓性感染

【学/习/要/点】

一、掌握

急、慢性血源性骨髓炎的病因、病理、临床表现、诊断及治疗。

二、熟悉

1. 化脓性关节炎的病因、病理、临床表现、检查、诊断及治疗。
2. 化脓性骨髓炎的分类。

【应/试/考/题】

一、选择题

【A型题】

1. 早期急性血源性骨髓炎的好发部位是（　　）
   A. 骨髓　　　　B. 长骨干骺端
   C. 骨干部分　　D. 骨皮质
   E. 骨松质
2. 急性血源性骨髓炎最常见的致病菌是（　　）
   A. 白色葡萄球菌
   B. 产气荚膜杆菌
   C. 大肠埃希菌
   D. 金黄色葡萄球菌
   E. 肺炎球菌
3. 急性血源性骨髓炎多见于（　　）
   A. 儿童　　　　B. 青年
   C. 中年　　　　D. 老年
   E. <6月龄的婴儿
4. 急性血源性骨髓炎晚期的病理变化是（　　）
   A. 以骨破坏与死骨形成

   B. 新生骨形成，形成骨性包壳
   C. 有时以增生为主，有时以破坏为主
   D. 骨组织水肿
   E. 破坏为主
5. 下列各项对早期急性血源性骨髓炎与软组织炎的鉴别无帮助的是（　　）
   A. 有无感染中毒全身症状
   B. 体征不一样
   C. X线检查有无皮质变化
   D. 局部分层穿刺
   E. 大剂量的抗生素使用是否可控制全身及局部症状
6. 急性血源性骨髓炎的手术时机是（　　）
   A. 确诊后及时手术
   B. 使用抗生素治疗后48~72小时后局部症状仍不能控制
   C. 使用抗生素后24小时后
   D. 手术治疗越早越好
   E. 使用抗生素后72小时后
7. 患儿，男，3岁。确诊为急性血源性骨髓炎。其干骺端脓液可能流注途径不包括
   A. 流注向骨干髓腔

B. 流注向干骺端皮质骨
C. 流注向骨膜下
D. 流注向关节
E. 流注向骨膜下再进入骨髓腔

8. 早期确诊急性血源性骨髓炎的主要依据是 （　　）
   A. 局部皮肤红肿
   B. 局部明显压痛
   C. 白细胞提示严重感染
   D. 分层穿刺骨髓有脓液
   E. 肢体活动障碍

9. 慢性血源性骨髓炎手术治疗使用抗生素的时机是 （　　）
   A. 术前当日开始
   B. 术前1日开始
   C. 术前2日开始
   D. 术后开始
   E. 术前3日开始

10. 化脓性脊椎炎X线检查出现椎体内虫蚀样破坏的最早时间是 （　　）
    A. 1周　　　　B. 2周
    C. 1个月　　　D. 2个月
    E. 3个月

11. 化脓性关节炎最常发生于 （　　）
    A. 肩、肘关节　　B. 肘、腕关节
    C. 腕、髋关节　　D. 髋、膝关节
    E. 肘、踝关节

12. 慢性血源性骨髓炎长期流脓窦道可能导致的病理结果是 （　　）
    A. 恶变为鳞状上皮癌
    B. 自行关闭，瘢痕修复，不再复发
    C. 周围大面积软组织坏死
    D. 继发软组织肉瘤
    E. 局部结核分枝杆菌感染

13. 患者，男，26岁。高热、左膝关节肿痛7日。对诊断最有价值的是 （　　）
    A. 临床查体　　B. 血常规
    C. 关节穿刺　　D. 膝部X线检查
    E. 超声检查

14. 反复急性发作局限性骨脓肿的手术时机是 （　　）
    A. 两次发作间歇期
    B. 发作时手术
    C. 使用抗生素后

D. 出现破溃后
E. 使用抗生素前

【B型题】

(15～16题共用备选答案)
A. 钻孔引流术
B. 开窗减压术
C. 病灶清除术
D. Orr开放手术
E. 庆大霉素-骨水泥珠链填塞

15. 急性血源性骨髓炎切开骨膜后放出脓液，行干骺端钻孔后未见脓液，易采用的手术方式是 （　　）

16. 当术中发现慢性血源性骨髓炎无效腔不大，需要去除骨量不多时可采用的手术方式是 （　　）

(17～18题共用备选答案)
A. 金黄色葡萄球菌
B. 白色葡萄球菌
C. 肠道杆菌
D. 肺炎球菌
E. 流感嗜血杆菌

17. 高热、全身感染症状较重的化脓性关节炎最常见的细菌是 （　　）

18. 起病缓慢，全身症状与体征较轻的化脓性脊椎炎致病菌可能是 （　　）

(19～20题共用备选答案)
A. 关节切开引流术
B. 关节腔持续性灌洗
C. 两者均可
D. 两者均不可
E. 关节镜下病变滑膜切除术

19. 膝关节化脓性关节炎的最佳手术方式是 （　　）

20. 髋关节化脓性关节炎的最佳手术方式是 （　　）

【X型题】

21. 急性血源性骨髓炎的伤口处理措施有 （　　）
    A. 闭式灌洗引流
    B. 直接缝合

C. 单纯闭式引流
D. 开放引流
E. 伤口延迟缝合
22. 急性血源性骨髓炎常见于儿童的原因是　　　　　　　　　　（　）
   A. 骨骺端有丰富的血管网
   B. 血液流动缓慢
   C. 骨骺附近微小动脉与毛细血管形成血管
   D. 营养不良
   E. 儿童主动运动较少
23. 慢性血源性骨髓炎手术需要解决的问题是　　　　　　　　　　（　）
   A. 清除死骨
   B. 清除炎性肉芽组织
   C. 去除瘢痕
   D. 消灭无效腔
   E. 防止骨折
24. 创伤后骨髓炎的治疗原则是（　）
   A. 急性期创口敞开引流
   B. 全身足量抗生素
   C. 分次彻底清创
   D. 坚强内固定
   E. 有骨缺损者伤口愈合6个月后考虑骨移植
25. 化脓性脊椎炎的手术指征是（　）
   A. 神经症状渐进性加重
   B. 骨质破坏严重造成不稳及畸形
   C. 较大脓肿形成
   D. 感染复发
   E. 非手术治疗无效

二、名词解释
1. 外源性骨髓炎

2. Orr 开放手术法
3. Brodie's abscess
4. 硬化性骨髓炎

三、填空题
1. 化脓性骨髓炎感染途径包括_____、_____和_____。
2. 急性血源性骨髓炎最常见致病菌是_____,其次是_____。
3. 慢性血源性骨髓炎手术治疗原则是_____、_____和_____。
4. 化脓性脊椎炎分_____和_____。
5. 椎间隙感染最常见致病菌是_____和_____。
6. 化脓性关节炎分为_____、_____和_____3期。
7. 急性血源性骨髓炎的手术目的是_____和_____。

四、简答题
1. 简述急性血源性骨髓炎抗生素治疗后转归。
2. 简述慢性血源性骨髓炎手术指征和禁忌证。
3. 简述急性血源性骨髓炎的诊断标准。
4. 简述化脓性脊椎炎的感染途径。
5. 简述化脓性关节炎的细菌侵入途径。

五、论述题
1. 试述急性血源性骨髓炎的治疗原则。
2. 试述局限性骨脓肿及硬化性骨髓炎的治疗。

【参／考／答／案】

一、选择题

【A型题】
1. B　2. D　3. A　4. B　5. C
6. B　7. E　8. D　9. C　10. C
11. D　12. A　13. C　14. A

【B型题】
15. B　16. D　17. A　18. B　19. B
20. A

【X型题】
21. ACE　22. ABC　23. ABD
24. ABCE　25. ABCDE

1. B【解析】菌栓进入骨营养动脉后位于长骨干骺端的毛细血管内,此处血流缓慢,常常导致细菌停滞。儿童骨骺板附近的微小终末动脉与毛细血管常常形成血管襻,造成血流丰富而流动缓慢,细菌容易沉积,因此儿童长骨干骺端为血源性骨髓炎的好发部位。

2. D【解析】急性血源性骨髓炎最常见的致病菌为溶血性金黄色葡萄球菌,乙型链球菌占第二位,其他如大肠埃希菌、流感嗜血杆菌、产气荚膜杆菌、肺炎球菌和白色葡萄球菌。

3. A【解析】急性血源性骨髓炎多见于儿童,因儿童骨骺板附近的血管襻(微小终末动脉与毛细血管形成)血流丰富但缓慢,细菌易附着、滋生。儿童常会发生磕碰而损伤皮肤或黏膜形成局部感染灶。

4. B【解析】急性血源性骨髓炎的早期病理变化以骨质破坏坏死为主,晚期有新生骨,形成骨性包壳。

5. C【解析】急性血源性骨髓炎、蜂窝织炎和深部脓肿较难鉴别。急性血源性骨髓炎脓毒症症状重;急性血源性骨髓炎的好发部位为干骺端,而蜂窝织炎与深部脓肿则不见于此处;急性血源性骨髓炎疼痛剧烈,但红肿不明显,症状与体征分离,而浅表软组织感染则局部红肿明显。急性血源性骨髓炎早期X线无异常变化,不能以X线检查作为早期诊断依据。

6. B【解析】急性血源性骨髓炎手术治疗宜早,抗生素治疗48~72小时后局部症状仍未控制者,应及早行手术治疗。延迟手术只能引流,不能阻止急性骨髓炎向慢性进展。

8. D【解析】局部脓肿分层穿刺作涂片检查,发现脓细胞或细菌即可诊断急性血源性骨髓炎。

9. C【解析】慢性血源性骨髓炎术前2日开始应用抗生素,以保证手术部位组织有足够的抗生素浓度。一般取窦道溢液做细菌培养及药物敏感试验,依据药物敏感试验结果选用敏感抗生素。

10. C【解析】化脓性脊椎炎早期X线检查往往正常,至少1个月后椎体内才出现虫蚀样破坏,一旦出现此征象,病情迅速发展,向邻近椎体蔓延,还可见椎旁脓肿。

11. D【解析】化脓性关节炎多见于儿童,好发部位为髋、膝关节。

12. A【解析】慢性血源性骨髓炎软组织损伤严重而形成瘢痕,局部表面皮肤菲薄,极易破损,常见窦道经久不愈,局部表皮内陷于窦道内。窦道排液会刺激窦道口皮肤,部分会发生恶变,形成鳞状上皮癌。

13. C【解析】依据题干所述,考虑化脓性关节炎可能性大。该病X线表现出现较晚,不能作为诊断依据。关节穿刺及关节液检查对早期诊断意义较大,同时做细胞计数、分类、涂片革兰氏染色找致病菌,抽出物应做细菌培养和药物敏感试验。

14. A【解析】局限性骨脓肿偶尔发作者可使用抗生素,反复急性发作者需行手术治疗。在两次急性发作的间歇期进行手术,且术前术后均需使用抗生素治疗。

15~16. BD【解析】①急性血源性骨髓炎手术治疗的目的是引流脓液,阻止病变进展,手术方式包括钻孔引流术或开窗减压术。一般在干骺端压痛最明显处切开,排出骨膜下脓液,如未发现脓液,则应向两端各剥离骨膜2cm,在干骺端钻孔数个,称为开窗减压术。②奥尔(Orr)开放手术法一般用于术中发现无效腔不大,削去骨量不多的慢性血源性骨髓炎患者。

17~18. AB【解析】①化脓性关节炎最常见的致病菌为金黄色葡萄球菌,约占85%;其次为白色葡萄球菌、淋病双球菌、肺炎球菌、肠道杆菌等。②毒性较低的细菌(白色葡萄球菌)引起的化脓性脊椎炎,全身症状及体征都比较轻,且易转为慢性。

19～20. BA【解析】①关节腔持续性灌洗常用于表浅的大关节(如膝关节),经穿刺套管插入塑料管或硅胶管留置在关节腔内,每日2000～3000ml 抗生素溶液冲洗至症状、体征消失;②关节切开引流术常用于较深的大关节,一般穿刺插管难以成功的部位,如髋关节。

二、名词解释

1. 外源性骨髓炎:主要指邻近软组织感染直接蔓延至骨骼所致的骨髓炎。
2. Orr 开放手术法:即碟形手术,又称奥尔(Orr)开放手术法,在清除病灶后再用骨刀将骨腔边缘削去一部分,呈碟状,以容周围软组织贴近而消灭死腔。本法适用于死腔不大,削去骨量不多的慢性血源性骨髓炎患者。
3. 布劳德脓肿(Brodie's abscess):发生于细菌毒力较小或机体抵抗力较强时,脓肿被包围在骨质内,呈局限性骨内脓肿。好发于胫骨、股骨和肱骨,起病时一般无明显症状,数月或数年后第一次发作时才有局部红肿和疼痛。
4. 硬化性骨髓炎:即 Garré 骨髓炎,病变处骨质广泛增生导致使髓腔消失,循环较差,发生坚实性弥散硬化性骨髓炎,好发于股骨和胫骨,以间歇疼痛为主。X 线示多量骨密质增生。

三、填空题

1. 血源性感染　创伤后感染　邻近感染灶
2. 金黄色葡萄球菌　乙型链球菌
3. 清除死骨　炎性肉芽组织　消灭无效腔
4. 椎体化脓性骨髓炎　椎间隙感染
5. 金黄色葡萄球菌　白色葡萄球菌
6. 浆液性渗出期　浆液纤维素性渗出期　脓性渗出期
7. 引流脓液减少脓毒症症状　阻止转为慢性

四、简答题

1. 简述急性血源性骨髓炎抗生素治疗后转归。

答 (1)经抗生素治疗后,症状于 X 线平片改变出现前消失。提示骨脓肿形成前炎症已控制。
(2)症状于 X 线平片改变出现后消失,提示骨脓肿已控制,有被吸收的可能。上述两种情况无须手术治疗,但仍需抗生素治疗 3～6 周。
(3)全身症状消失,局部症状加剧,提示骨脓肿无法消灭,需手术引流。
(4)全身症状和局部症状均不消退。

2. 简述慢性血源性骨髓炎手术指征和禁忌证。

答 (1)手术指征:死骨形成,有死腔及窦道流脓者。
(2)手术禁忌证:①慢性血源性骨髓炎急性发作时应以抗生素治疗为主,积脓时宜切开引流,不宜做病灶清除术;②大块死骨形成而包壳未充分生成者宜等包壳生成后再手术,因过早取掉大块死骨可致长段骨缺损。

3. 简述急性血源性骨髓炎的诊断标准。

答 ①全身中毒症状,寒战、高热,局部持续性剧痛,肢体活动受限,局部深压痛;②白细胞总数及中性粒细胞比例增高,血培养(+);③分层穿刺见脓液及炎性分泌物;④2 周左右出现 X 线平片改变;⑤MRI 检查具有早期诊断价值。

4. 简述化脓性脊椎炎的感染途径。

答 病原菌进入脊椎的途径有 3 种:①血行传播,患者常有皮肤及黏膜化脓性感染病灶,经血液途径播散至椎体;②邻近软组织感染直接侵犯;③经淋巴系统感染椎体。

5. 简述化脓性关节炎的细菌侵入途径。

答 ①血源性传播:细菌由其他部位化脓性病灶经血液播散至关节内;②毗邻

关节的化脓性病灶直接蔓延,如髂骨骨髓炎蔓延至髋关节;③开放性关节损伤引发感染;④关节手术后或关节内注射药物后发生感染。

五、论述题

1. **试述急性血源性骨髓炎的治疗原则。**

答 急性血源性骨髓炎治疗成功的关键在于早期诊断、早期应用大量敏感抗生素及正确的局部处理。
(1)全身治疗:加强全身支持疗法,如降温、补液、纠正酸中毒等,并给予高蛋白、高热量和高维生素的饮食。
(2)药物疗法:在细菌培养及药物敏感试验结果报告之前,先联合应用针对革兰氏阳性球菌的抗生素和广谱抗生素。待结果报告后,选用敏感抗生素进行治疗。
(3)手术治疗:在干骺端压痛最明显处纵行切开骨膜,排出骨膜下脓液,若无脓液流出,则向骨膜两端再剥离2cm,并在干骺端钻数个孔,称为骨"开窗"术。

2. **试述局限性骨脓肿及硬化性骨髓炎的治疗。**

答 (1)局限性骨脓肿的治疗:①偶尔发作者应用抗生素治疗。②反复急性发作者需手术治疗,时间选在两次急性发作的间歇期,且术前术后使用抗生素。手术方法为彻底刮除病灶内炎性组织,用自体髂骨松质骨与抗生素粉剂调和后填充骨腔。
(2)硬化性骨髓炎的治疗:抗生素治疗可缓解急性发作期疼痛,但硬化骨较多者需手术治疗。手术方法:①凿开骨密质,清除小脓腔中的炎性肉芽组织及脓液;②找不到脓腔者在骨密质上开窗,一期缝合皮肤,引流髓腔内渗液至软组织,以解除疼痛;③手术时找不到小脓腔或脓腔较多在手术时难以发现者,手术效果欠佳,可先在密质上开窗,再从干骺端开孔行髓腔扩大,清创及冲洗术,清除脓腔并在脓腔内置庆大霉素-骨水泥珠链,可使伤口一期愈合并减轻疼痛。

(刘晓潭)

第69章　骨与关节结核

【学/习/要/点】

一、掌握

1. 脊柱结核的病理、临床表现、影像学检查、诊断、鉴别诊断及治疗。
2. 髋关节结核的病理、临床表现、影像学检查、诊断、鉴别诊断及治疗。

二、熟悉

1. 脊柱结核并发截瘫的机制、临床表现、诊断及治疗。
2. 膝关节结核的病理、临床表现、影像学检查、关节镜检查及治疗。
3. 骨与关节结核的概论、病理、辅助检查及治疗。

【应/试/考/题】

一、选择题

【A型题】

1. 最常见的肺外继发性结核是　　（　）
   A. 肠结核　　　　B. 骨与关节结核
   C. 淋巴结核　　　D. 输卵管结核
   E. 结核性腹膜炎
2. 下列关于骨与关节结核的叙述,不正确的是　　　　　　　　　　　　　（　）
   A. 关节结核多见
   B. 艾滋病患者易同时感染骨与关节结核
   C. 原发灶大多为肺结核
   D. 病原菌主要为人型结核分枝杆菌
   E. 骨与关节结核好发部位都是负重大、活动多、容易损伤的部位
3. 骨与关节结核的感染途径主要为（　）
   A. 母婴传播　　　B. 邻近病灶感染
   C. 飞沫传播　　　D. 血液制品
   E. 血行播散
4. 结核病病原学诊断的重要依据是（　）
   A. 结核菌素试验
   B. 红细胞沉降率
   C. C反应蛋白
   D. 抗结核抗体检测
   E. 结核分枝杆菌DNA检测
5. 用于检测结核是否静止及复发的重要指标是　　　　　　　　　　　（　）
   A. 结核分枝杆菌DNA检测
   B. 红细胞沉降率
   C. C反应蛋白
   D. 抗结核抗体检测
   E. 结核菌素试验
6. 用于判定结核活动性及临床治疗疗效的指标是　　　　　　　　　　（　）
   A. 红细胞沉降率　B. 血常规

C. 碱性磷酸酶　　D. C反应蛋白

E. 减轻全身中毒症状

7. 确诊骨与关节结核的方法是　（　）

A. 结核菌素试验阳性

B. 病理提示结核性肉芽肿且通过抗酸染色证明

C. CT检查

D. X线检查

E. MRI检查

8. 骨与关节结核X线有改变一般在起病后　（　）

A. 1个月　　B. 6～8周

C. 8周以后　　D. 3个月后

E. 2周

9. 脊柱结核绝大多数的发生部位是（　）

A. 椎体　　B. 棘突

C. 椎弓根　　D. 关节突关节

E. 横突

10. 患者，男，32岁。腰痛3个月，近日发现左股内侧肿物，并间断发热。查体：消瘦，腰部明显叩痛。左股内侧肿物3cm×6cm，有张力。此时的病变原发部位很可能位于　（　）

A. 腰椎体边缘　　B. 腰椎附件

C. 腰椎体中心　　D. 腰大肌

E. 股管内

11. 中心型椎体结核好发于　（　）

A. 颈椎　　B. 腰椎

C. 胸椎　　D. 骶椎

E. 尾椎

12. 患儿，男，5岁。午后低热、消瘦，拾物试验阳性。最可能的诊断是　（　）

A. 强直性脊柱炎

B. 腰椎间盘突出症

C. 嗜酸性肉芽肿

D. 脊柱肿瘤

E. 腰椎结核

13. 脊柱结核并发截瘫最常见于　（　）

A. 颈椎　　B. 胸椎

C. 腰椎　　D. 胸腰段

E. 骶椎

14. 脊柱结核并发截瘫早期小便功能障碍为　（　）

A. 排尿困难　　B. 尿闭

C. 小便失禁　　D. 基本正常

E. 完全尿闭

15. 髋关节结核的好发人群是　（　）

A. 儿童　　B. 青少年

C. 成年人　　D. 中老年人

E. 老年人

16. 髋关节结核发生病理性脱位最常见为　（　）

A. 前脱位　　B. 中心型脱位

C. 后脱位　　D. 半脱位

E. 半脱位并骨质破坏

17. 髋关节结核诊断为单纯骨结核，最佳治疗方式为　（　）

A. 滑膜切除术　　B. 病灶清除术

C. 关节融合术　　D. 截骨矫形术

E. 关节成形术

18. 患者，男，16岁。走路挺腰。查体：腰椎棘突叩击痛（+），拾物试验（+）。X线检查：$L_{2\sim3}$椎间隙窄，相邻椎体边缘模糊，腰大肌影膨隆。该患者最可能的诊断是　（　）

A. 腰椎结核　　B. 腰椎肿瘤

C. 化脓性脊椎炎　　D. 髂腰肌炎

E. 肾周围脓肿

19. 提示髋关节屈曲畸形的检查是（　）

A. "4"字试验　　B. 斜板试验

C. 拾物试验　　D. Thomas征

E. Trendelenburg征

20. 膝关节结核的好发部位是　（　）

A. 肱骨近端

B. 股骨下端和胫骨近端

C. 桡骨远端

D. 肘关节

E. 股骨远端和胫骨远端

21. 脊柱结核最严重的并发症是　（　）

A. 窦道形成，混合感染

B. 椎体的病理性骨折

C. 脊柱活动障碍

D. 截瘫
E. 骨骺受累时可影响生长发育

22. 膝关节结核最常见的类型是 （　　）
    A. 单纯骨结核　　B. 单纯滑膜结核
    C. 混合性　　　　D. 全膝关节结核
    E. 结核合并感染

23. 患者，男，42岁。腰背酸痛1年，2个月前发现左髂窝肿块，无痛且渐增大。B超提示巨大液性肿块。X线检查示 L_{1-2} 及 S_1 椎体破坏，椎间隙狭窄，诊断为胸腰椎结核伴髂窝脓肿。最合适的治疗方案为 （　　）
    A. 正规抗结核药治疗，石膏背心固定
    B. 正规抗结核药治疗，髂窝脓肿切开引流
    C. 立即手术行病灶清除、椎体间植骨融合术，术后正规抗结核药治疗
    D. 术前正规抗结核药治疗4～6周后行病灶清除、椎体间植骨融合术，术后继续抗结核药治疗
    E. 脓肿穿刺吸脓后注入抗结核药物

24. 患者，男，17岁。确诊全膝关节结核，关节破坏严重并且畸形严重。最佳治疗方案为 （　　）
    A. 病灶清除术
    B. 膝关节加压融合术
    C. 病灶清除并行膝关节加压融合术
    D. 滑膜切除术
    E. 病灶清除术+滑膜切除术

【B型题】

(25~26题共用备选答案)
A. 脊柱竹节样改变
B. 椎体破坏、压缩，椎弓根破坏，椎间隙正常
C. 脊柱呈后凸畸形
D. 椎体边缘有破坏，椎间隙狭窄，椎体呈楔形改变
E. 椎体前后缘有骨质增生

25. 脊柱肿瘤X线检查示 （　　）
26. 成人脊柱结核X线检查示 （　　）

(27~28题共用备选答案)
A. 膝关节单纯滑膜结核
B. 膝关节全关节结核
C. 髋关节单纯骨结核
D. 髋关节单纯滑膜结核
E. 脊柱结核

27. 全身抗结核治疗加关节腔穿刺注入药物适用于治疗 （　　）
28. 全身抗结核治疗加用皮肤牵引可用于治疗 （　　）

(29~30题共用备选答案)
A. 颈椎结核　　B. 胸椎结核
C. 腰椎结核　　D. 髋关节结核
E. 膝关节结核

29. 患儿跛行并自诉膝关节疼痛，髋关节活动受限并压痛明显。可能的诊断是 （　　）
30. 患儿双手扶住腰部，拾物试验阳性。可能的诊断是 （　　）

(31~32题共用备选答案)
A. 脊椎附件结核
B. 边缘型椎体结核
C. 中心型椎体结核
D. 一过性髋关节滑膜炎
E. 儿童股骨头骨软骨病

31. 患儿X线检查提示股骨头致密扁平，关节间隙增宽，髋关节活动基本正常。可能是 （　　）
32. 患儿夜啼，脊柱后凸畸形，X线检查提示骨质破坏，椎间隙变窄。可能是 （　　）

【X型题】

33. 骨与关节结核的药物治疗原则是（　　）
    A. 早期　　B. 联合
    C. 适量　　D. 规律
    E. 全程

34. 骨与关节结核的治愈标准是 （　　）
    A. 全身情况良好，体温正常，食欲良好
    B. 局部症状消失，无疼痛，窦道闭合，3次红细胞沉降率均正常

C. 影像学表现脓肿缩小乃至消失,或已经钙化;无死骨,病灶边缘轮廓清晰
D. 起床活动已1年,无不适
E. 以上均不正确

35. 脊柱结核的治疗目的是 （   ）
    A. 彻底清除病灶
    B. 控制混合感染
    C. 解除神经压迫
    D. 重建脊柱稳定性
    E. 矫正脊柱畸形

36. 骨与关节结核的手术治疗方式有 （   ）
    A. 脓肿切开引流术
    B. 病灶清除术
    C. 关节融合术
    D. 截骨矫正术
    E. 人工关节置换术

37. 脊柱结核并发截瘫的分类是 （   ）
    A. 早期瘫痪   B. 迟发性瘫痪
    C. 四肢瘫   D. 偏瘫
    E. 痉挛性瘫

38. 下列关于脊柱结核活动型瘫痪压迫原因的叙述,正确的是 （   ）
    A. 脓液
    B. 结核性肉芽肿组织
    C. 死骨进入椎管压迫脊髓
    D. 环形瘢痕组织压迫脊髓
    E. 干酪样坏死物质

39. 脊柱结核骨病变静止型截瘫病因是 （   ）
    A. 干酪样坏死物质
    B. 瘢痕组织环形压迫
    C. 脊柱后凸畸形
    D. 椎体病理性脱位前方骨嵴压迫
    E. 结核性肉芽组织

二、名词解释
1. 冷脓肿
2. 拾物试验阳性

3. 全关节结核

三、填空题
1. 脓液或关节液涂片镜检找到_____或_____可诊断为结核病。
2. 抗结核药物不良反应有_____、_____、_____、_____和_____等,儿童慎用_____和_____。
3. 单纯性滑膜结核局部注射的抗结核药物是_____。
4. 手术有可能造成结核分枝杆菌的血源性播散,为提高手术安全性,术前应规范应用抗结核药物_____,至少_____。
5. 椎体结核分为_____和_____,_____发生率最高。
6. _____能清楚显示病灶部位、骨质破坏程度及有无空洞和死骨形成。
7. 全身骨与关节结核第二位是_____,仅次于_____。
8. 膝关节结核较常见的类型是_____,_____多见。
9. 脊柱结核并截瘫治疗主张手术_____、_____和_____。

四、简答题
1. 简述脊柱结核的分型。
2. 简述骨与关节结核病灶清除术的适应证。
3. 简述髋关节结核的检查试验。
4. 简述骨与关节结核病灶清除术的禁忌证。
5. 简述脊柱结核寒性脓肿的临床表现。

五、论述题
1. 试述骨与关节结核的临床表现。
2. 试述骨关节结核的手术治疗。
3. 试述脊柱结核的临床表现。

【参/考/答/案】

一、选择题

【A型题】
1. B 2. A 3. E 4. E 5. B
6. D 7. B 8. B 9. A 10. A
11. C 12. E 13. B 14. A 15. A
16. C 17. B 18. A 19. D 20. B
21. D 22. B 23. D 24. C

【B型题】
25. B 26. D 27. A 28. D 29. D
30. C 31. E 32. C

【X型题】
33. ABCDE 34. ABCD 35. ACDE
36. ABCDE 37. AB 38. ABCE
39. BCD

1. B【解析】肺外继发性结核大多数源于肺结核,其中骨与关节结核最常见,占结核患者总数的5%~10%。

2. A【解析】肺外继发性结核大多数源于肺结核,最常见的为骨与关节结核。骨与关节结核好发于负重大、活动多、易损伤的部位,其中脊柱结核最常见。病原菌主要是人型分枝杆菌。

3. E【解析】骨与关节结核的原发病灶绝大多数在肺,原发灶中的结核分枝杆菌通过血行播散至骨和关节,少数是由邻近病灶直接蔓延所致。

5. B【解析】在病变活动期红细胞沉降率(ESR)明显增快,静止期多正常,是用于评估病变是否静止和有无复发的重要指标。

6. D【解析】C反应蛋白(CRP)的高低与疾病的炎症反应程度密切相关,可用于评估结核活动性及临床疗效的判定。

7. B【解析】骨与关节结核的重要确诊方法是病变部位穿刺活检及术后病理组织学和微生物学检查。病理学检查见到典型的结核性肉芽肿,且抗酸染色或其他细菌学检查证明为结核分枝杆菌,即可确诊。

8. B【解析】骨与关节结核早期X线无明显变化,一般起病6~8周后X线平片才有改变,不利于早期诊断。

9. A【解析】脊柱结核占骨与关节结核的首位,多发生于椎体,附件结核少见。

11. C【解析】中心型椎体结核好发于10岁以下儿童,胸椎高发。

13. B【解析】脊柱结核中截瘫的发生率约10%,其中胸椎结核并发截瘫最多见,颈椎、颈胸段和胸腰段次之,腰椎最少见。

15. A【解析】髋关节结核好发于儿童,多单侧发病。

16. C【解析】髋关节结核股骨头破坏严重时会形成病理性脱位,后脱位常见。

17. B【解析】单纯骨结核,应及早施行病灶清除术,以免病灶穿入关节形成关节结核。

18. A【解析】棘突叩击痛阳性及拾物试验阳性提示腰部疾患,椎间隙变窄及腰大肌膨隆提示腰大肌脓肿可能,故最可能的诊断为腰椎结核。

19. D【解析】托马斯(Thomas)征:患者平卧,检查者将其健侧髋、膝关节完全屈曲,使膝部尽可能贴向前胸,若下肢不能伸直平放于床面即为阳性,主要用于检查髋关节有无屈曲畸形。

25~26. BD【解析】①脊柱肿瘤多见于老年人,X线平片可见椎体破坏,亦可累及椎弓根,椎间隙正常,一般无椎旁站软组织影;②脊柱结核X线平片主要表现为骨质破坏和椎间隙狭窄。

35. ACDE【解析】脊柱结核治疗的目的是彻底清除病灶、解除神经压迫、重建脊柱稳定性、矫正脊柱畸形。

二、名词解释

1. **冷脓肿**：指骨与关节结核发展至全关节结核时，可在病灶部位积聚多量脓液、结核性肉芽组织、死骨和干酪样坏死物质。因缺乏红、热等急性炎性反应，称之为"冷脓肿"或"寒性脓肿"。

2. **拾物试验阳性**：腰椎结核患者腰部僵直如板，拾物时不敢弯腰，故采用挺腰、屈髋、屈膝姿势拾物，以避免引起腰背活动而疼痛，称为拾物试验阳性。

3. **全关节结核**：骨与关节结核如果早期病变没能得到良好的控制，病变进一步发展，结核病灶会侵及整个关节腔，破坏关节软骨面，称为全关节结核。

三、填空题

1. 抗酸杆菌　结核分枝杆菌培养阳性
2. 肝损害　神经毒性　过敏反应　胃肠道反应　肾损害　乙胺丁醇　链霉素
3. 异烟肼
4. 4~6周　2周
5. 中心型椎体结核　边缘型椎体结核　腰椎结核
6. CT检查
7. 髋关节结核和膝关节结核　脊柱结核
8. 单纯滑膜结核　儿童和青少年
9. 彻底清除病灶　减压　支撑植骨

四、简答题

1. **简述脊柱结核的分型。**

   答　椎体结核可分为中心型和边缘型两种。①中心型：多见于10岁以下儿童，胸椎多见，椎体周围软骨成分多，病情发展可致椎体塌陷呈楔形，椎间隙尚在；②边缘型：多见于成人，好发于腰椎，起于椎体上缘或下缘，病变常迅速破坏椎间软组织及相邻的椎体，使椎间隙狭窄或消失。

2. **简述骨与关节结核病灶清除术的适应证。**

   答　①经非手术治疗效果不佳，病变进行性发展；②有明显的死骨或脓肿较大者；③经久不愈的窦道流脓；④脊柱结核有脊髓、马尾神经受压等表现；⑤严重的脊柱后凸畸形。

3. **简述髋关节结核的检查试验。**

   答　①"4"字试验：本试验包含髋关节的屈曲、外展、外旋三种运动；②髋关节过伸试验：用于检查儿童早期髋关节结核；③托马斯征阳性：主要用于检查髋关节有无屈曲畸形。

4. **简述骨与关节结核病灶清除术的禁忌证。**

   答　①伴有身体其他部位活动性结核者；②病情较重、全身状态差或合并有其他疾病无法耐受手术者。

5. **简述脊柱结核寒性脓肿的临床表现。**

   答　寒性脓肿可有两种表现。①椎旁脓肿：脓液汇集在椎体前方、后方或两侧，积聚的脓液可将骨膜掀起，也可沿着韧带间隙向上、下方蔓延，致使数个椎体边缘出现骨侵蚀表现。脓液向后方进入椎管可压迫脊髓及神经根。②流注脓肿：随着椎旁脓肿积聚，压力增高，可穿破骨膜沿肌筋膜间隙向下方流动，引发远处脓肿灶。

五、论述题

1. **试述骨与关节结核的临床表现。**

   答　(1) 自身肺结核病史或家庭结核病史。

   (2) 起病缓慢，症状隐匿，全身症状不明显或仅有轻微结核中毒症状。儿童一般起病急，可有高热。

   (3) 关节病变多为单发，少数单发。病变部位初起隐痛，活动后加剧。儿童常有"夜啼"。脓液破入关节腔后疼痛剧烈。因髋、膝关节的神经支配有重叠，故髋关节结核患者常诉膝关节疼痛。

   (4) 浅表关节可出现肿胀、压痛、积液。关节常处于半屈曲位以缓解疼痛。晚期关节呈梭形肿胀，肌肉萎缩。

   (5) 病变进一步发展，病灶处积聚大量脓液、结核性肉芽组织、死骨和干酪样坏死组织。但无红、热等急性炎症表现，称为"冷脓肿"或"寒性脓肿"。脓液经组织间隙流动可形成病灶外脓肿。向体表溃破可形成窦道，经窦道流出米汤样脓液、死骨及干酪样坏死物质。

（6）晚期病变静止后可有各种后遗症，如关节功能障碍、畸形、肢体不等长等。

2. 试述骨与关节结核的手术治疗。

答 （1）脓肿切开引流术：适用于有混合感染，体温高，中毒症状明显无法耐受病灶清除术者。可待全身情况改善后再行病灶清除术。

（2）病灶清除术：采用合适的手术切口途径，直接进入病灶部位，将脓液、死骨、结核性肉芽组织与干酪样坏死物质彻底清除掉。在全身规范抗结核治疗的前提下做病灶清除术可取得较好疗效，术后要继续完成规范化疗程。

（3）其他手术治疗：①关节融合术；②截骨术；③人工关节置换术；④椎管减压术；⑤植骨融合内固定术。

3. 试述脊柱结核的临床表现。

答 （1）全身症状：起病隐匿，常有倦怠无力、食欲减退、午后低热、盗汗和消瘦等全身结核中毒症状。儿童常有"夜啼"现象。

（2）局部表现：①疼痛最早出现，多位于脊柱病变平面的棘突或棘突旁。脊柱活动明显受限，可有脊柱畸形及神经系统异常。②颈椎结核主要表现为疼痛、上肢麻木，咳嗽、喷嚏时加重，晚期颈部可触及肿块（冷脓肿）。③胸椎结核主要表现为背痛。④腰椎结核晚期可见腰大肌寒性脓肿，拾物试验阳性。

（刘晓潭）

第70章 非化脓性关节炎

【学习要点】

一、掌握

1. 骨关节炎的病因、临床表现、诊断及治疗。
2. 强直性脊柱炎的病理、临床表现及治疗。
3. 类风湿关节炎的病理、临床表现、诊断及治疗。

二、熟悉

1. 骨关节炎的分类、病理。
2. 类风湿关节炎的病因、实验室检查。

【应试考题】

一、选择题

【A型题】

1. 骨关节炎的关节间隙是 （ ）
   A. 对称性关节间隙变窄
   B. 非对称性关节间隙变窄
   C. 关节间隙正常
   D. 关节间隙对称性增宽
   E. 关节间隙增宽

2. 骨关节炎关节僵硬持续时间一般为 （ ）
   A. 大于1小时　　B. 小于45分钟
   C. 大于30分钟　　D. 小于1小时
   E. 小于30分钟

3. 骨关节炎的首选治疗是 （ ）
   A. 非药物治疗　　B. 药物治疗
   C. 手术治疗　　　D. 关节腔注射
   E. 物理治疗

4. 类风湿关节炎的主要诊断依据是（ ）
   A. 双手晨僵、小关节肿胀8个月，双膝关节肿痛6个月
   B. 皮下结节
   C. 类风湿因子阳性
   D. 关节液纤维蛋白凝固力差
   E. 双手X线检查见骨质疏松

5. 患者，女，65岁。体重指数大于35[体重(kg)/身高$(m)^2$]，双膝关节疼痛并内翻畸形6年，加重1个月。双手X线检查见非对称性关节间隙变窄，软骨下骨有囊腔形成，关节边缘增生和骨赘形成。类风湿因子阴性。最可能的诊断是 （ ）
   A. 风湿性关节炎
   B. 骨关节炎
   C. 典型类风湿关节炎
   D. 类风湿关节炎可能
   E. 继发性骨关节炎

· 432 ·

6. Bechterew 病是指 （　）
 A. 强直性脊柱炎病变起始于骶髂关节，直至颈椎
 B. 强直性脊柱炎病变累及髋关节
 C. 强直性脊柱炎病变起始于颈椎，逐渐波及胸、腰椎
 D. 强直性脊柱炎病变累及躯干及髋关节
 E. 强直性脊柱炎病变累及胸椎及肋椎关节

7. 强直性脊柱炎患者和髂骨致密性骨炎患者最可靠的鉴别点是 （　）
 A. 好发年龄
 B. 侵犯骶髂关节，骶髂关节中下 2/3 部位有明显硬化区
 C. 骶髂关节变窄
 D. 晨僵
 E. 腰骶部疼痛

【B/型/题】

（8～9 题共用备选答案）
 A. 关节软骨　　B. 关节滑膜
 C. 骨　　　　　D. 肌肉及肌腱
 E. 关节囊
8. 骨关节炎的主要病理变化在 （　）
9. 类风湿关节炎的病理变化在 （　）
（10～11 题共用备选答案）
 A. 关节软骨的退行性变
 B. 骨质增生
 C. 滑膜炎症
 D. 关节面肉芽组织纤维化
 E. 软骨下骨萎缩
10. 膝关节骨关节炎发生的原因是（　）
11. 膝关节类风湿关节炎关节强直的原因是 （　）
（12～13 题共用备选答案）
 A. 天鹅颈畸形
 B. 掌指关节桡侧偏斜
 C. 银叉畸形
 D. 锤状指畸形
 E. 后凸畸形

12. 手部类风湿关节炎可出现 （　）
13. 强直性脊柱炎可出现 （　）
（14～16 题共用备选答案）
 A. 近端指间关节、掌指关节
 B. 肘关节及腕关节
 C. 肩关节及踝关节
 D. 脊柱、中轴骨骼和四肢大关节
 E. 膝关节、髋关节
14. 类风湿关节炎常累及 （　）
15. 骨关节炎好发于 （　）
16. 强直性脊柱炎常累及 （　）

【X/型/题】

17. 膝关节骨关节炎药物治疗的主要方法是 （　）
 A. 局部药物治疗
 B. 使用吗啡类药物
 C. 全身镇痛药物
 D. 关节腔药物注射
 E. 使用免疫抑制剂
18. 骨关节炎手术治疗的方法有 （　）
 A. 游离体摘除
 B. 关节清理术
 C. 截骨矫形术
 D. 关节成形术及关节置换术
 E. 关节融合术
19. 类风湿关节炎的病因可能是 （　）
 A. 关节软骨磨损　B. 感染
 C. 遗传因素　　　D. 自身免疫
 E. 肥胖
20. 类风湿关节炎的手术治疗包括（　）
 A. 关节滑膜切除术
 B. 关节置换术
 C. 截骨术
 D. 关节镜下关节清理术
 E. 关节软骨再植术

二、名词解释
1. 骨关节炎
2. 强直性脊柱炎
3. 类风湿关节炎

三、填空题

1. 手部骨关节炎可出现 _____ 和 _____。
2. 强直性脊柱的早期临床表现为 _____，晚期表现为 _____。
3. 类风湿关节炎的症状是 _____、_____、_____、_____ 和 _____。
4. 类风湿关节炎基本病理变化是 _____ 的慢性炎症。

四、简答题

1. 简述骨关节炎手术治疗的目的。
2. 简述强直性脊柱炎的修订的纽约标准（1984年）。
3. 简述类风湿关节炎的1987年美国风湿病诊断标准。

五、论述题

试述强直性脊柱炎与类风湿关节炎的鉴别诊断。

【参考答案】

一、选择题

【A型题】

1. B 2. E 3. A 4. A 5. B
6. C 7. B

【B型题】

8. A 9. B 10. A 11. D 12. A
13. E 14. A 15. E 16. D

【X型题】

17. ACD 18. ABCDE 19. BCD
20. AB

1. B【解析】骨关节炎的X线表现为非对称性关节间隙变窄，软骨下骨硬化和囊性变，关节边缘增生、骨赘形成或伴不同程度的关节积液。

2. E【解析】骨关节炎的晨僵随气候变化时轻时重，持续时间一般较较短，通常几分钟至十几分钟，很少超过30分钟。

3. A【解析】非药物治疗是首选的治疗方式，目的是减轻疼痛、改善功能，使患者能够很好地认识疾病的性质和预后。包括患者教育、物理治疗、行动支持及改变负重力线等。

4.
5. B【解析】老年女性，膝关节内翻，关节间隙呈非对称性变窄，肥胖，骨赘形成，符合膝关节骨关节炎的表现。

6. C【解析】强直性脊柱炎患者症状始于颈椎，逐渐向下波及胸椎及腰椎，累及神经根时可引起上肢瘫痪、呼吸困难，预后差，称为Bechterew病。

7. B【解析】髂骨致密性骨炎主要累及的部位为骶髂关节髂骨一侧，无关节狭窄，不侵犯骶髂关节面。

8～9. AB【解析】①骨关节炎最早、最主要的病理变化在关节软骨；②类风湿关节炎的基本病理变化是关节滑膜的慢性炎症。

10～11. AD【解析】①骨关节炎的主要特征为关节软骨退行性变和继发性骨质增生；②类风湿关节炎后期由于关节面间肉芽组织纤维化，可致纤维性关节僵直，最终发展为骨性强直。

12～13. AE【解析】①类风湿关节炎患者晚期手部可出现天鹅颈畸形、掌指关节尺偏畸形及膝关节内、外翻畸形等；②强直性脊柱炎患者晚期可致躯干、髋关节屈曲，致使脊柱后凸畸形，即驼背。

二、名词解释

1. **骨关节炎**：一种常见的慢性关节疾病。主要特征是关节软骨的退行性变和继发性骨质增生。多见于中老年人，好发于膝关节、髋关节、脊柱及远侧指间关节等部位。

2. **强直性脊柱炎**：是脊柱的一种慢性进行性炎症，主要病变为骶髂关节和脊柱附着点炎，导致纤维性或骨性强直和畸形。

3. **类风湿关节炎**：一种以关节病变为主的非特异性炎症，表现为全身多发性和对称性慢性关节炎，特点是关节痛和肿胀反复发作逐渐导致关节破坏、强直和畸形，是全身结缔组织疾病的局部表现。

三、填空题

1. Heberden 结节　Bouchard 结节
2. 下腰痛或骶髂部不适、疼痛或发僵　躯干和髋关节屈曲
3. 关节疼痛与压痛　关节肿胀　晨僵　关节摩擦音　多关节受累　关节活动受限或畸形
4. 关节滑膜

四、简答题

1. **简述骨关节炎手术治疗的目的。**

答　①进一步协助诊断；②减轻或消除疼痛；③防止或矫正畸形；④防止关节破坏进一步加重；⑤改善关节功能；⑥综合治疗的一部分。

2. **简述强直性脊柱炎的修订的纽约标准（1984年）。**

答　①下腰背痛≥3个月，疼痛随活动改善，休息不缓解；②腰椎前屈后伸和侧方活动受限；③胸廓扩展范围小于同年龄、同性别的正常值；④双侧骶髂关节炎Ⅱ～Ⅳ级，或单侧骶髂关节炎Ⅲ～Ⅳ级。具备第④条及①～③条中的任何一条即可确诊为强直性脊柱炎。

3. **简述类风湿关节炎的1987年美国风湿病诊断标准。**

答　①晨起关节僵硬至少1小时（≥6周）；②≥3个关节肿胀（≥6周）；③腕、掌指关节或近侧指间关节肿胀（≥6周）；④对称性关节肿胀（≥6周）；⑤皮下结节；⑥典型X线显示有骨侵蚀或骨质疏松；⑦类风湿因子阳性（滴度>1:32）。≥4条即可诊断。

五、论述题

试述强直性脊柱炎与类风湿关节炎的鉴别诊断。

答　①强直性脊柱炎好发于男性，而类风湿关节炎好发于女性。②强直性脊柱炎均有骶髂关节受累，类风湿关节炎则很少有骶髂关节病变。③强直性脊柱炎累及全脊柱，而类风湿关节炎仅累及颈椎。④强直性脊柱炎外周关节受累较少，呈非对称性，以下肢关节为主；类风湿关节炎为对称性多关节炎，四肢大小关节均可发病。⑤强直性脊柱炎无类风湿结节。⑥强直性脊柱炎患者类风湿因子阴性，而类风湿关节炎患者类风湿因子阳性率占60%～95%。⑦强直性脊柱炎患者HLA-B27多阳性，而类风湿关节炎与HLA-DR4有关。

(刘晓潭)

第71章 骨 肿 瘤

【学/习/要/点】

一、掌握

1. 骨巨细胞瘤的分级、临床表现、X线检查及治疗。
2. 骨肉瘤、尤因肉瘤的临床表现、诊断及治疗。
3. 良性骨肿瘤(骨样骨瘤、骨软骨瘤、软骨瘤)的临床特征。
4. 软骨肉瘤的临床表现、X线检查及治疗。

二、熟悉

1. 骨肿瘤的定义、分类、临床表现、诊断、分期及治疗。
2. 原发性恶性骨肿瘤(骨纤维肉瘤、恶性淋巴瘤、骨髓瘤、脊索瘤)的临床表现、X线检查及治疗。
3. 转移性骨肿瘤的临床表现、X线检查、实验室检查及治疗。
4. 骨囊肿、动脉瘤性骨囊肿、骨嗜酸性肉芽肿、骨纤维发育不良的临床表现、X线检查及治疗。

【应/试/考/题】

一、选择题

【A/型/题】

1. 最常见的良性骨肿瘤是　　　　(　)
   A. 骨髓瘤　　　　B. 骨软骨瘤
   C. 骨巨细胞瘤　　D. 骨囊肿
   E. 脊索瘤

2. 骨肉瘤的好发部位是　　　　　(　)
   A. 胫骨和肱骨　　B. 桡骨和股骨
   C. 股骨和髂骨　　D. 脊柱和胫骨
   E. 股骨和胫骨

3. 患儿,男,10岁。膝关节持续肿痛,局部皮温增高,静脉怒张。首先怀疑是
   　　　　　　　　　　　　　　(　)
   A. 骨髓炎
   B. 化脓性关节炎
   C. 原发性恶性骨肿瘤
   D. 丹毒
   E. 风湿性关节炎

4. 下列关于尤因肉瘤的叙述,不正确的是
   　　　　　　　　　　　　　　(　)
   A. 好发部位为股骨、胫骨、腓骨、肩胛骨
   B. 好发于儿童
   C. X线表现为葱皮状

· 436 ·

D. 转移较晚
E. 目前多采用放射治疗+化学治疗+手术的综合治疗

5. 良性骨肿瘤的主要 X 线表现是（　　）
   A. 边界清楚
   B. 骨膜被掀起形成 Codman 三角
   C. 骨端膨胀,骨质破坏,呈肥皂沫样改变
   D. 骨皮质呈葱皮样改变
   E. 可见虫蚀样变化

6. 下列关于骨软骨瘤临床表现的叙述,不正确的是（　　）
   A. 多见于青少年
   B. 多发生于干骺端
   C. 生长年龄结束后肿瘤不停止生长
   D. 单发宽基底者复发率高
   E. 多发的多数有家族遗传性,具有恶变可能

7. 骨肉瘤的 X 线特点是（　　）
   A. Codman 三角
   B. 肥皂泡样改变
   C. 虫蛀样溶骨改变
   D. 云雾状改变
   E. 与正常组织分界清楚

8. 下列关于软骨瘤的叙述,不正确的是（　　）
   A. 松质骨内,透明软骨组织构成
   B. 成骨性肿瘤
   C. 软骨源性肿瘤
   D. 好发于手、足的管状骨
   E. 多发性软骨瘤可恶变

9. 患者,男,68 岁。腰痛 1 周,无明显外伤史,X 线检查示第 3 腰椎椎体破坏,压缩楔形变,椎间隙正常。最可能的诊断是（　　）
   A. 脊椎结核   B. 脊椎肿瘤
   C. 脊椎骨折   D. 强直性脊柱炎
   E. 化脓性脊椎炎

10. 骨巨细胞瘤的典型 X 线表现是（　　）
    A. 葱皮样骨膜反应
    B. 骨质破坏,死骨形成
    C. 肥皂泡样改变
    D. 日光放射样骨膜反应
    E. 干骺端圆形边界清楚的溶骨性病灶

11. 在转移性骨肿瘤中,儿童原发病灶最多见于（　　）
    A. 乳腺癌   B. 前列腺癌
    C. 肾癌   D. 成神经细胞肿瘤
    E. 甲状腺癌

12. 恶性骨肿瘤的 X 线表现主要为（　　）
    A. 边缘不清楚,骨质破坏,骨膜反应明显
    B. 边缘清楚,骨质破坏,骨膜反应明显
    C. 边缘不清楚,骨质破坏,无骨膜反应
    D. 边缘不清楚,骨质增生,无骨膜反应
    E. 边缘清楚,骨质增生,无骨膜反应

13. 转移性骨肿瘤的主要治疗方法是（　　）
    A. 尽早手术   B. 姑息性治疗
    C. 放射治疗   D. 化学治疗
    E. 放射治疗+化学治疗

14. 转移性骨肿瘤中成骨性原发肿瘤是（　　）
    A. 甲状腺癌   B. 肾癌
    C. 前列腺癌   D. 肺癌
    E. 肝癌

15. 患者,男,25 岁。右手第 2 指近侧指骨肿胀、疼痛,就诊行 X 线检查:右示指近侧指骨髓腔内椭圆形透亮点,边界清,皮质变薄无膨胀。最可能的诊断是（　　）
    A. 骨囊肿
    B. 骨纤维发育不良
    C. 动脉瘤性骨囊肿
    D. 内生软骨瘤
    E. 骨肉瘤

16. 患者,男,14 岁。右肱骨近端隐痛,行 X 线检查提示肱骨近端干骺端边界清楚溶骨性病灶,骨皮质变薄。最可能的诊断是（　　）
    A. 骨囊肿   B. 骨纤维发育不良
    C. 软骨肉瘤   D. 尤因肉瘤
    E. 骨肉瘤

【B 型题】

(17~18 题共用备选答案)
A. 尿 Bence-Jones 蛋白(+)
B. 血中碱性磷酸酶升高
C. 血中酸性磷酸酶升高
D. 血中白细胞计数升高
E. 红细胞沉降率加快

17. 患者,男,57 岁。前列腺癌术后 5 个月,腰部疼痛不适 2 个月。各方面检查提示前列腺癌骨转移。上述血液化验中支持诊断的是 ( )
18. 患者,男,70 岁。出现腰背痛伴全身无力、体重减轻 3 个月,症状加重伴低热 1 周,X 线检查示腰椎、肋骨、颅骨均有圆形的溶骨样病损,考虑为骨髓瘤。上述血液化验支持诊断的是 ( )

(19~20 题共用备选答案)
A. 临床表现   B. X 线检查
C. 血管造影   D. 活组织检查
E. 碱性磷酸酶测定

19. 确定骨肉瘤的依据是 ( )
20. 确诊骨巨细胞瘤的依据是 ( )

(21~22 题共用备选答案)
A. 放射治疗
B. 化学治疗
C. 放射治疗+化学治疗
D. 手术治疗
E. 姑息治疗

21. 骨样骨瘤的治疗是 ( )
22. 骨髓瘤的治疗是 ( )

(23~24 题共用备选答案)
A. Codman 三角   B. 皂泡样改变
C. 葱皮样改变   D. 椭圆形透亮区
E. 云雾状改变

23. 尤因肉瘤 X 线可见 ( )
24. 软骨肉瘤 X 线可见 ( )

(25~26 题共用备选答案)
A. 对放射治疗敏感

B. 对化学治疗敏感
C. 对放射治疗、化学治疗均不敏感
D. 对放射治疗、化学治疗均敏感
E. 对放射治疗不敏感

25. 骨纤维肉瘤 ( )
26. 软骨肉瘤 ( )

(27~28 题共用备选答案)
A. 好发于下肢长骨
B. 好发于手和足的管状骨
C. 好发于骶尾椎和颅底蝶枕部
D. 好发于股骨下端、胫骨或腓骨上端和肱骨上端
E. 好发于颅骨

27. 骨样骨瘤的好发部位为 ( )
28. 骨肉瘤的好发部位为 ( )

(29~30 题共用备选答案)
A. 尤因肉瘤   B. 骨纤维肉瘤
C. 脊索瘤   D. 恶性淋巴瘤
E. 骨囊肿

29. X 线片提示广泛不规则溶骨,有时呈"溶冰征",未见骨膜反应。可能的诊断是 ( )
30. X 线表现单腔性、中心性、溶骨性骶椎骨破坏,可见散在钙化斑。可能的诊断是 ( )

(31~32 题共用备选答案)
A. 血钙升高
B. 酸性磷酸酶升高
C. 碱性磷酸酶升高
D. 血红蛋白升高
E. 血磷升高

31. 成骨性骨转移常出现 ( )
32. 溶骨性骨转移常出现 ( )

(33~34 题共用备选答案)
A. 20~40 岁   B. 小于 20 岁
C. 40~60 岁   D. 40 岁以上
E. 14 岁以下

33. 转移性骨肿瘤的好发年龄是 ( )
34. 骨髓瘤的好发年龄是 ( )

【X型题】

35. 属于良性骨肿瘤的是　　　　（　）
    A. 骨肉瘤　　　　B. 骨髓瘤
    C. 骨样骨瘤　　　D. 软骨瘤
    E. 骨囊肿
36. 骨肉瘤的X线特征有　　　（　）
    A. 形态多样
    B. 成骨性、溶骨性或混合性骨质破坏
    C. 骨膜反应明显
    D. 可见Codman三角或日光射线形态
    E. 边界清楚
37. 骨巨细胞瘤的典型X线特征有（　）
    A. 骨端偏心性
    B. 溶骨性、囊性破坏无骨膜反应
    C. 肥皂泡样改变
    D. 溶骨区内可见间隔或钙化影
    E. 皮质可见凹形缺损
38. 骨纤维肉瘤的临床特点有　（　）
    A. 少见恶性原发骨肿瘤
    B. 胫骨近端多见
    C. 很少有骨膜反应
    D. 对放射治疗、化学治疗均敏感
    E. 手术采用广泛切除或根治性局部切除或截肢术
39. 诊断骨髓瘤正确的是　　　（　）
    A. 骨髓穿刺可确定诊断
    B. 好发部位为含有造血骨髓的骨骼
    C. 多见于青少年
    D. 尿中Bence-Jones蛋白阳性
    E. 以放射治疗和化学治疗治疗为主
40. 尤因肉瘤的X线特点是　　　（　）
    A. 虫蚀样溶骨改变
    B. 界限不清
    C. 骨膜反应
    D. 板层状或葱皮样变化
    E. 日光射线征
41. 骨嗜酸性肉芽肿的好发部位及治疗方法是　　　　　　　　　　（　）
    A. 好发于颅骨、肋骨、脊柱及肩胛骨，可保守治疗
    B. 好发于颅骨、肋骨、脊柱及肩胛骨，可刮除植骨
    C. 好发于颅骨、肋骨、脊柱及肩胛骨，可放射治疗
    D. 好发于肱骨、股骨、尺桡骨，可刮除植骨
    E. 好发于肱骨、股骨、尺桡骨，可放射治疗
42. 滑膜肉瘤的治疗方法是　　　（　）
    A. 手术治疗
    B. 广泛切除
    C. 截肢
    D. 术前辅助化学治疗
    E. 术前辅助放射治疗

二、名词解释

1. 骨肿瘤
2. 骨软骨瘤病
3. 骨样骨瘤
4. 多发性骨髓瘤
5. 脊索瘤
6. 动脉瘤性骨囊肿
7. 骨纤维肉瘤

三、填空题

1. 骨肿瘤分为_____、_____和_____。
2. 骨肿瘤的临床表现包括_____、_____、_____和_____。
3. _____是骨肿瘤确诊的唯一可靠检查。
4. 骨肿瘤的外科分期取决于_____、_____和_____。
5. 骨样骨瘤多数可服用_____止痛，并以此作为诊断依据。
6. 骨软骨瘤分为_____和_____。
7. 骨巨细胞瘤的瘤体组织主要结构为_____和_____。
8. 骨肉瘤的典型X线表现为_____或_____。
9. 骨髓瘤依靠穿刺活检发现_____可确诊。

10. 骨纤维发育不良病灶的典型特征是＿＿＿＿＿＿，边界清楚。

四、简答题
1. 简述骨肿瘤的外科分期。
2. 简述良性骨肿瘤的外科治疗。
3. 简述恶性骨肿瘤的保肢手术适应证。
4. 简述恶性骨肿瘤的保肢手术禁忌证。
5. 简述恶性肿瘤保肢手术的重建方法。

6. 简述骨巨细胞瘤的分级。
7. 简述骨肉瘤的治疗。
8. 简述尤因肉瘤的治疗。
9. 简述绒毛结节性滑膜炎的临床特点。

五、论述题
1. 试述骨囊肿、动脉瘤性骨囊肿及骨巨细胞瘤的鉴别。
2. 试述良性骨肿瘤和恶性骨肿瘤的鉴别。

【参/考/答/案】

一、选择题

【A型题】
1. B   2. E   3. C   4. D   5. A
6. C   7. A   8. B   9. B   10. C
11. D   12. A   13. B   14. C   15. D
16. A

【B型题】
17. C   18. A   19. D   20. D   21. D
22. C   23. C   24. E   25. C   26. E
27. A   28. D   29. D   30. C   31. C
32. A   33. C   34. D

【X型题】
35. CD   36. ABCD   37. ABC
38. ACE   39. ABDE   40. ABCD
41. BC   42. ABCE

1. B【解析】良性骨肿瘤包括骨样骨瘤、骨软骨瘤、软骨瘤等，原发性恶性骨肿瘤包括软骨肉瘤、骨纤维肉瘤、恶性淋巴瘤、尤因肉瘤、骨髓瘤、脊索瘤等。骨巨细胞瘤属于交界性或行为不确定的肿瘤。
2. E【解析】骨肉瘤属于原发性恶性骨肿瘤，青少年高发，好发于股骨远端、胫骨近端和肱骨近端的干骺端。
3. C【解析】局部肿胀和肿块发展迅速多见于恶性肿瘤。局部血管怒张反映肿瘤的血运丰富，多属于恶性。
4. D【解析】尤因肉瘤好发于儿童，长骨骨干、骨盆和肩胛骨多发，X线表现为典型的"葱皮"样。对放射治疗极为敏感，但易早期转移，单纯放射治疗远期疗效差。目前多采用放射治疗＋化学治疗＋手术的综合治疗。
6. C【解析】骨软骨瘤属于良性骨肿瘤，好发于青少年，为一种骨表面的骨性突起物，随机体发育而增大，骨骺线闭合后，即停止生长。
7. A【解析】骨肉瘤的典型X线表现为Codman三角或"日光射线"形态。
9. B【解析】老年患者，无外伤史，骨质破坏，椎间隙正常，考虑可能为转移性骨肿瘤。
10. C【解析】骨巨细胞瘤的典型X线表现为骨端偏心性、溶骨性、囊性破坏，无骨膜反应，病灶呈膨胀生长，骨皮质变薄，呈肥皂泡样改变。
11. D【解析】转移性骨肿瘤常见于中老年患者，儿童多来自成神经细胞肿瘤。常发生骨转移的肿瘤依次为乳腺癌、前列腺癌、肺癌和肾癌等。
15. D【解析】内生软骨瘤X线表现：髓腔内椭圆形透亮点，呈溶骨性破坏，皮质变薄，溶骨区内有间隔或斑点状钙化影。

17~18. CA 【解析】①溶骨性骨转移：血钙升高；成骨性骨转移：血碱性磷酸酶升高；前列腺癌骨转移：酸性磷酸酶升高。②40%的骨髓瘤患者尿中Bence-Jones蛋白阳性。

19~20. DD 【解析】病理组织学检查是骨肿瘤最后确诊的唯一可靠检查。

21~22. DC 【解析】①骨样骨瘤的主要治疗方法是手术清除癌巢及其外周的骨组织；②骨髓瘤以化学治疗和放射治疗为主。

23~24. CE 【解析】①尤因肉瘤的典型X线特点为葱皮样表现；②软骨肉瘤的X线表现为溶骨性改变，边界不清，并可见散在的钙化斑点，典型者呈云雾状改变。

29~30. DC 【解析】①恶性淋巴瘤X线平片示广泛性不规则的溶骨性改变，可呈"溶冰征"，骨膜反应少见；②脊索瘤好发于脊椎和颅底，典型X线表现为单腔性、中心性、溶骨性破坏灶，可见软组织肿块和散在钙化斑，骨皮质变薄，无骨膜反应。

31~32. CA 【解析】①成骨性骨转移：血碱性磷酸酶升高；②溶骨性骨转移：血钙升高。

42. ABCE 【解析】滑膜肉瘤以手术治疗为主，主要为广泛切除或截肢。局部切除复发率高。术前辅助放射治疗可提高疗效。

二、名词解释

1. **骨肿瘤**：发生于骨及其附属结构的肿瘤称为骨肿瘤。

2. **骨软骨瘤病**：多发性骨软骨瘤又称骨软骨瘤病，多有家族遗传史，易恶变。好发于长骨干骺端，如股骨远端、胫骨近端和肱骨近端。

3. **骨样骨瘤**：好发于儿童和少年，以疼痛为主的孤立性、圆形、成骨性良性肿瘤，病灶被反应骨包围。好发于下肢长骨。

4. **多发性骨髓瘤**：起源于骨髓造血组织，因浆细胞过度增生所致的多发性骨损害。

5. **脊索瘤**：指来源于残余的胚胎性脊索组织的先天性恶性肿瘤，肿瘤组织呈小叶型生长，含有气泡样细胞核黏液基质。好发于脊椎和颅底，以骶尾椎最多见。

6. **动脉瘤性骨囊肿**：一种骨性囊肿，从骨内向骨外呈膨胀性生长，内被血液及包含成纤维细胞、破骨细胞型巨细胞及反应性编织骨的结缔组织分隔充满。好发于青少年长骨干骺端，如肱骨近段和脊柱。

7. **骨纤维肉瘤**：指源于纤维组织的少见的原发性恶性骨肿瘤，股骨高发。临床表现为疼痛和肿胀。影像学表现为骨髓腔内虫蚀样溶骨性破坏，边界不清，少有骨膜反应。

三、填空题

1. 原发性　继发性　转移性肿瘤
2. 疼痛与压痛　局部肿块和肿胀　功能障碍和压迫症状　病理性骨折
3. 病理组织学检查
4. 临床表现　影像学特点　组织学形态　化验检查
5. 阿司匹林
6. 外生骨疣　骨软骨瘤病
7. 单核基质细胞　多核巨细胞
8. Condman三角　日光射线形态
9. 大量异常浆细胞
10. 磨砂玻璃样改变

四、简答题

1. **简述骨肿瘤的外科分期。**

   答 根据骨肿瘤患者的临床表现、影像学特点、组织学形态和化验检查等变化，将骨肿瘤分为三期（见下表）。

骨肿瘤的外科分期

鉴别要点	G₀(良性)	G₁(低度恶性)	G₂(高度恶性)
细胞学特点	良性细胞学表现,分化良好	中等分化	核分裂多见,分化极差
细胞/基质	低度~中度	—	高
影像特点	界限清楚,局限在囊内或向外生长突向软组织	肿瘤穿越瘤囊破坏骨皮质,向囊外生长	边缘模糊,肿瘤扩散波及软组织
临床表现	包囊完整,无卫星病灶,无跳跃转移	生长缓慢,无跳跃转移,偶有远隔转移	生长快,症状明显,有跳跃转移,多有局部及远隔转移

2. 简述良性骨肿瘤的外科治疗。

答 （1）刮除植骨术：良性骨肿瘤及瘤样病变多用此法。手术方法为刮除病灶至正常组织,杀死残存瘤细胞后置入同种异体骨或人工骨等填充物。

（2）外生性骨肿瘤的切除：为防复发,需切除完整的肿瘤骨质、软骨帽及软骨外膜,如骨软骨瘤切除术。

3. 简述恶性骨肿瘤的保肢手术适应证。

答 ①肢体已经发育成熟；②Ⅱ_A 期或Ⅱ_B 期肿瘤；③未累及主要的血管神经束,肿瘤可完整切除；④术后局部复发率和转移率不高,术后肢体功能优于假肢；⑤患者积极要求保肢。

4. 简述恶性骨肿瘤的保肢手术禁忌证。

答 ①肿瘤周围的主要神经和血管受累；②发生病理性骨折,瘤组织和细胞广泛污染邻近正常组织；③肿瘤周围软组织条件不好；④切开活检方法不正确,周围正常组织受到污染或切口周围皮肤瘢痕化,弹性较差,血液供应差。

5. 简述恶性肿瘤保肢手术的重建方法。

答 ①瘤骨骨壳灭活再植术；②异体骨半关节移植术：用超低温保存的同种异体骨移植至切除肿瘤的部位,内固定；③人工假体置换术：瘤骨型定制假体及可延长假体等；④异体骨假体复合体（APC）：人工关节假体复合同种异体骨移植。

6. 简述骨巨细胞瘤的分级。

答 根据骨巨细胞瘤中单核基质细胞及多核巨细胞的分化程度及数目,共分为3级。①Ⅰ级：良性。基质细胞稀疏,核分裂少见,多核巨细胞多。②Ⅱ级：中间性。基质细胞多而密,核分裂多见,多核巨细胞减少。③Ⅲ级：恶性。主要为基质细胞,核分裂极多,异型性显著,多核巨细胞很少。

7. 简述骨肉瘤的治疗。

答 根据不同分期治疗方式不同。①$G_2T_{1~2}M_0$：多采取综合治疗,即术前大剂量化学治疗→根据肿瘤浸润范围行根治性切除瘤段、植入假体的保肢手术或截肢术→术后大剂量化学治疗；②$G_2T_{1~2}M_1$：综合治疗+手术切除转移灶。

8. 简述尤因肉瘤的治疗。

答 尤因肉瘤对放射治疗敏感,经放射治疗后肿瘤迅速缩小,疼痛减轻。但该病易早期转移,故单纯放射治疗的远期疗效差。化学治疗有一定效果,但预后差。目前多采用放射治疗+化学治疗+手术的综合治疗。

9. 简述绒毛结节性滑膜炎的临床特点。

答 绒毛结节性滑膜炎又称色素沉着绒毛结节性滑膜炎,膝关节高发,多见于20～40岁。膝关节可触肿块,柔韧伴弥漫性压痛。也可发生于腱鞘,如手部屈肌腱鞘,表现为孤立性硬韧结节。关节积液为血性或黄褐色液体。显微镜下可见充满脂肪的组织细胞和巨细胞。治疗以手术切除病变滑膜为主，术后辅以放射治疗以防复发。

五、论述题

1. 试述骨囊肿、动脉瘤性骨囊肿及骨巨细胞瘤的鉴别。

答 （1）临床特点：①骨囊肿多见于儿童和青少年，动脉瘤性骨囊肿多见于青少年，骨巨细胞瘤则多见于20～40岁者；②三者均可发生于干骺端，但骨巨细胞瘤可穿越骨骺，骨囊肿和动脉瘤性骨囊肿一般不破坏骨骺；③骨囊肿一般无症状，常在发生病理性骨折后被发现，动脉瘤性骨囊肿的突出表现是疼痛和肿胀，骨巨细胞瘤的肿块按之有乒乓球样感觉和压痛，受累关节活动受限，侵袭性强者也可发生病理性骨折。

（2）X线所见：①骨囊肿表现为干骺端分界清楚的溶骨性改变，呈圆形或椭圆形，骨皮质膨胀变薄，但不越过骨骺生长板；②动脉瘤性骨囊肿好发于长骨骨干或干骺端，呈气球样、膨胀性、溶骨性改变，边界清楚，呈偏心性；③骨巨细胞瘤表现为骨端溶骨性、偏心性、囊性破坏，但无骨膜反应，病灶呈膨胀性生长，骨皮质变薄，呈典型的"肥皂泡"样改变。

（3）病理检查可明确诊断。

2. 试述良性骨肿瘤和恶性骨肿瘤的鉴别。

答 （1）生长速度：良性者生长缓慢；恶性者生长迅速。

（2）生长方式：良性者呈渐进性生长，不发生转移；恶性者呈浸润性生长，常发生转移。

（3）临床症状：良性者多无全身症状，局部肿块常为最早出现的表现，当肿瘤生长到一定程度使骨外膜或内膜产生张力或刺激、压迫神经时可出现疼痛，而疼痛突然剧烈发作时可能是发生了病理性骨折；恶性者晚期可出现发热、食欲减退、消瘦等全身症状。

（4）体征：良性者肿块坚实无压痛，边界清楚，皮温无明显升高，皮肤无浅表静脉怒张，较少影响邻近关节功能；恶性者肿块常呈弥漫性肿胀，压痛，边界不清，皮温升高，表浅静脉怒张，常影响邻近关节功能。

（5）实验室检查：血清碱性磷酸酶升高常出现于骨肉瘤或成骨性疾病时。男性酸性磷酸酶升高多见于前列腺癌骨转移。当恶性骨肿瘤出现广泛性骨破坏或有肿瘤广泛骨转移时，血钙可升高。

（6）X线检查：良性者表现为肿瘤局限于骨组织，边界清楚、整齐，可见肿瘤周围硬化反应骨，骨膜反应少。恶性者病灶不规则，呈虫蚀样或筛孔样，密度不均，界限不清，可呈Codman三角、"葱皮"现象及"日光射线"形态。

（刘晓潭）

全真模拟试题（一）

一、选择题

【A/型/题】

1. 经过高压蒸气灭菌的用品可保留（ ）
   A. 5 日　　　　　B. 7 日
   C. 10 日　　　　 D. 14 日
   E. 21 日

2. 手术区皮肤消毒范围包括手术切口范围（ ）
   A. 10cm 的区域　　B. 15cm 的区域
   C. 20cm 的区域　　D. 25cm 的区域
   E. 30cm 的区域

3. 横结肠造瘘口手术后,患者施行瘘口关闭术,进行手术区皮肤消毒时,涂擦消毒剂的顺序是（ ）
   A. 由手术区中心部向四周涂擦
   B. 由手术区外周向瘘口周围涂擦
   C. 由手术区的上方涂向下方
   D. 由手术区的一侧涂向另一侧
   E. 无须按一定的顺序

4. 重度烧伤早期休克的主要原因是（ ）
   A. 大量红细胞丧失
   B. 大量水分蒸发
   C. 疼痛
   D. 大量体液从血管内渗出
   E. 创面感染

5. 甲状腺癌最多见的病理类型是（ ）
   A. 滤泡状腺癌　　B. 乳头状癌
   C. 未分化癌　　　D. 髓样癌
   E. 滤泡状腺癌 + 髓样癌

6. 特异性感染是指（ ）
   A. 金黄色葡萄球菌感染
   B. 大肠埃希菌感染
   C. 铜绿假单胞菌感染
   D. 链球菌感染
   E. 破伤风梭菌感染

7. 甲状腺术后出现手足抽搐是由于损伤了（ ）
   A. 甲状旁腺　　　B. 喉返神经
   C. 喉上神经内支　D. 交感神经
   E. 喉上神经外支

8. 烧伤后,创面起水疱,基底潮红,剧痛,可能的深度为（ ）
   A. 浅Ⅱ度　　　　B. Ⅲ度
   C. Ⅰ度　　　　　D. 难以确定
   E. Ⅱ度~Ⅲ度

9. 下列关于胃穿孔临床表现的叙述,正确的是（ ）
   A. 患者早期出现低热
   B. 腹部叩诊均无移动性浊音
   C. 腹部叩诊肝浊音界缩小或消失
   D. 不影响患者腹式呼吸
   E. 患者一般难以记清发病时间

10. 患者,男,30 岁。转移性右下腹痛 3 日,伴呕吐 4 次,体温 39℃。查体:右下腹压痛和肌紧张。诊断为（ ）
    A. 异位妊娠
    B. 急性肠系膜淋巴结炎
    C. 卵巢囊肿蒂扭转
    D. 急性阑尾炎
    E. 急性胆囊炎

11. 幽门梗阻患者可发生（ ）
    A. 呼吸性酸中毒
    B. 代谢性酸中毒
    C. 呼吸性碱中毒
    D. 代谢性碱中毒
    E. 呼吸性酸中毒合并代谢性碱中毒

12. 破伤风梭菌引起一系列症状和体征的主要因素是（ ）
    A. 痉挛毒素　　　B. 内毒素

C. 溶血毒素　　D. 破伤风梭菌
E. 破伤风梭菌的芽孢

13. 下列关于损伤的急救和转运的叙述, 不正确的是 （　　）
    A. 昏迷伤员为防止呕吐物引起的窒息, 最可靠的方法是在口腔内放一通气管
    B. 开放性伤口用无菌纱布覆盖, 缠上绷带
    C. 四肢动脉大出血时要上止血带
    D. 脊柱骨折的伤员必须卧硬板床
    E. 已判明无颅脑及腹部内脏损伤而剧痛的伤员可注射止痛剂

14. 急性蜂窝织炎的主要致病菌是（　　）
    A. 金黄色葡萄球菌
    B. 溶血性链球菌
    C. 大肠埃希菌
    D. 铜绿假单胞菌
    E. 拟杆菌

15. 工程施工塌方, 引起工伤事故, 对严重损伤患者的处理首先是 （　　）
    A. 抗休克　　　B. 骨折固定
    C. 包扎伤口　　D. 镇静、止痛
    E. 止血

16. 冻伤深达皮肤全层者称为 （　　）
    A. Ⅰ度冻伤　　B. 浅Ⅱ度冻伤
    C. 深Ⅱ度冻伤　D. Ⅲ度冻伤
    E. Ⅳ度冻伤

17. 下列关于深Ⅱ度烧伤的叙述, 不正确的是 （　　）
    A. 可有或无水疱
    B. 感觉神经部分被破坏, 痛觉迟钝
    C. 创面红白相间
    D. 创面由残留的皮肤附件上皮融合
    E. 愈合后不留瘢痕

18. 大面积烧伤后休克期液体渗出最快是伤后 （　　）
    A. 6～12小时　　B. 8～24小时
    C. 24～36小时　D. 36～48小时
    E. 48小时以后

19. 下列关于恶性肿瘤的叙述, 正确的是 （　　）
    A. 肿块的质地都是硬的
    B. 癌肿的病程都是短的
    C. 长期无变化的良性肿瘤突然增大, 就是恶变征象
    D. 颈部肿块同时触及区域肿大淋巴结就说明是恶性肿瘤
    E. 浸润性生长是其特点

20. 恶性肿瘤最直接而可靠的诊断依据是 （　　）
    A. 病程短, 发展快
    B. X线、放射性核素或超声波检查
    C. 血清酶学及免疫学检查
    D. 肿块质硬、固定
    E. 病理学检查

21. 成人失血量达到多少毫升时, 应当输入全血 （　　）
    A. 500ml　　　B. 1000ml
    C. 1500ml　　 D. 2000ml
    E. 2500ml

22. 简单检查肋骨骨折的可靠依据是（　　）
    A. 有直接和间接压痛
    B. 局部肿胀
    C. 局部痛觉过敏
    D. 局部皮下气肿
    E. 局部瘀斑或皮下出血

23. 外伤时的纵隔扑动可发生在 （　　）
    A. 开放性气胸
    B. 闭合性气胸
    C. 肋骨骨折有反常呼吸时
    D. 外伤性气胸
    E. 外伤性血气胸

24. 严重多根多处肋骨骨折的紧急处理是 （　　）
    A. 气管插管正压呼吸
    B. 切开内固定、胸腔闭式引流
    C. 胸壁加压包扎
    D. 胸壁牵引
    E. 给氧、输血

25. 张力性气胸的急救措施是 （　　）
    A. 粗针头排气降压
    B. 闭式引流
    C. 剖胸探查
    D. 加压给氧
    E. 输液、输血

26. 局部麻醉药中毒反应的早期表现是 （ ）
   A. 肢端肌肉小抽搐
   B. 皮肤出现荨麻疹
   C. 呼吸困难
   D. 眩晕、多语或嗜睡
   E. 血压升高、心率增快

27. 颅内压增高三主征为 （ ）
   A. 头痛、呕吐、视神经盘水肿
   B. 颅内压增高、呕吐、视神经盘水肿
   C. 腹痛、呕吐、视神经盘水肿
   D. 头晕、呕吐、黄疸
   E. 发热、腹痛、黄疸

28. 不属于食管癌病理分型的是 （ ）
   A. 髓质型   B. 蕈伞型
   C. 溃疡型   D. 缩窄型
   E. 转移型

29. 腹外疝最重要的原因是 （ ）
   A. 慢性咳嗽
   B. 长期便秘
   C. 排尿困难
   D. 腹壁有薄弱点或腹壁缺损
   E. 经常从事导致腹腔内压增高的工作

30. 为感染性休克患者迅速纠正血容量不足时,首选的是 （ ）
   A. 以平衡盐溶液为主,配合适量血浆和全血
   B. 以胶体溶液为主
   C. 等张生理盐水加代血浆
   D. 葡萄糖溶液加代血浆
   E. 全血配合葡萄糖

31. 手术时发现腹壁下动脉在疝囊颈外侧应诊断为 （ ）
   A. 腹股沟斜疝   B. 腹股沟直疝
   C. 股疝   D. 脐疝
   E. 白线疝

32. 患者,男,42岁。10日前右大腿外伤,当时X线摄片无骨折,超声检查未见血肿,3日后右腿疼痛加重并有发热38.5℃,2日后体温上升到39℃,并伴有寒战,拟诊为右大腿深部脓肿。下列表现中不符合的是 （ ）
   A. 局部无红肿   B. 有全身症状
   C. 局部压痛明显   D. 局部波动感明显
   E. 穿刺有脓

33. 下列关于张力性气胸的叙述,正确的是 （ ）
   A. 患侧胸膜腔压力和大气压相等
   B. 患侧肺萎缩,健侧肺代偿性扩张
   C. 呼吸极度困难,甚至发绀、休克
   D. 纵隔明显向患侧移位
   E. 纵隔不会移动

34. 下列关于胆囊结石的叙述,正确的是 （ ）
   A. 男性发病多于女性
   B. 均发生于30岁以下
   C. 患者均有黄疸
   D. 主要治疗方法均是非手术治疗
   E. 最主要的确诊方法是B超

35. 患者,男,30岁。有消化性溃疡病史10年,近半年来发生瘢痕性幽门梗阻。在出现的临床表现中,不符合实际情况的是 （ ）
   A. 呕吐物有酸臭味
   B. 呕吐量大,有宿食
   C. 有胃型和胃蠕动波
   D. 消瘦、脱水、碱中毒
   E. 呕吐物有粪臭味

36. 急性化脓性胆管炎的三联征包括 （ ）
   A. 腹痛、寒战高热、胆囊肿大
   B. 上腹剧痛、板状腹、黄疸
   C. 束腰带状腹痛、腹腔积液、淀粉酶升高
   D. 腹痛、寒战高热、黄疸
   E. 肝大、寒战高热、黄疸

37. 输血的适应证不包括 （ ）
   A. 出血   B. 严重创伤
   C. 低蛋白血症   D. 强身健体
   E. 严重感染

38. 烧伤合并应激性溃疡出血时,不宜选用的药物是 （ ）
   A. 西咪替丁
   B. 大量维生素A
   C. 肾上腺皮质激素
   D. 血凝酶
   E. 奥美拉唑

39. 消化道大出血,既呕血也便血,说明 （ ）
   A. 出血量不多,部位高
   B. 出血量多,部位低
   C. 出血量不多,肠蠕动过快
   D. 出血量不多,胃排空有障碍
   E. 出血很急,量很多

40. 患者,女,35岁,体重50kg。汽油火焰烧伤,Ⅱ度烧伤面积73%。计算第1个24小时补液总量为
   A. 5500ml   B. 6500ml
   C. 7500ml   D. 8500ml
   E. 9500ml

41. 胃溃疡的好发部位是 （ ）
   A. 胃底部   B. 胃大弯
   C. 贲门部   D. 胃后壁
   E. 胃小弯

42. 来源于间叶组织的肿瘤是 （ ）
   A. 癌   B. 肉瘤
   C. 母细胞瘤   D. 类癌
   E. 交界性肿瘤

43. 胃穿孔的X线的检查表现为 （ ）
   A. 双侧横膈抬高
   B. 膈下游离气体
   C. 胃泡扩张
   D. 肠管扩张
   E. 胃内有液平

44. 明显梗阻性黄疸,B超检查示胆总管和肝内胆管均不扩张,进一步选择的检查是 （ ）
   A. 放射性核素胰腺扫描
   B. 十二指肠低张造影
   C. 经皮肝穿刺胆管造影术
   D. 逆行胆胰管造影术
   E. 腹腔镜检查

45. 超声检查中正常胆囊的大小为（ ）
   A. 横径不超过4cm,长径不超过6cm
   B. 横径不超过16cm,长径不超过18cm
   C. 横径不超过18cm,长径不超过20cm
   D. 横径不超过1cm,长径不超过2cm
   E. 横径不超过14cm,长径不超过20cm

46. 发生梗阻性化脓性胆管炎最常见的原因是 （ ）
   A. 肿大的胆囊压迫胆总管
   B. 胆管结石
   C. 胆总管狭窄
   D. 肝脓肿合并出血阻塞胆管
   E. 胆总管肿瘤合并梗阻

47. 急性胆囊炎的致病菌主要是 （ ）
   A. 大肠埃希菌   B. 粪肠球菌
   C. 铜绿假单胞菌 D. 金黄色葡萄球菌
   E. 肺炎链球菌

48. 急性梗阻性化脓性胆管炎最关键的治疗是 （ ）
   A. 输液、输血
   B. 静脉滴注大剂量抗生素
   C. 纠正酸中毒
   D. 胆道减压手术
   E. 营养支持

49. 急性胆囊炎引起的腹痛特点是（ ）
   A. 疼痛常呈左上腹刀割样痛,向左肩和左侧腰背部放射
   B. 疼痛常呈右上腹刀割样痛,向右肩和右侧腰背部放射
   C. 疼痛常呈右上腹持续性胀痛,向右肩或右背部放射
   D. 疼痛常呈右上腹阵发性绞痛,向右肩或右背部放射
   E. 疼痛常呈左上腹阵发性绞痛,向左肩或左背部放射

50. 嵌顿性疝和绞窄性疝的鉴别要点是 （ ）
   A. 疝块有无压痛
   B. 疝块能否回纳
   C. 有无休克表现
   D. 有无肠梗阻表现
   E. 疝内容物有无血循环障碍

【B型题】

(51~52题共用备选答案)
   A. 左侧锁骨中线第2肋间

B. 左侧腋中线第 7 肋间
C. 左侧腋中线第 8 肋间
D. 左侧腋后线第 8 肋间
E. 左侧腋后线第 7 肋间
51. 闭合性气胸行胸腔闭式引流应在 （   ）
52. 张力性气胸行胸腔闭式引流应在 （   ）

（53~54 题共用备选答案）
A. 4~5 日　　　B. 6~7 日
C. 7~9 日　　　D. 10~12 日
E. 14 日

53. 头面部及颈部伤口拆线期 （   ）
54. 上腹部伤口拆线期 （   ）

（55~56 题共用备选答案）
A. 局限性肿痛和压痛，皮下瘀斑
B. 休克、明显腹胀和移动性浊音
C. 有胃肠道症状，稍后出现全身性感染，明显腹膜炎体征
D. 出血性表现和腹膜炎表现均明显存在
E. 脏器损伤患者血压偏低，经一般处理仍迅速发生休克

55. 单纯腹壁伤表现为 （   ）
56. 腹内实质性脏器破裂表现为 （   ）

（57~58 题共用备选答案）
A. 局部红肿，有疼痛和烧灼感，皮温稍增高
B. 水疱稍饱满，有剧痛和感觉过敏，皮温增高
C. 水疱饱满，感觉迟钝，皮温增高
D. 水疱较小或扁薄，感觉迟钝，皮温稍低
E. 创面可见树枝状栓塞血管

57. Ⅰ度烧伤的特征是 （   ）
58. Ⅲ度烧伤的特征是 （   ）

（59~60 题共用备选答案）
A. 重物砸压　　B. 高温
C. 强酸　　　　D. 放射线
E. 昆虫咬蜇

59. 引起损伤的化学因素是 （   ）

60. 引起损伤的生物因素是 （   ）

二、名词解释
1. 门静脉高压性胃病
2. Mirizzi 综合征
3. 胆道蛔虫病
4. 牵涉痛
5. 肾周围脓肿

三、填空题
1. 常用的灭菌消毒法有_____、_____和_____等。
2. 臂丛神经阻滞的方法有_____、_____和_____。
3. 一般术前准备中，应于术前_____禁食，_____禁饮。
4. 腹股沟疝的常见病因是_____和_____。

四、简答题
1. 简述影响创伤愈合的因素。
2. 简述代谢酸中毒的病因和临床表现。
3. 简述闭合性多根多处肋骨骨折的治疗。

五、病例分析题
患者，男，31 岁。右上腹撞伤 30 分钟，感剧烈疼痛来就诊。查体：血压 83/45mmHg，脉搏 130 次/分，呼吸 25 次/分。意识清，面色苍白，胸廓无畸形，呼吸音清，全腹压痛，以右上腹为甚，腹部膨隆，腹式呼吸减弱，伴肌紧张和反跳痛，肝区叩痛，肝浊音界正常，肠鸣音减弱。
问题：
1. 该患者可能是腹腔哪个脏器损伤？依据是什么？
2. 如果要确诊还要做什么检查？应采取什么措施？

参 / 考 / 答 / 案

一、选择题

【A 型题】

1. D	2. B	3. B	4. D	5. B
6. E	7. A	8. A	9. C	10. D
11. D	12. A	13. A	14. B	15. A
16. D	17. E	18. A	19. E	20. E
21. C	22. A	23. A	24. A	25. A
26. E	27. A	28. E	29. D	30. A
31. B	32. D	33. C	34. B	35. E
36. D	37. D	38. C	39. D	40. C
41. E	42. B	43. B	44. C	45. A
46. B	47. D	48. D	49. D	50. E

【B 型题】

| 51. A | 52. A | 53. A | 54. C | 55. A |
| 56. B | 57. A | 58. E | 59. C | 60. E |

1. D【解析】高压蒸气灭菌法是目前医院使用最多、效果较可靠的灭菌方法,已灭菌的物品有效期为2周。

2. B【解析】手术区域皮肤消毒范围要包括手术切口范围15cm的范围,若有延长切口的可能,需相应扩大皮肤消毒范围。

3. B【解析】手术区域皮肤消毒时,应从手术区中心向四周涂擦;若为感染部位或肛门区手术,则消毒时宜从手术区外周涂向感染处。

4. D【解析】烧伤后迅速发生体液渗出,以伤后6~12小时内最快,持续24~36小时,若不及时抢救或抢救不当,则循环血量明显下降,出现休克。

5. B【解析】甲状腺癌最常见的病理类型是乳头状癌,此型恶性程度低,预后较好。

6. E【解析】外科感染分特异性感染和非特异性感染,特异性感染是指结核、破伤风、气性坏疽、念珠菌感染等,因感染的病原菌不同而有其独特的表现。

7. A【解析】甲状腺手术时伤及喉返神经可致声音嘶哑;伤及喉上神经外支可致声带松弛、单调降低,伤及喉上神经内支可致饮水呛咳、误咽;伤及甲状旁腺可致面肌、手足抽搐。

8. A【解析】①浅Ⅱ度烧伤:累及表皮生发层及真皮乳头层,伤处红肿明显,有水疱形成,创面红润、潮湿,剧痛;②深Ⅱ度烧伤创面为红白相间,痛觉迟钝;③Ⅲ度烧伤创面呈蜡白或焦黄色,痛觉消失。

12. A【解析】破伤风梭菌的芽孢在缺氧环境中,可迅速繁殖并产生大量外毒素,其中痉挛毒素最重要,可引起随意肌紧张与痉挛,出现一系列临床症状和体征。

14. B【解析】急性蜂窝织炎的主要致病菌为溶血性链球菌,其次为金黄色葡萄球菌、大肠埃希菌或其他型链球菌。

16. D【解析】①Ⅰ度冻伤:损伤在表皮层;②Ⅱ度冻伤:损伤达真皮层;③Ⅲ度冻伤:损伤达皮肤全层,严重者可达皮下组织、肌肉、骨骼;④Ⅳ度冻伤:损伤深达肌肉、骨骼,甚至肢体坏死。

17. E【解析】①Ⅰ度烧伤:伤及表皮浅层,创面红斑状、烧灼感,短期内可有色素沉着;②浅Ⅱ度烧伤:累及表皮生发层及真皮乳头层,伤处红肿明显,有水疱形成,创面红润、潮湿,剧痛,一般不留瘢痕;③深Ⅱ度烧伤:创面可有水疱,红白相间,痛觉迟钝,常有瘢痕增生;④Ⅲ度烧伤创面呈蜡白或焦黄色,痛觉消失,愈合多形成瘢痕。

18. A【解析】烧伤后迅速发生体液渗出,以伤后6~12小时内最快,持续24~36小时,若不及时抢救或抢救不当,则循环血量明显下降,出现休克。

20. E【解析】目前确定肿瘤的直接而可靠的依据是组织病理学检查。

21. C【解析】成人大量失血的主要治疗为补充血容量。一次失血量在500ml以下者,机体自身可代偿,无须输血;失血量达500～1000ml时,患者若有血容量不足的临床症状,如体位性低血压,可输入适量晶体液、胶体液或少量血浆代用品;失血量在1000ml以上时,除输入晶体液和胶体液补充血容量外,还需输入适量的浓缩红细胞以提高携氧能力;失血量达1500ml(总血容量的30%)以上时,需输入全血和浓缩红细胞各半,再加上晶体液和胶体液及血浆。原则上失血量在30%以下时,不输全血,超过30%者输全血和浓缩红细胞各半。

23. A【解析】开放性气胸时外界空气经胸壁伤口或软组织缺损处随呼吸出入胸膜腔,造成呼、吸气时,两侧胸膜腔压力不均衡,吸气时纵隔移向健侧,呼气时移向患侧,称为纵隔扑动。

25. A【解析】张力性气胸为危急重症,可迅速致死,院前或院内急救需迅速使用粗针头穿刺胸膜腔减压排气。

26. E【解析】局部麻醉药的毒性反应主要表现在对中枢神经系统和心血管系统的影响,且中枢神经系统更敏感,尤其是下行抑制系统神经元更易被抑制,早期临床表现以兴奋为主,如血压升高、心率增快等。

27. A【解析】头痛、呕吐和视神经盘水肿是颅内压增高的典型表现,称为颅内压增高"三主征"。

28. E【解析】按病理形态可将食管癌分为4型:髓质型、蕈伞型、溃疡型和缩窄型。

29. D【解析】体内脏器或组织通过先天或后天形成的薄弱点、缺损或孔隙进入另一部位,称为疝。其发生的两个最重要原因为腹壁强度降低和腹内压增高。

30. A【解析】感染性休克患者补充血容量时首选平衡盐溶液,配合适当的胶体液、血浆或全血,以恢复有效循环血量。

31. B【解析】①腹股沟直疝:疝囊颈在腹壁下动脉外侧;②腹股沟斜疝:疝囊颈在腹壁下动脉内侧。

39. E【解析】幽门以上的消化道出血易导致呕血,幽门以下的出血易导致便血。若出血量小,血液在胃内未引起恶心、呕吐,则表现为便血;若出血量多、急,幽门以下的血液也可反流到胃,引起呕血。

41. E【解析】胃溃疡多见于胃小弯,十二指肠溃疡多见于球部。

43. B【解析】胃穿孔的诊断:既往有溃疡病病史,突发上腹部刀割样剧痛,查体呈"板状腹",X线检查见膈下游离气体。

44. C【解析】经皮肝穿刺胆管造影是在X线或超声引导下,经皮穿刺将导管置入肝内胆管,注入造影剂后使肝内、外胆管显影的一种方法。可显示胆内、外胆管的病变部位、范围及程度,有助于黄疸的诊断及鉴别诊断。

45. A【解析】胆囊为腹膜间位器官,呈梨形,长5～8cm,宽3～5cm,容积30～60ml,分底、体、颈三部分。

57～58. AE【解析】①Ⅰ度烧伤:累及表皮浅层,生发层健在,创面干燥,呈红斑状;②浅Ⅱ度烧伤:累及表皮生发层和真皮乳头层,创面红肿明显,可见大小不一的水疱,去除疱皮创面红润、潮湿、疼痛明显;③深Ⅱ度烧伤:累及真皮乳头层下,但仍有部分网状层,可有水疱,去除疱皮后创面微湿,红白相间,痛觉较迟钝;④Ⅲ度烧伤:皮肤全层均受累,可深达肌肉、骨骼甚至内脏器官,创面蜡白或焦黄,硬如皮革,干燥,针刺和拔毛无痛觉,可见粗大栓塞的树枝状血管网。

二、名词解释

1. **门静脉高压性胃病**：在门静脉高压时，胃壁淤血、水肿，胃黏膜下层的动-静脉交通支广泛开放，胃黏膜微循环障碍，导致胃黏膜的防御屏障破坏，形成门静脉高压性胃病。

2. **Mirizzi 综合征**：见于胆囊管与肝总管伴行过长或胆囊管与肝总管汇合位置过低者，结石持续嵌顿于胆囊颈或较大的胆囊管结石压迫肝总管，引起肝总管狭窄或胆囊肝总管瘘，以及反复发作的胆囊炎、胆管炎及黄疸，称 Mirizzi 综合征。

3. **胆道蛔虫病**：蛔虫是人体内最常见的肠道寄生虫，在饥饿、胃酸降低或驱虫不当等诱因下，蛔虫可钻入胆道引起一系列临床症状，称为胆道蛔虫病。

4. **牵涉痛**：由于自主神经的定位不准确，某部位的病变引起另一部位的疼痛。如胆囊炎引起的右肩部疼痛等。

5. **肾周围脓肿**：肾皮质形成多发性小脓肿，称肾疖，小脓肿融合成大块化脓组织称为肾痈，病变可从肾皮质向外破溃，形成肾周围脓肿。

三、填空题

1. 高压蒸气法 煮沸法 药液浸泡法
2. 肌间沟径路穿刺法 锁骨上径路穿刺法 腋径路穿刺法
3. 8~12 小时 4 小时
4. 腹壁强度降低 腹内压增大

四、简答题

1. 简述影响创伤愈合的因素。

答 (1) 局部因素：①细菌感染；②损伤范围大、坏死组织多、局部血液循环障碍。
(2) 全身因素：①营养不良；②大量使用细胞增生抑制剂；③免疫功能低下；④全身性严重并发症。

2. 简述代谢酸中毒的病因和临床表现。

答 (1) 病因：①碱性物质丢失过多，如严重腹泻、肠瘘、胆道引流等；②酸性物质生成过多；③肾脏排酸保碱功能障碍，如肾衰竭、肾小管中毒等。
(2) 临床表现：轻度代谢性酸中毒可无明显症状。重症患者可有疲乏、眩晕、嗜睡、感觉迟钝或烦躁。呼吸深快（Kussmaul 呼吸），酮症酸中毒者呼出气带有酮味，患者面颊潮红，心率加快，血压常偏低。可出现腱反射减弱或消失、意识不清或昏迷。常伴有缺水症状。

3. 简述闭合性多根多处肋骨骨折的治疗。

答 有效镇痛和呼吸管理是主要治疗原则。咳嗽无力、呼吸道分泌物滞留的患者，应行纤维支气管镜吸痰，出现呼吸功能不全者，需行气管插管呼吸机正压通气，以"内固定"浮动胸壁。

五、病例分析题

1. 该患者可能是腹腔哪个脏器损伤？依据是什么？

答 最可能的诊断是肝破裂合并失血性休克。
依据：①有腹部外伤史，且位于右上腹。②患者表现为腹部剧痛。③血压下降，脉搏加快，为血容量低的表现；同时有右上腹明显压痛及肌紧张、反跳痛，出现腹膜刺激征，说明肝破裂较深，范围较大合并有肝内胆管损伤，有胆汁流入腹腔故有明显腹膜刺激征，同时血液流入腹腔也可有腹膜刺激征，患者腹部膨隆说明有腹腔积液。

2. 如果要确诊还要做什么检查？应采取什么措施？

答 确诊还需行腹腔穿刺，若抽出不凝血，提示有腹内脏器损伤。肝、脾的 CT、B 超检查会出现肝被膜连续性中断。处理：该患者已有休克，应在积极抗休克的同时行剖腹探查。

全真模拟试题（二）

一、选择题

【A型题】

1. 临床上,用煮沸法杀灭带有芽孢的细菌所需的时间为 （ ）
   A. 10 分钟　　　B. 20 分钟
   C. 60 分钟　　　D. 12 小时
   E. 24 小时

2. 下列关于局部麻醉药中毒原因的叙述,不正确的是 （ ）
   A. 体质虚弱
   B. 一次用量超过最大使用剂量
   C. 对局部麻醉药过敏
   D. 误将局部麻醉药注入血管内
   E. 注射部位血管丰富,或局部麻醉药中没有加入血管收缩药

3. 蛛网膜下腔阻滞麻醉后头痛,最可能的原因是 （ ）
   A. 低血压
   B. 恶心、呕吐
   C. 麻醉药不纯
   D. 脑脊液外漏至硬脊膜外隙
   E. 以上都不是

4. 心搏骤停后进行胸外按压时,肾上腺素的给药途径最好是 （ ）
   A. 心内注射　　　B. 静脉注射
   C. 气管内注射　　D. 动脉注射
   E. 鼻内滴入

5. 术前常规禁食、水的时间是 （ ）
   A. 禁食 4 小时,禁饮 2 小时
   B. 禁食 8 小时,禁饮 3 小时
   C. 禁食 12 小时,禁饮 4 小时
   D. 禁食 6 小时,禁饮 1 小时
   E. 禁食 3 日,禁饮 4 小时

6. 低钾血症区别于高钾血症的心电图表现为 （ ）
   A. T 波高尖　　　B. U 波
   C. QT 间期缩短　D. QRS 波增宽
   E. 以上均不是

7. 属于择期手术的是 （ ）
   A. 脾破裂　　　　B. 乳腺癌根治术
   C. 嵌顿疝　　　　D. 绞窄疝
   E. 胃溃疡胃大部分切除术

8. 肠内营养的并发症为 （ ）
   A. 空气栓塞　　　B. 血栓性静脉炎
   C. 代谢性并发症　D. 代谢性骨病
   E. 恶心、呕吐、腹胀

9. 下列关于低钾血症临床表现的叙述,不正确的是 （ ）
   A. 四肢肌肉软弱无力
   B. 腱反射减退或消失
   C. 腹胀、肠麻痹
   D. 心电图示 T 波高而尖
   E. 碱中毒、酸性尿

10. 细胞外液的主要阳离子是 （ ）
    A. K^+　　　　B. Na^+
    C. Ca^{2+}　　D. Fe^{2+}
    E. Mg^{2+}

11. 特异性感染中以局部或全身肌肉痉挛和抽搐为特征的是 （ ）
    A. 丹毒　　　　B. 放线菌
    C. 破伤风　　　D. 结核病
    E. 气性坏疽

12. 下列关于疖的叙述,不正确的是 （ ）
    A. 疖多发生于头面部
    B. 疖肿必要时可切开引流
    C. 常见致病菌为金黄色葡萄球菌
    D. 鼻唇部疖不能挤压
    E. 大量抗生素经静脉应用治疗疖肿

13. 气性坏疽最关键的治疗措施是（　　）
    A. 大剂量青霉素
    B. 高压氧疗法
    C. 输血、输液
    D. 紧急手术处理
    E. 补充足够的营养
14. 下列属于清洁伤口的是（　　）
    A. 腹股沟疝修补术切口
    B. 胸部被砍伤后 9 小时的伤口
    C. 头面部撞伤 14 小时的伤口
    D. 胃大部切除术的切口
    E. 脓肿切开引流的伤口
15. 下列关于破伤风的叙述，不正确的是（　　）
    A. 偶尔可发生于体内异物摘除术后
    B. 是一种毒血症
    C. 毒素刺激神经末梢，经神经传到中枢
    D. 伤口变窄、缺血、引流不畅时易发生
    E. 婴儿破伤风多由脐带消毒不严格所致
16. 最易发生急性肾衰竭的是（　　）
    A. 扭伤　　　B. 挫伤
    C. 挤压伤　　D. 冲击伤
    E. 创伤性窒息
17. 下列关于清创术的叙述，不正确的是（　　）
    A. 所有开放性伤，都必须力争在 6~8 小时内清创缝合
    B. 超过 12 小时的伤口，一律做感染伤口处理，不予缝合
    C. 沿原伤口切除创缘皮肤 1~2mm
    D. 创口内的碎骨片应该除净
    E. 清创时要注意保护神经干和大血管
18. 浅Ⅱ度烧伤，烧伤深度可达（　　）
    A. 表皮层　　　B. 真皮深层
    C. 真皮层　　　D. 皮肤全层
    E. 皮下组织
19. 下列关于电击伤现场急救的叙述，不正确的是（　　）
    A. 立即使患者脱离电源

    B. 如患者仍抓着电线，抢救者应将患者推开
    C. 如衣着在燃烧应该将其扑灭
    D. 如有心搏骤停应及时抢救
    E. 有合并伤者应一并处理
20. 休克患者的合理体位是（　　）
    A. 头及躯干抬高 20°~30°，下肢抬高 15°~20°
    B. 头低足高位
    C. 头高足低
    D. 头高足平位
    E. 头高足高位
21. 形成脑疝的根本条件是（　　）
    A. 颅内压增高
    B. 腰椎穿刺放液过快过多
    C. 过量快速输入盐水
    D. 高位保留灌肠
    E. 颅腔内各分腔压力失去均衡
22. 不宜急于手术治疗的甲状腺肿是（　　）
    A. 颈部压迫症状
    B. 继发甲状腺功能亢进症
    C. 结节型甲状腺肿
    D. 胸骨后甲状腺肿
    E. 可疑恶变
23. 甲状腺术后最危险的并发症是（　　）
    A. 喉返神经损伤
    B. 喉上神经损伤
    C. 术后呼吸困难和窒息
    D. 手足抽搐
    E. 甲状腺危象
24. 引起急性乳腺炎最常见的细菌是（　　）
    A. 大肠埃希菌　　B. 厌氧菌
    C. 溶血性链球菌　D. 金黄色葡萄球菌
    E. 肺炎链球菌
25. 乳头溢血，乳头附近扪及小肿块，最多见的是（　　）
    A. 乳腺癌　　　　B. 乳腺炎
    C. 乳腺增生病　　D. 乳管内乳头状瘤
    E. 乳房纤维腺瘤

26. 张力性气胸特有的体征是 (　　)
    A. 进行性呼吸困难
    B. 发绀
    C. 肺部叩诊呈高调鼓音
    D. 皮下或纵隔气肿
    E. 肝浊音界下移

27. 小儿用疝带治疗腹股沟斜疝的年龄应在 (　　)
    A. 6 月龄以内　　B. 12 月龄以内
    C. 18 月龄以内　　D. 2 岁以内
    E. 9 月龄以内

28. 继发性急性腹膜炎时患者为减轻腹痛常取 (　　)
    A. 平仰卧位　　B. 卧位不断翻身
    C. 蜷曲卧位　　D. 俯卧位
    E. 半卧位

29. 腹内实质脏器损伤患者腹腔穿刺抽出不凝固鲜血,主要是由于 (　　)
    A. 缺乏凝血因子Ⅴ及Ⅷ
    B. 大量血小板被破坏
    C. 肠管蠕动使血液在腹腔内不能凝固
    D. 腹膜的去纤维作用
    E. 与以上因素都无关

30. 实质性脏器损伤不会出现的临床表现是 (　　)
    A. 面色苍白　　B. 脉搏细弱
    C. 肝浊音界缩小　　D. 腹移动性浊音
    E. 腹肌紧张

31. 患者,女,65 岁。背部有一 4cm×3cm 大小肿块,质软,呈分叶状,边界不太清楚,活动度较小,无压痛,表面皮肤无红肿,未见静脉扩张。最可能的诊断是 (　　)
    A. 皮肤癌　　B. 平滑肌瘤
    C. 神经纤维瘤　　D. 皮脂腺囊肿
    E. 脂肪瘤

32. 患者,男,70 岁。粪便中带血 2 年,逐渐消瘦。查体:面色苍白,腹软,右侧腹部可触及一约 5cm×4cm 大小肿块,较硬,触之痛。最可能的诊断是 (　　)
    A. 右半结肠癌　　B. 克罗恩病
    C. 肠结核　　D. 阿米巴肠病
    E. 溃疡性结肠炎

33. 下列关于嵌顿性疝的叙述,不正确的是 (　　)
    A. 嵌顿性疝常发生于腹内压骤增时,通常都是斜疝
    B. 疝一旦嵌顿,自行回纳的机会较少
    C. 嵌顿性疝如不及时处理,将变为绞窄性疝
    D. 嵌顿性疝发生绞窄后,若疝块压力骤降,疼痛减轻,则说明疝内容物部分复位,病情好转
    E. 股疝容易嵌顿,嵌顿后也易绞窄

34. 青年妇女最常见的乳房肿块是 (　　)
    A. 急性乳腺炎
    B. 乳房纤维腺瘤
    C. 乳腺癌
    D. 乳管内乳头状瘤
    E. 乳腺结核

35. 预防急性乳腺炎的关键在于 (　　)
    A. 防止皮肤破损
    B. 保持皮肤清洁
    C. 避免乳汁淤积
    D. 经常提拉乳头
    E. 养成良好的哺乳习惯

36. 某些腹内脏器成为疝囊壁的一部分,这种疝称为 (　　)
    A. 股疝　　B. 切口疝
    C. 白线疝　　D. 滑动疝
    E. 脐疝

37. 患者,男,28 岁。汽车司机,因车祸腹部被汽车方向盘撞伤后腹痛 3 小时入院,伴有呕吐。查体:痛苦表情,血压 115/75mmHg,脉搏 98 次/分,腹平,腹肌紧张,全腹压痛及反跳痛明显。最可能的诊断是 (　　)
    A. 肝破裂
    B. 肠系膜大血管损伤
    C. 胰腺损伤
    D. 腹内空腔脏器损伤
    E. 腹膜后巨大血肿

38. 患者,男,19岁。从7米高处坠落后腹痛30分钟。查体:面色苍白,血压60/45mmHg,脉搏120次/分,全腹压痛及反跳痛。为明确有无内脏损伤,下列检查应最先进行的是（　　）
   A. 胸腹部X线检查
   B. 腹部B超
   C. 腹部CT
   D. 诊断性腹腔穿刺
   E. 血红蛋白及红细胞压积检查

39. 胃癌最主要的转移途径是（　　）
   A. 直接蔓延　　B. 淋巴转移
   C. 血行转移　　D. 腹腔内种植
   E. 医源性转移

40. 下列不符合胃十二指肠溃疡大出血诊断的是（　　）
   A. 有明显腹膜刺激征
   B. 主要症状是呕吐和排柏油样大便
   C. 出现失血性休克
   D. 血红蛋白明显下降
   E. 患者呈贫血面容,腹部无腹膜刺激征

41. 早期休克的主要体征是（　　）
   A. 昏迷　　　　B. 末梢发绀
   C. 心率增快　　D. 血压下降
   E. 脉压变大

42. 硬膜外麻醉最危险的并发症是（　　）
   A. 神经损伤
   B. 全脊椎麻醉
   C. 硬脊膜外血肿
   D. 血压下降,心率减慢
   E. 硬脊膜外隙感染

43. 甲状腺功能亢进症患者行手术治疗的指征,不包括（　　）
   A. 高功能腺瘤
   B. 结节性甲状腺肿并甲状腺功能亢进症
   C. 胸骨后甲状腺肿并甲状腺功能亢进症
   D. 青少年甲状腺功能亢进症
   E. ^{131}I治疗后复发的甲状腺功能亢进症

44. 下列关于十二指肠损伤的叙述,不正确的是（　　）
   A. 可以出现严重的腹膜后感染
   B. 可以出现腰前部疼痛并向右睾丸放射
   C. 早期X线平片右肾和腰大肌模糊
   D. 可见腹膜后气泡
   E. 骶前扪及捻发音可排除十二指肠损伤

45. 下列关于肝内胆管结石的叙述,不正确的是（　　）
   A. 属原发性胆管结石
   B. 右侧肝较左侧肝多见
   C. 常同时有肝外胆管结石
   D. 多为肝区和胸背部胀痛
   E. 单侧肝管阻塞可无黄疸

46. 下列不是诊断AOSC的重要临床依据的是（　　）
   A. 胆绞痛　　　B. 寒战、高热
   C. 剧烈呕吐　　D. 白细胞显著升高
   E. 皮肤出血点和皮下瘀斑

47. 下列关于急性动脉栓塞临床表现的叙述,不正确的是（　　）
   A. 疼痛,常伴有触痛
   B. 皮肤苍白、皮温下降
   C. 脉搏减弱或消失,甚至运动功能障碍
   D. 感觉异常、麻木
   E. 动脉栓塞的全身影响不严重

48. 高位肠梗阻呕吐的特点是（　　）
   A. 呕吐迟而少
   B. 呕吐物为粪样
   C. 呕吐出现早且频繁
   D. 呕吐呈溢出性
   E. 呕吐物呈棕褐色或血性

49. 下列关于机械性单纯性肠梗阻的叙述,不正确的是（　　）
   A. 阵发性腹部绞痛
   B. 腹胀显著,遍及全腹
   C. 腹部可无压痛或压痛甚轻
   D. 腹痛时肠鸣音亢进
   E. 全身情况变化较轻且慢

· 455 ·

50. 腹膜炎最主要的临床表现是（ ）
   A. 恶心、呕吐、腹痛
   B. 腹痛、腹泻、发热
   C. 腹痛、腹胀、呕吐
   D. 腹痛、压痛、反跳痛
   E. 腹痛、呕吐、发热

【B型题】

(51～52题共用备选答案)
   A. 术后即可进食
   B. 术后3～6小时进食
   C. 术后24小时进食
   D. 肠道功能恢复，肛门排气后
   E. 麻醉清醒，恶心、呕吐反应消失后
51. 胃肠道手术后进食的时间是（ ）
52. 局部麻醉下行乳房纤维瘤摘除术，术后进食的时间是（ ）

(53～56题共用备选答案)
   A. 面疖   B. 急性蜂窝织炎
   C. 浅部脓肿   D. 急性淋巴管炎
   E. 急性淋巴结炎
53. 挤压后引起颅内感染的是（ ）
54. 有一条或多条红线的是（ ）
55. 有明显波动感的是（ ）
56. 可引起喉头水肿，呼吸困难的是（ ）

(57～60题共用备选答案)
   A. 胃十二指肠溃疡出血
   B. 胃癌出血
   C. 食管静脉曲张破裂出血
   D. 应激性溃疡出血
   E. 胆道出血
57. 患者短期内出现消瘦、体重减轻、贫血。最可能的诊断是（ ）
58. 患者上腹隐痛2年，伴柏油样黑便1个月。最可能的诊断是（ ）
59. 大面积烧伤患者，入院5日后突致大呕血及黑便。最可能的诊断是（ ）
60. 患者间断呕血、黑便2周，发作时伴右上腹剧痛，巩膜轻度黄染。最可能的诊断是（ ）

二、名词解释
1. 上尿路感染
2. 5P征
3. Monteggia骨折
4. 侧方应力试验

三、填空题
1. 典型腹外疝由_____、_____、_____和_____四部分组成。
2. 肿瘤的临床表现主要取决于_____、_____、_____和_____。
3. 肿瘤的预防中，三早是指_____、_____和_____。

四、简答题
1. 外科常见的休克是哪两种？
2. 腹外疝根据临床表现可分哪4种类型？
3. 简述胃十二指肠溃疡穿孔的临床表现。

五、论述题
试述腹部损伤剖腹探查的指征。

【参考答案】

一、选择题

【A型题】
1. C   2. C   3. D   4. B   5. C
6. B   7. E   8. E   9. D   10. B
11. C   12. E   13. D   14. A   15. C
16. C   17. B   18. C   19. B   20. A
21. E   22. C   23. C   24. D   25. D
26. D   27. B   28. C   29. D   30. C
31. E   32. A   33. C   34. B   35. C

36. D	37. D	38. D	39. B	40. A
41. C	42. B	43. D	44. E	45. B
46. C	47. E	48. C	49. B	50. D

【B 型题】

| 51. D | 52. A | 53. A | 54. D | 55. C |
| 56. B | 57. B | 58. A | 59. D | 60. E |

1. C【解析】煮沸法灭菌适用于金属器械、玻璃制品及橡胶类物品,其要求为100℃、持续10~20分钟,但只能杀灭一般细菌,杀死带芽孢的细菌需60分钟。

2. C【解析】局部麻醉药中毒的原因:①一次用量超过患者的耐受量;②意外注入血管;③注药部位血供丰富,吸收快;④患者体质衰弱等导致耐受力降低。过敏反应是应用局部麻醉药后出现的变态反应。

3. D【解析】蛛网膜下腔阻滞麻醉术后头痛的原因:脑脊液漏出引起的颅内压降低和颅内血管扩张而引起血管性头痛。

4. B【解析】肾上腺素是心肺复苏中的首选药物,可提高冠状动脉和脑的灌注压及血流量,利于恢复自主心律,同时可增强心肌收缩力。推荐静脉注射给药,每3~5分钟可重复给药一次。

5. C【解析】术前胃肠道准备:术前8~12小时开始禁食,术前4小时开始禁饮,以防因麻醉或术中的呕吐而引起窒息或吸入性肺炎。

6. B【解析】①低钾血症的心电图改变:早期出现ST段压低,T波降低、增宽或倒置,随后出现QT间期延长、U波,重者出现P波幅度增高、QRS波增宽或室性心动过速、心室颤动等;②高钾血症的心电图改变为:早期表现为T波高尖,QT间期缩短,QRS波增宽伴幅度下降,P波幅度下降并逐渐消失。

7. E【解析】①择期手术:可在充分的术前准备后再选择合适时机进行的手术,如胆囊结石胆囊切除术、甲状腺腺瘤切除术及腹股沟疝修补术;②限期手术:手术时间可选择,但不宜延迟过久,应尽可能在短的时间内做好术前准备,如各种恶性肿瘤的根治术;③急症手术:病情急,需进行紧急手术以抢救生命,如外伤性肠破裂。

8. E【解析】恶心、呕吐、腹泻、腹胀、肠痉挛等是肠内营养的常见消化道症状,其余选项均为肠外营养的常见并发症。

9. D【解析】低钾血症最早的临床表现为乏力,先为肢体软弱无力,后可累及躯干和呼吸肌。可有肠麻痹症状,如厌食、恶心、呕吐、腹胀等。心脏受累时典型的心电图改变为早期出现ST段压低,T波降低、增宽或倒置,随后出现QT间期延长和U波,严重者出现P波幅度增高、QRS增宽、室上性或室性心动过速、心房颤动。T波高尖为高钾血症的心电图表现。

10. B【解析】细胞外液中最主要的阳离子是Na^+,其次为K^+、Ca^{2+}、Mg^{2+}等。细胞内液中主要的阳离子是K^+,其次为Na^+、Ca^{2+}、Mg^{2+}等。

13. D【解析】气性坏疽一经诊断,应紧急行清创术,彻底清除变色、不收缩、不出血的肌肉;若感染局限于筋膜腔,则需切除该筋膜腔的肌群;若累及整个肢体,则应进行截肢以挽救生命。

14. A【解析】清洁切口是指缝合的无菌切口,如甲状腺大部分切除术、腹股沟疝修补术等。

15. C【解析】破伤风梭菌的主要致病物质为痉挛毒素,痉挛毒素吸收至脊髓、脑干等处,与联络神经细胞的突触相结合,抑制突触释放抑制性传递介质。运动神经元因失去中枢抑制而兴奋性增强,导致随意肌紧张与痉挛。

16. C【解析】挤压伤引起急性肾衰竭的机制:①挤压伤的关键是肌肉组织大量坏死,持续挤压造成肌肉组织缺血、缺氧,肌肉损伤,毛细血管通透性增加,外界压力解除后，局部组织间液出血、渗出，肌群肿胀，压力增高，升高的压力又会加重肌肉组织坏死；②大量渗出造成有效血容量减少；③肌肉坏死时可产生大量肌红蛋白，出现肌红蛋白尿，损伤肾功能。

19. B【解析】电击伤现场急救：立即使患者脱离电源，用干木棒、干竹竿等不导电的物体将电源拨开，或立即关闭电闸等。若患者呼吸、心跳已停止，应立即行心肺复苏术。

39. B【解析】胃癌的转移途径有直接浸润、淋巴转移、血行转移和腹膜种植转移，其中淋巴转移是最主要的转移途径。

48. C【解析】高位肠梗阻呕吐出现早且频繁，呕吐物主要为胃及十二指肠内容物。低位肠梗阻呕吐出现晚，初为胃内容物，后期为腐败呈粪样的肠内容物。

二、名词解释

1. 上尿路感染：尿路感染中，肾盂肾炎、输尿管炎为上尿路感染。
2. 5P征：急性动脉栓塞的临床表现主要为5P征，即疼痛（pain）、无脉（pulselessness）、苍白（pallor）、感觉异常（paresthesia）、麻痹（paralysis）。
3. Monteggia骨折：尺骨上1/3骨干骨折合并桡骨头脱位，又称孟氏骨折。
4. 侧方应力试验：在膝关节完全伸直位与屈曲30°位置下做被动膝内翻与膝外翻动作，并与对侧比较，若疼痛或发现内翻、外翻角度超出正常范围且有弹跳感时，提示有侧副韧带扭伤或断裂。

三、填空题

1. 疝环　疝囊　疝内容物　疝外被盖
2. 肿瘤性质　发生组织　所在部位　发展程度
3. 早期发现　早期诊断　早期治疗

四、简答题

1. 外科常见的休克是哪两种？

答　外科休克有心源性休克、低血容量性休克、感染性休克、神经源性休克和过敏性休克5种。最常见的休克为低血容量性休克和感染性休克，失血性休克和创伤性休克均属于低血容量性休克。

2. 腹外疝根据临床表现可分哪4种类型？

答　①易复性疝：疝内容物容易回纳到腹腔内。②难复性疝：疝内容物反复突出，致疝囊颈受摩擦而损伤，并发生粘连，导致疝内容物不能回纳或完全回纳入腹腔。③嵌顿性疝：当腹内压力突然增高时，有较多的疝内容物通过疝囊颈进入疝囊。此时，疝环和疝囊颈因肌肉收缩而紧缩，疝内容物被卡住而不能纳入腹腔。④绞窄性疝：嵌顿疝的内容物发生血行障碍称绞窄性疝。

3. 简述胃十二指肠溃疡穿孔的临床表现。

答　①患者多有溃疡病病史；②突发上腹部刀割样剧痛，迅速波及全腹，查体全腹压痛、腹肌紧张呈板状，反跳痛明显；③面色苍白、出冷汗，常伴恶心、呕吐；④肠鸣音减弱或消失，肝浊音界缩小或消失；⑤立位X线检查可见膈下游离气体。

五、论述题

试述腹部损伤剖腹探查的指征。

答　腹部损伤出现下述情况时，应及时剖腹探查。①腹痛和腹膜刺激征进行性加重或范围扩大；②肠鸣音减弱、消失或出现明显腹胀；③全身情况明显恶化，出现口渴、烦躁或体温上升；④膈下有游离气体；⑤红细胞计数进行性下降；⑥积极抗休克后病情无好转或进行性恶化；⑦消化道出血；⑧腹腔穿刺抽出气体、胆汁、胃肠内容物、不凝血等；⑨直肠指检触痛明显。

往年部分高校硕士研究生入学考试试题选登

硕士研究生入学考试外科学试题(一)

一、选择题

【A型题】

1. 下列关于骨折愈合的叙述,骨折处表现为肉芽组织和排列紊乱的骨小梁的是 （ ）
   A. 骨痂形成　　B. 骨性骨痂形成
   C. 骨不愈合　　D. 骨痂重塑完成

2. 在肾移植排斥反应中,最典型的Ⅱ型超敏反应是 （ ）
   A. 超急性排斥反应
   D. 急性细胞型排斥反应
   C. 急性血管型排斥反应
   D. 慢性排斥反应

3. 肝细胞性肝癌最常见的转移部位为 （ ）
   A. 肝　　B. 肺
   C. 骨　　D. 肝门区淋巴结

4. 患者,女,35岁。发热伴尿频、尿急、尿痛2日来急诊,测体温最高38.8℃,既往体健。实验室检查:血WBC 14.5×10^9/L;尿蛋白(+);尿沉渣镜检:RBC 20~30/HP,WBC满视野/HP。该患者最可能的诊断是 （ ）
   A. 急性膀胱炎
   B. 急性肾盂肾炎
   C. 慢性肾盂肾炎急性发作
   D. 尿道综合征

5. 患者,女,47岁。因胆管结石行ERCP检查,4小时后剑突下偏左出现持续性疼痛并呕吐。查体:T 37.8℃,剑突下偏左轻压痛,无反跳痛和肌紧张。最可能的诊断是 （ ）
   A. 胃炎　　B. 胰腺炎
   C. 胆囊炎　　D. 胆管炎

6. 患者,女,38岁。因双乳胀痛伴肿块数年就诊。查体:双乳可扪及多个大小不等的结节,质韧,同侧腋窝淋巴结无明显肿大,挤压乳头时有乳白色液体溢出,细胞学检查未发现异常细胞。最可能的诊断是 （ ）
   A. 乳腺癌
   B. 乳腺囊性增生病
   C. 乳管内乳头状瘤
   D. 乳腺结核

7. 大肠癌的好发部位是 （ ）
   A. 横结肠
   B. 升结肠及结肠肝曲
   C. 降结肠及乙状结肠
   D. 直肠及乙状结肠

8. 革兰氏阴性杆菌败血症的临床特点是 （ ）
   A. 易并发心肌炎
   B. 感染性休克发生早、持续时间长
   C. 热型为稽留热或弛张热
   D. 常见可转移性脓肿

9. 下列属于清洁伤口的是 （ ）
   A. 甲状腺手术切口
   B. 胸部刀割伤后4小时清创伤口
   C. 头面部撞伤14小时的伤口
   D. 胃大部切除术的切口

10. 患者,男,45岁。横结肠癌约4cm×4cm大小,已累及浆膜层,CT检查示左肝外叶亦有3cm大小转移灶,胰腺正常。该患者的治疗应首选 （ ）
    A. 仅行全身化学治疗
    B. 根治性结肠切除术

C. 结肠造瘘术
D. 根治性结肠切除+左肝外叶切除术

11. 腹部外伤中最容易受损的器官是（　）
   A. 肝　　　　　　B. 十二指肠
   C. 肾　　　　　　D. 脾

12. 并发大出血的胃十二指肠溃疡所在部位一般多见于　　　　　　　（　）
   A. 幽门或十二指肠球前壁
   B. 胃小弯或十二指肠球后壁
   C. 胃大弯或十二指肠外侧壁
   D. 胃底部或十二指肠球后部

13. 恶性程度较高的胃癌可以跳跃式淋巴结转移，其中最常见的转移是（　）
   A. 脾门淋巴结
   B. 肝总动脉淋巴结
   C. 腹腔淋巴结
   D. 锁骨上淋巴结

14. 胃大部切除术后，碱性反流性胃炎通常发生的时间是　　　　　（　）
   A. 6个月内　　　B. 1~2年
   C. 3~4年　　　　D. 5年以上

15. 患儿，男，2岁。其母在牵拉患儿双手做游戏时，患儿突然大哭，诉上肢疼痛，其左上肢屈曲，不肯用该手取物。最可能的诊断是　　　　　　　（　）
   A. 肩关节脱位
   B. 肘关节脱位
   C. 桡骨小头半脱位
   D. 腕关节脱位

16. 某篮球运动员，在起跳抢球时与对方球员相撞，即感左髂部疼痛，下肢活动受限。X线示右髂前上棘撕脱骨折。其骨折成因为　　　　　　　（　）
   A. 直接暴力所致　B. 间接暴力所致
   C. 疲劳性骨折　　D. 病理性骨折

17. 钩椎关节（Luschka关节）所在部位是
   　　　　　　　　　　　　　　　（　）
   A. 颈椎　　　　　B. 胸椎
   C. 腰椎　　　　　D. 骶、尾椎

18. 下列关于术后患者的饮食处理的叙述，不正确的是　　　　　　　（　）
   A. 非腹部局部麻醉下的手术，术后即可进食

B. 非腹部腰麻或硬膜外麻醉下的手术，一般术后2~3日即可进食
C. 非腹部全身麻醉下的手术，患者清醒，无呕吐时可进食
D. 择期胃肠道手术，肠蠕动恢复后，可开始饮水，进少量流食

19. 患者，男，40岁。8小时前开始上腹剧烈疼痛。查体：上腹部有压痛。此时对确诊价值不大的检查是　　（　）
   A. 血淀粉酶　　　B. 尿淀粉酶
   C. 心电图　　　　D. 腹部X线平片

20. 腰麻的绝对禁忌证是　　　　　（　）
   A. 休克
   B. 肾脏疾病
   C. 慢性肝炎
   D. 有普鲁卡因过敏史

【B型题】

（21~22题共用备选答案）
   A. 质硬粗糙、不规则、常呈桑葚样，棕褐色
   B. 易碎粗糙、不规则，呈灰白色、黄色或棕色
   C. X线不被显示
   D. 光滑、淡黄至黄棕色、蜡样外观

21. 泌尿系草酸钙结石的特点是　　（　）
22. 泌尿系胱氨酸结石的特点是　　（　）

（23~24题共用备选答案）
   A. 瘘管切开　　　B. 挂线疗法
   C. 肛瘘切除　　　D. 切开联合挂线

23. 高位单纯性肛瘘的治疗方法是（　）
24. 低位单纯性肛瘘的治疗方法是（　）

（25~26题共用备选答案）
   A. 桡神经深支
   B. 桡神经浅支
   C. 尺神经
   D. 正中神经

25. 肘管综合征损伤的神经是　　　（　）
26. 腕管综合征损伤的神经是　　　（　）

（27~28题共用备选答案）
   A. 初始血尿　　　B. 终末血尿

C. 全程血尿　　D. 无血尿
27. 膀胱癌多出现　　　　　　（　）
28. 急性膀胱炎时常见　　　　（　）
（29~30题共用备选答案）
A. 开放性气胸　　B. 闭合性气胸
C. 进行性血气胸　D. 张力性气胸
29. 上述疾病中，急需手术探查的是（　）
30. 上述疾病中，可引起纵隔扑动的是
（　）

二、名词解释
1. 黏附分子
2. 低张性缺氧
3. 围手术期
4. 休克
5. 伪膜性肠炎

三、简答题
1. 简述阴离子间隙在酸碱平衡中的作用。
2. 简述细胞因子的种类及其作用。
3. 简述 ARDS 的发病机制。
4. 简述何为免疫耐受。
5. 简述创伤修复的病理生理变化。

四、论述题
1. 试述 SIRS 的病理生理变化。
2. 肠内营养的适应证和肠外营养的优点是什么？
3. 如何选择重症急性胰腺炎手术指征和时机？
4. 试述膀胱癌外科治疗的方法与选择。
5. 试述肺结核外科治疗的方法及其适应证。

硕士研究生入学考试外科学试题（二）

一、选择题

【A 型题】

1. 下列情况中，腹膜刺激征最轻的是（　）
A. 消化道穿孔　　B. 脾破裂
C. 急性胆囊炎　　D. 重症急性胰腺炎
2. T 型管拔出后患者出现持续性右上腹痛伴肌紧张，最可能的原因是（　）
A. 胆道痉挛　　B. 胆汁性腹膜炎
C. 急性胆管炎　D. 急性胰腺炎
3. 对胆囊结石患者，目前最好的治疗方法是（　）
A. 胆囊切开取石　B. 药物溶石
C. 胆囊切除术　　D. 体外碎石
4. 患者，男，50岁。昨日在全身麻醉下行右半结肠切除术，全天胃肠减压量 800ml，尿量 2000ml，今晨电解质正常。今日输液的最佳方案应是（　）
A. 5% 葡萄糖盐水 1500ml + 10% 葡萄糖 2500ml
B. 5% 葡萄糖盐水 2000ml + 10% 葡萄糖 2800ml
C. 5% 葡萄糖盐水 1000ml + 10% 葡萄糖 2500ml
D. 5% 葡萄糖盐水 1500ml + 10% 葡萄糖 1000ml
5. 患者，男，50岁。2个月前饮酒后剧烈腹痛，住院30日后好转。近日上腹稍左发现一包块，有轻度压痛。此患者应高度怀疑为（　）
A. 胰腺假性囊肿　B. 脾脏肿瘤
C. 胰腺炎性包块　D. 胰腺恶性肿瘤
6. 直肠癌根治术后第1日，患者突然寒战、高热，体温达 39℃。最可能的原因是（　）
A. 伤口感染　　B. 肺炎
C. 腹腔感染　　D. 输液反应
7. 下列肠梗阻表现中，提示发生肠绞窄可能性较小的是（　）
A. 发病急、疼痛重而持续
B. 腹膜刺激征明显，有休克表现

C. 呕吐物为血性液体
D. 有多次腹部手术史,反复发作腹痛

8. 患者,男,75岁。肠梗阻5日急行手术探查,术中发现结肠脾曲癌致结肠梗阻,无转移征象,横结肠扩张、水肿。恰当的手术方式是 ( )
   A. 横结肠造口术,二期左半结肠切除
   B. 左半结肠切除,横结肠乙状结肠吻合术
   C. 肿瘤切除,横结肠造口术
   D. 横结肠、乙状结肠侧吻合术

9. 下列关于股骨颈骨折的叙述,错误的是 ( )
   A. 老年股骨颈骨折不易发生缺血坏死
   B. 头下型骨折易出现缺血坏死
   C. 基底型骨折不易出现缺血坏死
   D. 缺血坏死可发生在骨折数年后

10. 急性血源性骨髓炎最多见的部位是 ( )
    A. 股骨下段   B. 掌骨
    C. 髂骨   D. 胫骨下段

11. 下列关于骨巨细胞瘤的叙述,不正确的是 ( )
    A. 好发于20~40岁
    B. 局部肿胀有包块
    C. 好发于膝关节上、下骨端
    D. 多为恶性

12. 与大肠癌发生密切相关的息肉是 ( )
    A. 炎性息肉   B. 增生性息肉
    C. 幼年性息肉   D. 腺瘤性息肉

13. 最常见的膀胱恶性肿瘤是 ( )
    A. 鳞状细胞癌   B. 腺癌
    C. 移行细胞癌   D. 腺鳞癌

14. 肠结核的溃疡特征是 ( )
    A. 裂隙状   B. 环形腰带状
    C. 火山口状   D. 烧瓶状

15. 患者出现剧烈阵发性腹痛,约数分钟一次,无排气。查体:腹部膨隆,压痛(+),可见肠型及蠕动波,肠鸣音亢进呈金属音调。最可能的诊断是 ( )
    A. 血管性肠梗阻
    B. 麻痹性肠梗阻
    C. 痉挛性肠梗阻
    D. 机械性肠梗阻

16. 患者,女,32岁。反复发作腹泻3年,伴便前腹痛,便后缓解,体重无变化。近3个月来由于变换工作不顺利等原因,上述症状加重,每日大便5~6次,有黏液,无脓血,使用抗生素治疗效果欠佳。最可能的诊断是 ( )
    A. 肠易激综合征
    B. 感染性腹泻
    C. 炎症性肠病
    D. 抗生素相关性腹泻

17. 下列关于腹膜粘连的叙述,错误的是 ( )
    A. 多为腹腔手术或炎症的后果
    B. 粘连可引起肠梗阻
    C. 粘连越广,肠梗阻越重
    D. 目前尚无有效的预防粘连的方法

18. 下列选项中,最能提示化脓性腹膜炎病情加重的临床指标是 ( )
    A. 腹式呼吸消失
    B. 腹肌紧张加重
    C. 腹痛加重
    D. 腹胀加重

19. 下列治疗休克的措施中,最重要的是 ( )
    A. 应用血管活性药
    B. 补充血容量
    C. 纠正酸碱平衡失调
    D. 保持合适的体位并吸氧

20. 患者,男,75岁。胆总管结石行ERCP和EST取石术后3小时,出现上腹痛并恶心、呕吐,剑突下压痛。最可能的诊断是 ( )
    A. 急性胰腺炎   B. 急性胆囊炎
    C. 急性胆管炎   D. 急性乳头炎

【B/型/题】

(21~22题共用备选答案)
A. 急性胆囊炎   B. 肝内胆管结石

C. 胆囊癌　　D. 肝脓肿
21. 上述疾病中,一般无发热症状的是
（　　）
22. 上述疾病中,一般转氨酶不升高的是
（　　）
（23～24 题共用备选答案）
　A. 颈椎 X 线平片
　B. 肌电图
　C. 痛温觉与触觉分离
　D. MRI
23. 有助于鉴别脊髓型颈椎病与脊髓空洞症的检查方法是　　　　　　　　（　　）
24. 有助于鉴别脊髓型颈椎病与髓内肿瘤的检查方法是　　　　　　　　（　　）
（25～26 题共用备选答案）
　A. 腹股沟斜疝　　B. 腹股沟直疝
　C. 股疝　　D. 切口疝
25. 发生率最高的疝是（　　）
26. 最容易发生嵌顿的疝是（　　）
（27～28 题共用备选答案）
　A. 柳氮磺吡啶　　B. 美沙拉嗪
　C. 布地奈德　　D. 硫唑嘌呤
27. 治疗轻、中型溃疡性结肠炎的首选药物是（　　）
28. 治疗轻、中型克罗恩病（病变累及回肠和结肠）的首选药物是（　　）
（29～30 题共用备选答案）
　A. 四肢硬瘫

B. 四肢软瘫
C. 上肢软瘫,下肢硬瘫
D. 上肢完好,下肢软瘫
29. 脊柱胸段水平损伤可引起（　　）
30. 脊柱腰段水平损伤可引起（　　）

二、名词解释
1. 应激
2. 休克
3. 围手术期
4. 成分输血
5. 全营养混合液

三、简答题
1. 代谢性酸中毒对机体有哪些影响？
2. 外科感染的特点是什么？
3. 影响创伤修复的因素有哪些？
4. 引起休克的病因有哪些？
5. 黏附分子有哪几类？

四、论述题
1. 创伤的病理变化有哪些？
2. 试述感染性休克的治疗。
3. 试述急性呼吸窘迫综合征的发病机制。
4. 试述低钾血症的临床表现。
5. 参与天然免疫的效应细胞作用是什么？

硕士研究生入学考试外科学试题（三）

一、选择题

【A 型题】

1. 患者,男,25 岁。消防队员,体重 65kg。在救火中不幸烧伤了面部、双上肢、躯干前方和会阴部。对该患者第 1 个 24 小时应补充的液体总量约是（　　）
　A. 3500ml　　B. 4600ml
　C. 5000ml　　D. 5500ml
2. 下列选项中,不属于乳腺癌手术后辅助化疗指征的是（　　）
　A. 雌、孕激素受体阴性
　B. 腋淋巴结转移阳性

C. 导管内癌
D. 脉管癌栓
3. 下列关于胃、十二指肠溃疡手术治疗的叙述,正确的是（　　）
　A. 胃Ⅱ、Ⅲ型溃疡行胃大部切除的范围应不少于胃的 60%
　B. 胃肠吻合口以 5～6cm 为宜
　C. 毕Ⅱ式胃大部切除术后溃疡复发率较高
　D. 选择性迷走神经切断术不需加做胃引流手术
4. 胃癌晚期血行转移最多见的部位是（　　）
　A. 胃　　B. 胰
　C. 肺　　D. 肝

5. 患者,男,33岁。因急性穿孔性阑尾炎伴局限性腹膜炎,行阑尾切除术后5日,体温38℃以上,白细胞计数18×10⁹/L,腹痛、腹胀,大便3~5次/日,伴下坠感。应考虑是 ( )
   A. 盆腔脓肿
   B. 并发肠炎或细菌性痢疾
   C. 并发膈下脓肿
   D. 切口感染

6. 患者,女,28岁。宫内孕27周,右侧腹痛30小时,伴发热38℃,恶心,未吐。查体:宫底脐上2指,右侧腹部压痛(+),无包块,白细胞计数10.8×10⁹/L,诊为急性阑尾炎。下列处理中,不恰当的是 ( )
   A. 使用广谱抗生素
   B. 剖宫产加阑尾切除术
   C. 使用黄体酮
   D. 阑尾切除术

7. 下列关于结肠癌患者术前准备的叙述,不正确的是 ( )
   A. 术前2日进流食
   B. 口服肠道抗生素和泻剂
   C. 抗肿瘤药物灌肠
   D. 术前12~24小时行肠道灌洗

8. 胫骨下1/3处骨折,愈合较慢的原因是 ( )
   A. 附近的主要血管损伤
   B. 附近的周围神经损伤
   C. 远侧骨折段完全丧失血液供应
   D. 远侧骨折段血液供应减弱

9. 不属化脓性关节炎特点的是 ( )
   A. 发热
   B. 好发于上肢各关节
   C. 周围血白细胞数增高
   D. 红细胞沉降率快

10. 患者,女,45岁。经常头晕、头痛,有时突然晕倒,随后很快清醒,偶有视物不清。查体:压头试验阳性,颈椎侧弯或后伸可加重头晕,双下肢腱反射亢进,脊髓造影有部分梗阻。最可能的诊断是 ( )
    A. 椎动脉型颈椎病
    B. 体位性眩晕
    C. 神经根型颈椎病
    D. 美尼尔征

11. 恶性程度最高的甲状腺肿瘤是 ( )
    A. 滤泡癌   B. 乳头状癌
    C. 未分化癌 D. 髓样癌

12. 患者,男,45岁。4小时前感上腹部胀痛伴恶心,呕吐一次,为胃内容物,1小时来右侧腹痛,有便意但未能排便,疑似急性阑尾炎。下列体征中,对确诊最有价值的是 ( )
    A. 体温37.8℃   B. McBurney点压痛
    C. 腰大肌征阳性 D. Rovsing征阳性

13. 深度达皮下组织的烧伤是 ( )
    A. Ⅰ度烧伤   B. 浅Ⅱ度烧伤
    C. 深Ⅱ度烧伤 D. Ⅲ度烧伤

14. 下列选项中,不属于无张力疝成形术优点的是 ( )
    A. 适用于某些有腹压增高的患者
    B. 术后下地早,恢复快
    C. 复发率低
    D. 较常规手术不易感染

15. 顽固的胃溃疡首选的手术方式是 ( )
    A. 胃大部切除术
    B. 迷走神经干切断术
    C. 选择性迷走神经切断术
    D. 高选择性迷走神经切断术

16. 下列关于肠扭转的叙述,不正确的是 ( )
    A. 以逆时针扭转者多见
    B. 突然改变体位可诱发
    C. 肠内容物骤增时易发生
    D. 常存在肠管及其系膜解剖异常因素

17. 患者,男,35岁。6日前因溃疡病出血行毕Ⅱ式胃大部切除术,2日来上腹胀满,进食后半小时尤甚,常恶心、呕吐,吐出胆汁样液体,量较多,不含食物,呕吐后症状缓解。查体:轻度脱水,上腹略饱满,轻度压痛。最可能的诊断是 ( )
    A. 吻合口梗阻

· 464 ·

B. 输入襻梗阻
C. 输出襻梗阻
D. 倾倒综合征

18. 患者,男,32岁。1周来发热伴会阴部疼痛,逐渐加重,大便有里急后重感,且排尿困难,直肠指检因疼痛不合作未能进行。血白细胞 $17.5 \times 10^9/L$。最可能的诊断是 (　　)
A. 急性膀胱炎　　B. 肛周脓肿
C. 血栓性外痔　　D. 坐骨直肠窝脓肿

19. 患者,女,34岁。阵发性腹痛伴呕吐3日,腹胀并停止排气排便2日,1日来腹痛加剧,疼痛变为持续性,2年前因阑尾穿孔行阑尾切除术。查体:右侧腹部稍膨隆,右下腹有明显压痛,轻度肌紧张,肠鸣音减弱,偶闻气过水声。最可能的诊断是 (　　)
A. 内疝致绞窄性肠梗阻
B. 粘连性不全性肠梗阻
C. 麻痹性肠梗阻
D. 阑尾残株炎

20. 下列关于骨巨细胞瘤的叙述,不正确的是 (　　)
A. 20~40岁年龄段好发
B. 多见于长骨干骺端
C. 偏心、溶骨、膨胀性生长
D. 单纯手术刮除易复发

【B型题】

(21~22题共用备选答案)
A. 无症状性溃疡　B. 幽门管溃疡
C. 复合溃疡　　　D. 球后溃疡

21. 夜间痛多见且易并发出血的溃疡是 (　　)

22. 用 H_2 受体阻断药维持治疗过程中,复发的溃疡半数以上是 (　　)

(23~24题共用备选答案)
A. 初始血尿　　B. 终末血尿
C. 全程血尿　　D. 无血尿

23. 膀胱癌多出现 (　　)
24. 急性膀胱炎时常见 (　　)

(25~26题共用备选答案)
A. 腹股沟斜疝　　B. 腹股沟直疝
C. 股疝　　　　　D. 切口疝

25. 发生率最高的疝是 (　　)
26. 最容易发生嵌顿的疝是 (　　)

(27~28题共用备选答案)
A. 柳氮磺吡啶　　B. 美沙拉嗪
C. 布地奈德　　　D. 硫唑嘌呤

27. 治疗轻、中型溃疡性结肠炎的首选药物是 (　　)
28. 治疗轻、中型克罗恩病(病变累及回肠和结肠)的首选药物是 (　　)

(29~30题共用备选答案)
A. 胸壁反常呼吸
B. 呼吸时纵隔扑动
C. 气促、胸闷、咯血
D. 极度呼吸困难、发绀

29. 张力性气胸的表现是 (　　)
30. 多发肋骨骨折的表现是 (　　)

二、名词解释

1. 呼吸性酸中毒
2. 局部麻醉(部位麻醉、区域麻醉)
3. 感染
4. 纵隔扑动
5. 腹式呼吸

三、简答题

1. 简述灭菌方法、要求及适用范围。
2. 简述呼吸障碍的术前准备。
3. 简述低钾血症的病因及补钾原则。
4. 简述代谢性酸中毒的病因及处理。
5. 简述 SIRS 的病理生理。

四、论述题

1. 试述临床排斥反应及诊断。
2. 试述肿瘤外科治疗方法及手术目的。
3. 试述微创外科技术,举例说明在外科疾病中的应用。
4. 试述基因表达的调控技术。
5. 试述 shock 的分期及各期临床表现。

硕士研究生入学考试外科学试题(四)

一、选择题

【A/型/题】

1. 患者,女,72岁。股骨颈头下骨折,有移位1日。其最佳治疗方法是 ( )
   A. 胫骨结节骨牵引
   B. 闭合复位,穿丁字鞋,卧床休息
   C. 闭合复位,空心螺钉固定
   D. 全髋人工关节置换术

2. 下列骨折临床愈合标准中,错误的是 ( )
   A. 局部无压痛及纵向叩击痛
   B. 局部无异常活动
   C. X线片显示骨折断端塑型良好
   D. X线片显示有连续骨痂通过骨折线

3. 患者,男,35岁。患肠易激综合征5年,近1个月来排便困难,粪便干结,伴失眠、焦虑。下列不宜选用的治疗药物是 ( )
   A. 甲基纤维素   B. 聚乙二醇
   C. 洛哌丁胺   D. 阿米替林

4. 患者,男,30岁。腹痛、腹泻、间断低热3年。结肠镜见回肠末段病变呈跳跃性,见纵行溃疡,溃疡周围黏膜呈鹅卵石样。最可能的诊断是 ( )
   A. 溃疡性结肠炎   B. 溃疡型肠结核
   C. 肠伤寒   D. 克罗恩病

5. 下列选项中,对休克的微循环变化和内脏继发性损害较严重的是 ( )
   A. 心源性休克   B. 低血容量性休克
   C. 感染性休克   D. 过敏性休克

6. 下列关于直肠癌的叙述,不正确的是 ( )
   A. 直肠癌的发病率在大肠癌中仅次于乙状结肠癌
   B. 低位直肠癌约占直肠癌的2/3~3/4
   C. 绝大多数癌行直肠指检可触及
   D. 溃疡型癌占直肠癌全部类型的1/2以上

7. 患儿,男,10岁。腹痛1日,伴恶心、呕吐、稀便2次。查体:T 38℃,右下腹肌紧张,有明显压痛。血白细胞15×10^9/L。最恰当的治疗方法是 ( )
   A. 给予镇静剂
   B. 给予解痉剂,服用肠道抗生素
   C. 输入广谱抗生素观察
   D. 急症手术

8. 腹腔镜胆囊切除时,对保证手术安全、成功和预防并发症发生最具重要意义的操作是 ( )
   A. 保持腹内气压的恒定
   B. 腹壁四个戳孔位置的正确
   C. 确认胆囊和胆管的位置
   D. 确认和分离胆囊管和胆囊动脉

9. 先天性胆总管囊肿最恰当的治疗方法是 ( )
   A. 消炎利胆,保守治疗
   B. 囊肿完全切除、空肠胆管R-Y吻合术
   C. 囊肿空肠吻合术
   D. 囊肿十二指肠吻合术

10. 下列疾病中,可不出现梗阻性黄疸的是 ( )
    A. 肝内胆管结石
    B. 肝门部胆管癌
    C. 胰头癌
    D. 壶腹部肿瘤

11. 小肝癌的概念是癌肿直径不超过 ( )
    A. 1cm   B. 3cm
    C. 6cm   D. 9cm

12. 患者,女,42岁,售货员,右下肢静脉迂曲、扩张8年,长时间站立有小腿酸胀,可凹性水肿,近年来常有小腿皮肤瘙痒,色素沉着。查体:Trendelenburg试验(+)、Perthes试验(-)。初步诊断是 ( )
    A. 原发性下肢静脉曲张
    B. 原发性下肢深静脉瓣膜功能不全
    C. 下肢栓塞性浅静脉炎
    D. 周围型下肢深静脉血栓形成

13. 手术区域剃毛最佳的时机是 （　　）
   A. 手术前3日进行
   B. 手术前2日进行
   C. 手术前1日进行
   D. 手术开始前进行
14. 目前诊断肾癌最可靠的影像学方法是
   （　　）
   A. B超　　　　　B. KUB和IVU
   C. 肾动脉造影　　D. CT
15. 臂丛的组成是 （　　）
   A. $C_{5～8}$、T_1的前支
   B. $C_{5～8}$、T_1的后支
   C. $C_{5～8}$、T_1的前支和后支
   D. $C_{5～7}$、T_1的后支
16. 下列选项中,提示骨肿瘤为恶性的X线表现是 （　　）
   A. 界限清楚
   B. 三角形骨膜反应
   C. 骨皮质膨胀变薄
   D. 病灶周围硬化反应骨
17. 患者,男,22岁。车祸致骨盆骨折。不会发生的并发损伤是 （　　）
   A. 直肠损伤　　　B. 膀胱损伤
   C. 脊髓损伤　　　D. 坐骨神经损伤
18. 下列关于急性骨髓炎临床表现的叙述,不正确的是 （　　）
   A. 高热
   B. 无明显压痛区
   C. 干骺端疼痛剧烈
   D. 白细胞计数和中性粒细胞比例增高
19. 下列骨折中,属稳定性骨折的是 （　　）
   A. 粉碎骨折　　　B. 螺旋骨折
   C. 横形骨折　　　D. 斜形骨折
20. 患者,男,36岁。因持续性血压升高伴阵发性加剧1年,诊断为嗜铬细胞瘤,行手术治疗。嗜铬细胞瘤切除后第1周血压仍高。下列原因中,可能性最小的是 （　　）
   A. 手术后的应激状态
   B. 原来体内储存的儿茶酚胺较多
   C. 合并原发性高血压
   D. 血容量的变化

【B型题】

(21～22题共用备选答案)
   A. 股骨头下骨折
   B. 经股骨颈骨折
   C. 股骨颈基底骨折
   D. 股骨转子间骨折
21. 骨折最不容易愈合的是 （　　）
22. 外旋畸形 >90° 的可能是 （　　）
(23～24题共用备选答案)
   A. 瘘管切开　　　B. 挂线疗法
   C. 肛瘘切除　　　D. 切开联合挂线
23. 高位单纯性肛瘘的治疗方法是（　　）
24. 低位单纯性肛瘘的治疗方法是（　　）
(25～26题共用备选答案)
   A. 桡神经深支　　B. 桡神经浅支
   C. 尺神经　　　　D. 正中神经
25. 肘管综合征损伤的神经是 （　　）
26. 腕管综合征损伤的神经是 （　　）
(27～28题共用备选答案)
   A. 颈椎X线平片
   B. 肌电图
   C. 痛温觉与触觉分离
   D. MRI
27. 有助于鉴别脊髓型颈椎病与脊髓空洞症的检查方法是 （　　）
28. 有助于鉴别脊髓型颈椎病与髓内肿瘤的检查方法是 （　　）
(29～30题共用备选答案)
   A. 头低卧位　　　B. 高半坐位
   C. 低半坐位　　　D. 侧卧位
   E. 平卧位
29. 食管癌手术全身麻醉清醒后,患者应采取的体位是 （　　）
30. 胃大部切除术全身麻醉清醒后,患者应采取的体位是 （　　）

二、名词解释
1. 先天性心脏病
2. 动脉导管未闭
3. 法洛四联症
4. 脊髓震荡
5. 儿茶酚胺症

三、简答题

1. 简述失血性休克、感染性休克的病因、临床表现、处理比较。
2. 简述营养状况评定的指标及其意义。
3. 简述外科真菌感染的临床表现、诊断及治疗。
4. 简述灭菌方法的适用范围。

四、论述题

1. 试述创伤后免疫抑制的机制。
2. 试述对外科输血的看法。
3. 试述 MODS 的机制。
4. 试述 APACHE Ⅱ 评分表包括的内容。
5. 试述细菌耐药的原因及临床注意事项。

硕士研究生入学考试外科学试题（五）

一、选择题

【A 型题】

1. 患者，男，30 岁。由 5 米高处跌下 2 小时，腹痛来院。查体：BP 100/70mmHg，P 120 次/分，腹膜刺激征（＋）。血红蛋白 100g/L。X 线片示右膈升高。初步诊断是 （   ）
   A. 肝破裂   B. 脾破裂
   C. 胃破裂   D. 腹膜后血肿
2. 患者，女，20 岁。间断低热伴关节痛半年，1 周来高热，关节痛加重，轻度头晕。查体：血压 120/80mmHg，皮肤无出血点，肝肋下 1cm，脾侧位可触及。实验室检查：Hb 95g/L，Ret 6.5%，WBC 4.2×10^9/L，PLT 76×10^9/L；尿蛋白（＋＋＋），RBC（3～8）/HP，偶见颗粒管型。为明确诊断，下列血液学检查中最有意义的是 （   ）
   A. 抗核抗体谱
   B. 抗中性粒细胞胞质抗体
   C. 抗磷脂抗体
   D. 抗组织细胞抗体
3. 下列关于肺癌发病的叙述，不正确的是 （   ）
   A. 肺癌发病率是男性肿瘤的首位
   B. 女性肺癌发病率明显增加
   C. 长期大量吸烟者周围型肺癌发病率高
   D. 城市比农村发病率高
4. 食管癌最多见的发病部位是 （   ）
   A. 颈段   B. 胸部上段
   C. 胸部中段   D. 胸部下段
5. 患者，女，30 岁。行甲状腺大部切除术后，出现饮水时呛咳，声音无改变。最可能的原因是 （   ）
   A. 喉返神经损伤   B. 气管损伤
   C. 喉上神经损伤   D. 交感神经损伤
6. 急性化脓性腹膜炎时的腹部标志性体征是 （   ）
   A. 腹式呼吸减弱或消失
   B. 腹部压痛、腹肌紧张和反跳痛
   C. 腹胀
   D. 肠鸣音减弱或消失
7. 下列关于腹股沟疝的叙述，不正确的是 （   ）
   A. 斜疝发病率占腹股沟疝的 85%～95%
   B. 左侧斜疝较少是因为左侧睾丸下降早
   C. 后天性斜疝的发生常与潜在的先天性解剖异常有关
   D. 滑疝常有消化不良和便秘的症状
8. 患儿，男，1.5 岁。右侧阴囊空虚，于右腹股沟处可触到蚕豆大包块，诊为右侧隐睾。目前最恰当的处理是 （   ）
   A. 观察，等待自行下降
   B. 短期应用绒毛膜促性腺激素
   C. 行睾丸固定术
   D. 行睾丸切除术
9. 骨筋膜室综合征多见于 （   ）
   A. 腰部   B. 上臂
   C. 大腿   D. 小腿
10. 下列选项中，损伤与畸形不对应的是 （   ）
    A. 尺神经损伤——爪形手畸形
    B. 正中神经损伤——垂腕畸形

C. Colles 骨折——"银叉"畸形
D. 肩关节脱位——方肩畸形

11. 患者,男,38 岁。左腹股沟区发现 4cm×6cm 大小肿物,行肿物切除术后感大腿前部麻木,2 周后站立或行走时感膝关节伸直障碍。考虑为 （ ）
   A. 缝匠肌断裂
   B. 闭孔神经损伤
   C. 股神经损伤
   D. 坐骨神经损伤

12. 患者,男,26 岁。2 日前弯腰持重时感腰痛,后遂感疼痛向右下肢放射,行走时右下肢麻木。最可能的诊断是 （ ）
   A. 腰扭伤
   B. 横突骨折
   C. 腰椎间盘突出
   D. 梨状肌出口综合征

13. 近年来开展的经颈静脉肝内门体分流术治疗肝硬化门脉高压症,其最大副作用是易诱发 （ ）
   A. 肝肾综合征   B. 肝肺综合征
   C. 肝性脑病   D. 感染
   E. 电解质和酸碱平衡紊乱

14. 患者,男,35 岁。腹泻伴左下腹轻至中度疼痛 2 年,每日大便 4～5 次,间断便血,有疼痛 - 便意 - 便后缓解的规律,常有里急后重,最近结肠镜检查发现结肠黏膜粗糙呈细颗粒状,血管纹理模糊。最可能的诊断是 （ ）
   A. 肠道功能紊乱 B. 克罗恩病
   C. 溃疡性结肠炎 D. 肠阿米巴病
   E. 肠结核

15. 下列关于术后患者饮食处理的叙述,不正确的是 （ ）
   A. 非腹部局部麻醉下的手术,术后即可进食
   B. 非腹部腰麻或硬膜外麻醉下的手术,一般术后 2～3 日即可进食
   C. 非腹部全身麻醉下的手术,患者清醒、无呕吐时可进食
   D. 择期胃肠道手术,肠蠕动恢复后,可开始饮水,进少量流食
   E. 腹部手术需禁食时间较长者,应给予胃肠外营养

16. 患者,女,60 岁。因突发性右上腹痛 8 小时入院。查体:体温 38.5℃,心率 90 次/分,血压 110/80mmHg,右上腹压痛,肌紧张、反跳痛。血 WBC 16×10^9/L。B 超示胆囊增大,壁厚,内有结石多个,胆总管直径 1～2cm,拟行急诊手术。该患者应选择的手术方式是 （ ）
   A. 胆囊切除术
   B. 胆囊切除加胆总管探查术
   C. 胆囊造瘘术
   D. 胆肠吻合术
   E. PTCD

17. 患者,男,26 岁。餐后打篮球,半小时后剧烈腹痛,6 小时后来院,伴恶心、呕吐。查体:全腹腹膜炎体征,以中腹部明显,肠鸣音弱。血淀粉酶 64U/dl,腹腔穿刺抽出淡血性液,淀粉酶为 64U/dl。考虑诊断为 （ ）
   A. 急性出血坏死性胰腺炎
   B. 急性胆囊炎
   C. 急性阑尾炎
   D. 上消化道穿孔
   E. 绞窄性肠梗阻

18. 将猪的肝脏移植给人,目前需要解决的主要问题是 （ ）
   A. 超急性排斥反应
   B. 急性排斥反应
   C. 慢性排斥反应
   D. 患者不愿接受
   E. 手术技术尚不成熟

19. 下列关于腹股沟疝的叙述,不正确的是 （ ）
   A. 多见于右侧
   B. 嵌顿性疝多发生在斜疝
   C. 直疝的疝内容物多为小肠和大网膜
   D. 难复性疝的主要特点是疝块不能完全还纳
   E. 绞窄性疝疼痛减轻,但肿块仍在,说明病情好转

20. 下列关于乳房疾病的叙述,不正确的是 （ ）
   A. 乳腺纤维腺瘤为良性肿物,无恶变可能

B. 乳管内乳头状瘤恶变率为 6%~8%
C. 慢性囊性乳腺病常为多发性病变
D. 急性乳腺炎患者几乎都是产妇
E. 乳房内间质也可以发生恶性肿瘤

【B 型题】

(21~22 题共用备选答案)
 A. 四肢硬瘫
 B. 四肢软瘫
 C. 上肢软瘫,下肢硬瘫
 D. 上肢完好,下肢软瘫
 E. 上肢完好,下肢硬瘫
21. 脊柱胸段水平损伤可引起 ( )
22. 脊柱腰段水平损伤可引起 ( )
(23~24 题共用备选答案)
 A. $L_{1~2}$ 椎间盘突出
 B. $L_{2~3}$ 椎间盘突出
 C. $L_{3~4}$ 椎间盘突出
 D. $L_{4~5}$ 椎间盘突出
 E. $L_5~S_1$ 椎间盘突出
23. 导致趾背伸力弱的是 ( )
24. 导致趾跖屈力弱的是 ( )
(25~26 题共用备选答案)
 A. 头低卧位   B. 高半坐位
 C. 低半坐位   D. 侧卧位
 E. 平卧位
25. 食管癌手术全身麻醉清醒后,患者应采取的体位是 ( )
26. 胃大部切除术全身麻醉清醒后,患者应采取的体位是 ( )
(27~28 题共用备选答案)
 A. 创伤性关节炎
 B. 骨筋膜室综合征
 C. 外伤性移位
 D. 关节僵硬
 E. 关节积液
27. 踝部骨折易造成 ( )
28. 胫骨上 1/3 骨折易造成 ( )
(29~30 题共用备选答案)
 A. 缺血性骨坏死   B. 创伤性关节炎
 C. 关节僵硬   D. 骨化性肌炎
29. 肘关节损伤可引起 ( )
30. 手舟骨骨折可引起 ( )

二、名词解释

1. 病理性骨折
2. 石膏综合征
3. 丹毒
4. 全身化脓性感染
5. 气性坏疽

三、简答题

1. 简述代谢性碱中毒的原因、临床表现及治疗。
2. 简述自体输血的优点、种类及禁忌证。
3. 简述 infectious shock 及其治疗原则。
4. 简述 EN 的优点、并发症及防治。
5. 简述 Damage control 理论的基本原则。

四、论述题

1. 试述破伤风的治疗。
2. 试述从基因调控的不同水平阐述基因表达调控。
3. 试述麻醉术前用药的种类、作用特点,举例说明。
4. 试述挤压综合征的代谢变化。
5. 试述 total parenteral nutrition 的适应证、并发症及防治措施。

硕士研究生入学考试外科学试题(六)

一、选择题

【A型题】

1. 下列不是腹部损伤后手术探查的可靠指征的是 (　　)
   A. 腹痛
   B. 肠鸣音消失
   C. 膈下有游离气体
   D. 有下降趋势
   E. 脉搏增快,体温升高

2. 急性持续性腹痛阵发性加剧并休克,最可能的疾病是 (　　)
   A. 急性阑尾炎
   B. 绞窄性肠梗阻
   C. 泌尿系结石,肾绞痛
   D. 外伤性肝破裂
   E. 急性单纯性肠梗阻

3. 在直肠息肉中,下列癌变率最高的是 (　　)
   A. 腺瘤　　　　B. 儿童性息肉
   C. 炎性息肉　　D. 家族性息肉病
   E. 绒毛状腺瘤

4. 患者因急性肠梗阻开腹探查证实为降结肠肿物所致,发现近端肠管充血水肿严重。下列术式不宜采用的是 (　　)
   A. 横结肠造瘘,二期肠切除吻合
   B. 左半结肠切除,一期吻合
   C. 肿瘤不能切除时行横结肠双腔造瘘
   D. 肿瘤切除后近端造瘘,远端封闭
   E. 盲肠造瘘,二期左半结肠切除

5. 患者,男,40岁。血吸虫性肝硬化伴严重脾大及血小板减少,有上消化道出血史,胃镜示食管静脉重度曲张。该患者的最佳治疗措施是 (　　)
   A. 单纯脾切除术
   B. 门腔静脉分流术
   C. 脾肾静脉分流术
   D. 脾切除加贲门周围血管离断术
   E. 曲张静脉套扎术

6. 下列关于脊椎结核的叙述,不正确的是 (　　)
   A. 多有局部红、肿、热、痛及高热
   B. 边缘型椎体结核多见于成人,好发于腰椎
   C. 中心型椎体结核多见于儿童,好发于胸椎
   D. X线平片表现为骨质破坏和椎间隙狭窄
   E. 以椎体结核占多数

7. 桡骨远端骨折,骨折线经关节面,远端骨折片向背侧移位。该骨折诊断为 (　　)
   A. Colles骨折　　B. Smith骨折
   C. Barton骨折　　D. Monteggia骨折
   E. Galeazzi骨折

8. 胫骨平台及腓骨上端骨折,出现足背伸外翻无力,小腿外侧感觉消失。提示受损的神经是 (　　)
   A. 胫神经　　　B. 腓肠神经
   C. 股神经　　　D. 坐骨神经
   E. 腓总神经

9. 容易发生缺血性骨坏死的骨折是 (　　)
   A. 股骨颈骨折　　B. 股骨转子间骨折
   C. 股骨干骨折　　D. 股骨远端骨折
   E. 胫骨平台骨折

10. 患者,男,22岁。右膝内侧肿块8年,生长较慢,无明显疼痛,X线平片显示股骨下端内侧干骺端杵状肿块,边缘清楚。应首先考虑为 (　　)
    A. 骨肉瘤　　　B. 骨巨细胞瘤
    C. 软骨肉瘤　　D. 骨软骨瘤
    E. 骨样骨瘤

11. 诊断甲状腺乳头状癌最重要的依据是 (　　)
    A. 癌细胞核明显异型
    B. 癌细胞有大量核分裂象

C. 癌细胞核明显深染
D. 癌细胞核有粗大核仁
E. 癌细胞核呈毛玻璃状

12. 无淋巴结转移的癌是 ( )
   A. 早期食管癌　B. 早期胃癌
   C. 早期大肠癌　D. 肺鳞癌
   E. 胰腺癌

13. 下列关于甲状腺功能亢进症术前药物准备的叙述，正确的是 ( )
   A. 普萘洛尔不能与碘剂合用
   B. 硫脲类药物和碘剂不能合并应用
   C. 服用硫脲类药物控制甲状腺功能亢进症症状后再进行手术
   D. 使用碘剂2~3周后，甲状腺功能亢进症症状基本控制便可进行手术
   E. 服用普萘洛尔时应每8小时给药一次，术后应继续服用2~3周

14. 下列关于结核性腹膜炎全身症状的叙述，不正确的是 ( )
   A. 主要症状是发热和盗汗
   B. 热型以低热和中等热最多
   C. 约1/3患者呈弛张热
   D. 少数可呈稽留热
   E. 毒血症状明显者见于粘连型

15. 溃疡性结肠炎最多见的临床类型是 ( )
   A. 初发型　　B. 慢性复发型
   C. 慢性持续型　D. 急性暴发型
   E. 临床终末型

16. 下列不支持肠易激综合征诊断的临床表现是 ( )
   A. 每日排便多于3次
   B. 每周排便少于3次
   C. 块状硬粪便
   D. 稀水样便
   E. 粪便排出顺利，无不尽感

17. 患者，男，25岁。右下腹痛3月余，还常伴有上腹或脐周腹痛，排便次数稍多，呈糊状，不含黏液和脓血，每日2~4次，曾行X线钡剂检查发现回盲部有跳跃征。最可能的诊断是 ( )
   A. 克罗恩病　B. 溃疡型肠结核
   C. 右半结肠癌　D. 阿米巴病
   E. 肠恶性淋巴瘤

18. 患者，男，17岁。患ALL，经化疗后已完全缓解3个月，但最近发现右侧睾丸无痛性肿大，骨髓检查仍正常，诊断为睾丸白血病。针对该病的治疗措施是 ( )
   A. 右侧睾丸放射治疗
   B. 右侧睾丸手术切除
   C. 双侧睾丸放射治疗
   D. 双侧睾丸手术切除
   E. 化学治疗

19. 腹部闭合性损伤合并出血性休克时的处理原则是 ( )
   A. 立即手术探查
   B. 输血并给止血药
   C. 输血并给抗生素
   D. 积极抗休克，休克纠正后手术探查
   E. 积极抗休克的同时手术探查

20. 在判断甲状腺结节良恶性时，不正确的是 ( )
   A. 单发结节恶性机会较多发结节大
   B. 囊性结节也可能是恶性的
   C. "冷结节"都是恶性的
   D. 实性结节的恶性率较高
   E. 儿童单发结节的恶性机会较大

【B型题】

(21~22题共用备选答案)
   A. 桡神经深支　B. 桡神经浅支
   C. 尺神经　　　D. 正中神经

21. 肘管综合征损伤的神经是 ( )
22. 腕管综合征损伤的神经是 ( )

(23~24题共用备选答案)
   A. 保守治疗
   B. 抗生素治疗
   C. 先保守治疗，必要时手术
   D. 手术治疗

23. 小儿阑尾炎如何治疗 ( )

· 472 ·

24. 妊娠36周的阑尾炎如何治疗 （　　）
（25～26题共用备选答案）
 A. 缺血性骨坏死
 B. 创伤性关节炎
 C. 关节僵硬
 D. 骨化性肌炎
25. 肘关节损伤可引起 （　　）
26. 手舟骨骨折可引起 （　　）
（27～28题共用备选答案）
 A. 血性溢液
 B. 黄色或黄绿色溢液
 C. 浆液性无色溢液
 D. 棕褐色溢液
27. 导管内乳头状瘤时，常出现的乳头溢液是 （　　）
28. 正常月经期时，常出现的乳头溢液是 （　　）
（29～30题共用备选答案）
 A. 瘘管切开　　B. 挂线疗法
 C. 肛瘘切除　　D. 切开联合挂线
29. 高位单纯性肛瘘的治疗方法是（　　）
30. 低位单纯性肛瘘的治疗方法是（　　）

二、名词解释
1. 开放性损伤
2. 脑疝
3. 创伤性窒息
4. 反常呼吸运动
5. 急性胰腺炎

三、简答题
1. 简述输血反应的种类及防治措施。
2. 简述严重创伤的内分泌变化。
3. 简述 fast track surgery 的基本理论及原则。
4. 简述 infectious shock 的治疗原则。
5. 简述挤压综合征的代谢变化。

四、论述题
1. 试述高钠血症的病因及临床表现。
2. 试述整形外科修复方法中软组织移植的种类、方法。
3. 试述临床排斥反应及诊断。
4. 试述肿瘤外科的治疗方法及手术目的。

硕士研究生入学考试外科学试题（七）

一、选择题

【A型题】

1. 治疗休克首要的措施是 （　　）
 A. 去除休克病因
 B. 补充血容量
 C. 应用缩血管升压药
 D. 应用心脏兴奋药
 E. 纠正酸中毒
2. 过快纠正酸中毒，可能出现 （　　）
 A. 高钠血症　　B. 低钾血症
 C. 手足抽搐　　D. 惊厥
 E. 以上都是
3. 鼻唇部疖肿经挤压后出现头痛、寒战、高热、结膜水肿、昏迷。应首先考虑 （　　）
 A. 脓毒症
 B. 菌血症
 C. 急性化脓性脑膜炎
 D. 化脓性海绵状静脉窦炎
 E. 脑脓肿
4. 下列关于代谢性酸中毒的叙述，正确的是 （　　）
 A. 体内 HCO_3^- 减少所致
 B. 体内 HCO_3^- 增加所致
 C. 大量利尿所致
 D. 大量呕吐胃内容物所致
 E. 体内缺钾所致
5. 疖痈常见于 （　　）
 A. 肝炎患者　　B. 胃癌患者
 C. 胃溃疡患者　D. 糖尿病患者
 E. 高血压患者
6. 低钾血症可引起 （　　）
 A. 代谢性酸中毒　B. 代谢性碱中毒

C. 低渗性脱水　　D. 等渗性脱水
E. 高渗性脱水
7. 轻度高渗性脱水早期主要临床表现除口渴外还有　　　　　　　　　　（　）
　A. 眼窝明显下降　B. 昏迷
　C. 躁狂　　　　　D. 血压下降
　E. 以上都不是
8. 补液试验于多长时间内经静脉输入250ml 等渗盐水　　　　　　　（　）
　A. 3 分钟　　　　B. 5~10 分钟
　C. 10~15 分钟　　D. 15~20 分钟
　E. 半小时
9. 等渗性缺水患者,理想的补液是（　）
　A. 平衡盐溶液
　B. 10% 葡萄糖溶液
　C. 5% 葡萄糖溶液
　D. 5% 碳酸氢钠溶液
　E. 等渗盐水
10. 二重感染定义是指　　　　（　）
　A. 多种细菌引起的感染
　B. 多种致病微生物引起的感染
　C. 使用抗生素后,耐药菌株大量繁殖引起的感染
　D. 结核继发化脓引起的感染
　E. 特殊厌氧菌引起的感染
11. 低钾血症最早的临床表现有　（　）
　A. 肌无力　　　　B. 厌食、恶心、呕吐
　C. 意识模糊　　　D. 吞咽困难
　E. 感觉异常
12. 补钾时尿量必须超过　　　（　）
　A. 10ml/h　　　　B. 20ml/h
　C. 30ml/h　　　　D. 40ml/h
　E. 50ml/h
13. 纠正休克所并发的酸中毒的关键在于　　　　　　　　　　　　　（　）
　A. 提高血压
　B. 及时应用大量碱性药物
　C. 过度通气
　D. 改善组织灌注
　E. 利尿排酸
14. 低钾血症典型的 ECG 早期改变为　　　　　　　　　　　　　　（　）
　A. T 波低平或倒置
　B. T 波高尖

C. ST 段抬高
D. QRS 波增宽
E. QT 间期延长
15. 纠正低钾、低氯性碱中毒时,补充钾盐时应该　　　　　　　　　　（　）
　A. 先补 Cl^-
　B. 经静脉快速滴入
　C. 根据血钾浓度
　D. 口服补钾
　E. 尿量大于 40ml/h 时补钾
16. 下列不是休克时的常规监测项目的是　　　　　　　　　　　　　（　）
　A. 精神状态　　　B. 血压
　C. 尿量　　　　　D. 中心静脉压
　E. 肺动脉楔压
17. 纠正酸中毒的治疗中,如过快输入 5% 碳酸氢钠,可能导致　　　（　）
　A. 低氯血症　　　B. 高钾血症
　C. 低钠血症　　　D. 高钠血症
　E. 由酸中毒变成碱中毒
18. 下列关于低渗性脱水的叙述,正确的是　　　　　　　　　　　　（　）
　A. 口渴、尿量少、比重高
　B. 口渴、尿量少、比重低
　C. 无口渴、尿量少、比重高
　D. 无口渴、尿量少、比重低
　E. 无口渴、尿量少、比重不变
19. 诊断浅表脓肿的可靠依据是　（　）
　A. 局部红、肿、热、痛
　B. 有波动感
　C. 体温升高
　D. 患处功能障碍
　E. WBC 升高,核左移
20. 下列关于甲状腺腺瘤的叙述,正确的是　　　　　　　　　　　　（　）
　A. 多为多发
　B. 稍硬,无压痛,可表面光滑,可随吞咽上下移动
　C. 多发于 40 岁以上妇女
　D. 好发于单纯性甲状腺肿流行区
　E. 不会恶变

· 474 ·

【X 型题】

21. 成人疝修补手术成功的重要环节有 （　　）
   A. 修补外环口
   B. 关闭疝门
   C. 加强或修补腹股沟管管壁
   D. 高位结扎疝囊
22. 胆总管探查后需放置 T 管,其原因有 （　　）
   A. 减低胆管内的压力有利于胆管切口愈合
   B. 等待探查后乳头部的炎症消退
   C. 有利于消化功能恢复
   D. 便于经窦道取出残余结石
23. 高位截瘫的并发症有 （　　）
   A. 压疮
   B. 排尿障碍及泌尿系感染
   C. 高热
   D. 呼吸衰竭和肺部感染
24. 下列关于闭式胸腹腔引流术的叙述,正确的有 （　　）
   A. 如胸膜腔内为气体,引流选在锁骨中线第 2 肋间
   B. 如胸膜腔内为液体,引流选在腋前线的第 6～8 肋间
   C. 为保持管腔通畅,要经常挤压引流管
   D. 拔管时待患者深吸气后屏气,再迅速拔除引流管
25. 下列关于乳癌的叙述,正确的有 （　　）
   A. 多见于更年期和绝经前后妇女
   B. 最常见、最早的症状是无痛性肿块
   C. 癌细胞阻塞静脉回流产生"橘皮样改变"
   D. 侵犯 Cooper 韧带产生"酒窝征"
26. 急性化脓性阑尾炎,行麦氏切口阑尾切除术。下列描述正确的有 （　　）
   A. 注意保护切口
   B. 阑尾残端妥善处理,防止术后发生肠瘘
   C. 腹腔局部使用抗生素冲洗
   D. 腹腔可不放引流
27. 能达到灭菌效果的制剂包括 （　　）
   A. 甲醛　　　　　B. 酒精
   C. 过氧乙酸　　　D. 氯己定
28. 典型的先天性髋关节脱位的主要发病因素有 （　　）
   A. 髋臼发育不良
   B. 股骨颈前倾角增大
   C. 关节囊、韧带松弛
   D. 股骨头发育不良
29. 大肠癌的肉眼类型有 （　　）
   A. 隆起型　　　　B. 溃疡型
   C. 浸润型　　　　D. 胶样型
30. 外科引流的主要目的有 （　　）
   A. 引流渗血、渗液
   B. 引流脓液
   C. 预防吻合口漏
   D. 治疗吻合口漏

二、名词解释
1. 夏柯氏三联征
2. TURP 综合征
3. 原发性醛固酮增多症
4. 酸中毒
5. 软组织感染

三、简答题
1. 简述低钾血症的临床表现。
2. 简述灭菌方法的适用范围。
3. 简述 EN 的优点、并发症及防治。
4. 简述 damage control 理论的基本原则。
5. 简述 infectious shock 的治疗原则。

四、论述题
1. 试述严重创伤的内分泌变化。
2. 试述创伤的病理变化。
3. 试述 MODS 机制。
4. 试述临床排斥反应及诊断。
5. 试述基因表达的调控技术。

硕士研究生入学考试外科学试题(八)

一、选择题

【A型题】

1. 破伤风的潜伏期一般是 ( )
   A. 2~3日 B. 2~6日
   C. 6~12日 D. 7~14日
   E. 7~10日

2. 大面积烧伤的患者休克期调节补液量及速度最可靠的临床指标是 ( )
   A. 血压 B. 脉率
   C. $PaCO_2$ D. 每小时尿量
   E. 口渴、烦躁等临床表现

3. 浅Ⅱ度和深Ⅱ度烧伤的共同特点是 ( )
   A. 都有疼痛和水疱
   B. 都有血管栓塞
   C. 基底红、潮湿
   D. 2周左右愈合
   E. 都有瘢痕增生

4. 污染伤口是指伤口 ( )
   A. 有细菌污染而未构成感染
   B. 有细菌污染并已发生感染
   C. 伤口分泌物多而红肿不明显
   D. 被刀等锐器割伤
   E. 损伤时间长,伤口已化脓

5. 患者,女,54岁。烧伤总面积75%,烦躁不安。在当地卫生院首先应作何处理后再转上级医院 ( )
   A. 彻底清创
   B. 肌内注射镇痛药
   C. 建立可靠输液途径,准备输液
   D. 持续中心静脉压测定
   E. 消毒敷料包扎创面以免污染

6. 下列关于止血带止血法的叙述,正确的是 ( )
   A. 位置应该在伤口远端
   B. 可用细绳索、电线缚扎
   C. 用橡胶管时不应用纱布做衬垫
   D. 使用时间一般不应超过4小时
   E. 适用于躯干处止血

7. 在伤口近侧出现一条或多条红线,硬而有压痛,通常是 ( )
   A. 丹毒
   B. 急性淋巴结炎
   C. 蜂窝织炎
   D. 浅层管状淋巴管炎
   E. 深层管状淋巴管炎

8. 浅Ⅱ度烧伤伤及皮肤的哪一层 ( )
   A. 表皮浅层 B. 表皮生长层
   C. 真皮浅层 D. 真皮深层
   E. 皮肤全层

9. 脓性指头炎如不及时治疗常可引起 ( )
   A. 化脓性滑囊炎
   B. 掌浅间隙感染
   C. 掌深间隙感染
   D. 指骨坏死、骨髓炎
   E. 化脓性腱鞘炎

10. 下列关于非特异性感染转为慢性炎症的叙述,正确的是 ( )
    A. 药物治疗有效,病菌被清除
    B. 人体抵抗力占优势,感染局限化
    C. 治疗不正确,抗生素用量不够
    D. 病菌毒性强、数量多、感染无法控制
    E. 病菌大部被消灭,但组织炎症持续存在

11. 破伤风患者,气管切开的指征主要是 ( )
    A. 肺不张
    B. 肺部感染
    C. 频繁抽搐,出现窒息
    D. 吞咽困难,防止食物误吸
    E. 呼吸中枢麻痹

12. 感染伤口的处理方法有 ( )
    A. 清除坏死组织后植皮

B. 彻底清创、延期缝合
C. 局部制动理疗
D. 控制感染、加强换药、充分引流
E. 清创后不缝合

13. 破伤风最可靠的预防方法是注射( )
    A. 破伤风类毒素 B. 破伤风抗毒素
    C. 青霉素 D. 甲硝唑
    E. 破伤风人体免疫球蛋白

14. 成人发部、面部、躯干前部烧伤,面积是 ( )
    A. 16% B. 19%
    C. 22% D. 32%
    E. 29%

15. 必须优先抢救的急症是 ( )
    A. 张力性气胸
    B. 大出血性休克
    C. 窒息
    D. 心搏骤停
    E. 以上都是

16. 下列关于甲状腺乳头状癌的叙述,正确的是 ( )
    A. 多见于30~45岁男性
    B. 恶性程度高
    C. 较早出现颈淋巴结转移
    D. 预后差
    E. 生长速度快

17. 破伤风发病是由于 ( )
    A. 伤口内有破伤风梭菌
    B. 破伤风梭菌在伤口内生长繁殖
    C. 破伤风梭菌产生的外毒素
    D. 破伤风梭菌产生的内毒素
    E. 全身缺乏免疫力

18. 脓肿已有波动感后应 ( )
    A. 穿刺抽脓并冲洗脓腔
    B. 外敷药物等待破溃
    C. 静脉滴注抗生素
    D. 切开引流
    E. 让其自然破溃

19. 白细胞计数多少时常提示重症感染 ( )
    A. $>12 \times 10^9/L$
    B. $>15 \times 10^9/L$
    C. $<4 \times 10^9/L$
    D. $>12 \times 10^9/L$ 或 $<4 \times 10^9/L$
    E. $>11 \times 10^9/L$ 或 $<4 \times 10^9/L$

20. 常伴有抽搐的甲状腺癌是 ( )
    A. 乳头状腺癌 B. 滤泡状腺癌
    C. 未分化癌 D. 髓样癌
    E. 腺瘤癌变

【X型题】

21. 成人疝修补手术成功的重要环节有 ( )
    A. 修补外环口
    B. 关闭疝门
    C. 加强或修补腹股沟管管壁
    D. 高位结扎疝囊

22. 胆总管探查后需放置T管,其原因有 ( )
    A. 减低胆管内的压力有利于胆管切口愈合
    B. 等待探查后乳头部的炎症消退
    C. 有利于消化功能恢复
    D. 便于经窦道取出残余结石

23. 高位截瘫的并发症有 ( )
    A. 压疮
    B. 排尿障碍及泌尿系感染
    C. 高热
    D. 呼吸衰竭和肺部感染

24. 骨折切开复位的适应证有 ( )
    A. 关节内骨折,手术未能完全复位
    B. 闭合骨折,并有大血管损伤
    C. 闭合骨折,未达到解剖复位
    D. 手术复位失败,疑断端有软组织嵌入

25. 下列乳腺疾病中,可出现乳头内陷的有 ( )
    A. 乳腺癌
    B. 浆细胞性乳腺炎
    C. 乳腺佩吉特病
    D. 急性乳腺炎

477

26. 下列肛门部疾患中,可便鲜血的有
    （　　）
    A. 肛瘘　　　　B. 肛裂
    C. 内痔　　　　D. 外痔
27. 下列关于非化脓性关节炎的叙述,正确的有
    （　　）
    A. 原发性骨关节病变起自于关节软骨
    B. 类风湿关节炎病变起自于滑膜
    C. 强直性脊柱炎病变起自于骶髂关节
    D. 血友病性关节病变起自于关节血管畸形
28. 腰椎间盘突出的典型X线平片表现有
    （　　）
    A. 腰椎前凸消失
    B. 椎间盘突出间隙左右不等宽
    C. 椎间盘影向后突出
    D. 椎间盘突出间隙前窄后宽
29. 甲状腺手术时不慎将甲状旁腺切除后可出现
    （　　）
    A. 血钙过低　　B. 手足抽搐
    C. 血磷酸盐过低　D. 呼吸困难
30. 下列肿瘤中,属于良性肿瘤的有（　　）
    A. 肾母细胞瘤　B. 肌母细胞瘤
    C. 神经母细胞瘤　D. 软骨母细胞瘤

二、名词解释
1. 急性蜂窝织炎
2. 败血症
3. 麻痹性肠梗阻
4. 痔
5. 血栓闭塞性脉管炎

三、简答题
1. 简述代谢性碱中毒的原因、临床表现及治疗。
2. 简述 infectious shock 的治疗原则。
3. 简述高钠血症的病因及临床表现。
4. 简述低钾血症的临床表现。
5. 简述感染性休克的治疗。

四、论述题
1. 试述对外科输血的看法。
2. 试述营养状况评定指标及其含义。
3. 试述微创外科技术,举例说明在外科疾病中的应用。
4. 试述 shock 的分期及各期临床表现。
5. 试述细菌耐药的原因及临床注意事项。